U0211114

普通高等教育"十一五"国家级规划教材

"十三五"浙江省中医药（中西医结合）重点学科建设项目

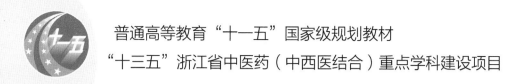

现代心肺脑复苏

（第二版）

陆远强　杨云梅 ◎主编

Modern Cardiopulmonary

CEREBRAL

RESUSCITATION

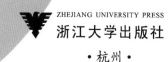

ZHEJIANG UNIVERSITY PRESS

浙江大学出版社

·杭州·

图书在版编目（CIP）数据

现代心肺脑复苏 / 陆远强, 杨云梅主编. — 2版
. — 杭州：浙江大学出版社，2023.1
ISBN 978-7-308-20999-1

Ⅰ.①现… Ⅱ.①陆… ②杨… Ⅲ.①心肺复苏术—
高等学校—教材 Ⅳ.①R605.974

中国版本图书馆CIP数据核字（2020）第255625号

现代心肺脑复苏（第二版）
陆远强　杨云梅　主编

责任编辑	葛　娟	
责任校对	朱　辉	
责任印制	范洪法	
封面设计	春天书装	
出版发行	浙江大学出版社	
	（杭州天目山路148号　邮政编码：310007）	
	（网址：http://www.zjupress.com）	
排　版	浙江时代出版服务有限公司	
印　刷	广东虎彩云印刷有限公司绍兴分公司	
开　本	787mm×1092mm　1/16	
印　张	27	
字　数	592千	
版 印 次	2023年1月第2版　2023年1月第1次印刷	
书　号	ISBN 978-7-308-20999-1	
定　价	69.00元	

编委会

目　　录

第一章　心肺脑复苏概论 ··· 001

　　第一节　概　述 ·· 001

　　第二节　基本概念 ·· 002

　　第三节　心搏骤停的基础病因 ·· 004

　　第四节　心脏病发作的高危因素及控制 ·································· 008

　　第五节　国际心肺复苏与心血管病急救指南 2020 ························ 011

第二章　基础生命支持 ··· 014

　　第一节　概　述 ·· 014

　　第二节　心肺复苏"生存链" ··· 018

　　第三节　危及生命的紧急情况 ·· 022

　　第四节　成人基础生命支持操作 ·· 031

第三章　高级生命支持 ··· 048

　　第一节　高级生命支持 ·· 048

　　第二节　心肺复苏后的器官功能监测 ···································· 052

　　第三节　心搏骤停自主循环恢复后治疗 ·································· 059

第四章　气道管理和通气 ··· 068

第五章　脑复苏 ··· 083

第六章　心肺脑复苏中的常用药物 ··· 088

　　第一节　概　述 ·· 088

　　第二节　抢救时使用的药物 ·· 088

　　第三节　自主循环恢复后使用的药物 ···································· 100

第七章　心肺复苏辅助技术 ··· 118

　　第一节　心脏电复律及除颤 ·· 118

第二节　紧急心脏起搏 …………………………………………………… 126

第三节　人工辅助循环 …………………………………………………… 131

第四节　体外心肺复苏 …………………………………………………… 136

第五节　人工呼吸 ………………………………………………………… 144

第六节　静脉穿刺技术 …………………………………………………… 147

第七节　低温疗法 ………………………………………………………… 160

第八节　急诊床旁检测技术 ……………………………………………… 161

第九节　床边超声 ………………………………………………………… 171

第八章　儿科心肺复苏 ……………………………………………………… 174

第九章　特殊情况下的心肺复苏 …………………………………………… 188

第一节　淹　溺 …………………………………………………………… 188

第二节　创伤性心搏骤停 ………………………………………………… 190

第三节　意外电击 ………………………………………………………… 191

第四节　意外低温 ………………………………………………………… 192

第五节　自　缢 …………………………………………………………… 195

第六节　急性中毒 ………………………………………………………… 196

第七节　妊娠期相关的心肺复苏 ………………………………………… 205

第十章　致命性心律失常 …………………………………………………… 209

第一节　概　述 …………………………………………………………… 209

第二节　室颤/无脉搏性室速 …………………………………………… 213

第三节　心室停搏/无脉搏性心电活动 ………………………………… 218

第十一章　严重心律失常 …………………………………………………… 221

第一节　概　述 …………………………………………………………… 221

第二节　心动过速 ………………………………………………………… 223

第三节　心动过缓 ………………………………………………………… 230

第十二章　呼吸系统突发事件及处理 ……………………………………… 237

第一节　急性呼吸窘迫综合征 …………………………………………… 237

第二节　急性肺栓塞 ……………………………………………………… 244

第三节　急性上呼吸道梗阻 ……………………………………………… 255

第四节　大咯血 …………………………………………………………… 263

第五节　重症哮喘 ………………………………………………………… 270

第十三章 脑血管疾病 ·· 282

第一节 概 述 ·· 282

第二节 短暂性脑缺血发作 ·································· 285

第三节 脑梗死 ·· 288

第四节 脑出血 ·· 301

第五节 蛛网膜下腔出血 ···································· 308

第十四章 麻醉风险 ·· 315

第一节 概 述 ·· 315

第二节 全身麻醉期间严重并发症 ···························· 318

第三节 局部麻醉、神经阻滞及椎管内麻醉严重并发症 ············ 330

第四节 麻醉设备引发的风险 ································ 333

第十五章 水、电解质及酸碱平衡紊乱 ·························· 337

第一节 水与电解质平衡 ···································· 337

第二节 体液的酸碱平衡 ···································· 362

第十六章 机械通气 ·· 376

第一节 机械通气的基础知识 ································ 376

第二节 机械通气的常用模式 ································ 380

第三节 呼吸机参数的设置与调节 ···························· 383

第四节 机械通气的辅助措施 ································ 386

第五节 机械通气的常用策略 ································ 387

第六节 机械通气的常见并发症 ······························ 389

第七节 机械通气的撤离 ···································· 391

第八节 无创通气技术 ······································ 393

第九节 经鼻高流量氧疗 ···································· 395

第十七章 氧气疗法 ·· 398

第十八章 心肺复苏的组织管理 ································ 404

第十九章 心肺复苏培训准则 ·································· 411

附录 ACLS 流程图 ·· 418

第一章　心肺脑复苏概论

第一节　概　述

一、重要性

心肺脑复苏（Cardiopulmonary-Cerebral Resuscitation，CPCR）是临床医学的组成部分。无论哪一个临床医学专业，可能都要涉及心肺脑复苏的问题。CPCR 是急诊医学的重要组成部分，更是"起死回生""救死扶伤"最生动、最具体的体现。CPCR 的过程和成功率反映了整个急诊医疗体系三个组成部分（院前急救—医院急诊室—危重症监护病房）之间的协调程度和工作效率。

二、时间就是生命

"时间就是生命"这句话用在 CPCR 过程中是再恰当不过了。心搏骤停的复苏、呼吸骤停的复苏、脑损害导致的脑功能障碍的复苏，三者各有特点，同时又相互联系、密不可分。机体各组织器官对缺血、缺氧的耐受时间各不相同。一般来说，大脑组织对缺血、缺氧的耐受时间为 4 ～ 6 分钟，小脑为 10 ～ 15 分钟，延髓为 20 ～ 25 分钟，脊髓为 45 分钟，交感神经节为 60 分钟，心肌和肾小管细胞约为 30 分钟，肝细胞为 1 ～ 2 小时，而肺组织耐受缺血、缺氧的时间更长一些。如果复苏过程超过上述时限，可对生命器官（尤其脑、心、肾）造成严重的甚至不可逆的损害。因此，复苏的开始，必须争分夺秒，这是 CPCR 成功的关键之一。

三、复苏技术规范化

CPCR 能否成功，除了"及时"，即"分秒必争"外，还应"有效"，即复苏措施和技术的规范化。目前，CPCR 已经成为一门学科。在其 60 余年的发展过程中，经过不断实践、总结，某些措施和方法逐步被放弃，而另一些措施和技术不断出现，并经过反复的实践检验，证明其有利于复苏的成功。这些复苏措施和技术包括电除颤与电复律、人工心脏起搏与埋藏式心脏复律除颤器应用、复苏药物种类和用法的规范化、早期采取综合性措施进行脑复苏等，它们使 CPCR 不断取得进展。加强国内外交流，不断总结国内外先进经验，对那些行之有效、久经考验并得到国际公认的复苏措施和技术加以总结和规范化，是复苏学不断取得成功和进步的又一关键。

四、普及和提高

复苏术的实施，绝大部分由医务人员进行。因此，对医务人员定期进行 CPCR 理论和技术的培训教育是提高复苏水平的重要措施。与此同时，普及 CPCR 常识和基本技术，广泛宣传目击者进行现场初期复苏的重要性，唤起全民的复苏意识，同样是提高复苏水平的重大举措。

五、展望

CPCR 是一门新兴的学科，尚有许多未被认识的问题，需要在实践中不断探索、创新、总结和提高。心肺脑复苏学是一门综合性学科，随着其自身的基础理论和临床实践的发展，必然会有助于其他相关医学学科和整个科学技术的发展、进步和完善。

（陆远强、何小军）

第二节　基本概念

一、猝死（Sudden Death）

猝死是指外表健康或非预期死亡的人，在外因或无外因的作用下，突然和意外发生非暴力性死亡。由于对"突然"缺乏统一的规定，所以在分类上可分成瞬间死亡（数分钟内）、非常突然死亡（1 小时内）、突然死亡（24 小时内）及非突然死亡（超过 24 小时）。导致猝死的病因很多，包括心血管疾病、呼吸系统疾病、中枢神经系统疾病、药物或毒物中毒、过敏、精神应激、水电解质和代谢紊乱和严重感染等，还有一些不明原因。由于对猝死的时间界限不一，各种病因在猝死中所占比例或重要性也不一样。例如，如规定发病后 24 小时内死亡为猝死，则 2/3 左右为心脏性猝死，1/3 左右为非心脏性猝死；而如果规定发病后 1 小时内死亡为猝死，则心脏性猝死的可能性高达 90% 以上。显然，研究预防和处理心脏性猝死是重点和中心。

二、心脏性猝死（Sudden Cardiac Death，SCD）

心脏性猝死是目前心脏病学临床实践中最难以预防的心血管事件。同时，当前对心脏性猝死缺乏准确而统一的定义。目前大家比较能接受的 SCD 概念或定义为：心脏原因所致的自然死亡在瞬间发生或在出现症状后 1 小时内发生，患者可以有或没有已知的心脏疾病，但死亡的发生或其发生的具体时间是不可预知的。SCD 的病理基础或病因多种多样，包括冠心病、急性心肌梗死引起的心脏破裂、心脏压塞、主动脉瘤或主动脉夹层瘤破裂、先天性心脏异常（主要为传导系统方面的异常）、心肌炎、心肌病、心脏瓣膜病等，其中以冠心病为首位。因此，对冠心病猝死的机制、诱因和防治的研究也就成为焦点。一般而言，心脏性猝死通常是由心脏激动异常或传导障碍所引起的心排血量显著而急剧地下降甚至无心排血量引起的。经多年研究，心律失常所致猝死已得到广泛证实。其中室颤占 62%～75%，室性心动过速约占 7%，其余的心脏性猝死原因包括缓慢性心律失常，如窦性停搏、完全性房室传导阻滞、室性自搏性心律以及心室停顿或心搏骤停（asystole or cardiac arrest），而少见心电—机械分离（Electro-Mechanical Dissociation，EMD）或不产生脉搏的心电活动（Pulseless Electrical Activity，PEA）。以上这些致命性心律失常（life-threatening arrhythmias）所导致的心脏猝死显然都是在瞬间发生，或者至晚是在起病后 1 小时内发生的。心搏骤停是心脏猝死最常见的形式和原因。

三、心搏骤停（Cardiac Arrest）

与上述情况相似，心搏骤停的确切定义也存在一些争论，目前比较公认的概念或定义是：任何患者因心脏疾病或非心脏疾病的其他原因，在未能预计的时间内，心脏突然发生停止排血，称之为心搏骤停。心搏骤停并不表示死亡。大量临床实践证实，及时有效地复苏，就有可能使患者恢复自主的循环和呼吸功能，中枢神经系统功能也可逐步恢复，甚至不遗留任何后遗症。相反，由于各种各样的原因，未能及时和有效地进行复苏，很快可导致全脑尤其脑干的不可逆性损害，即脑死亡（brain death）或脑干死亡（brain stem death）。脑死亡是生物死亡或真正意义上死亡的标志。这就是我们学习、掌握、普及和推广心肺脑复苏的理论和技术的重要意义所在。

临床上，存在着一种与心搏骤停有着本质区别的心脏停搏，即任何一种慢性疾病的终末期，或者一些"无疾而终"的高寿老人，他们在临终（dying）前的一段时间内，虽然可能意识清醒，但全身器官和系统的功能逐步失去，即便采取各种现代医学科学所能提供的治疗措施都无法控制和改善，各种迹象已经十分清楚地表明，生命不可避免地、必然地即将结束，心脏必然地将要停搏。心肺脑复苏与其他任何医疗措施一样，都是为了实现一个共同的目标：保护生命、恢复健康、缓解痛苦和减少病残。而心肺脑复苏还具有一个特殊的目标，就是促使"临床死亡"逆转。因此，严格地讲，上述这一类患者在心脏停搏时，不应归入心肺脑复苏指征之内。但由于尚未制定明确的法律条文，医务人员应与家属达成共识，妥善处理这一问题。

（陆远强、何小军）

第三节 心搏骤停的基础病因

在此探讨和了解引起心搏骤停的病因，有四个方面的目的和考虑：①不论何种病因，一旦发生心搏骤停，其病理生理变化的后果都是一样的或相似的，因此复苏的总原则是一样的或相似的。②引起心搏骤停的病因不同，复苏过程和措施也有一些不同。针对特殊的、明确的病因，采取特殊的复苏措施，有时可极大地或决定性地改善复苏结局。③心肺脑复苏是一个整体。心肺复苏是决定预后的基础，脑复苏是决定预后的关键；心肺复苏是脑复苏的前提和基础，脑复苏是心肺复苏的最终目标。④如能明确基础病因，针对病因进行处理，不仅可提高复苏的成功率，而且可以巩固复苏的成果，并且对于预防复发也有所帮助。

一、心血管系统方面的病因

心搏骤停的基础病因很多，但心搏骤停的直接原因则为致命性心律失常，这是本书讲述的重点。其中心室颤动或无脉搏的室性心动过速占 80% ~ 85%，其余为严重的缓慢性心律失常，包括心室停顿（asystole）、窦性静止、完全性房室传导阻滞、室性自搏心律等，以及无脉性电活动（PEA）。引起心搏骤停的心血管方面的病因包括以下几种。

1. 冠状动脉粥样硬化性心脏病（冠心病）：在引起心搏骤停的患者中，冠心病患者占半数以上。冠心病所引起的致命性心律失常、急性或慢性心功能不全、急性心肌梗死等，是引起和诱发心搏骤停的主要原因。

2. 各种原因引起的心律失常：主要包括高危室性期前收缩、室性心动过速、心室扑动及心室颤动、高危预激综合征（包括逆向型房室折返性心动过速、预激伴有房颤和房扑）、病态窦房结综合征、完全性房室传导阻滞等。这些心律失常有时是心搏骤停的直接原因、先兆或诱因。

3. 各种原因引起的心功能不全：心功能不全患者在各种诱因下可发生肺水肿，亦可发生各种心律失常，其中心室颤动和心室扑动、心室停顿、心电—机械分离可直接导致心搏骤停。

4. 急性心肌梗死（Acute Myocardial Infarction，AMI）：急性心肌梗死是冠心病患者最严重的后果。AMI 可有许多并发症，其中最为严重的就是心搏骤停。

5. 心脏肿瘤：心脏肿瘤虽然少见，但某些特殊类型的肿瘤可在平时、手术麻醉过程中或手术切除肿瘤后使患者发生心搏骤停。另外，主动脉瘤和主动脉夹层动脉瘤虽然不属生物学意义上的肿瘤，但若剥离范围突然扩大或破裂出血，患者也可发生心搏骤停而猝死。

6. 心脏大血管严重损伤：常可导致心搏骤停，是严重多发性创伤导致的创伤性心搏骤停的一个类型，死亡率极高。

7. 其他：包括先天性心脏异常，尤其是传导系统的先天性异常、急性心肌炎、心肌病

（尤其是肥厚性心肌病）、原发性传导系统退行性变、心脏瓣膜病（尤其二尖瓣脱垂以及主动脉瓣严重狭窄）等，都有可能引起心搏骤停。

二、呼吸系统方面的病因

各种呼吸系统严重疾病或意外的病理情况，都可导致呼吸心搏骤停或呼吸骤停。而且实践已经证明，呼吸复苏是心肺脑复苏的重要环节和不可或缺的组成部分。

1.呼吸衰竭：呼吸衰竭为内科常见急症，亦是现代心肺脑复苏的重要组成部分。呼吸衰竭时，严重的低氧血症、二氧化碳潴留和酸中毒对于中枢神经系统和心血管系统等都会造成严重危害，包括引起室颤或心搏骤停。呼吸衰竭并非一个独立的疾病，而是由各种病因导致的结果。这些病因包括以下几点。

（1）气道阻塞：如呼吸道异物。

（2）肺实质浸润性疾病：在起病急、病变范围广以及病情严重时可能发生急性呼吸衰竭。

（3）肺水肿：包括心源性和非心源性。在非心源性肺水肿中，以急性呼吸窘迫综合征（Acute Respiratory Distress Syndrome，ARDS）最为典型。

（4）肺血管疾病：如肺栓塞。

（5）胸壁和胸膜疾病：如创伤所致张力性气胸。

（6）神经肌肉系统疾病：如颅脑、脊髓、外周神经和呼吸肌病变。

2.呼吸道异物：呼吸道异物可引起呼吸道阻塞。严重阻塞可导致窒息。如不能及时有效进行复苏处理，数分钟内即可死亡。呼吸道异物导致的呼吸心搏骤停的复苏有其特殊性和特殊的操作手法。呼吸道梗阻致心搏骤停者，若不首先恢复并保持呼吸道通畅，心肺脑复苏就毫无希望。

3.肺及呼吸道外伤：呼吸系统损伤很常见，如处理不当常可迅速发生呼吸和循环衰竭或呼吸心搏骤停，这是创伤致死的常见原因之一。创伤可导致以下情况。

（1）张力性气胸：如不及时处理，将发生心搏骤停。若有慢性呼吸循环障碍的基础，开放性气胸也会导致心搏骤停。

（2）连枷胸或胸壁软化：如不及时纠正，所导致的进行性低氧血症可使呼吸循环停止。

（3）创伤性呼吸道梗阻：创伤性呼吸道梗阻可迅速导致心搏骤停，并且如不及时恢复并保持气道通畅和通气，心肺脑复苏就毫无希望。

（4）其他：如创伤性膈疝、气道断裂、肺挫裂伤、创伤性湿肺等。

4.肺栓塞：静脉血栓、癌栓、脂肪栓、空气栓或羊水等进入肺动脉及其分支，阻断了肺循环血流，可导致急性肺心病、急性右心衰、休克、心搏骤停，如不及时复苏，将会发生猝死。

5.急性呼吸窘迫综合征：ARDS指各种原因损伤肺实质，使肺泡毛细血管膜通透性增高，毛细血管内液体大量渗入肺泡内，影响肺内气体交换，从而引起急性呼吸衰竭的临床综合征。ARDS可发生在心肺复苏过程中，而ARDS本身的出现又要求进行积极的救治。

6. 睡眠—呼吸暂停综合征（Sleep Apnoea Syndrome，SAS）：据统计，睡眠—呼吸暂停综合征在成人中的发病率为2%～4%，男性多于女性，女性则多见于绝经后，其病情多较男性为轻。

三、中枢神经系统方面的病因

脑损害主要表现为脑功能障碍。其病因多种多样，一般可分为颅内病变和全身性病变或疾病。大量研究已经证明，不论何种原因引起的脑功能损害，其病理生理演变过程基本上都是一致的，其脑复苏的原则和措施基本上也是相同的。各种原因导致的严重脑损害都可引起心搏骤停。心搏骤停后如能及时有效地复苏，不仅有可能使呼吸循环功能恢复正常，也可能使脑功能恢复正常。大多数情况下，由于各种原因未能及时有效地进行心肺复苏，患者最终发生脑死亡，心搏呼吸即便恢复也可能再度停止，或靠人工和机器维持心跳呼吸而大脑已经发生不可逆损害而呈植物状态。可以说，心肺复苏是脑复苏的基础，脑复苏是心肺复苏的最终目标。把心肺复苏与脑复苏紧密联系在一起，是认识上的一个飞跃。

四、麻醉意外

麻醉期间出现的一系列病理生理变化、麻醉处置的失误及困难、药物相互作用、手术不良刺激等因素所导致的意想不到的情况，被称为麻醉意外。麻醉意外包括循环系统意外、呼吸系统意外、麻醉药物引起的意外、麻醉方法引起的意外、急诊手术患者意外，以及麻醉仪器设备引起的意外。麻醉意外对患者最为严重的损害是引起心搏骤停，其造成心搏骤停的原因十分复杂，归纳起来可分以下四个基本因素。

1. 心肌收缩功能减退：心脏本身病变，以及使用对心脏有负性作用的药物，尤其是缺氧，均可导致心搏骤停。

2. 冠状动脉灌注量减少：发生急性心肌缺血时，心脏传导和收缩功能同时受损，极易诱发心搏骤停。

3. 血流动力学剧烈变化：全身性血管扩张，回心血量剧减，血压骤降，可导致心搏骤停。

4. 心律失常：室颤直接导致心搏骤停。其他心律和心率的异常变化如果超出心脏代偿范围均可导致心排血量骤减，使冠脉灌注减少，心脏激动、传导与心肌收缩力受损，造成心搏骤停。

上述任何一种因素均可导致心搏骤停。然而，麻醉期间的心搏骤停往往是由多个因素造成的。

五、水、电解质及代谢紊乱

水、电解质及代谢紊乱与心肺脑复苏关系极为密切。严重的水、电解质及代谢紊乱，尤其是高钾血症、低钾血症、低钠血症、酸中毒等，可直接引起或诱发心搏骤停。在心肺脑复苏过程中或复苏后，如何调整和保持水、电解质及酸碱平衡，将极大影响复苏的成功率和复苏成果。

六、其他导致心搏骤停的特殊情况

以下特殊情况的心搏骤停将在以后的章节中加以详细介绍。

1. 淹溺：分为溺死（drowning）和濒临溺死（near drowning）。淹溺实质上是一种特殊类型的急性呼吸功能衰竭，其基本病理生理为窒息缺氧，有时还伴有意外低温，可同时或继而迅速发生心搏骤停。

2. 创伤：严重创伤患者发生心搏骤停的常见原因有以下几种。

（1）低氧血症：各种原因引起的气道梗阻、呼吸运动障碍以及肺实质的损伤，都可导致通气和换气功能障碍。创伤性低氧血症是创伤性心搏骤停的首位原因。

（2）循环障碍：包括失血性休克、心脏压塞、心肌挫伤或心肌梗死等，为创伤性心搏骤停的第二位原因。

创伤性心搏骤停的复苏有其特点，且预后一般极差，尤其那些脑干损伤导致即刻心搏骤停者更无复苏希望。然而在实践中，在尚不能完全准确了解全部伤情的情况下，对创伤性心搏骤停进行积极复苏是理所当然的。而且有些特殊的情况如张力性气胸或气道梗阻，如能及时发现和解除，可能使复苏立即见效。

3. 意外电击：包括意外触电和遭雷电击伤，其即刻死亡的主要原因为心搏骤停。

4. 意外低温：由于长时间暴露于寒冷环境之中，或被淹浸在寒冷环境之中或由于创伤，核心体温降至35℃以下，严重时可至28℃以下，此时常导致室颤或心脏停搏。

5. 自缢：其主要病理生理是全脑急性缺血、缺氧，如不及时解救，很快引起全脑不可逆性损害以及心搏骤停。

6. 急性中毒：各种毒物如有机磷、有机氮（杀虫脒）等急性中毒，镇静、催眠、安定药物中毒等，都可引起心搏骤停或呼吸骤停。

7. 婴幼儿和儿童心搏骤停：与成人不同，婴幼儿和儿童心搏骤停极少是由于原发于心脏本身的疾病，而往往是各种病因导致进行性加重的呼吸衰竭和循环衰竭（休克）的最终结局。

8. 妊娠期心搏骤停：妊娠期妇女在心血管生理方面发生显著改变，同时也存在一些诱发心搏骤停的因素，心肺复苏时应注意这些特点。

（陆远强、何小军）

第四节　心脏病发作的高危因素及控制

有吸烟习惯，并伴有高胆固醇水平、高血压及不运动的生活方式的人群，发生心脏病的频率大大增加。这些高危因素存在情况越多、越严重，心脏病（或其他血管疾病）突发的可能性越大。如相比于血胆固醇水平正常且不吸烟者，血清胆固醇水平不正常、每天吸烟两包的人心脏病突发的可能性约增加 10 倍。

一、心脏病突发的高危因素

（一）不可改变的高危因素

有些高危因素是不可改变或控制的，常见的有以下几点。

1. 遗传：兄弟姐妹或父母中有冠心病的病史，提示其发生心脏病的可能性增大。

2. 性别：女性在绝经期前发生冠状动脉粥样硬化的可能性低于男性，但绝经期后女性发病的可能性显著增加，其临床过程比男性更加严重。

3. 年龄：冠心病的死亡率随着年龄的增长而升高，然而近 1/4 的死亡是发生在 65 岁以下的人群中。

（二）可改变的高危因素

其他一些因素是可以从主观上进行改变或消除的，如以下几点。

1. 吸烟：心脏病突发者的死亡率在非吸烟人群中显著低于吸烟者；戒烟者的死亡率也可逐渐降低，直至接近于从未吸烟的人群。研究显示，被动吸烟者（从环境中吸入烟雾）发生与吸烟相关疾病的风险也明显增加。因而，所有人，尤其同时具有其他高危因素者，应尽量避免成为被动吸烟者。

2. 高血压：作为脑卒中及心脏病突发的一个主要高危因素，高血压可通过简单、无痛苦的方式进行监测。对于有轻度血压升高的患者，在使用药物治疗前，可通过减少过重者的体重及限制盐（钠）的摄入来控制。

3. 高血胆固醇水平：过多的胆固醇可沉积在动脉管壁，使血流通道狭窄，从而导致心脏病突发及脑卒中。医生可通过简单的化验来测定血清中胆固醇的含量。由于机体可通过食物摄入及自身制造胆固醇，若胆固醇水平太高，可通过提供低饱和脂肪及低胆固醇的饮食来降低胆固醇水平，也可使用一些药物来控制。

4. 缺少运动：运动缺少也是引起心脏病突发的一个重要的危险因素。

（三）诱发因素

此外，一些因素对心脏病发作起着间接诱发的作用，如以下几点。

1. 糖尿病：常发生于中年患者尤其是肥胖者。糖尿病可隐匿多年不被发现，但它能明显地增加心脏病突发的风险，因而对其进行控制就显得非常重要。

2. 肥胖：当今社会，许多人由于吃得过多、运动过少而引起肥胖。肥胖可使心脏的负担增加，其与冠心病的关系主要是由于肥胖在血压、血胆固醇增高及导致糖尿病发生中所起的作用。为帮助患者减轻体重，医生常建议采用运动与低热量饮食相结合的方案。

3.过多的压力：确定及测量人们情绪及精神上的压力大小是比较困难的。所有的人都会有压力感，但他们感受的量及表现的方式可有不同；对于某些人，长期的、过度的压力可引起健康方面的一些问题的发生。减少精神上的压力对于每个人的健康都有益。

二、谨慎维持心脏功能

健康的生活方式能减少未来心脏疾病发生的风险，包括控制体重、加强身体锻炼、良好的饮食习惯、戒烟、减少血中脂肪含量（如胆固醇及甘油三酯）及控制高血压。大量研究表明，通过控制高危因素能明显地减少心脏疾病的发病率及死亡率。

1.戒烟：在美国，吸烟是引起男性发生冠心病的主要原因。吸烟已成为已知可控的、最重要的危险因素。

总的说来，吸烟者的冠心病死亡率比非吸烟者高70%。严重嗜烟者（每天2～3包）的冠心病死亡率比非吸烟者高2～3倍。吸烟是一个主要的、独立的高危因素，它与其他危险因素一起存在（常见的如胆固醇水平升高及高血压）时，能显著地增加冠心病的发生率。在绝经期前，女性冠心病的发病率低于男性，主要原因之一是女性很少吸烟，若每天吸烟也吸得较少且烟雾吸入较浅。

吸烟也能显著地增加发生猝死的危险性。吸烟者比非吸烟者发生心脏性猝死的可能性增加2～4倍，其危险性还随着每日吸烟量的增加而增加。若停止吸烟，其危险性也将减少。研究表明，若人们戒烟后，心脏病突发的死亡率与非吸烟者相差不大。

吸入环境中的烟雾称为被动吸烟，其与吸烟有关疾病发生的危险性也显著增加。现在许多公共场所，如医院、大多数餐馆、商业场所等也制订了一些禁止吸烟的制度。这些制度促使顾客与工作人员都能意识到主动与被动吸烟的危险性，从而为减少由吸烟导致的死亡与残疾做出持续的努力。

2.控制高血压：未得到控制的高血压与心脏病突发危险性的增加密切相关。若不对高血压进行治疗，它会对心脏、肾及其他器官造成持续的损伤，是一个主要的健康问题。高血压能增加脑卒中、心脏病突发、肾衰的风险。当高血压与其他高危因素同时存在时，如肥胖、吸烟、高胆固醇水平、缺乏运动或糖尿病等，其心脏病突发及脑卒中的发生率明显增加。

大多数患者出现高血压的原因尚不清楚。尽管如此，对高血压还是应该进行有效的控制，包括改变饮食习惯及增加运动，若上述措施无效，可使用降血压的药物。高血压患者还需进行定期医疗随访。

3.减少饮食中的饱和脂肪酸及胆固醇含量：胆固醇是机体自身能制造的一种物质，它存在于我们所吃的食物中，尤其在蛋黄及动物内脏中（如肝、肾、脑）。当过多的胆固醇沉积于动脉内壁上时，就可能导致血管狭窄，引起动脉粥样硬化。

饱和脂肪酸存在于奶酪、乳脂及全脂牛奶等食物中，它能促进血胆固醇水平的升高。多不饱和脂肪酸的部分代替物（如蔬菜油，但不包括椰子油、棕榈油等饱和脂肪酸）可降低大多数人的胆固醇水平。我们的目标是使食物中的饱和脂肪酸减少至最低量，但是我们并不能完全使饱和脂肪酸消失，因为它存在于我们所吃的很多食物之中。若遵循如下建议，即能减少饮食中的饱和脂肪酸的含量。

（1）将鱼及家禽作为主食；将家禽肉去皮煮熟，并去除多余的脂肪。

（2）与适量的液体蔬菜油或多不饱和脂肪酸代替物如谷类、黄豆等一起煮。

（3）吃脱脂奶制品。

（4）每星期吃蛋不超过 3 个，可能的话，食用鸡蛋代替品。

（5）使用低脂肪烹调方法，如烘、煮及烤，避免用油炸、煎等方法。

高脂肪饮食还可导致一些其他的健康问题，因而要注意对自己的饮食结构进行调整。调整饮食，定期运动，减少胆固醇及饱和脂肪酸的摄入量可使血胆固醇水平降至正常。

4. 定期运动

有证据显示，长期静坐的人心脏病突发的风险比定期进行运动的人高。运动能增强肌肉的张力，刺激血液循环，有助于预防体重过重，从而保证健康的生活方式。心脏病突发患者的生存率在定期运动的人中也比不运动者要高。但运动一定要有规律地进行，要选择每个人适宜的方式，并逐渐增加运动量，可选择的运动有散步、爬楼梯、跑步、骑车、游泳等。在开始制订锻炼计划或在显著增加运动量之前应首先向医生咨询。

5. 控制糖尿病

糖尿病或有糖尿病家族遗传倾向者，冠心病发生的风险增加。在有糖尿病的患者中，男性发生冠心病的风险比正常人高 2 倍，女性发生的风险比正常人高 3 倍。单纯控制高血糖并不能减少糖尿病对大血管所造成的不利影响，糖尿病患者还需重视其他一些常见的相关危险因素，如高胆固醇血症、高甘油三酯血症、高血压及肥胖等。

6. 控制肥胖

肥胖与冠心病的发生也有关系，尤其与心绞痛发作、猝死有关。

大多数人在 21 ~ 25 岁时达到他们稳定的体重。随着年龄的增长，维持该体重所需的热量也有所减少。因而，作为 30 ~ 40 岁的成人，如果他们的摄入量仍与 20 岁左右时一样，而又不进行运动，多余的热量就会作为脂肪贮存下来。

中年人若体重过重，其发生严重心脏病的风险与同年龄正常人相比高 3 倍。肥胖也使其引起高血压及糖尿病的风险性增大。没有任何快速、简便的方法来减轻体重。过度节制饮食是不可取的，尽管此方法能减轻体重，但其可使一些人体健康必需的营养成分摄入不足。因而，在减肥前应向医生咨询，医生可根据不同个体的身高、年龄等来计算其理想的体重范围以及如何进行控制。

三、预防和控制心血管危险因素的重要性

对心搏骤停患者提供及时的救治非常重要，而预防其发生更为重要。对公众进行有关知识的宣教，对于降低冠心病的死亡率具有十分重要的作用。控制已知的高危因素，必须依赖对公众的宣教，让其认识到重要性并主动参与有关的活动，从而形成一种健康的生活方式。有证据显示，整个社会的共同配合对降低心血管疾病的发生有着显著的效果。

（陆远强、何小军）

第五节　国际心肺复苏与心血管病急救指南 2020

国际复苏联合委员会（International Liaison Committee On Resuscitation，ILCOR）成立于1992年，参与机构有美国心脏协会、加拿大心脏与卒中协会、欧洲复苏协会、澳大利亚复苏协会、新西兰复苏协会、南非复苏协会、拉丁美洲复苏协会等，其成立的目的是提供一个国际性的统一机构，以便更好地认识和回顾与急诊心脏救护相关的科学理论与知识。ILCOR遵循的宗旨是汲取全球范围的科学依据并应用于世界各国，更利于拯救心脏性猝死和脑卒中患者生命，促进全球有效运行的复苏组织之间的联系。ILCOR的使命是通过使用透明的评估和科学数据的共识总结来促进、传播和倡导循证复苏和急救的国际实施。ILCOR包括6个工作审查小组：成人基本生命支持（Basic Life Support，BLS）；成人高级生命支持（Advanced Life Support，ALS）；儿科（基础和高级）生命支持（Pediatric Basic and Advanced Life Support，PLS）；新生儿生命支持（Neonatal Life Support，NLS）；教育、实施和团队（Education Implementation and Teams，EIT）以及急救，重点促进国际性心肺复苏（CPR）和心血管急救（ECC）指南的制定。ILCOR的具体任务为：①开展心肺脑复苏国际的学术讨论；②对有争议或证据不足的复苏问题开展科学研究；③传授或培训心肺复苏（CPR）理论与技能；④收集、系统回顾和分享复苏领域的信息资源；⑤发表反映国际学术共识性的文献。自2015年起，CPR和ECC指南5年更新的过程转变为在线格式，采用持续的证据评估过程而不是定期审查。2020年美国心脏协会（Americam Heart Association，AHA）CPR和ECC指南对复苏和心血管急救的循证建议进行了全面审查，其制定方法与ILCOR和相关成员委员会的一致，包括针对具有最大临床意义和新证据的科学问题进行不同级别的证据审查。

该指南的内容是为了更好地改善突发心搏骤停和具有急性危及生命的心肺问题患者的生存率，并根据证据对相关措施以及证据水平进行了分级（图1-1）。

推荐级别（强度）	证据水平（质量）++
1级（强） 益处>>>风险	**A级**
撰写指南建议时推荐采用的表述： ·是推荐的 ·是适用的/有用的/有效的/有益的 ·应实施/执行/其他 ·相对有效性的表述+： －推荐/需要使用治疗方案/策略A而不是治疗方案B －优先选择治疗方案A而非治疗方案B	·来自一项以上RCT的高质量证据++ ·高质量RCT的荟萃分析 ·一项或以上由高质量注册研究证实的RCT
	B-R级 （随机）
2a级（中） 益处>>风险	·来自一项以上RCT的中等质量证据++ ·中等质量RCT的荟萃分析
撰写指南建议时推荐采用的表述： ·是合理的 ·可以是有用的/有效的/有益的 ·相对有效性的表述+： －可能推荐/需要使用治疗方案/策略A而不是治疗方案B －优先选择治疗方案A而非治疗方案B是合理的	**B-NR级** （非随机）
	·来自一项或以上设计良好、执行良好的非随机研究、观察性研究或注册研究的中等质量数据++ ·这类研究的荟萃分析
2b级（弱） 益处≥风险	**C-LD级** （有限数据）
撰写指南建议时推荐采用的表述： ·可能/或许是合理的 ·可能/或许可以考虑使用 ·有用性/有效性尚未知/不明确或未获公认	·设计或执行存在局限性的随机或非随机观察性或注册研究 ·这类研究的荟萃分析 ·对人类受试者的生理或机理研究
3级：无益（中） 益处=风险 （通常仅用LOEA或B）	**C-EO级** （专家意见）
撰写指南建议时推荐采用的表述： ·不建议 ·是不适用的/无效的/无用的/无益的 ·不应实施/执行/其他	·基于临床经验的专家共识

COR与LOE是独立确定的（COR与LOE可随意匹配）

如果某建议的证据等级为LOE C，并不代表其为弱建议。本指南中提到的许多重要临床问题缺乏临床试验支持。尽管没有RCT，但可能存在非常明确的临床共识，认为某一特定检查或治疗是有用的或有效的。

* 干预措施的结局或效果应该具体明确（临床效果改善或诊断精度提高或预后改善）。

+ 对于相对有效性建议（COR1和I2a；仅LOEA和B），支持使用比较动词的研究应该对所评估的几项治疗或策略进行直接比较。

++评价质量的方法在发生演变，包括对标准化的、广泛使用的、经过验证的证据评级工具的运用；以及在系统综述中有了证据审查委员会的参与。

COR指建议级别；EO，专家意见；LD，有限数据；LOE，证据水平；NR，非随机；R，随机；以及RCT，随机对照试验。

3级：有害（强） 风险>益处
撰写指南建议时推荐采用的表述： ·可能有害 ·导致危害 ·与发病率/死亡率增加相关 ·不应实施/执行/其他

图 1-1　在患者救治的临床策略、干预、治疗或诊断中使用推荐级别和证据水平（更新于 2019 年 5 月）

　　相较于以往的心肺复苏（CPR）和心血管病急救（ECC）指南，《2020 美国心脏协会心肺复苏及心血管急救指南》仍然强调实施高质量心肺复苏的需要，包括：

　　1. 按压频率为 100 ～ 120 次 / 分。

　　2. 成人按压深度至少为 5 厘米，而不超过 6 厘米；婴儿和儿童的按压深度至少为胸廓前后径的 1/3（婴儿大约为 4 厘米，儿童大约为 5 厘米）。

　　3. 保证每次按压后胸廓充分回弹。

　　4. 尽可能减少胸外心脏按压的中断。

　　5. 避免过度通气。

（陆远强、何小军）

参考文献：

[1] Morley P T, Atkins D L, Finn J C, et al. Evidence Evaluation Process and Management of Potential Conflicts of Interest: 2020 International Consensus on Cardiopulmonary Resuscitation and Emergency Cardiovascular Care Science With Treatment Recommendations [J].Circulation, 2020, 142: S28-S40.

[2] Magid D J, Aziz K, Cheng Adam, et al. Part 2: Evidence Evaluation and Guidelines Development: 2020 American Heart Association Guidelines for Cardiopulmonary Resuscitation and Emergency Cardiovascular Care [J].Circulation, 2020, 142: S358-S365.

[3] Nolan J P, Maconochie Ian, Soar Jasmeet, et al. Executive Summary: 2020 International Consensus on Cardiopulmonary Resuscitation and Emergency Cardiovascular Care Science With Treatment Recommendations [J].Circulation, 2020, 142: S2-S27.

[4] Merchant R M, Topjian A A, Panchal A R, et al. Part 1: Executive Summary: 2020 American Heart Association Guidelines for Cardiopulmonary Resuscitation and Emergency Cardiovascular Care [J].Circulation, 2020, 142: S337-S357.

第二章　基础生命支持

心搏骤停是现代社会人类死亡的重要原因之一。据统计，全世界范围内平均每90秒就有1人发生心搏骤停。面对这种巨大的生命威胁，人类一直上下求索，期盼觅得良方，从死神手中挽救生命。"死而复生谓之苏"，人类实践复苏的历史几乎与人类本身的历史同样古老。从古埃及的象形文字中即可看到口对口人工呼吸的相关记载。其后，复苏方法时而因其他相关科学技术滞后而受到限制，时而因新的干预措施获得科学依据证实而改进，甚至有时候在曾经被摒弃的观点又重获新生的螺旋式过程中缓慢进步。"心肺复苏"真正作为一门现代医学科学，是在20世纪60年代闭胸式心脏按压的效果得到公认之后。此后，心肺复苏（Cardiopulmonary Resuscitation，CPR）被认为是基础生命支持的基石。

尽管历经60余年的发展变化，现今使用的CPR技术与当初相比已有诸多改进，但心搏骤停患者的生存率仍不尽如人意，科学家们还在对CPR的各方面进行孜孜不倦的探索。从流行病学调查到基础研究，再到临床试验所获得的结果，已成为当今CPR理念和规范的证据基础，也是国际指南的依据来源。本章将根据国际心肺复苏指南讲述基础生命支持的知识。

第一节　概　述

一、心搏骤停的主要病理生理学改变

心搏骤停会造成全身血流中断，导致一系列极其复杂的病理过程。

1. 血流动力学状态

心搏停止后即使立即行CPR，患者的血流动力学状态也极不稳定，心排血量不到正常的1/3，血液在全身循环的时间亦明显延长。心搏骤停和CPR过程中，心率和血压会发生显著变化。局部和循环中儿茶酚胺浓度的一过性升高可能使心率和血压维持正常或增加。但心搏骤停往往会导致心肌缺血，如果能立即行CPR使冠状动脉再灌注，不一定会发生心肌永久性的损伤或坏死，但心脏机械功能障碍需数小时、数天或数周才能完全恢

复，这种现象被称为缺血后心肌功能障碍或心肌顿抑。这在临床上表现为心排血量下降，左室舒张末压升高，冠脉灌注压降低。心搏骤停患者的冠脉造影结果显示，大约49%的患者在复苏后会存在心动过速和左室舒张末压增高，而且存在持续约6小时的低血压（平均动脉压＜75mmHg）和低心排血量（心脏指数＜2.2L·min^{-1}·m^{-2}）。

虽然在心搏骤停和复苏过程中，由于机体的自我保护和代偿机制，可能发生血流的重新分布，心、脑等重要组织器官可能获得相对较多的血流，但即便如此也很难满足大脑和心肌基本的血流灌注需要，因此复苏过程中需要使用血管加压药物。血管加压药物可拮抗心搏骤停后酸中毒所致的严重静脉和动脉舒张，增加主动脉舒张压，从而增加冠脉灌注压，改善复苏后的血流动力学指标。

2. 缺血缺氧

心搏骤停可在短时间内导致动脉血氧分压的降低，加之同时存在的酸中毒，使血红蛋白氧离曲线右移、氧饱和度降低。即使立即给予行之有效的CPR，患者在自主循环恢复（Return of Spontaneous Circulation，ROSC）前仍然存在动脉血缺氧和毛细血管内血流速度明显降低，从而导致组织器官严重缺氧。

不同器官对缺血、缺氧的敏感性和耐受性不同，甚至同一器官的不同部位也有差别。脑是人体中最易受缺血、缺氧损害的重要器官，其中以分布在大脑皮层、海马和小脑的神经元细胞损伤最为明显（表2-1）。环境温度、基础状态以及患者原发疾病等对脑组织缺血缺氧的耐受性均有影响。正常体温的情况下，心搏骤停约4分钟后，大脑细胞就开始发生不可逆的缺血、缺氧损害；如果心搏骤停10分钟内未行CPR，神经功能极少能恢复到发病前的水平。其次，易受缺血、缺氧损伤的器官是心脏。相对而言，肾脏、胃肠道、骨骼肌耐受缺血、缺氧的能力较脑和心脏更强。

表 2-1　神经组织耐受缺血、缺氧的时限

神经组织	耐受缺血、缺氧的时限
大脑	4～6分钟
小脑	10～15分钟
延髓	20～25分钟
交感神经节	60分钟

3. 酸中毒

在循环停止和CPR过程中，组织器官血流灌注受损，继而氧和其他生命必需物质的供给减少，导致机体从有氧代谢向无氧代谢转变。无氧代谢产物的堆积和二氧化碳（Carbon Dioxide，CO_2）的潴留会导致酸中毒。静脉血标本检测发现，在患者出现室颤的10分钟内，血液pH值可以迅速从正常降低至6.8。即使立即行CPR，在同样的时间内也可以发

现外周血酸中毒的存在。而组织细胞的酸中毒发展则更为迅速，影响也更为严重。脑组织在循环停止 4 分钟内，pH 值明显降低，直接威胁组织的存活。同样，心肌组织也会在循环停止早期发生酸中毒，这种酸中毒会直接导致心肌收缩力减退、窦房结的自律性减低、心肌的室颤阈值减低并产生儿茶酚胺抵抗。

4. 神经内分泌及代谢改变

心搏骤停后，伴随着心血管系统的衰竭，内源性儿茶酚胺、血管紧张素、精氨酸加压素、内皮素、心钠素等血管活性物质的水平发生明显的变化。CPR 过程中，血浆内源性儿茶酚胺的浓度最高可达到正常的 50 倍。如此的高浓度足以对心肌细胞造成损害。另外，肾上腺皮质激素、抗利尿激素和血糖的增高，伴随低灌注状态所产生的一系列血液学和微环境变化，以及内源性腺苷的增加均可能抵抗儿茶酚胺的作用。

二、影响心肺复苏效果的因素

1. 机体疾病及促发因素

心搏骤停前，机体潜在的疾病以及促发心搏骤停的因素能明显影响细胞的代谢状态和复苏后细胞的存活能力。如对于窒息引起的心搏骤停，有效循环停止之前的低氧血症和低血压状态消耗了细胞储备的能量，使复苏过程中的酸中毒和缺血、缺氧损伤更为严重。相反，既往疾病所致的慢性或间断性缺血、缺氧也可能对细胞产生"预处理"效应，使细胞能相对较好地耐受复苏过程中较长时间的缺血、缺氧。

2. 组织器官的能量消耗

心搏骤停引起血液循环中断，数秒钟内即导致组织器官缺氧，有氧代谢中断，细胞代谢继而转为无氧代谢。无氧代谢所产生的三磷酸腺苷（Adenosine-triphosphate，ATP）极少，难以维持细胞存活所必需的离子浓度梯度。能量消耗的速度因组织不同而不同，取决于其能量储备和代谢需求程度。例如，心肌能量消耗的程度和速度与心搏骤停时心律失常的类型相关。与无脉性电活动（Pulseless Electrical Activity，PEA）或心脏停搏（asystole）相比，发生颤动的心肌会消耗更多的能量。能量的耗竭可能导致细胞膜去极化，从而触发一系列的代谢反应，包括细胞内钙超载、大量自由基产生、线粒体功能异常、基因异常表达、降解酶（磷脂酶、核酸内切酶、蛋白酶等）激活和炎症反应等。研究发现，这些反应与复苏后脑细胞损伤密切相关，将会影响到患者复苏的生存率和神经系统预后。

3. 复苏时间

在复苏过程中，全身缺血、缺氧病理过程仍在延续，标准的胸外心脏按压产生的心排血量可能不到正常时的 1/3，并随着复苏开始时间的延迟和胸外心脏按压时间的延长而下降。大量研究表明，标准 CPR 所产生的灌注压远不能满足基础状态下脑和心脏的能量需求。心搏骤停的最初数分钟，内源性儿茶酚胺和血管活性肽大量释放，促使次要组织的血管收缩，使血液优先供应脑和心脏。但随着复苏时间的延长，这种作用会逐渐减弱，导致 ROSC 后心功能、神经系统功能和其他脏器功能的预后不良。

目前认为可以将心搏骤停分为三个时期。虽然这三个时期的存在并没有完全得到科学的证实，但它们已成为心肺复苏研究的基础。针对不同时期病理生理特点而进行的特异性治疗可能增加复苏成功的概率（表 2-2）。

表 2-2　心搏骤停分期

分期	时间段	生理改变	特点
第一时期	0～4 分钟	电活动期	此期心电活动大部分为室颤，对除颤的反应好，患者若能在此期内接受心肺复苏，存活出院率较高
第二时期	4～10 分钟	循环期	此期的患者在除颤前需要高质量的 CPR 为心、脑等重要脏器提供氧合血液，以增加有效循环，增加除颤成功率，改善患者预后
第三时期	10 分钟以后	代谢期	几乎没有针对该期的有效治疗措施

三、心肺复苏的生理学基础

目前的研究表明，CPR 过程与"心泵机制"和"胸泵机制"有关。

1. "心泵机制"

传统观念认为，胸外心脏按压时心脏受到胸骨和胸椎的挤压，使心室和大动脉之间产生一定的压力梯度，这种压力梯度驱使血液流向体循环和肺循环。一旦按压放松，肋骨反弹，胸廓恢复原形，心脏不再受到挤压，左、右心室的压力降低，静脉血液回流到心脏，左右心室重新充盈（成为贮血库），加之心脏瓣膜能防止血液倒流，主动脉内血液不能逆流，使主动脉压和冠脉灌注压得以维持；配合人工通气，即可向心、脑等重要脏器供血、供氧（图 2-1）。

2. "胸泵机制"

近年的临床观察证明，CPR 建立人工循环的动力不单是"心泵机制"，还有来自胸腔内压力增减的变化，称为"胸泵机制"。胸外心脏按压时胸腔内压力增高，胸腔内外形成一定的压力梯度，以致胸内压力＞颈动脉压＞颅内动脉压＞颈静脉压。血液会顺着压力梯度从胸内血管流向胸外血管。颈静脉的静脉瓣具有防止血液逆流的功能，胸外心脏按压时血液难以逆流到脑静脉系统。根据胸泵理论，右心室和肺动脉均在胸腔内，两者间没有压力梯度，此时其作用仅为血流的通道而已。

3. 联合机制

虽然近年的研究证实了"胸泵机制"的存在，但"胸泵机制"尚不能完全取代传统的"心泵机制"。这是由于按压胸骨下部所形成的动量（挤压力 × 速度）和冲击力都是矢量，直接位于按压路线上的心脏当然能最大限度地受到影响，尤以短、快而有力的按压更具冲击力。科学家在实验中观察到，左心室和主动脉峰压值可因此比胸内压的峰值高 3～4

倍，实际形成的压力变化也达相似倍数。这种压力差用胸泵机制难以解释，而更接近于心脏直接受压的结果。造影增强实时三维超声心动图证实按压期间二尖瓣闭合、左心室腔沿矢量轴线缩短变形，在放松期，左心室又为造影剂所充盈，提示心室是人工循环驱动力的来源，也是供应主动脉血流的贮血库，这两方面与"胸泵机制"相异而更多支持"心泵机制"。

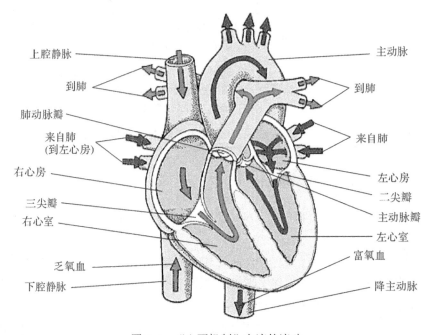

图 2-1 "心泵机制"血液的流动

目前折中的观点认为可能两种机理都起作用，"心泵机制"提供管道和活瓣，是基础；"胸泵机制"提供血液循环的动力，占主导作用。对于不同人群，两种机制发挥作用的比例不同。如儿童、体格瘦小和胸壁塌陷的患者由于胸壁弹性差，可能以"心泵机制"为主；成人和肥胖患者因为胸壁弹性好，可能以"胸泵机制"为主。

（冯梦晓、万智）

第二节 心肺复苏"生存链"

"生存链"（Chain of Survival）是目前心肺复苏中贯穿始终的重要概念。2020 年美国心脏协会（AHA）设计了相互紧密相扣的六连环来表示专门针对成人院内心搏骤停（IHCA）

和院外心搏骤停（OHCA）患者的急救模式（图2-2），再次强调了基础生命支持（BLS）过程中早期识别、预防和启动应急反应系统、早期高质量CPR和早期对可电击性心律进行电除颤的重要性，并扩展了心搏骤停恢复自主循环后治疗的相关内容。此外，2020版的指南在2015版"生存链"的基础上新增了第六个环节——康复。有效的急救取决于生命链中六个环节的有效配合。

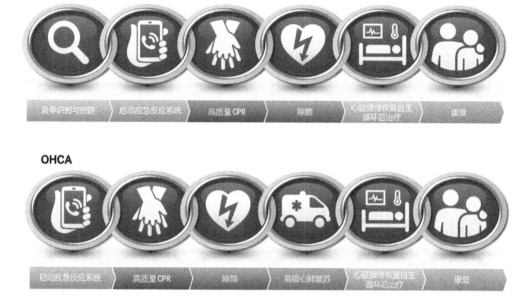

图 2-2　成人院内心搏骤停和院外心搏骤停生存链

一、及早识别与预防并启动应急反应系统（EMSS）

该环节所涵盖的是从患者出现症状到专业急救人员到达现场之前的时间段内进行的急救行为。对疾病的早期危险征兆识别（如胸痛、呼吸困难等）是该环节的关键。只有早期识别才有可能促使患者本人或救助者在患者失去知觉前尽早与专业急救人员联系，从而尽快获得帮助，降低心搏骤停发生率。监测和预防是IHCA患者至关重要的部分。当发生院内心搏骤停时，多学科方法和专业医疗团队及时响应，提供CPR，快速启动电除颤，开始高级心血管生命支持（ACLS）并继续自主循环恢复（ROSC）后的治疗。对于OHCA患者的救助，主要依靠社区的参与和响应。社区人员及早识别心搏骤停，启动EMSS，执行CPR和电除颤直到专业急救人员被召集到现场，继续复苏，将患者转移并进行稳定和确定性管理。IHCA患者的临床结局总体上优于OHCA患者，可能是因为院内有效复苏启动较早。在此环节有以下情况需要注意。

1.确定现场环境是否安全。

2.检查患者反应（具体检查方法见本章第四节），如果患者有反应，且确定需要救治，应立刻启动 EMSS（拨打急救电话），并尽快返回患者身边，重新检查患者情况。

3.如果现场只有一名救助者，发现患者无反应，应立即启动 EMSS。如果条件允许，尽快取得自动体外除颤仪（Automated External Defibrillator，AED）后返回患者身旁进行 CPR 和早期除颤。

4.如果现场只有一名救助者，且初步判断心搏骤停的原因可能是呼吸抑制（如溺水等），而非心源性疾病，则应该先进行 5 个 CPR 循环，再离开患者启动 EMSS。

5.如果现场有两名以上的救助者，一名救助者应立即进行 CPR，同时另一人启动 EMSS 和取得 AED。

6.拨打急救电话时，要清晰、准确地回答调度员的问题，如事件发生的具体地点、事件经过、患者数量和情况、已进行的救助方式等，并且在获得调度员的指导后再挂断电话。

二、高质量CPR

大部分院外心搏骤停患者不能在 4 分钟内（也就是电活动期内）得到治疗。他们往往是在循环期，也就是发病后 4 ～ 10 分钟，才能得到急救。因此，需要进行胸外心脏按压以产生血流，为心脑等器官提供灌注，使心肌细胞膜的能量恢复，从而产生规则的节律。心肺复苏成功与否的决定因素是现场是否有受过训练的急救者为患者提供及时、有效的 BLS。研究发现，在专业人员到达之前，旁观者是否实施心肺复苏与院外心搏骤停患者的生存率明显相关：旁观者 CPR 可提高心搏骤停患者 2 ～ 3 倍的生存率。若不能给予心搏骤停患者及时有效的 CPR，患者的生存率将每分钟降低 7% ～ 10%。研究还显示，若旁观者不会做口对口人工呼吸或因顾虑人工呼吸传播疾病的可能性而不愿做人工呼吸，也可以启动 EMSS 之后只进行胸外心脏按压。因为已有证据表明，对于成人院外心搏骤停患者，即使只进行胸外心脏按压也有助于提高患者的生存率，至少优于不复苏而等待专业人员到达。总之，高质量 CPR 能提高患者的生存率，即使只进行胸外心脏按压的 CPR 也比单纯的旁观和等待好。高质量 CPR 要求足够的按压深度和按压频率，保证每次按压后胸廓回弹，并最大限度地减少按压中断并避免过度通气。高质量 CPR 与早期电除颤共同构成现代复苏的基石，可改善复苏结果。在条件允许的情况下，可使用可视化反馈设备、生理参数（如动脉血压或呼气末 CO_2）来监测和优化 CPR 质量。

为了提高心搏骤停高发场所患者的救治成功率，某些发达国家正致力于推广旁观者 CPR 和自动体外除颤计划（Lay Rescuer CPR and Automated External Defibrillation Programs）。该计划主要针对某些特定的环境条件，如机场、赌场、医疗机构等。研究证实，在社区内成功推广旁观者 CPR 和自动体外除颤计划对于患者生存率的改善甚至高于后续的高级生命支持治疗。因此，一方面，应该将针对社区非专业人员的 BLS 技能的培训作为工作重心；另一方面，应通过进一步的科学研究，简化 BLS 的操作，使之易记、易行。

三、除颤

研究发现，心搏骤停患者的存活率与心搏骤停持续的时间长短成反比。引起成人发生院外心搏骤停的初始心律大多为室颤，对于发病 1 ～ 2 分钟的患者，直流电除颤可以使 80% 的患者恢复灌注性节律。但随着时间的延长，室颤可能逐渐恶化为 PEA 或心脏停搏，而电除颤对这两种心律无效。因此，发病 10 分钟后，如果未进行 CPR，除颤成功率将降至 5% 以下，故业界越来越推崇旁观者使用除颤仪。在美国赌场内进行的早期电除颤研究发现，室颤患者接受早期除颤后的总存活率为 50%。3 分钟以内除颤的患者存活出院率可达 75%。为此，国际心肺复苏指南强力推荐对被目击心搏骤停的患者尽早电除颤。

对于院外心搏骤停患者，如果专业人员院前反应时间稍长，就可能与心室纤颤失之交臂，错过除颤的大好时机。缩短患者发生心搏骤停至电除颤的时间，对于降低室颤恶化为 PEA 和心脏停搏的发生率至关重要。自动体外除颤仪（AED）的出现，使缩短室颤至除颤的时间成为可能。AED 的微型智能处理器能够对体表心电图（electrocardiogram，ECG）信号的多个特征进行自动分析，并建议对室颤进行电除颤。非专业人员通过简单的培训即可掌握其使用方法。它将除颤仪的使用人群从专业人员拓展到普通公众，跨越了心搏骤停患者的现场目击者必须等待专业人员到达才能除颤的障碍。研究显示，对院外心搏骤停患者，如果旁观者能在目击心搏骤停后 3 ～ 5 分钟内实施 CPR 和使用 AED 除颤，患者存活率为 41% ～ 74%。这在不能缩短除颤时间的急救系统中是达不到的。因此，AHA 已建议实施非专业人员 AED 计划，即在容易发生心搏骤停的场所放置 AED，并对非专业人员进行 AED 使用方法的培训。早期电除颤是心肺复苏"生存链"中非常关键的一环，在公众和非急救专业人员中推广 AED 的使用方法有助于缩短室颤至除颤的时间，增加除颤成功率。

四、高级心肺复苏

高级心肺复苏由到达现场的医生、护士或医疗辅助人员完成，它是心搏骤停急救管理中另一个非常重要的环节，主要包括药物治疗、高级气道干预（气管内插管或声门上气道放置）和体外循环 CPR。EMSS 的急救人员应该接受标准的高级心血管生命支持（ACLS）培训，携带必要的抢救设备以完成呼吸支持，建立静脉通路，使用急救药物，控制心律失常，并使患者体征相对平稳以利于转送。除此以外，ACLS 小组成员还应该能够提供许多其他非心脏原因所致的心搏骤停的治疗措施。

五、心搏骤停恢复自主循环后治疗

"心搏骤停恢复自主循环后治疗"是《2010 美国心脏协会心肺复苏及心血管急救指南》中的新增部分，是"生存链"的一个重要组成部分。为提高在恢复自主循环后收入院的心搏骤停患者的存活率，应当通过统一的方式实施综合、结构化、完整、多学科的心搏骤停后治疗体系。心搏骤停恢复自主循环后治疗，包括常规重症监护支持（例如机械通气、静脉血管加压药）以及改善自主循环恢复（ROSC）后患者预后的特定循证干预措施，如目标体温管理等。ROSC 后的患者救治需要密切注意氧合情况、血压控制、经皮冠状动脉介入评估、目标体温管理以及多模式神经预测。由于患者在心搏骤停后往往会发生癫痫症状，救治者应进行脑电图检查并尽快给出解读，并在昏迷患者恢复自主循环后频繁或持续地进行监测。

2005 年以来，两项使用同步对照组的非随机研究以及使用历史性对照的其他研究显示，在发生院内心搏骤停和院外心搏骤停并出现无脉性心电活动／心搏停止后，进行低温治疗存在一定优势。程序化心搏骤停后治疗强调采用多学科的程序，主要包括优化血流动力、神经系统和代谢功能（包括低温治疗），可能提高发生院内或院外心搏骤停后已恢复自主循环患者的出院存活率。虽然还无法确定上述集束化多项治疗的单独疗效，但通过将这些治疗手段组合为一个整体系统，则可以达到提高出院存活率的目的。

六、康复

与许多危重疾病的幸存者类似，大约 1/3 的心搏骤停幸存者会出现一系列生理、神经、认知、情感或社会问题，如记忆力、注意力减退，焦虑，抑郁，创伤后压力和疲劳等。其中一些影响可能出院后才会显现，并经历较长的恢复期，持续数月或数年。因此，应正式评估幸存者生理、认知和社会心理需求并给予相应支持。2020 AHA 指南在 2015 版基础上，"生存链"新增了"康复"环节，强调心搏骤停幸存者在出院前进行生理、神经、心肺和认知障碍方面的多模式康复评估和治疗的重要性。康复主要包括处理心搏骤停根本病因、心脏康复二级预防、以神经为重点的康复护理以及对患者和其家庭的心理支持。另外，急救人员、相关护理人员以及幸存者家属在救治和照顾幸存者的过程中，可能会出现生理、认知、情感等方面的影响，也应该对以上人员进行结构化评估，并提供相应的支持。

（冯梦晓、万智）

第三节　危及生命的紧急情况

心肺复苏不仅仅是操作技术，还涉及一系列在围复苏期的评估和干预措施。多数情况下，心搏骤停的发生会经历一个短暂的时间过程。如果在早期能够对危及生命的紧急情况做出快速、准确的判断，能够预见患者即将面临的危险状况，尽早启动 EMSS 并做好 CPR 的准备，将会为那些濒临心搏骤停的患者带来最大的益处。对危及生命的紧急情况广泛开展普及教育，不仅有利于患者自身尽早进行自救和求救，而且也能使现场救助人员在第一时间成为反应快速、操作规范的急救力量。突发心搏骤停、急性心肌梗死、卒中和气道异物梗阻是最常见的四种危及生命的紧急情况。

一、心搏骤停

心搏骤停（亦被称为心跳、呼吸骤停或循环骤停）是指由各种原因导致心脏突然失去有效的舒缩功能从而造成血液循环的停止。心脏突然停止排血，全身血液供给中断，有效循环血流量急骤不足，导致组织器官严重缺血缺氧。脑部缺血缺氧可导致意识丧失，继而造成不正常的呼吸状态或呼吸停止。

1. 心搏骤停临床表现

（1）突然意识丧失或抽搐。

（2）大动脉（股动脉、颈动脉）搏动消失。

（3）不能闻及心音，不能测出血压。

（4）突发面色苍白或发绀，继之呼吸停止。呼吸在心脏停止泵血后尚能维持数秒，甚至数十秒，这是由于中脑尚存部分含氧血液，可以在短时间内刺激呼吸中枢。

（5）瞳孔散大、固定。

（6）肛门括约肌松弛。

2. 心搏骤停的常见原因　冠心病是导致心搏骤停的首要因素。除此以外，还有很多其他因素可能增加心搏骤停的危险。

（1）冠心病：60% ～ 70% 的心搏骤停与冠心病有关。尸检报告发现，成人心搏骤停死亡患者中有 30% 为新发的心肌梗死。

（2）非缺血性心脏病：一系列的其他心脏疾病可能增加心搏骤停的危险，包括心肌病、心律失常、高血压性心脏病、充血性心衰等。

（3）非心源性因素：心搏骤停患者中约有 34% 的患者发病与心脏疾病无关。最常见的非心源性因素是创伤、非创伤性出血（如消化道出血、动脉瘤破裂、颅内出血等）、药物过量、溺水和肺动脉栓塞等。

（4）其他危险因素：其他引起心搏骤停的危险因素还包括吸烟、缺乏体育锻炼、肥胖、糖尿病和家族史等。

为了记忆方便，研究者将心搏骤停的原因归纳为"6H"和"6T"（表 2-3）。

表 2-3　心搏骤停的常见原因

6H	6T
Hypovolemia—低血容量	Tablets（Toxins）—药物过量
Hypoxia—低氧	Cardiac Tamponade—心脏压塞
Hydrogen Ions（Acidosis）—酸中毒	Tension Pneumothorax—张力性气胸

续表

6H	6T
Hyperkalemia 或 Hypokalemia—高 / 低钾血症	Thrombosis（Myocardial Infarction）—心肌梗死
Hypothermia—低体温	Thromboembolism（Pulmonary Embolism）—肺栓塞
Hyperglycemia 或 Hypoglycemia—高 / 低血糖	Trauma—创伤

3. 心搏骤停分类

引起心搏骤停的常见心律有四种（图 2-3）：①心室纤颤（Ventricular Fibrillation，VF）；②无脉性室性心动过速（Pulseless Ventricular Tachycardia，PVT）；③无脉性心电活动（PEA）；④心脏停搏。根据对电除颤的反应，可以将这四种心律分为可除颤心律和不可除颤心律两类。VF 和 PVT 对电除颤反应好，是两种可除颤的心律。而电除颤不能使

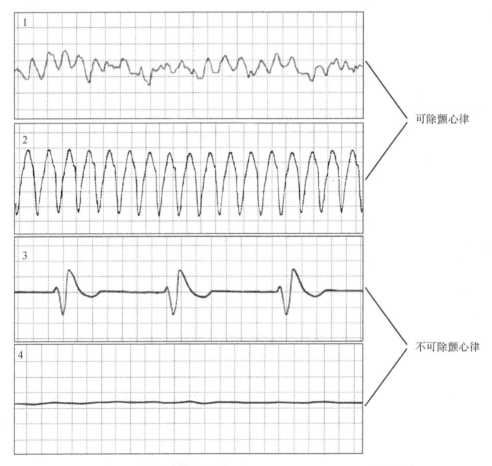

1. VF；2. VT（若患者无脉搏，则为 PVT）；3. PEA；4. 心脏停搏

图 2-3　引起心搏骤停的四种常见心律

PEA 和心脏停搏转复为有脉搏的心律，因此这两种心律属于不可除颤心律。VF 或 PVT 患者比 PEA 或心脏停搏患者的复苏成功率更高。但若不能积极 CPR 和电除颤，前两种心律将在 10 ～ 15 分钟的时间内进展为后两者。

4. 干预措施及预后

由预料之外的心搏骤停导致的死亡称为心源性猝死（Sudden Cardiac Death，SCD）。如果治疗及时，心搏骤停在某些情况下是可以逆转的。在心搏骤停患者的治疗中，CPR 和早期除颤是第一位的，药物的使用应放在第二位。及时的 CPR 可以为心搏骤停患者提供循环支持。VF 持续数分钟后，心肌将耗尽所有的氧和能量物质。短期的胸外心脏按压有助于输送氧和能量物质，延迟 VF 或 PVT 向 PEA 或心脏停搏转化，增加电除颤转复心律的可能性。因此，不能因为等待除颤而延误胸外心脏按压，同时在准备电除颤的过程中也应尽量减少胸外心脏按压的中断。

心搏骤停患者的生存率与患者发病的地点和病因有关。院外心搏骤停患者的生存率（2% ～ 8%）低于院内心搏骤停患者（8% ～ 22%）。低体温患者的生存率较高，可能是由于寒冷可以降低缺氧对重要脏器的不良影响。中毒造成的心搏骤停患者的生存率与毒物的性质以及解毒剂的正确使用有关。此外，由左冠状动脉血栓造成心肌梗死导致的心搏骤停，患者的生存可能性很低。

二、急性心肌梗死

急性心肌梗死，是由脂质斑块引起的冠状动脉严重狭窄或斑块破裂、侵蚀导致血栓形成从而造成冠状动脉完全阻塞的结果。如果缺血缺氧在一定的时间内没有得到改善，就可能造成心肌细胞的坏死。在世界范围内，心肌梗死是首位死因。

1. 临床诊断

患者满足以下两条或以上即可诊断为急性心肌梗死。

（1）缺血性胸痛持续 20 分钟以上；

（2）心电图的动态变化；

（3）血浆心肌标志物的升高或动态变化，如肌酸激酶同工酶、肌钙蛋白等。

2. 急性心肌梗死的并发症

心肌梗死的并发症可以在急性期形成也可以逐渐发展，主要包括充血性心力衰竭、心脏破裂、致命性心律失常、心源性休克以及心包炎等。若不给予积极处理，这些并发症可能随时导致心搏骤停。

3. 急性心肌梗死的急救

急性心肌梗死是常见的急症，干预时间是关系急性心肌梗死治疗效果的决定因素。如果能够在第一时刻做出准确的危险度分层，严密监护患者的各项指标并尽快稳定患者病情，将会在很大程度上改善患者的预后。尽早开始冠脉再灌注治疗可以减少心肌坏死量，维持左室功能，减少心力衰竭的发生。如果患者出现呼吸心搏骤停的情况，应立即行 CPR。若条件允许，应尽早电除颤。

三、卒中

卒中是由脑部血供紊乱导致进展迅速的脑功能障碍。卒中是世界范围内的第二位死因，仅次于心肌梗死，卒中导致的死亡占死亡总数的 10%。

卒中分为两大类：出血性和缺血性，其中缺血性卒中占 80%。

卒中的症状与脑组织受影响的区域有关。某些症状具有警示作用，对卒中有较强的提示性，如：突然神志不清，语言或理解障碍；不明原因剧烈头痛；单眼或双眼突然视物不清；脸、手臂或腿，尤其是一侧肢体突然感觉麻木或无力；突然行走困难、眩晕、失去平衡或共济失调。

卒中的急救目标是使脑损伤最小化，从而达到最好的康复效果。如果患者出现呼吸心搏骤停的情况，应立即行 CPR。

四、气道异物梗阻

气道异物梗阻（Foreign Body Airway Obstruction，FBAO），也称为窒息，引起患者死亡的情况并不常见。一项美国的研究显示，窒息致死的比例是 0.66/10 万。FBAO 常见于青少年，往往发生在就餐过程中。澳大利亚的研究显示，15 岁以下发生气道异物梗阻的概率是 15.1/10 万，常见于 1 岁以下的儿童，3 岁以上者的发生率逐渐下降。

气道异物常在 3 个解剖位置滞留：喉部、气管和支气管。研究显示，气道异物梗阻有以下解剖学特征：①吸入性的异物有 80% ~ 90% 滞留在支气管。②由于气管中轴延长线与左支气管之间的夹角一般为 40° ~ 50°，而与右支气管之间的夹角常为 25° ~ 30°，且气管隆突的位置位于中线偏左，故支气管异物常常发生在右侧支气管。但也有研究显示，儿童左右支气管异物的发生率相当。③较大的异物会嵌顿于喉部或气管。

1. 危险因素

包括：高龄、牙齿松动或缺失、饮酒、镇静、某些慢性疾病（神经系统疾病）以及食用松软或滑润食物等。引起窒息的食物往往是圆形的，如谷物、坚果、胡萝卜、香肠、肉类、果冻和葡萄等。对于儿童，特别是刚学会走路的婴儿，常常会由于非食物性异物（如硬币、小球等）引起窒息。为了预防气道异物梗阻的发生，专家建议：①注意咀嚼或吞咽时避免谈笑；②进餐时勿醉酒，以免呕吐后误吸；③若有儿童、咀嚼障碍或戴有假牙的患者进食，应将食物切成小块并嘱其充分咀嚼；④儿童口中有食物时，勿让其进行走、跑或玩等活动；⑤珠宝、玻璃珠、大理石饰品、图钉等物品应放在儿童无法触及的地方；⑥勿让咀嚼功能较差的儿童进食花生、肉类等需充分咀嚼的食物。

2. 气道异物梗阻的识别

气道异物梗阻的识别是抢救成功的关键，应将其与昏迷、急性心肌梗死、癫痫发作，或其他可能引起突发呼吸抑制、发绀或意识丧失的情况进行仔细鉴别。

异物可能引起部分或完全的气道梗阻，当患者出现严重气道梗阻症状的时候，救助者应立即采取措施。这些症状是由气体交换低，造成呼吸困难而引起的，包括：咳嗽时不能发声、发绀、无法说话或呼吸等。以下情况常常强烈提示患者可能为气道异物梗阻：①患者抓住自己的颈部，焦躁不安并且面色发绀（图2-4）；②患者用力咳嗽或呼吸；③直接询问患者是否窒息时，患者用沉闷的声音回答"是"或因无法发音而用点头示意；④若异物位于喉部，患者可能表现为声嘶或失声。若为气管异物，则没有声嘶或失声，而常常出现哮喘样喘息；典型的支气管异物梗阻表现为咳嗽、单侧喘息和呼吸音降低。不过仅65%的患者可能有典型表现。

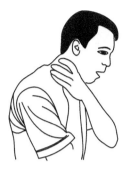

图2-4 气道异物梗阻

3.气道异物梗阻的急救

救助者对气道异物梗阻的患者选择处理措施时，应评估患者情况的严重程度和咳嗽是否有力。气道异物梗阻的程度可分为：轻度和重度，其中重度气道梗阻的患者又分为神志清楚和神志障碍两类。通过患者的表现，救助者可以判断出气道梗阻的程度（表2-4）。

表2-4 不同程度气道梗阻的表现

轻度气道梗阻	重度气道梗阻
无明显呼吸困难	明显呼吸困难
有反应，且咳嗽有力	咳嗽乏力或无效，或完全无力咳嗽
咳嗽间可伴有喘息	吸气时有高调喉鸣或完全没有喉鸣
	伴或不伴发绀
	无法说话
	用手抓住颈部
	呼吸时无气流产生

轻度气道梗阻的急救：只要仍然存在良好的气体交换，就应鼓励患者继续自主咳嗽和呼吸，切勿干扰患者自己尝试排除异物，但同时应密切监测患者情况。如果轻度气道梗阻持续存在，应启动EMSS。

重度气道梗阻的急救：

（1）如果患者为重度气道梗阻但神志清楚，应立即启动EMSS，并对患者联合采取用力叩背法、腹部冲击法和胸部冲击法快速解除气道梗阻。

①用力叩背法（图2-5）：救助者应站在患者身旁偏后的位置，右利手救助者应站在患者左侧，左利手救助者应站在右侧；确保患者处于前倾位，并用一只手支撑患者胸部或肩部；另一手掌根部在双侧肩胛骨之间用力拍击；拍击后评估患者异物是否排出。可反复进行5次拍击和评估。

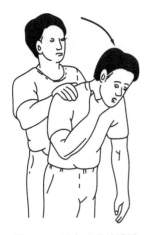

图 2-5　用力叩背法清除
　　　　气道异物

如果用力叩背法不能使异物排出，则可使用腹部冲击法（Heimlich maneuver）。

②腹部冲击法：通过冲击使膈肌上抬，驱动肺内气体排出而形成人工咳嗽，最终使梗阻在气道的异物随气流排出。每次冲击必须有力，每次冲击后应完全放松，然后再次冲击。

患者站立或坐位时腹部冲击法的使用方法如图 2-6 所示：救助者站于患者身后，双手环绕其腰部；一手握拳，握拳手拇指朝向患者腹部，另一手抓住握拳手，双手放于腹中线，剑突和脐之间的位置；使用快速向上向后的力量冲击患者腹部，避免压迫患者的胸廓和剑突；重复冲击直至异物排出或患者转为昏迷，最多重复 5 次冲击后应评估患者情况。

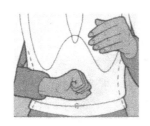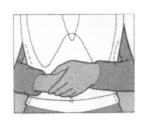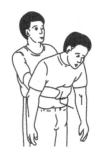

图 2-6　患者站立位或坐位采用的腹部冲击法

如果救助者个子太小而不能环绕患者的腰部，可采用仰卧位腹部冲击法（图 2-7）：让患者仰卧；救助者双腿分开跪于患者大腿两侧，将一手掌根部放于腹中线，剑突和脐之间的位置；将另一手叠放于第一只手上；向上快速冲击腹部。

若患者发生 FBAO 而无他人在场时，患者可采用自我腹部冲击手法：一手握拳，将拇指侧朝向腹部放于腹中线，剑突和脐之间的位置，另一手抓住握拳手；两手快速向上向后按压；如果此手法未成功，可将上腹部顶住坚硬物（如桌沿、椅背）等进行快速冲击，重复进行，直至异物排出（图 2-8）。

总的来说，无论选择何种腹部冲击法，都可能发生下列并发症：胸腔脏器破裂或撕裂；腹腔脏器破裂或撕裂；胃内容物反流和误吸。由于婴儿的肝脏相对来说没有得到肋骨的保护，所以该手法适用于成人和 1～8 岁的儿童，而对 1 岁以下的婴儿不提倡使用。

③胸部冲击法：可以使胸内压增加，从而解除气道异物的梗阻。胸部冲击法适用于妊娠晚期或过度肥胖的患者。

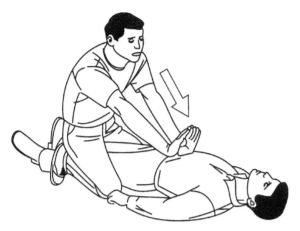

图 2-7　患者卧位采用的腹部冲击法

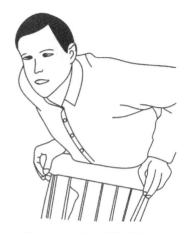

图 2-8　患者自我腹部冲击法

患者站立或坐位时胸部冲击法的操作方法如图 2-9 所示：救助者站于患者背后，双臂从患者腋下环绕患者胸部；一手握拳后以拇指一侧放在患者胸骨的中点位置，避免压到剑突或肋缘上；另一手抓住握拳手向后连续冲击，直至异物排出或患者转为昏迷。

卧位患者胸部冲击法（图 2-10）：患者仰卧，救助者跪于一侧，手法同胸外心脏按压，将手掌根部放于胸骨下半段；每一次冲击必须用力，以使异物能排出。

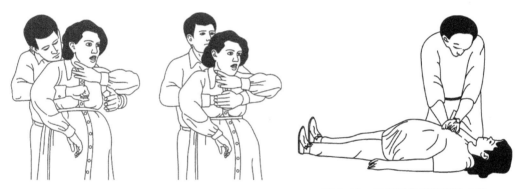

图 2-9　患者站立或坐位时胸部冲击法　　　　图 2-10　患者卧位时胸部冲击法

（2）如果患者为重度气道梗阻且神志障碍，救助者应将患者放于地面，立即行 CPR 并启动 EMSS，此时最重要的是尽量保证患者的有效循环和通气。

对于意识丧失的患者，如果救助者能看见咽部的固体异物，应立即清除异物。异物清除手法具体如图 2-11 所示：让患者仰卧，拉舌托下颌打开口腔，避免舌后坠；将另一手的食指放入口腔颊部深处异物所在位置；用手指将异物从深处抠出到口腔并予清除。

此手法限用于昏迷患者。抽搐、癫痫患者应避免使用。操作过程中若异物在手指可触及范围，应尽量将其抓住挖出，注意勿用力将异物推入气道深处。若无法看见异物，

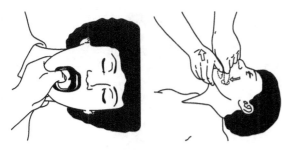

图 2-11　异物清除手法

则不能盲目用手指清除异物，否则可能将异物推入气道深处。

（3）如果旁观者有充分理由认为患者发生了气道梗阻，或救助者亲眼看见气道异物梗阻患者从清醒转为昏迷，可先尝试卧位的腹部冲击法或胸部冲击法，无效后再进行标准 CPR。

如果救助者看见并清除了患者咽部的异物，同时判定已经成功解除了气道梗阻，但患者仍无反应，应遵循以下步骤（具体方法见本章第四节）：

①检查呼吸；

②若无呼吸，给予 2 次人工通气；

③检查脉搏：若脉搏和呼吸均消失，进行胸外心脏按压和人工通气，并连接 AED 或除颤仪；

④若有脉搏而无呼吸，继续人工通气，每 2 分钟检查一次呼吸和脉搏；

⑤若有脉搏有呼吸，将患者置于恢复体位，并且继续监测患者直至专业急救人员到达。

儿童（1～8 岁）气道异物梗阻的抢救方式与成人基本相同。

4. 1 岁以下婴儿异物梗阻

据报道，婴儿的气道异物梗阻常发生于进食或玩耍时，且多有父母或其他成人在场，故此类情况往往有目击者。救助者常常从患儿还处于清醒状态时就开始施救。1 岁以下婴儿的气道异物造成的梗阻也分为轻度和重度（表 2-5）。

表 2-5　婴儿气道异物梗阻的表现

轻度气道梗阻	重度气道梗阻
·无明显呼吸困难 ·有反应，且咳嗽有力 ·咳嗽间可伴有喘息	·呼吸困难明显 ·咳嗽乏力或无效，或完全无力咳嗽 ·吸气时有高调喉鸣或完全没有喉鸣 ·伴或不伴发绀 ·无法哭叫 ·呼吸时无气流产生

对于 1 岁以下婴儿，若为轻度气道异物梗阻，切勿干扰患儿自己通过咳嗽等方式排出异物，但应寸步不离，密切观察患儿的情况。如果气道梗阻持续存在，应启动 EMSS。对于重度气道梗阻的患儿，可使用背部拍击加胸部冲击法，具体方法如图 2-12 所示。

①救助者取坐位或跪位；

②裸露患儿胸部；

③将患儿头朝下俯卧于救助者前臂上，用手掌托住患儿脸部和下颌。救助者前臂可放于自己大腿上以获得支持，保持患儿头低于躯干；

④用另一手掌根部在患儿两肩胛骨之间拍击 5 次；

⑤拍击背部 5 次后，用拍背的手的手掌托住患儿后脑，手臂支撑患儿背部，使患儿完全被抱在两前臂之间；

⑥翻转患儿，使其仰卧，且头低于躯干。救助者可将支撑患儿背部的手臂放于自己大腿上以获得支持；

⑦给予 5 次快速向下的胸部冲击。冲击部位为胸骨的下半段，两乳头连线稍下方一点的位置。冲击手法与婴儿胸外心脏按压手法相同；

⑧重复以上步骤直至患儿排出异物或转为昏迷。

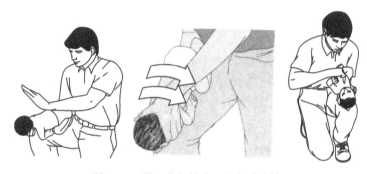

图 2-12　婴儿背部拍击及胸部冲击法

如果救助者亲眼看见气道异物梗阻患儿从清醒转为昏迷，可尝试用拉舌托下颌法开放患儿气道，检查咽喉部有无异物，看见有异物时可用手指予以清除。不推荐盲目将手指伸入患儿口腔清除异物，以免造成会厌区域的损伤或异物被推入气道深处加重梗阻。若患儿仍无反应，可进行标准 CPR。

（冯梦晓、万智）

第四节　成人基础生命支持操作

有效的心肺复苏是提高心搏骤停患者生存率的独立相关因素。何为有效的心肺复苏？目前认为有效的心肺复苏能够产生 25% ～ 33% 的心排血量和 60 ～ 80mmHg 的收缩压，这对于心脏和大脑的供血和供氧是至关重要的，其能延长室颤转变为 PEA 或心脏停搏的时间，增加电除颤终止室颤的成功率，使心脏恢复有效节律，产生有效全身灌注。如何才能提供有效的心肺复苏呢？尽早开始CPR是提供有效心肺复苏的前提，即刻的CPR能够使室颤性心搏骤停患者的生存率提高2～3倍。而开始CPR的时间越晚，心脏的顺应性就越差，复苏成功的可能性就越小。所以，无论是在社区推广基础生命支持技术的普及教育还是在医务人员中加强基础生命支持的技能培训，对于降低心搏骤停患者的死亡率都大有裨益。

需要注意的是，救助者必须在开始施救前确认抢救环境是否安全，若有必要，救助者应将患者搬离危险环境后再开始复苏。救助者确认环境安全后，可以准备启动基础生命支持。基础生命支持涉及意识、呼吸和脉搏的判定，气道的开放，人工通气，胸外心脏按压和AED的使用。总的来说包括4部分内容，也就是常说的CABD：循环（circulation）、气道（airway）、呼吸（breathing）以及除颤（defibrillation）。这几部分内容相互关联、相互影响，单独重视其中的某一个部分都不会达到最佳复苏效果。

一、基本复苏体位

1. 复苏体位

在开始基础生命支持之前，尽量使患者处于复苏体位。理想的复苏体位是将患者仰卧在坚硬的平面物体（如地面、木板等）上。如果患者不是在坚硬的平面上，如患者在软床上，应在患者和床之间放置一块木板或其他面积较大的有坚硬平面且厚度较薄的物体。如果没有找到合适的物体，将患者小心地移到平地上。当患者不能处于仰卧位时，救助者为患者提供俯卧位的心肺复苏可能是合理的，尤其是具有高级气道的住院患者。

如果确定或怀疑心搏骤停的患者有头部和/或颈部创伤，只有在环境不安全或患者为俯卧时才移动患者，因为不恰当的移动可能会加重此类患者神经系统的损伤。一旦确定有移动的必要性时，应采用"滚动"的方式来进行。若有两名以上救助者，可以一人托住患者头部和颈部，另一人移动躯干，救助者之间应密切配合，使头、颈和躯干作为整体进行移动，而避免相对转动。如果只有一名救助者，需跪在患者背侧，用一手托

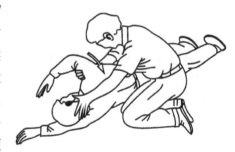

图2-13　单人翻转怀疑或确定有头颈部创伤的患者

住患者的头颈部，另一只手固定患者的前胸部，两手协同合作使患者翻转过来（图2-13）。

2. 恢复体位

如果患者没有反应但有足够的呼吸和有效的循环，应使患者处于恢复体位。但目前还没有找到一种能够适合所有患者的恢复体位。理想的恢复体位必须有利于维持患者平稳，保证头部和颈部稳定，同时避免胸部受压影响呼吸和循环。因此，目前常用的恢复体位为侧卧位，前臂位于躯干前面（图2-14）。这种体位除上述作用外，还可维持患者气道的开放，使液体和分泌物容易从口腔排出，避免无反应患者的舌头、分泌物或呕吐

物造成气道阻塞。对于处于恢复体位的患者仍然应该严密监测其呼吸和脉搏。

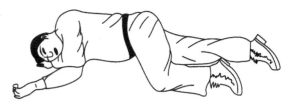

图 2-14 恢复体位

二、检查意识

检查意识实际上就是检查患者有无反应。检查时应拍患者肩部，并大声呼叫患者："你还好吗？"（图 2-15）应注意避免拍打患者头颈部，尤其对于可能有颈椎损伤的患者，以免造成继发损伤。

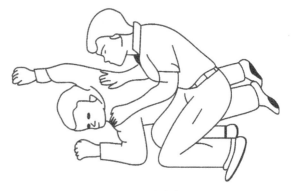

图 2-15 检查意识

三、胸外心脏按压

1. 检查脉搏

据研究统计，非专业人员可能会将 10% 的无脉搏患者漏判，也可能将 40% 的有脉搏患者错判为无脉搏。所以，对于非专业人员，不需要检查脉搏，一旦发现患者无意识、无呼吸，即应认为患者无脉搏，可行胸外心脏按压。而对于专业医务人员，要求检查脉搏的时间不超过 10 秒。如果 10 秒内不能确认患者有脉搏，应立即进行胸外心脏按压。

检查脉搏的方法是触摸颈动脉：救助者位于患者一侧，将食指和中指放于气管上，并轻轻向同侧移动至气管与胸锁乳突肌之间的纵沟内，如果存在颈动脉搏动即可感觉到（图 2-16）。

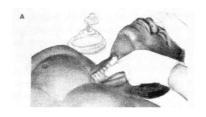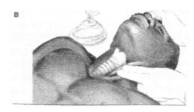

图 2-16 检查脉搏

2. 胸外心脏按压

通过有节律地按压胸骨下半段来产生血液循环。尽管标准的胸外心脏按压可产生最高 60～80mmHg 的收缩压，但是舒张压很低，平均颈动脉压很少超过 40mmHg。即便如此，按压产生的血流仍能为脑和心肌提供有限但至关重要的氧和能量物质。对于室颤引起的心搏骤停患者，胸外心脏按压可以增加电除颤成功的可能性，尤其是首次除颤不能在心搏骤停 4 分钟以内进行时，胸外心脏按压就更为重要。

（1）救助者的位置。救助者应位于患者一侧，并根据患者位置的高低可分别采取跪、站、踩脚凳等方式来调整救助者手臂和患者胸部的位置，以保证按压时救助者的手臂能保持垂直于患者胸部（图 2-17）。

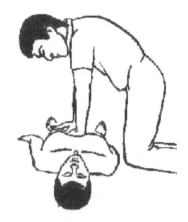

（2）按压部位的确定。成人胸外心脏按压的位置原则上是胸骨下半段，常用的有两种方法确定按压部位。一种方法先以一手的中指沿患者靠近救助者一侧胸廓下部肋缘向上摸到两侧肋缘交界处，食指并拢中指，另一手掌根部沿胸骨下滑直至碰到食指，此时掌根部位置则为按压部位；另一种方法是双乳连线与胸骨交点即为按压部位（图 2-18）。

图 2-17　胸外心脏按压时救助者的位置

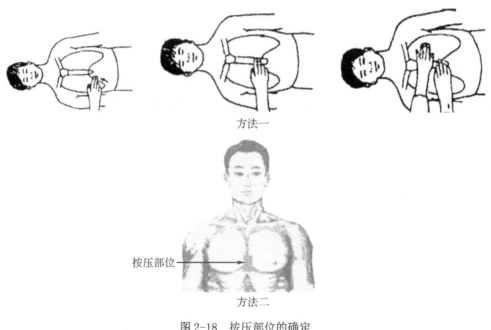

方法一

按压部位 →

方法二

图 2-18　按压部位的确定

（3）按压手法。将一手掌根部置于胸骨上选定的按压部位后，另一手重叠其上，两手手指紧紧相扣，指尖向上翘，手指不要触及胸壁和肋骨（图 2-19）。按压位置不正确或手指接触胸廓都可能增加活动度较小的胸骨以及肋骨骨折的可能性，进而损伤心脏和 / 或腹部脏器，如肝脏等。

按压过程中，救助者的两臂必须伸直，避免肘关节屈曲，让肩关节位于患者胸骨的正上方。采用此种姿势可以将体重通过肩关节和垂直的手臂传递到患者，减轻手臂肌肉的疲劳。

（4）按压深度。对于普通成年人，按压胸骨的深度至少达到 5cm，同时应避免按压深度过大而超过 6cm。足够的按压深度对于有效的 CPR 是不可或缺的。按压的深度有赖于救助者的按压力量。过去，触及颈动脉或股动脉搏动是判定胸部心脏按压力量足够的标准。但当 CPR 未能产生有

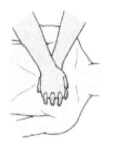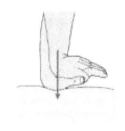

图 2-19 胸外心脏按压的手法

效动脉血流时，救助者可能将静脉搏动误认为动脉搏动，从而导致假阳性判定。因此，这种判断按压力量是否足够的方法不可取。

在大多数的 CPR 过程中，救助者按压的深度往往不足。按压深度不足时，冠脉灌注压和呼气末二氧化碳浓度均显著降低，导致复苏成功率降低。研究发现，保证足够的按压深度可减少除颤的次数，增加复苏成功的可能性。按压深度不足可能与救助者希望避免胸骨、胸壁和胸腹腔脏器的损伤有关，也可能与救助者疲劳有关。一项很小的研究表明，胸部心脏按压深度过深（大于 6cm）会造成不危及生命的损伤。但大多数心肺复苏反馈装置的监控表明，很多按压往往过浅而不是过深。

（5）按压频率：迄今还没有充分的证据证明最佳的胸部心脏按压频率。2020 年 AHA 指南推荐，将成年心搏骤停患者的胸外心脏按压频率定为 100 ~ 120 次 / 分。

值得注意的是，按压频率是指按压的速度而非每分钟的实际按压次数。每分钟实际按压次数是由按压的频率以及由开放气道、人工通气和分析心律等操作导致按压中断的次数和持续时间所决定的。

（6）按压与放松：每次按压后应充分放松，让胸壁完全回弹，按压与放松时间应大致相等。按压后放松使胸廓完全回弹，有助于形成胸内负压，让静脉血回流至心脏，产生更高的心脏前负荷，增加下次按压产生的搏出量。

研究显示，由于按压姿势的不正确或疲劳，救助者（无论是否意识到）可能在放松期将身体的部分压力继续压在患者胸部。不完全的胸壁回弹可能导致胸内压和颅内压增高，造成冠脉灌注和脑灌注不足。

（7）按压 – 通气比例：目前国际心肺复苏指南推荐：在建立气管插管等高级气道之前，按压 – 通气比例应为 30：2，即连续进行 30 次胸外心脏按压后做 2 次人工通气。建立高级气道后，应在连续胸外心脏按压期间以每 6 秒呼吸 1 次（10 次呼吸 / 分钟）的速率向患者提供通气。

上述按压–通气比例的设定依据并非来自高质量的研究证据，而是基于专家们的共识，还需要更进一步的研究来调整 CPR 时最佳的按压 – 通气比，以增加 CPR 的有效性。

（8）按压的中断：研究证实，胸外心脏按压中断时，冠脉灌注压降低，心肌损伤加重，可能导致持续室性心律失常和复发性心搏骤停。中断胸外心脏按压的时间越长，需要进

行 CPR 的总时间也越长，自主循环恢复的可能性越小，生存率越低，且复苏后动脉压和左室射血分数也越低。也就是说，中断心脏按压的时间过长可能使 CPR 患者预后不良，加重复苏后心功能障碍。因此，应尽量避免中断胸外心脏按压。

但实际心肺复苏过程中，按压的中断非常常见。尽管每次人工通气的吹气时间长于 1 秒即可，但研究发现实际 CPR 时，因两次人工通气而中断胸外心脏按压的时间可能长达 16 秒，整个复苏过程中可能有 24%～49% 的时间没有实施胸外心脏按压。一项院外心搏骤停的研究显示，虽然急救人员的按压频率间或可达 100～120 次 / 分，但由于频繁中断，所以实际平均每分钟按压次数仅为 64 次。为增加实际每分钟按压次数，应尽量减少因检查脉搏、分析心律或实施其他的急救而造成胸外心脏按压中断。为此，国际心肺复苏指南推荐：

①除非患者处于危险的环境或是受外伤而需要进行手术治疗，否则不应在 CPR 过程中移动患者，而应就地立即进行 CPR。

②对于非专业人员，在没有 AED、没有专业人员接替的情况下，无需在 CPR 过程中检查循环征象或患者的反应，仅需持续 CPR，直到患者有身体的移动。

③对于专业人员，若因建立高级气道（如气管插管等）或电除颤需要中断胸外心脏按压，应尽力将中断时间控制在 10 秒以内。

④尽可能缩短总的电除颤前后胸外心脏按压中断时间；电除颤后应立即恢复胸外心脏按压。

⑤心律检查期间，专业人员尽量减少检查脉搏的时间（不超过 10 秒），如果救助者没有感受到脉搏，立即恢复胸外心脏按压。

四、检查呼吸和人工通气

1. 开放气道

当患者出现神志障碍时，咽部肌肉群的张力丧失，使舌和会厌阻塞咽部，所以舌根后坠是最常见的气道梗阻的原因。因为舌及会厌均与下腭相连，将下腭向前移可以使舌与会厌抬起而远离咽后壁，从而使气道开放。舌和 / 或会厌引起梗阻的另一原因是：吸气时产生的气道负压可使舌和会厌发生类似瓣膜的机械作用而使气道的入口被阻塞（图 2-20）。

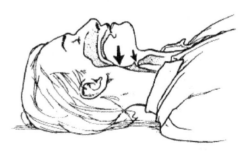

图 2-20　舌根后坠引起气道梗阻

有两种开放气道的手法可供选择：仰头抬颏法和托下颌法。

（1）仰头抬颏法。对于没有头颈部创伤的患者可以选择仰头抬颏法。救助者应位于患者一侧，将一手放于患者的前额，用手掌把额头用力向后推，使头后仰，使患者的气道角度变大，增加气道通畅性；另一只手的食指和中指放在下颌骨的一旁，向上抬颏，使牙齿几近闭合、下颌上抬，避免舌根后坠阻塞气道（图2-21）。操作时应注意：切勿用力压迫下颌部软组织，以免造成气道梗阻；不能使口腔完全闭合（除非需进行口对鼻人工呼吸），否则口对口人工呼吸时难以将气体吹入患者气道内。

（2）托下颌法。如果怀疑颈椎损伤，开放气道时应该使用没有头后仰动作的托下颌法，避免头部延伸。具体方法（图2-22）：救助者位于患者头侧，肘部支撑在患者躺着的平面上，双手分别握紧患者双侧下颌角，用力向上托下颌。如果患者紧闭双唇，可以用拇指把口唇打开。此法有效、安全，但是有一定技术难度，且开放气道的效果可能不如仰头抬颏法。此法如果操作不当，不仅不能有效开放气道，还可能导致脊柱损伤，所以对于非专业急救人员不推荐使用。

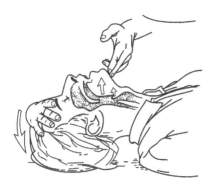

图 2-21　仰头抬颏法

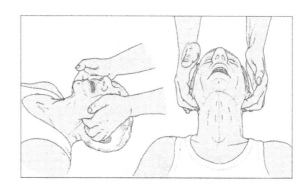

图 2-22　托下颌法

　　总的来说，对于非专业人员，无论患者是否有颈椎创伤，均推荐采用仰头抬颏法开放气道。而对于专业人员，如果患者无头颈部创伤，推荐使用仰头抬颏法；若怀疑患者有颈椎创伤，宜使用托下颌法。但如果托下颌法不能有效开放气道，则应改用仰头抬颏法，因为在CPR中维持气道通畅的优先性高于保护颈椎。

　　开放气道后需要检查患者口腔内是否有异物或呕吐物等，如果可见固体异物，应用手指钩出（具体方法参见本章第三节中关于异物清除手法的描述）；如果为液体或半液体异物，应用布包裹手指予以清除；如果有假牙或牙齿松动，应取下，以免脱落后阻塞气道。

2. 检查呼吸

　　如果患者无反应，开放气道后救助者应立即判断患者有无呼吸。这一评估过程应控制在10秒以内。如果在10秒内没有检查到患者有呼吸或不能确定患者是否有足够的呼吸，救助者都应该给予两次人工通气。需要强调的是，如果患者呈叹气样呼吸，这样的呼吸是无效的，仍应给予人工通气。如果非专业人员不愿做或不会做口对口人工呼吸，可直接进行胸外心脏按压。

3. 人工通气

　　在开放气道的状态下确定患者没有呼吸或不能确定是否有足够的呼吸时，应立即给予两次人工通气。基础生命支持中的人工通气包括口对口人工呼吸、口对鼻人工呼吸、口对通气防护装置呼吸，以及球囊面罩人工通气。无论何种人工通气方式，每次供气时间都应超过 1 秒，通气量以能引起患者胸廓起伏为准。

成人心肺复苏过程中，由于肺循环大幅度降低，所以较正常低的潮气量和呼吸频率也能维持通气血流比值。研究表明，潮气量为 6 ～ 7ml/kg 即可引起患者胸廓起伏，也可以满足患者的需要，故不必让患者过度通气。过度通气会增加胸内压，减少静脉回流量，降低心搏出量。而且在没有建立气管插管等人工气道的时候，过度通气可能导致气道压力超过食管下段括约肌压力，使气体进入胃内，增加胃胀气的危险，引起胃内容物的反流和误吸，同时使膈肌抬高，限制肺运动，降低呼吸顺应性。此外，引起气道压力增加的因素还包括吸气时间过短、高吸气峰压、气道开放不完全以及肺顺应性下降等。所以每次人工通气的吹气均应超过 1 秒，避免短时间内给予过大的潮气量和压力。

如果有两名以上救助者，还可以采用环状软骨压迫法使气管后移，将食管压在颈椎上，以封闭食管，减少胃胀气、胃内容物反流和误吸的危险（图 2-23）。环状软骨压迫法的步骤如下：①用食指定位甲状软骨（喉结）；②轻轻滑动食指到甲状软骨下的凹陷处，其下水平的环形凸起即为环状软骨；③用拇指和食指将环状软骨向后推压。

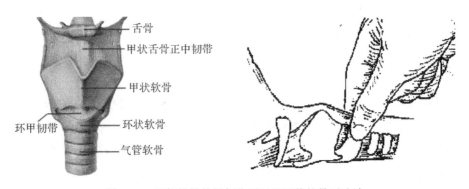

舌骨
甲状舌骨正中韧带
甲状软骨
环甲韧带
环状软骨
气管软骨

图 2-23　环状软骨的解剖位置以及环状软骨压迫法

这种方法适用于意识丧失且没有呛咳和吞咽反射的患者。但是只有经过训练的救助者才能使用该手法，因为如果操作不当，可能加重气道的梗阻。因而，不推荐成人心搏骤停患者常规使用环状软骨压迫法。

（1）口对口人工呼吸：是一种为患者提供氧和通气的简单方法。救助者呼出的气体中含大约 17% 的氧气和 4% 的二氧化碳，这种氧含量能基本满足患者的需要。口对口人工呼吸的具体操作方法是（图 2-24）：

①用仰头抬颏法开放患者气道。

②用放在患者前额的手的拇指和食指捏闭患者鼻孔。

③平静吸一口气（不必深吸气，因深吸气可能造成救助者头晕），用嘴唇密闭患者

的口周，使之完全不漏气。

④给予一次人工呼吸（吹气 1 秒以上）。给予呼吸时，用眼睛观察胸廓是否有起伏。

⑤吹气完毕后，应放松患者口鼻，以让气体呼出。

⑥如果胸廓未见起伏，最常见的原因是气道开放不佳，因此应重新使用仰头抬颏法开放气道。

⑦给予第二次人工呼吸（吹气 1 秒以上），观察胸廓起伏。

（2）口对鼻人工呼吸。如果无法进行口对口人工通气，如严重口部外伤，口腔不能打开，患者在水中或救助者难以用口封闭患者口腔时，可采用口对鼻人工呼吸（图 2-25）。口对鼻人工呼吸的步骤与口对口人工呼吸相似，只是救助者应以抬颏的手使患者口腔封闭，同时救助者以口密闭患者鼻孔，然后再吹气。每次吹气后应放松患者口鼻以便气体呼出。

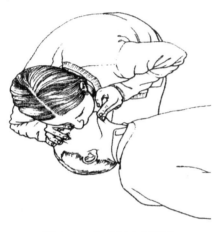

图 2-24　口对口人工呼吸

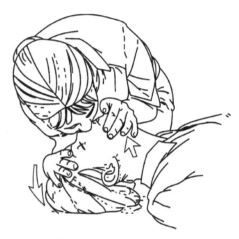

图 2-25　口对鼻人工呼吸

（3）口对防护装置人工通气。虽然通过心肺复苏传染疾病的可能性非常低，但美国职业安全与健康管理局（Occupational Safety and Health Administration，OSHA）要求，如果在工作场所有与血液或体液（如唾液）的任何接触，救助者应当采取标准的防护措施，即使用防护装置，如面罩。面罩通常有一个单向阀门，可阻止呼出的气体进入救助者口腔。口对面罩通气时：

①选择适当大小的面罩放在患者面部。注意将面罩稍尖的一端放在患者鼻梁上，圆的一端放在患者下颌上。

②开放气道的同时用面罩密闭患者口鼻。救助者可位于患者一侧，以仰头抬颏法开放气道：用靠近患者头顶的手按下患者额头，并以食指和拇指压紧面罩。另一只手的拇指将面罩压在下颌上，其余手指放在下颌骨下缘提起下颌。救助者也可位于患者头侧，以托下颌法开放气道：用双手拇指和食指按住面罩边缘，其余手指托起下颌（图 2-26）。

③平静吸气后，向面罩吹气（吹气时间大于 1 秒），使胸廓抬起。

（4）球囊面罩人工通气。球囊面罩装置（图 2-27）是由球囊与面罩连接组成的。球囊通常由以下几部分组成：①进气阀门；②减压阀门，可以使气体分流；③标准的 15mm/22mm 接头，可以与面罩连接；④球囊，是一个挤压后可以自动恢复原状的气囊；⑤储气袋，可以储存氧气，提高氧浓度；⑥排气阀门。

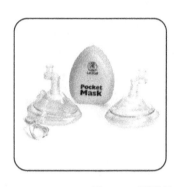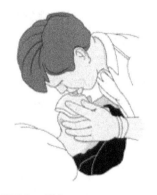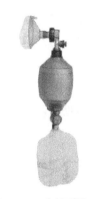

图 2-26　面罩及口对面罩人工通气　　　　　　　图 2-27　球囊面罩装置

面罩由透明材料制成，以便于观察患者反流的情况。面罩上常有标准的球囊接头。

球囊面罩人工通气是一种需要进行培训才能完成的通气技术，可由单人实施，也可由两人共同完成。双人球囊面罩通气的效果比单人通气更好。每次球囊面罩通气的通气量以能使胸廓起伏为宜。成人球囊的容量一般为 1～2L。若使用 1L 球囊，每次通气应挤压球囊的 1/3～1/2；若使用 2L 球囊，则挤压 1/3。如果有条件使用氧源，应该使氧流量达到 10～12L/min，以保证球囊供气的氧浓度大于 40%。

①单人使用球囊面罩通气的方法：救助者位于患者头侧；把面罩放在患者面部；使用 E-C 手法（图 2-28）开放气道和固定面罩；使患者头后仰，用一只手的拇指和食指形成 "C" 形放在面罩上，将面罩压紧到患者面部，其余 3 个手指形成 "E" 形提起下颌，开放气道；挤压气囊给予人工通气（每次挤压时间在 1 秒以上），同时观察胸廓是否抬起（图 2-29）。

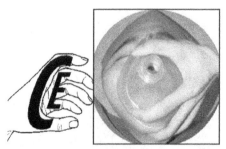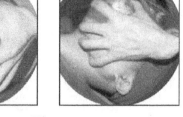

图 2-28　E-C 手法

②双人使用球囊面罩通气的方法：双人能提供比单人更加有效的通气。双人使用球囊面罩时，一名救助者位于患者头侧，双手采用 E-C 手法将面罩密封住患者口鼻并托起下颌；第二名救助者位于患者左侧或右侧，缓慢挤压气囊（持续 1 秒以上）直到胸廓起伏（图 2-30）。通气时，两名救助者均应观察胸廓起伏情况。如果还有第三名救助者在场，可以使用环状软骨压迫法防止通气时可能导致的胃胀气及胃内容物反流。

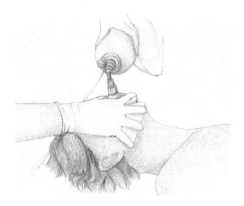
图 2-29　单人球囊面罩人工通气

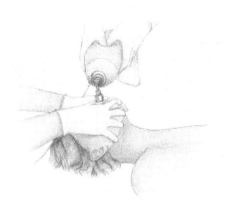
图 2-30　双人球囊面罩人工通气

值得注意的是，对于室颤造成的心搏骤停患者，在最初几分钟内，人工通气可能没有胸外心脏按压重要，因为在心搏骤停的初始几分钟内，血液中仍含有较高水平的氧。此时心肌和脑的氧供不足主要是由于血液流动受限，而不是血液中的氧含量降低。而胸外心脏按压可以提供血供，所以在这一时期必须保证有效的按压，而且尽量减少中断，以使心、脑等重要器官有基本的血流灌注。心搏骤停数分钟后，血液中的氧被耗竭，人工通气和胸外心脏按压变得同等重要。

五、双人心肺复苏

双人心肺复苏时，可一人负责按压，另一人负责人工通气。

如果未建立高级气道，两名救助者应按 30∶2 的比例分别进行按压和通气，即一人连续按压 30 次，然后另一人做两次人工通气。

高级气道建立后，两名救助者不必再行 30∶2 的 CPR。按压者可以连续进行频率为 100～120 次 / 分的按压，而不用因为通气中断按压。另一救助者连续给予 10 次 / 分的人工通气，而不必等待按压者完成 30 次按压后再通气。

研究发现，进行 1 分钟 CPR 后就可以观察到救助者的疲劳，可能表现为按压频率和按压深度降低，尽管此时救助者本人并不一定感觉到疲劳。因此，如果有两名或更多的救助者，应该每 2 分钟（约 5 个 30∶2 的 CPR 循环）更换按压者，且每次更换在 5 秒内完成。即使建立了高级气道，仍需每 2 分钟更换按压者。

六、电除颤

1. 基础生命支持中电除颤的重要性

心血管疾病是目前导致死亡的最常见原因。众所周知，大部分成人心搏骤停发生于冠状动脉病变和心肌缺血的基础之上，由突然发生的室颤或无脉性室速引起。电除颤是指发出电流通过胸壁到达心脏使心肌细胞除极化并终止室颤的过程。电除颤是治疗室颤和无脉性室速的特异性方法，如果能够尽早成功除颤，患者可能有较高的存活率。除了室颤和无脉性室速，心搏骤停还可能表现为无脉性心电活动（PEA）和心脏停搏。对于这两类心律，复苏主要有赖于持续有效的 CPR 及治疗可逆性病因和伴发因素；但总的来说，这类患者自主循环恢复的可能性较小，存活率较低。研究显示在引起心搏骤停的上述常见心律中，可除颤心律患者的预后最好，其存活出院率可达 50%，而非可除颤心律的心搏骤停患者则仅为 3%。

20 世纪 80 年代，室颤是突发心搏骤停的主要初始心律。有研究显示，75% 的心搏骤停患者的初始心律表现为室颤。而对于在动态心电图监测过程中发生心搏骤停的患者，初始心律为室颤者占 84%。在那些院前反应时间非常短（目击心搏骤停至除颤时间 < 5 分钟）的地方，室颤仍是心搏骤停的主要初始心律。因此，争分夺秒，缩短患者发生心搏骤停至电除颤的时间，可以降低室颤恶化为 PEA 和心脏停搏的可能性。

2. 除颤波形和能量选择

除颤仪常用的除颤波形主要分为单相波和双相波。有研究显示，两种波形在自主循环恢复率或存活出院率方面没有明显不同。但与单相波除颤相比，双相波能在等于或低于单相波能量的水平更安全有效地终止室颤。目前，双相除颤仪在很大程度上取代了已不再生产的单相除颤仪。根据 2020 年 AHA 指南，双相波可能比单相波更适合治疗快速型心律失常。

研究表明，选用相对低能量（≤ 200J）的双相波除颤是安全的。但能量选择对复苏的短期预后（自主循环恢复率、存活入院率）和远期预后（存活出院率、一年生存率）的影响还不确定。

尽管还有诸多问题有待研究证实，对于成人室颤或无脉性室速患者，目前推荐选择以单相波 360J 或双相截顶波 150 ~ 200J 或双相直线波 120J 的能量进行首次除颤。若不明确为何类型的双相波除颤器时，使用 200J 的能量除颤。

3. 除颤方案

（1）先电除颤与先 CPR：当救助者在院外目睹成人心搏骤停时，如果可以在现场立刻获得 AED，应该尽早使用 AED。在获得除颤仪之前应提供 CPR，并尽量减少按压中断。一旦 AED 或除颤仪准备就绪，则立即使用。如果救助者没有目睹心搏骤停过程，特别是当发生心搏骤停至开始复苏的时间间隔大于 4 ~ 5 分钟时，救助者应先进行 5 个 30 : 2 的 CPR 循环，再分析心律及除颤。

（2）单次电击和连续3次电击：如果采用连续3次电击的方式进行除颤，从开始第一次电击到完成第三次电击的时间为37秒左右，也就是说CPR会被延迟或中断37秒左右。研究数据显示，单次电击联合即刻胸外心脏按压比连续3次电击的复苏效果更好。即每次电击后立刻进行5个30∶2的CPR循环，然后再检查心律和脉搏，判断是否需要再次电除颤。室颤会导致心肌细胞的氧和能量迅速消耗殆尽。短期的胸外心脏按压可以提供氧和能量，所以胸外心脏按压与电除颤的间隔时间越短，除颤成功的可能性也越大。救助者应尽量避免因节律分析和电击造成的胸外心脏按压的中断，并随时准备好进行胸外心脏按压。因而，2020年AHA指南建议，对心搏骤停患者进行电除颤后，应立即恢复胸外心脏按压，而不是暂停CPR进行电除颤后节律检查。当有两名以上的救助者在现场时，一旦按压者将手离开患者胸部，操作AED或除颤仪的救助者应立即分析心律并根据心律电除颤。如果只有一名救助者，应该熟练地联合运用胸外心脏按压和AED或其他除颤仪。

（3）除颤仪的使用方法：AED是智能化的计算机机械装置，能够提供声音和图形来指导施救人员进行除颤，其操作方法如下：

①开启AED。打开AED电源后，救助者应根据声音和视屏进行如下操作。

②电极片的安置：暴露患者前胸部，将两个AED电极片按照指示分别贴于患者右锁骨下胸骨外缘，以及与左乳头齐平的左胸下外侧。在安置电极片时，应注意：当胸部有植入性装置时应该使电极片距离植入装置2.5cm以上。当患者已经安置带有自动电击功能的埋藏式心脏复律除颤器（ICD）时，应在使用AED前留30～60秒的时间让ICD工作。当患者胸部有经皮植入的治疗性贴片时（特别是含有硝酸甘油、镇痛药物、激素等），由于贴片会阻止电极将能量传递至心脏，同时也可能增加电击时皮肤灼伤的可能，故应避免将电极片安置在贴片上方。擦干电极片安置处的汗液或其他液体。如果患者的胸毛很多，必要时可剃除胸毛以保证电极片与胸壁的良好贴合。

③将电极片插头插入AED主机插孔。

④分析心律。按下"分析"键，AED将会开始分析心律。在此过程中不要接触患者，即使是轻微的触动都有可能影响AED的分析。

⑤除颤。分析完毕后，AED将会发出是否进行除颤的建议，当有除颤指令时，不要与患者接触，同时告诉附近的其他所有人远离患者，由操作者按下"放电"键除颤（图2-31）。

（4）电击后即刻胸外心脏按压：电除颤后立即开始5个30∶2的CPR循环，然后再次分析心律。反复至能进行高级生命支持的专业急救人员到达或除颤成功。

普通除颤仪的操作步骤与AED相似，不同之处为普通除颤仪不能自动分析心律，这一步骤应由救助者自己完成。因此，AED可由专业人员和经过培训的非专业人员使用，而普通除颤仪只能由专业急救人员使用。

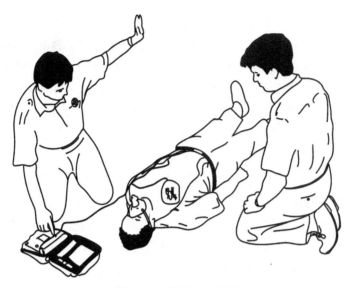

图 2-31 使用 AED 除颤

七、基础生命支持流程图

总结起来，基础生命支持应按照如下流程图操作（图 2-32）。

总之，尽管基础生命支持的概念、基本理论和操作手法当前已经在临床中得到普及，但是实际的临床应用中还存在一些问题，导致其有效性未能充分发挥。为此，积极进行相关方面的研究、不断完善对于非专业人员和专业人员的培训，无疑是提高基础生命支持的有效性、进一步改善心搏骤停患者的预后的最佳途径。

（冯梦晓、万智）

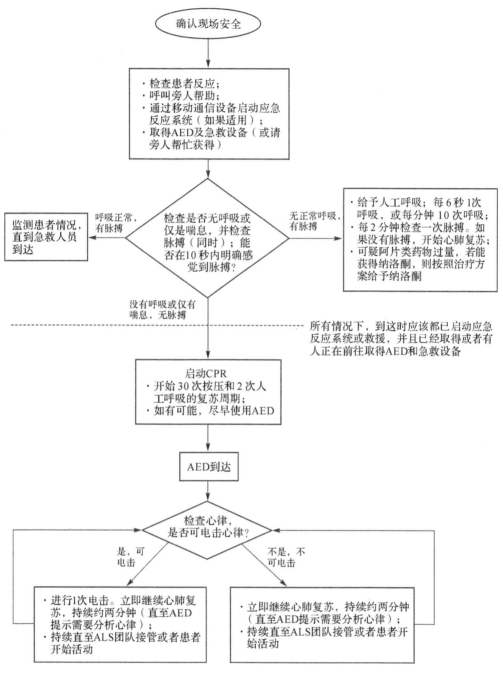

图 2-32 基础生命支持流程

参考文献：

[1] Panchal Ashish R, Bartos Jason A, Cabañas José G, et al. Part 3: Adult Basic and Advanced Life Support: 2020 American Heart Association Guidelines for Cardiopulmonary Resuscitation and Emergency Cardiovascular Care [J].Circulation, 2020, 142: S366-S468.

[2] Olasveengen Theresa M, Mancini Mary E, Perkins Gavin D, et al. Adult Basic Life Support: 2020 International Consensus on Cardiopulmonary Resuscitation and Emergency Cardiovascular Care Science With Treatment Recommendations [J].Circulation, 2020, 142: S41-S91.

[3] Nolan Jerry P, Maconochie Ian, Soar Jasmeet, et al. Executive Summary: 2020 International Consensus on Cardiopulmonary Resuscitation and Emergency Cardiovascular Care Science With Treatment Recommendations [J].Circulation, 2020, 142: S2-S27.

[4] Merchant Raina M, Topjian Alexis A, Panchal Ashish R, et al. Part 1: Executive Summary: 2020 American Heart Association Guidelines for Cardiopulmonary Resuscitation and Emergency Cardiovascular Care [J].Circulation, 2020, 142: S337-S357.

[5] Considine Julie, Gazmuri Raúl J, Perkins Gavin D, et al. Chest compression components (rate, depth, chest wall recoil and leaning): A scoping review [J].Resuscitation, 2020, 146: 188-202.

[6] Hwang Sung Oh, Cha Kyoung Chul, Kim Kyuseok, et al. A randomized controlled trial of compression rates during cardiopulmonary resuscitation [J]. J Korean Med Sci, 2016, 31: 1491-1498.

[7] Stiell Ian G, Brown Siobhan P, Nichol Graham, et al. What is the optimal chest compression depth during out-of-hospital cardiac arrest resuscitation of adult patients? [J]. Circulation, 2014, 130: 1962-1970.

[8] Edelson Dana P, Abella Benjamin S, Kramer-Johansen Jo, et al. Effects of compression depth and pre-shock pauses predict defibrillation failure during cardiac arrest [J]. Resuscitation, 2006, 71: 137-145.

[9] Sawyer Kelly N, Camp-Rogers Teresa R, Kotini-Shah Pavitra, et al. Sudden cardiac arrest survivorship: a scientific statement from the American Heart Association [J]. Circulation, 2020, 141: e654-e685.

[10] Lilja G, Nilsson G, Nielsen N, et al. Anxiety and depression among out-of-hospital cardiac arrest survivors [J].Resuscitation, 2015, 97: 68-75.

[11] Travers Andrew H, Perkins Gavin D, Berg Robert A, et al. Part 3: Adult Basic Life Support and Automated External Defibrillation: 2015 International Consensus on

Cardiopulmonary Resuscitation and Emergency Cardiovascular Care Science With Treatment Recommendations [J]. Circulation, 2015, 132: S51-S83.

[12] Granfeldt Asger, Avis Suzanne R, Nicholson Tonia C, et al. Advanced airway management during adult cardiac arrest: A systematic review [J]. Resuscitation, 2019, 139: 133-143.

第三章　高级生命支持

第一节　高级生命支持

一、ACLS 与 BLS-CPR 的关系

（一）生存链

高级心血管生命支持（ACLS）是在 BLS-CPR 的基础上进行的，两者密不可分，共同组成生存链。从生存链可以看出，一旦发生心搏骤停，及时、有效、合理的 BLS-CPR 有助于患者及时获得 ACLS，并且为 ACLS 的成功提供基础和前提。然而，大多数心搏骤停者单纯给予 BLS-CPR 对于挽救其生命是远远不够的，其主要目的是提供大脑和其他主要脏器所需的最低氧供，必须尽快实施 ACLS 才有可能恢复患者自主、有效的循环和呼吸功能，才有可能使脑功能逐步得到恢复。

（二）"时间就是生命"

心搏骤停后，抢救开始时间与复苏生存率的关系至为密切。一般而言，如 BLS-CPR 能在心搏骤停后即刻或在 4 分钟之内开始，而 ACLS 能在 8 分钟之内（在 BLS-CPR 的基础上）开始，其复苏生存率可达 40% 左右；而如果 BLS-CPR 在即刻或在 4 分钟内开始，但 ACLS 延迟至 16 分钟之后才开始，则生存率急剧下降，成功率约为 1%；如果 BLS-CPR 在心搏骤停后 8 分钟以上才开始，那么即使 ACLS 与 BLS 同步开始，其生存率几乎等于零。

（三）BLS-CPR 是心搏骤停后进行心肺脑复苏的第一阶段

整个复苏能否成功，即患者能否恢复自主、有效的循环和呼吸功能，能否逐步和完全恢复脑功能，在很大程度上取决于 BLS-CPR 能否及时、有效实施。BLS-CPR 原先公认应按照英文字母 A、B、C、D 顺序来进行。《2010 版心肺复苏指南》已推荐 "C-A-B" 代替以往的 "A-B-C" 顺序，即更加强调在通气之前开始胸外心脏按压。对于这些英文字母的理解也可能有些差异。一般认为，C 代表循环（circulation），主要指胸外心脏按压或开胸心脏挤压。A 代表气道（airway），开放并保持气道通畅；B 代表呼吸（breathing），表示人工通气各种措施；D 代表电除颤（defibrillation），但有人认为 D 代表确切治疗

（definitive treatment），也有人认为 D 代表药物治疗（drugs）。显然，由于医学科学的发展，尤其功能齐全的救护车作为院前急救的重要工具已经日益普及，传统意义上的 BLS-CPR 与 ACLS 的界限已不如以前那样严格和清楚。如果心搏骤停发生在医院内尤其在监护条件下，则 BLS-CPR 与 ACLS 往往同时开始，也就没必要进行区分了。

二、ACLS 的主要内容

（一）ACLS 的目标和操作程序

ACLS 的目标是力争使患者恢复自主、有效的循环和呼吸功能，并逐步恢复脑功能。ACLS 开始越早，复苏的预后越好，若条件允许，最好与 BLS-CPR 同时进行。ACLS 的主要措施为运用仪器、设备、器械和特殊技术，包括气管插管和机械通气、电除颤和人工心脏起搏系统，以及药物治疗。人们把 ACLS 操作程序归结为 A、B、C、D、E、F、G。当然这也是为了便于记忆，并不一定代表抢救顺序的先后。A 代表开放气道并保持通畅；B 代表保持良好通气和给高浓度氧；C 代表维持循环功能的各种措施；D 代表药物治疗；E 代表心电监护（electro-monitories）；F 代表室颤的治疗（fibrillation treatment）；G 代表病情和治疗效果的评估（gauge）。

（二）治疗流程图

美国心脏协会（AHA）已应用治疗流程图作为教学工具多年，取得良好效果。成年人心脏突发事件的处理总流程图是 ACLS 课程中各种流程图的总纲。

成年人心脏病突发事件的处理流程图见附录 ACLS 流程图。

（三）关于流程图的说明

对于所有的治疗流程图，在实际应用时应注意：

1. 首先，不仅是治疗疾病，更主要的是治疗患者；治疗患者就要根据全部资料，而不仅仅根据监护仪上显示的数据。

2. 流程图好比一本烹调书，患者需要的不是烹调书，而是一个会用脑子的厨师。抢救人员对于流程图要灵活运用，要根据情况变化随时改变对策。

3. 在每一治疗流程图的注解中，对各种治疗措施都有详细评价，应认真阅读。

4. 应当牢牢记住，在心肺复苏时，保持心脏按压、气道通畅、通气、吸氧和电除颤是最重要的措施和优先进行操作的措施。不要先后倒置，一开始就只顾忙于开通静脉、注射药物，这是经常犯的错误。

5. 2015 版指南认为联合使用血管加压素没有优势，已从成人心搏骤停流程中去除；肾上腺素适用于各种类型的心搏骤停，2020 版指南再次重点突出早期肾上腺素给药。

6. 静脉通路是心搏骤停患者首选的给药方式，如果静脉通路不可行，可考虑骨内通路。若建立静脉和骨内通路均不可行，可考虑中心静脉通路。

7. 如果静脉通路一时无法建立而气管插管已经成功时，药物可经气管插管注入气管支气管树，但剂量应是静脉用量的 1～2 倍。

记住：我们所做的一切，是治疗和抢救患者，不是治疗和抢救监护仪上的心律失常。

三、复苏有效的指标

在 BLS-CPR 和 ACLS 的整个过程中，必须密切观察复苏是否有效。这一方面可鉴定某一种复苏措施是否合理、有效，以便及时改进；更为重要的是，通过观察以下各项指标进行综合考虑，可以判断整个（各种）复苏措施对于患者是否有效，以便决定是继续和加强 BLS-CPR 和 ACLS，还是终止复苏。

（一）大动脉搏动

自主心率恢复，可触及大动脉搏动，主要是颈动脉和股动脉。每一次按压，可扪及颈动脉一次搏动，说明按压有效；停止按压，即无颈动脉搏动，说明心搏未恢复，应继续按压；停止按压，仍可扪及明显的颈动脉搏动，说明心搏已经恢复。每一次按压时，均不能扪及相应的颈动脉搏动，说明按压无效，需要改进操作手法。

（二）收缩压

收缩压至少达到 60mmHg。

（三）瞳孔

瞳孔由大变小，对光反射从无到有，从迟钝到灵敏，说明复苏有效；如瞳孔逐步由小变大，对光反射逐步消失，则说明复苏无效。

（四）末梢循环

末梢循环改善，口唇、颜面、皮肤、指端由苍白、发绀转为红润，肢体转温。

（五）脑组织逐步恢复迹象

1. 患者由昏迷出现挣扎或躁动，或神志转清。
2. 肌张力增加，四肢出现无意识抽动。
3. 吞咽动作出现。
4. 眼球自主活动。
5. 自主呼吸出现并逐步规则和加强。

四、后期复苏或长程生命支持

后期复苏或长程生命支持（Prolonged Life Support，PLS）是针对原发病或复苏并发症所采取的一系列措施，包括维持循环和呼吸功能、纠正水电解质以及酸碱平衡紊乱、防治肾功能衰竭、维持胃肠系统功能和防治中枢神经系统和脑损伤。显而易见，心搏骤停后，经 BLS-CPR 和 ACLS 的抢救，即使恢复了自主、有效的循环和呼吸功能，为了巩固成果，取得心肺脑复苏的最终成功仍需进行大量艰苦、细微的工作和努力。

五、复苏失败的原因

复苏失败的原因很多；就 BLS-CPR 而言，有以下原因：

1. 现场抢救不及时，即心搏骤停后开始 CPR 的时间过长。

2. 转运途中未进行合理、有效的 CPR。

3. 技术操作有问题。

4. 气道未开放或不能保持通畅。

5. CPR 严重并发症且未能及时纠正或排除，如多处肋骨骨折致胸廓软化，张力性气胸或严重的血气胸、严重胃充气扩张影响通气以及导致呕吐和窒息、腹内脏器损伤如肝撕裂、脾破裂等。因此，应积极推行 CPR 操作技术规范化，并且尽早发现、排除和纠正并发症，这对于 BLS-CPR 的成功极为重要。

六、何时终止复苏术

一般而言，心搏骤停在 4 分钟内施行 BLS-CPR，8 分钟内开始 ACLS，可有 43% 患者可望复苏成功。但必须做到：① BLS-CPR 操作应合理、有效；② ACLS 越早实施效果越好。

1. 经 BLS-CPR 和 ACLS 抢救，各种指标显示恢复有效的自主循环，复苏已经成功，当然是终止心肺复苏的指征。

2. 如经 30 分钟 BLS-CPR 和 ACLS 的抢救，而心或脑死亡的证据仍持续存在者，应当考虑终止复苏。

（1）12 导联心电图显示心肌无心电活动，无自主循环恢复。

（2）不可逆性深昏迷。

（3）无自主呼吸（依赖呼吸机维持通气，自主呼吸诱发试验阳性）。

（4）瞳孔散大、固定。

（5）脑干反射全部消失（如角膜反射、头眼反射、前庭眼反射、咳嗽反射等）。

（6）脑电图平直。

（2）～（6）为脑死亡证据。具体标准可参考 2013 年国家卫计委批准的脑死亡判定标准与技术规范。

（三）对于院前心搏骤停患者。

1. 如果正在考虑终止复苏，BLS EMS 提供者应在 ACLS 不可用或可能明显延迟的情况下使用 BLS 终止复苏规则，即在救护车转运之前，心搏骤停患者如果符合以下所有 BLS 终止复苏标准，则建议终止复苏：

（1）EMS 提供者或急救人员未目击心搏骤停；

（2）自主循环未恢复；

（3）无电除颤。若患者以上任何一条不符合，则继续复苏、转运。

2. 院前 ACLS 提供者应使用成人 ACLS 终止复苏规则来终止成人院前心搏骤停患者的现场复苏工作；即患者若在救护车转运前符合以下所有条件，可考虑终止 ACLS 复苏：

（1）心搏骤停无目击者；

（2）未获得旁观者 CPR；

（3）现场充分 ACLS 后未恢复自主循环；

（4）未获得电除颤。若患者以上任何一条不符合，则继续复苏、转运。

（四）在现场抢救中，不要轻易做出终止复苏的决定，应将患者送到抢救条件较好的医疗单位后，再决定。

（冯梦晓、陆远强）

第二节　心肺复苏后的器官功能监测

一、概述

（一）定义

复苏后（postresuscitation）是指经 CPR，患者自主循环恢复（ROSC），此时起称复苏后。

"复苏后"往往标志着复杂而漫长救治阶段的开始。这个阶段的管理需要个体化，终极目标是患者存活而且神经功能完整。此类患者均应进入重症监护病房（ICU）或至少配有监护设备并有相对专业的医护人员的单元空间，进行全面管理。

（二）复苏后结果

经心肺复苏后，尽管心脏搏动及自主循环均恢复，但只有少数患者能存活并重返生活，详见图 3-1。

复苏后死亡具体原因未经系统研究，但院前早期死亡原因很可能是反复室性心律失常或血流动力学不稳定。而院内死因与下列原因有关：①心功能衰竭；②反复心搏骤停发作；③缺血性脑病；④感染并发症；⑤上述 4 种原因并存。

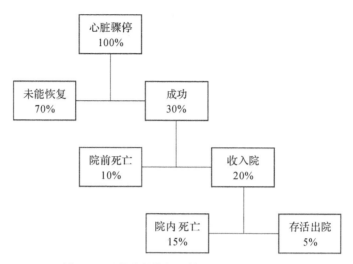

图 3-1　院外非创伤性心搏骤停患者存活情况

（三）复苏后器官功能障碍的病理机制

对于复苏后器官功能障碍的病理机制，研究较多的是缺血—再灌注损伤和全身炎性反应综合征（SIRS）。

心搏骤停是以全身器官严重缺血为特征。缺血持续存在于整个复苏过程中，直至自主循环恢复才有可能逆转。各器官对缺血的敏感性依其特殊代谢需求而定。代谢需求愈高，缺血损伤愈严重，如心脏和大脑；肾功能不全则相对少见，但也有报道称发生率达30%。有资料显示，各器官组织对缺血缺氧的耐受时间各不相同：大脑 4～6 分钟，小脑 10～15 分钟，延髓 20～25 分钟，脊髓约 45 分钟，心肌和肾小管细胞约 30 分钟，肝细胞 1～2 小时，而肺组织可更长。

复苏后器官功能障碍病理机制复杂。细胞损伤原因，其一为缺氧的直接作用结果；其二即为氧合血流的再灌注损伤。所谓再灌注损伤是指组织缺血一段时间，当血流重新恢复后，细胞功能代谢障碍及结构损害反而较缺血时进一步加重，器官功能进一步恶化的综合征。目前认为，再灌注损伤主要与氧自由基损伤及钙超载有关。此外，白细胞浸润和内皮细胞自稳态的调节失衡在发病中亦起很重要的作用。

SIRS 是一个复杂的疾病发展过程，炎症反应本身可以导致组织损伤，并且可以通过启动持久的自身免疫反应，从而进一步造成局部组织损伤和多脏器功能衰竭。

二、特殊器官功能监测

（一）中枢神经系统功能监测

1. 概述

心搏骤停是弥漫性脑缺血缺氧最常见原因之一，是继创伤和药物过量之后引起住院患者昏迷的第三大原因。自 20 世纪 60 年代以来，尽管不断地强调，心肺复苏时不仅要恢复自主循环，也要努力恢复脑功能至心搏骤停前状态，但是，大多数早期复苏患者仍旧未曾苏醒即告死亡，而 10% ～ 30% 长期存活患者终生遗留大脑损伤。

大脑严格依赖于血流不断提供的氧气和糖。心搏骤停几秒钟内，大脑内氧气储备即告耗竭，导致氧化磷酸化及其生理功能的终止。接着，无氧酵解只能持续数分钟，此时脑内乳酸显著升高，出现细胞内酸中毒。随之，糖贮存耗竭，ATP 产生停止，正常的细胞代谢内环境稳定作用中断，最终导致细胞损伤。随着复苏技术的进步和复苏后诊疗水平的提高，如果在心搏骤停 5 分钟内恢复脑血流，可避免神经功能的损伤。

自主循环恢复后，可能会发生显著的继发性神经细胞损伤。其机制有四种：①体循环恢复正常，但局部和弥漫性脑血流仍有异常；②氧自由基和钙介导的神经细胞损伤；③反复发作心搏骤停、其他心肺功能不全、代谢异常及毒素对大脑的损害；④血管内皮与血液成分间相互作用引起大脑微循环凝血机制障碍。

大脑组织对缺血缺氧的敏感性各不相同，其中神经元细胞最易受损。患者某些神经功能的缺失反映了支配这些功能的大脑部位对缺血缺氧的敏感性。心搏骤停后患者的神经损伤类型和程度可呈明显的个体化差异，这与其大脑循环、原有的脑血管疾病及缺血缺氧、打击程度不同有关。

我们已知心搏骤停和复苏时间过长预示着不良的神经学结果。但是在许多病例中，我们很难在自主循环恢复前判断复苏时间限度或复苏措施的有效性。在相似的缺血缺氧时间里，有些患者更易受到打击。2020 版指南指出，ROSC 后仍处于昏迷状态的患者，应在恢复正常体温后至少 72 小时后执行神经预测，基于多种患者评估模式做出预后判断，具体的检测方法包括临床检查、血清标志物检测、神经电生理学检查和神经影像学检查（图 3-2）。

2. 监测

（1）临床检查：

①脑干反射：心搏骤停后 72 小时或更长时间，昏迷患者双侧瞳孔对光反射消失、双侧角膜反射缺失均表明神经功能恢复不良。不能单独使用运动反应，如上肢最佳运动反应缺失或伸肌运动的结果，表明患者的神经功能预后不良。

②肌阵挛：是一个或多个肢体或躯干肌肉短促、非同步地痉挛。心搏骤停后 72 小时以内监测到肌阵挛状态支持昏迷患者神经功能预后不良。肌阵挛状态下的脑电图（EEG）对于排除潜在的发作性活动相当重要。目前，心搏骤停后未分化的肌阵挛运动存在并不适用于神经预后。

（2）血清标志物检测：心搏骤停后 72 小时内，血清神经元特异性烯醇化酶（NSE）值升高，表明昏迷患者神经功能预后不良。其他血清标志物，如 S100 钙结合蛋白（S100B）、Tau、神经丝轻链和神经胶质纤维酸性蛋白，在神经预后中的作用尚不确定。

（3）神经电生理学检查：EEG 和诱发电位在判断心搏骤停后神经学预后有一定的价值。

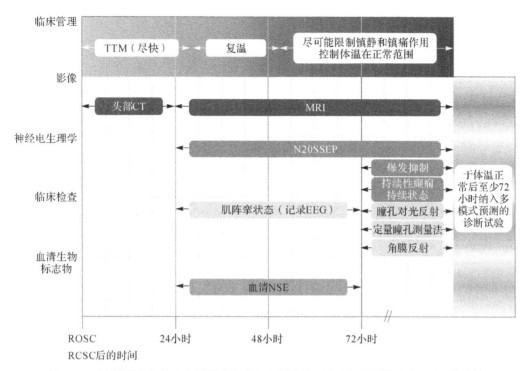

图 3-2 对心搏骤停恢复自主循环后的成人患者进行多模式神经预测时建议采取的方法

1965 年，Hockaday 及其同事发表了 EEG5 级分级系统以判断心搏骤停后患者的预后，其中高级别代表严重异常：I 级代表正常，V 级代表极其异常，即几乎平坦波提示只有很微弱的脑功能存在。此后在原基础上对此系统作了多次修改。

在心脏停搏后 72 小时或更长时间无镇静药物干扰的情况下，EEG 出现暴发抑制可提示神经系统预后不良。心搏骤停后 72 小时内没有 EEG 反应性不能单独用于反映神经预后不良。

EEG 对脑死亡的判断有参考价值。脑死亡时，脑电平坦化。平坦脑电的判断标准是：增益加大 5 倍时，基线的变动不超过 1mm。

视觉、脑干、事件相关及躯体感觉性诱发电位均有意义。其中躯体感觉性诱发电位（SSEPS）应用最广且最有帮助，它是通过刺激远端外周感觉神经来记录大脑皮层附近各点反应的。考虑在心搏骤停后 24 小时以上出现双侧 N20 体感觉诱发电位（SSEP）波缺失提示神经系统预后不良。

（4）神经影像学检查：神经影像学检查可帮助患者监测和量化结构性脑损伤，CT 和 MRI 是最常见的方法。CT 上脑水肿可量化为 GWR（灰质密度与白质密度的比值）。心搏骤停后脑 CT 上 GWR 降低可预示昏迷患者神经功能预后不良。MRI 上，细胞毒性损伤可以通过弥散加权成像（DWI）的弥散受限来衡量，并且可以通过表观扩散系数（ADC）进行量化。心搏骤停后 2 ～ 7 天，脑 MRI 上出现广泛的弥散加权受限或者 ADC 降低表明昏迷患者神经功能预后不良。

（二）心肌功能

1. 概述

研究表明，心搏骤停患者的心肌功能呈弥漫性损伤并伴心输出量及全身氧供减少。此现象反映了心肌呈弥漫性顿抑（Stunning），即心搏骤停复苏后心肌发生了不同程度的可逆性收缩功能和舒张功能不全，而恢复至骤停前心肌功能水平需花数小时、数天甚至数周时间。因此，有人认为自主循环恢复后心肌功能不全表现更为严重，从而可解释相当一部分心搏骤停患者为什么难以改善泵衰竭、无法建立稳定的血流动力学。

动物和临床研究提示，心搏骤停复苏后，心肌收缩功能和舒张功能立即受限。心肌功能不全的严重程度似乎与缺血损伤的持续时间及程度成正比。若收缩功能不全与舒张功能不全并存，则尤其有害，因为左室顺应性下降时依靠心室舒张的代偿机制难以发挥作用。此时，通过输液力图提高灌注压扩张左心室腔，而随之升高的肺毛细血管压力很可能会导致肺水肿。

由动物实验和人类研究得出的一个最重要概念就是，复苏后心肌功能不全可能是一个可逆的过程。所以应该通过各种药物和／或机械干预，努力维持血流动力学直至心功能得到满意的恢复。

2. 监测

复苏初始稳定后的处理应包括一整套基本的诊断监测项目，以确定心搏骤停的原因，评估血流动力学，鉴别可能影响重要脏器功能的心外因素，详见表 3-1。

表 3-1　复苏初始稳定后的监测项目

动脉血气分析
血清电解质生化测定（包括钾、钠、氯、钙、镁、磷、尿素氮、肌酐、肝酶和糖）
12 导联心电图及心电监护
血清心肌酶谱测定
血清肌钙蛋白测定
胸部 X 线摄片
心脏超声检查
中心静脉压测定
持续有创桡动脉压测定
肺动脉置管监测（血流动力学不稳定者）

复苏后出现的低血压状态提示复苏后心肌功能不全，可能与心搏骤停原因有关。因此，

鉴别诊断应包括心肌梗死、心脏压塞、主动脉夹层、肺栓塞、张力性气胸以及严重低血容量。治疗措施有：补液提高前负荷、药物逆转致命性低血压甚至机械性循环支持（如主动脉内囊反搏术、部分体外循环术）。

床边心脏超声检查发现血流动力学不稳定患者，予肺动脉置管，可评估心肌收缩功能和舒张功能，提供更准确的血流动力学诊断。

心肌舒张功能不全：尽管对人类心搏骤停后心肌顺应性的变化了解甚少，但一些实验数据表明，高于正常的充盈压才可能使左室前负荷最合适。经胸腔或经食道（最好）心脏超声检查，若发现舒张末容积变小，则说明心肌顺应性下降。

心肌收缩功能不全：若适当的前负荷不能改善心排血量及全身氧供，应尝试使用增加心肌收缩力的药物，如：多巴酚丁胺、多巴胺、肾上腺素、去甲肾上腺素、米力农等。使用这些正性肌力药物时应权衡利弊，因为大部分成年心搏骤停者可能患有冠状动脉疾病，且30%患有急性心肌梗死。

心律失常：室性心动过速、室上性心动过速和室性期前收缩常见于复苏后早期。除非影响血流动力学的稳定，否则此类心律失常可以不必治疗，因为随着心肌缺血缓解以及内源性和外源性儿茶酚胺水平的回落，心律失常通常随之消失。若考虑室性心动过速或室性颤动为心搏骤停之原因，可预防性使用胺碘酮或利多卡因。

（三）肺功能

1. 概述

尽管肺脏不是心搏骤停所致缺血缺氧和再灌注损伤的主要靶器官，但是，进行心肺复苏的患者容易发生肺部并发症，例如，建立人工气道时气管损伤；胸外心脏按压时损伤肋骨和胸腔内脏器；胃内容物误吸导致肺炎。Rello 等报道，96 例心肺复苏患者中有24%并发肺炎。另有报道，约30%的患者在成功复苏后立即出现肺水肿，其机制不明。

2. 监测

几乎所有心肺复苏患者均行气管插管。复苏后应进一步明确气管插管的位置是否合适。尽管插管时喉镜可直接观察声带从而使气管内导管置入气管内，但是患者头部活动和体位改变后会引起导管易位。评估气管内导管位置最可靠的方法是测定呼出气 CO_2（有自主循环存在），即通过半定量或定量方法持续测定数个呼吸周期的呼气末 CO_2 浓度（EtCO_2）。其次，摄胸片可判断气管内导管与气管隆凸的相对位置。

复苏后患者可能需要较长时间的呼吸支持，以改善肺泡气体交换和缓解肺水肿、肺炎或胸廓创伤所致而增加的呼吸功。同时，须监测患者呼吸频率、节律、幅度，检查动脉血气分析，摄床边胸片甚至胸部 CT，分析呼吸机参数，结合神经功能状态和心肌功能状态，综合判断患者肺功能。临床上常用的呼吸监测内容有：

（1）临床观察：患者体位、呼吸频率、胸廓运动幅度、呼吸肌的协调运动，注意是否存在胸腹矛盾运动。

（2）经皮血氧饱和度监测：但对于末梢灌注差的患者，监测结果往往不准确。

（3）影像学监测：床边胸片检查，出现斑片状阴影，有助于肺部感染、肺水肿及 ARDS 的诊断；但胸片往往比临床表现滞后 24～48 小时，相对而言，胸部 CT 能更准确地反映肺组织受累的范围和程度。

（4）动脉血气分析：反映肺通气和换气功能以及酸碱失衡情况。

（四）其他

1. 肾脏功能监测

（1）尿量监测：反映肾脏的灌注情况，间接反映全身器官的灌注。

（2）血肌酐和尿素氮：有助于观察肾功能及机体代谢状态。

（3）肌酐清除率：较为准确地反映肾功能，明显优于血肌酐和尿素氮。

2. 肝功能监测

（1）总胆红素和直接胆红素浓度监测。

（2）转氨酶和乳酸脱氢酶监测。

3. 血液系统监测

（1）血常规监测。

（2）凝血功能监测：应监测凝血酶原时间（PT）、活化部分凝血活酶时间（APTT），了解有无凝血功能障碍；如考虑发生 DIC，行相应的一系列实验室检查。

4. 胃肠道功能监测

（1）临床观察：观察有无反流、胃潴留、肠鸣音异常等。

（2）胃内容物和大便潜血试验：有助于早期发现消化道出血。

（3）胃黏膜 pH（pHi）监测：pHi 反映胃肠道黏膜的灌注和代谢情况，是反映胃肠道低灌注的敏感指标；正常值为 7.35～7.45，pHi＜7.35 表明胃肠道缺血缺氧；pHi 水平越低，表明胃肠道缺血缺氧越严重。

三、小结

前已述及，大脑和心脏最易受缺血缺氧及再灌注损伤，所以本章着重讨论这两大器官的功能监测。当然，心搏骤停可影响全身器官组织的灌注，我们应根据各器官组织对缺血缺氧的耐受性及是否存在原发病等各种因素，密切监测其他器官如肾脏、肝脏、血液等功能状态，综合管理，避免功亏一篑！

（冯梦晓、陆远强）

第三节　心搏骤停自主循环恢复后治疗

心肺复苏后的治疗又称长程生命支持（PLS），是指心搏骤停的患者经基本生命支持（BLS）和高级心血管生命支持（Advanced Cardiovascular Life Support，ACLS）抢救成功后，转为以脑复苏为核心的抢救和治疗。

BLS 成功的标志是自主循环恢复（ROSC），然而 ROSC 后经常会发生心血管功能和血流动力学的紊乱，常见有低血容量休克、心源性休克和与全身炎性反应综合征（Systemic Inflammatory Response Syndrome，SIRS）相关的分布性休克。多种致病因素均可导致复苏后综合征的发生，如无灌注、再灌注损伤、缺血后代谢产物引起的酸中毒及凝血障碍等。ROSC 后是否会发生复苏后综合征 4 期病理变化，还取决于组织器官的缺血时间和缺血程度。

1. 几乎 50% 的复苏后综合征患者，死亡发生在复苏后 24 小时内。主要是因为在 ROSC 后，心血管功能处于不稳定状态，12～24 小时后才可逐渐趋向稳定；同时，由于多部位缺氧造成的微循环功能障碍，有害的酶和自由基快速释放至脑脊液和血液中，并随着代谢紊乱而进一步发展，大脑和微血管异常状态将持续存在。

2. 1～3 天后，心功能和全身情况将有所改善，但由于肠道的渗透性增加，肠道屏障功能破坏，如同时合并多个器官严重的功能损害，特别是肝脏、胰脏和肾脏的损害，则会导致多器官功能障碍综合征（Multiple Organ Dysfunction Syndrone，MODS）的发生。

3. 最终，严重的感染常会发生在心搏骤停后数日内；此时患者常常迅速发展至多器官功能衰竭（Multiple Organ Failure，MOF）。

4. 发生死亡。

心肺复苏后主要的治疗目的是完全地恢复局部器官和组织的血液再灌注。但单纯提高血压和改善组织的气体交换，并不能提高复苏后的生存率。值得注意的是，这些指标并不能表明周围器官和组织有效的血供，特别是内脏和肾脏血液循环的恢复，而这些器官的缺氧缺血在心搏骤停后导致 MODS 的过程中起着重要的作用。

多数情况下，足够的通气和血液灌注恢复后，心搏骤停后出现的酸中毒可以自行纠正。而内脏血流低灌注情况，只有经特殊的监测方法方可确定。目前，除应用尚有争议的有创性肺动脉导管监测血流动力学外，还可应用定量测定胃黏膜 PCO_2 梯度来指导内脏的复苏。

心肺复苏后治疗的近期目标：①提供心肺功能的支持，以满足组织灌注，特别是对大脑的灌注；②及时将院前心搏骤停患者转运至医院急诊科，再转运至设备完善的重症监护病房（ICU）；③及时明确心搏骤停可能的病因；④完善治疗措施，如可给予抗心律失常药物治疗，以免心律失常再发。

根据 2020 AHA 指南，ROSC 后治疗主要分为初始稳定阶段以及持续管理和其他紧急措施（图 3-3），强调了纠正低血压、调整氧浓度以避免低氧血症和高氧血症、癫痫发作的监测和治疗以及目标体温管理（TTM）的重要性。

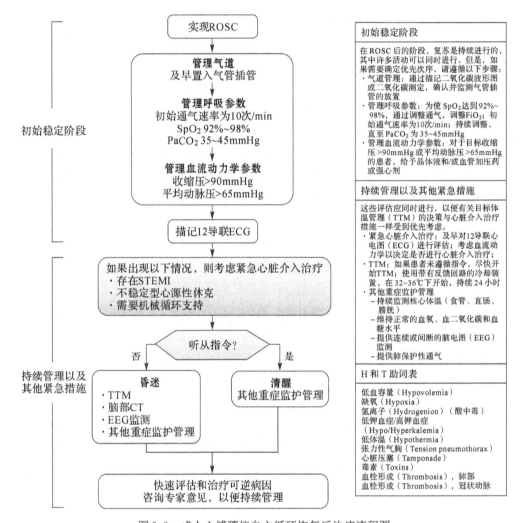

图3-3 成人心搏骤停自主循环恢复后治疗流程图

心肺复苏后，患者的机体状况会发生很大变化。有的患者可能完全康复，血流动力学和大脑功能均恢复正常；有的患者可能仍处于昏迷状态，心肺功能仍不能恢复正常。对所有患者都需要仔细、反复地评估其一般状况，包括心血管功能、呼吸功能和神经系统功能。临床医生还应该及时发现复苏时的各种合并症，如肋骨骨折、血气胸、心脏压塞、腹腔内脏器损伤和气管插管异位等。

一、病因治疗

心肺复苏后最好的情况是患者恢复至清醒状态，有知觉和自主呼吸。此时，需给予患者维持多导联心电监护和足够的氧供。如果患者有低血糖病史，可以静脉滴注葡萄糖液；如果周围静脉或中央静脉内置入导管时不能保证无菌操作，或保护不完善时，需要更换导管。

临床医生应该仔细寻找心搏骤停的原因，特别需要注意是否有急性心肌梗死、电解质紊乱或原发性心律失常，并立即加以纠正。如果复苏过程中发现一种抗心律失常药物应用有效，可以维持静脉滴注该药治疗。如果出现影响血流动力学的心动过缓，可参考有关心动过缓治疗的方案。复苏成功的患者，如果在复苏后的 12 导联心电图发现伴有 ST 段抬高的心肌梗死，如无溶栓禁忌证，可以考虑溶栓治疗；如有禁忌证，应该考虑急诊冠脉造影检查，并行相应的介入治疗；此时，要考虑患者的神志状况，但昏迷并非介入治疗的绝对禁忌证。

二、维持有效的循环

评估心血管系统功能必须全面检查心血管功能状态、生命体征和尿量，认真比较 12 导联心电图前后的变化，检查胸片、血清电解质（包括钙离子和镁离子）、血清心肌标记物水平，重新评价现用和以往的药物治疗。在心搏骤停或低灌注时会出现心肌缺血，从而使心肌标记物水平增高。如果患者血流动力学状态不稳定，则需要评估全身循环血容量和心室功能。由于低血容量可以损害脑功能，因此需极力避免低血压的发生。对低心排血量和应用血管收缩药的患者，无创性血压评估可能不准确，有创性动脉内血压监测可能更为准确，并且可以更好地调节血管收缩药的用量；如果使用了较强的血管收缩药，远端动脉血压测量将不准确，此时可以考虑插入股动脉导管监测血压。

对于危重患者，常需肺动脉漂浮导管行有创血流动力学监测。肺动脉漂浮导管可测定肺循环压力，还可通过热稀释原理测量心排血量和抽取混合静脉血标本；近年来一些改良型肺动脉漂浮导管还可以进行心脏起搏、心室容积计算或心内电图记录等。如果心排血量和肺动脉楔压都低，需加强补液后重新测量压力值和心排血量。急性心肌梗死患者，心室顺应性下降，充盈压升高。此时，由于没有正常的心排血量，肺动脉楔压的精确程度会发生改变，它有可能高于正常，也可能随不同患者和不同病理条件发生变化，但其数值经常在 2.4kPa（1kPa=7.5mmHg）左右。如果充盈压正常的情况下仍持续存在低血压和低血流灌注，需要给予正性肌力药物（多巴胺或多巴酚丁胺）、血管收缩药（去甲肾上腺素）或血管舒张药（硝普钠或硝酸甘油）治疗。

复苏后心血管处理需注意以下问题：①心搏骤停后的心功能不全类似于心肺旁路术后"心肌顿抑"；②有实验表明，多巴酚丁胺、米力农对复苏后期有益，但应慎用；③为避免复苏后患者出现心动过速，应选用适当的心血管活性药物治疗；④磷酸二酯酶抑制剂米力农的有益作用缘于其增加正性肌力、扩血管和提高心排血指数；⑤多巴酚丁胺剂量不宜过大，初始量 5μg/（kg·min），以免出现心动过速；⑥复苏后心功能不全者应用降低后负荷的扩血管药，优于使用血管收缩剂，以免增加心肌耗氧使心排血量降低。

三、呼吸系统

自主循环恢复后，患者可有不同程度的呼吸系统功能障碍，一些患者可能仍然需要机械通气和氧气疗法。进行详细临床检查和胸部影像学检查都是很有必要的，此时需特别注意心肺复苏潜在的并发症，如气胸和气管插管异位等。由于低氧血症可以加重或加速脑损害，务必避免发生。

机械通气可根据患者动脉血气结果、呼吸频率和呼吸做功的程度来设置和调节参数。当实施机械通气的原因被去除后，应开始进行撤机筛查试验，尽快开始撤机，转为自主呼吸。如果患者需要高浓度氧气方可稳定时，要注意检查是否存在心、肺功能不全情况。呼气末正压通气（PEEP）对肺功能不全合并左心衰的患者可能很有帮助，但需注意此时血流动力学是否稳定。如果合并心功能不全，对心肌的支持治疗十分重要。临床上可以依据一系列动脉血气结果和 / 或无创监测来调节吸入氧浓度、PEEP 值和每分钟通气量。

研究表明，持续性低碳酸血症（低 $PaCO_2$）可能会加重脑缺血。心搏骤停后，血流的恢复可以导致持续 10 ～ 30 分钟的反应性一过性充血，其后常出现长时间的低血流状态。在这段低灌注时间内，较少的血流（低携氧）和较高的氧代谢将出现矛盾。如果患者在这段时间内过度通气，由低碳酸血症产生的脑血管收缩作用将进一步减少脑血流量，从而加重脑缺血。目前尚无证据表明心搏骤停后过度通气在进一步的缺血性损害中能起到保护重要器官的作用，反而有进一步加重脑缺血的潜在危险；因此，应避免心肺复苏后过度通气。Safar 等间接地发现，过度通气常可以导致神经系统的进一步恶化。在高血压造成的犬心搏骤停模型中，应用低温治疗并调节呼吸机参数使血碳酸浓度达到正常，可以改善实验结果。

过度通气可以导致高气道压力和内源性 PEEP 的产生，从而导致脑静脉压和颅内压的增高，而脑血管压力的增加又可以导致脑血流的减少，进一步加重脑缺血。这种机制与 $PaCO_2$ 或 pH 直接作用于脑血管产生效应的机制不同。

总之，无论是心搏骤停后还是脑外伤后，昏迷患者都需要机械通气治疗以维持 $PaCO_2$ 在正常生理范围内，不适当的过度通气可能有害，应注意避免发生。只有在特殊的情况下，此种方法才可能有效，例如可以用过度通气治疗脑疝或重度脑充血导致的颅内压增高患者。此外，肺动脉高压导致的心搏骤停，采用过度通气治疗也可能有效。随着心排血量的恢复，代谢性酸中毒经常可以随治疗的进行而自行纠正，过度通气治疗不应该作为其基础的治疗方案；同样，一般情况下也不建议使用缓冲碱治疗，只有在特殊的适应证时方可考虑应用。

四、目标温度管理（TTM）

脑组织的代谢率决定脑局部血流的需求量。体温在 37 ～ 42℃时，体温每升高 1℃，脑氧耗增加 5% ～ 7%。复苏后，体温增高可导致脑组织氧供需关系的明显失衡，从而加重脑损伤或影响脑的康复。研究表明,人脑发生缺血性损伤时,如伴有体温升高可使神经系统功能恶化。所以心搏骤停复苏后,应密切观察体温变化,积极采取降温退热治疗。

相对而言,低温是降低大脑代谢率的一种有效方法。许多报告显示,脑缺血后低温疗法确实可以产生较好的疗效。研究表明,亚低温(32 ~ 35℃)对于减轻脑缺血损伤有很好的疗效,而且副作用也较小。正常脑组织中,体温在22 ~ 37℃时,体温每降低1℃,脑氧耗可降低5% ~ 7%。

心搏骤停复苏后,高代谢状态可导致体温上升,扰乱大脑氧的供需平衡;这表明,临床上轻中度低温治疗可能具有十分重要的地位。低温作为脑损伤的一种治疗方法,重新开始于20世纪80年代末和90年代初。啮齿类动物脑缺血模型对照实验(利用脑血管阻塞技术)和犬心搏骤停实验均表明,低温可起到保护神经的作用。Marion等人提出快速安全降低人体的体温,可以改善脑损伤后神经系统功能的学说。低温副作用的发生和严重程度与低温的程度和持续时间呈比例。研究表明,心搏骤停后中度低温(< 32℃)可能导致低温相关并发症增加。

研究发现,对于初始非电击心律后昏迷ROSC患者,与37℃相比,33℃治疗组患者的生存率提高,且具有更好的神经学结果。另外,36℃和33℃两种温度管理的结果相近。2020版指南建议,所有ROSC后的昏迷(即对语言指令缺乏有意义的反应)成年患者都应采用TTM,目标温度选定在32 ~ 36℃,并至少维持24小时。但不建议把入院前对ROSC患者快速输注冷静脉注射液进行降温作为常规做法。低温治疗可改善心搏骤停后的神经预后和存活率,但也会导致某些并发症,如增加感染机会、心血管系统不稳定、心律失常、凝血功能障碍和高血糖等。复温时要缓慢,复苏后患者要严格避免高热,为防止出现高热可考虑给予退热药物。

五、促进中枢神经系统功能的恢复

患者恢复正常的脑功能和其他器官功能是心肺脑复苏的最终目标。正常情况下脑灌注压在50 ~ 100mmHg范围内,当低于50mmHg时,脑血流量也随之减少,而胸外心脏按压时脑灌注压很难超过40mmHg,脑血流量仅仅能达到正常的10% ~ 15%,心肺复苏的存活者中仅10%没有脑部并发症。因此,积极脑保护对于中枢神经系统功能的恢复以及提高心肺复苏的效果至关重要。

(一)低温治疗

低温治疗能降低脑细胞的代谢,提高对缺氧的耐受性,延缓或减轻对脑细胞的损害,是保护脑组织的最肯定的有效方法。降温强调"快、深、长"。降温要早,一般在心搏骤停时应立即开始,以头部降温为主,并可在体表大血管处置冰袋,用冰毛巾擦拭全身。降温要深,使肛温保持在32℃ ~ 34℃,这样可使脑代谢率降低50%左右,降温的时间要长,一般维持3 ~ 5日,在听觉反应和四肢协调动作出现后方可逐步复温。

（二）脱水疗法

脱水疗法对于脑水肿是一项迅速有效的措施。常用 20% 甘露醇，此药能提高血浆胶体渗透压，使脑组织脱水，从而使脑体积缩小，降低颅内压，并可同时应用白蛋白静脉滴注。此外，速尿可大剂量利尿，使机体脱水和提高血浆胶体渗透压，从而使颅内压降低；同时可抑制脑脊液的生成，使脑脊液循环系统的压力下降。

（三）维持良好的脑灌流

良好的脑灌流对于改善脑循环、克服缺血后的无复流现象、防治缺氧性脑损害以及恢复脑功能等方面有重要作用，主要通过调整动脉血压、降低颅内压和降低脑血管阻力三个环节达成。

（四）皮质类固醇的应用

皮质类固醇能提高机体的应激能力，加强脱水效果，减轻脑水肿，改善脑血流。常用地塞米松 5 ～ 10mg 静脉注射，每 4 ～ 6 小时 1 次，一般应用 3 ～ 5 天。但其作用一直存在争议。

（五）镇静

镇静可发挥降低脑损伤作用，常用镇静剂主要包括巴比妥类药物和挥发性麻醉剂。

（六）纳洛酮

研究发现，纳洛酮对大脑有明显的保护作用。纳洛酮是阿片受体的拮抗剂，心搏骤停常常伴发于各种应激状态，可引起 β－内啡肽等内源性阿片肽的释放，纳洛酮能有效地拮抗这类物质，对脑组织以及心脏均有一定的保护作用。

（七）高压氧治疗

早期及时应用高压氧治疗，有利于脑功能的恢复。

（八）促进脑组织代谢的药物

促进脑组织代谢的药物，如 ATP、细胞色素 C，以及单唾液酸四己糖神经节苷脂钠、脑复康等药物对脑功能的恢复均有一定的帮助。

六、急性肾功能衰竭的防治

较长时间治疗后，心搏骤停或复苏后持续低血压，以及大量缩血管药物的应用，复苏后常可并发急性肾功能衰竭。因此，复苏后应放置导尿管，以便记录每小时尿量和精确计算出量（包括胃肠引流液、腹泻、呕吐物和尿量等）。对于少尿患者，肺动脉楔压和心排血量的监测以及尿沉渣、电解质、滤过钠量分泌测定等对于早期鉴别肾衰很有帮助。呋塞米可以维持尿量，从而降低发生肾衰的概率。小剂量多巴胺 [2 ～ 4μg/（kg·min）] 并不增加内脏血流或给予肾脏特别保护，对于急性肾功能衰竭少尿期已不再推荐使用。

此外，肾毒性药物和经肾脏排泄的药物要谨慎使用，及时监测肾功能，并调节用药剂量。进行性加重的肾功能衰竭以逐渐增高的血清尿素氮和肌酐为标志，并经常伴有高血钾，应及时有效地处理，包括使用血液透析治疗。

七、维持胃肠道功能

对于肠鸣音消失和 / 或机械通气伴有意识障碍的患者，应留置胃管，并尽早给予胃肠道营养。如果不能耐受，可及时给予 H_2 受体阻滞剂、质子泵抑制剂或硫糖铝，以减少发生应激性溃疡和胃肠道出血的危险。在循环功能趋于稳定、胃肠功能开始恢复时，应注意营养支持，每日给予 30 ～ 35kcal/kg 能量，并及时补充水溶性和脂溶性维生素以及微量元素等。

八、脓毒性休克的防治

维持正常血流动力学的目的是保证组织的正常摄氧。开始治疗时，需补充血容量；随后可给予正性肌力药或血管收缩药。多巴酚丁胺和去甲肾上腺素可应用于严重的脓毒性休克患者，但扩充血容量和正性肌力药治疗并不能改善预后。

关于脓毒性休克患者是否应用糖皮质激素治疗的问题，在医学界已经讨论了半个世纪，至今仍无结论。已有不少研究表明，甲基强的松龙可以减轻器官系统功能不全程度，但对降低脓毒性休克患者的死亡率无效，而且由于继发感染增多，实际上服用该药患者的死亡率还会轻度增加。在大剂量广谱或器官特异性抗生素治疗的前提下，超生理剂量的糖皮质激素可能对持续性血管收缩抵抗性休克患者有益。

九、多器官功能衰竭的防治

心搏骤停复苏后，应对各器官的功能状态进行严密监测，一旦发现异常，及时进行处理，以避免病情进一步恶化。若已发生多器官功能衰竭，积极给予支持治疗。

总之，对心搏骤停复苏后患者的治疗应包括对多个器官或系统缺氧—低氧损伤的详细评估和积极支持。正如 SIRS 和 MODS 的机制已被阐明的那样，复苏后综合征的诊治也将进一步完善。

（冯梦晓、顾尔伟）

参考文献：

[1] Panchal Ashish R, Bartos Jason A, Cabañas José G, et al. Part 3: Adult Basic and Advanced Life Support: 2020 American Heart Association Guidelines for Cardiopulmonary Resuscitation and Emergency Cardiovascular Care [J].Circulation, 2020, 142: S366-S468.

[2] Olasveengen Theresa M, Mancini Mary E, Perkins Gavin D, et al. Adult Basic Life Support: 2020 International Consensus on Cardiopulmonary Resuscitation and Emergency Cardiovascular Care Science With Treatment Recommendations [J].Circulation, 2020, 142: S41-S91.

[3] Nolan Jerry P, Maconochie Ian, Soar Jasmeet, et al. Executive Summary: 2020 International Consensus on Cardiopulmonary Resuscitation and Emergency Cardiovascular Care Science With Treatment Recommendations [J].Circulation, 2020, 142: S2-S27.

[4] Merchant Raina M, Topjian Alexis A, Panchal Ashish, R et al. Part 1: Executive Summary: 2020 American Heart Association Guidelines for Cardiopulmonary Resuscitation and Emergency Cardiovascular Care [J].Circulation, 2020, 142: S337-S357.

[5] Travers Andrew H, Perkins Gavin D, Berg Robert A, et al. Part 3: Adult Basic Life Support and Automated External Defibrillation: 2015 International Consensus on Cardiopulmonary Resuscitation and Emergency Cardiovascular Care Science With Treatment Recommendations [J].Circulation, 2015, 132: S51-S83.

[6] Soar Jasmeet, Callaway Clifton W, Aibiki Mayuki, et al. Part 4: Advanced life support: 2015 International Consensus on Cardiopulmonary Resuscitation and Emergency Cardiovascular Care Science with Treatment Recommendations [J].Resuscitation, 2015, 95: e71-e120.

[7] Donnino Michael W, Andersen Lars W, Berg Katherine M, et al. Temperature Management After Cardiac Arrest: An Advisory Statement by the Advanced Life Support Task Force of the International Liaison Committee on Resuscitation and the American Heart Association Emergency Cardiovascular Care Committee and the Council on Cardiopulmonary, Critical Care, Perioperative and Resuscitation [J].Resuscitation, 2016, 98: 97-104.

[8] Lascarrou Jean-Baptiste, Merdji Hamid, Le Gouge Amélie, et al. Targeted Temperature Management for Cardiac Arrest with Nonshockable Rhythm [J].N Engl J Med, 2019, 381: 2327-2337.

[9] Crepeau Amy Z, Fugate Jennifer E, Mandrekar Jay, et al. Value analysis of continuous EEG in patients during therapeutic hypothermia after cardiac arrest [J].

1

Resuscitation, 2014, 85: 785-789.

[10] Steinberg Alexis, Callaway Clifton W, Arnold Robert M, et al. Prognostication after cardiac arrest: Results of an international, multi-professional survey. [J].Resuscitation, 2019, 138: 190-197.

[11] Ryoo Seung Mok, Jeon Sang-Beom, Sohn Chang Hwan, et al. Predicting Outcome With Diffusion-Weighted Imaging in Cardiac Arrest Patients Receiving Hypothermia Therapy: Multicenter Retrospective Cohort Study [J].Crit Care Med, 2015, 43: 2370-2377.

[12] Roger Claire, Palmier Ludovic, Louart Benjamin, et al. Neuron specific enolase and Glasgow motor score remain useful tools for assessing neurological prognosis after out-of-hospital cardiac arrest treated with therapeutic hypothermia [J].Anaesth Crit Care Pain Med, 2015, 34: 231-237.

[13] Lee Kyu Sun, Lee Sung Eun, Choi Jun Young, et al. Useful Computed Tomography Score for Estimation of Early Neurologic Outcome in Post-Cardiac Arrest Patients With Therapeutic Hypothermia [J].Circ J, 2017, 81: 1628-1635.

[14] Choi Seung Pill, Park Kyu Nam, Wee Jung Hee, et al. Can somatosensory and visual evoked potentials predict neurological outcome during targeted temperature management in post cardiac arrest patients? [J].Resuscitation, 2017, 119: 70-75.

[15] Chung-Esaki Hangyul M, Mui Gracia, Mlynash Michael, et al. The neuron specific enolase (NSE) ratio offers benefits over absolute value thresholds in post-cardiac arrest coma prognosis [J].J Clin Neurosci, 2018, 57: 99-104.

[16] Greer David M, Yang Jingyun, Scripko Patricia D, et al. Clinical examination for prognostication in comatose cardiac arrest patients [J].Resuscitation, 2013, 84: 1546-1551.

[17] Javaudin F, Leclere B, Segard J, et al. Prognostic performance of early absence of pupillary light reaction after recovery of out of hospital cardiac arrest [J].Resuscitation, 2018, 127: 8-13.

第四章 气道管理和通气

心搏骤停时的呼吸支持至关重要，是决定高质量心肺复苏的关键之一。对于院内心搏骤停（In-Hospital Cardiac Arrest，IHCA）和院外心搏骤停（Out-Hospital Cardiac Arrest，OHCA）患者，一旦开始胸外心脏按压，即应尽早进行患者气道干预与管理，以恢复重要器官的氧合；对于自主循环恢复（ROSC）患者，包括气管插管与机械通气等高级气道支持常常是必要的，以避免复苏后低氧血症和器官再灌注损伤的发生。

一、总原则

（一）对于原发性心搏骤停患者，通过胸外心脏按压恢复血液循环，通过呼吸支持保证重要器官氧合水平，但要避免因呼吸支持引起的胸外心脏按压间隔时间过度延长；对于窒息性心搏骤停患者，包括中枢性呼吸衰竭和外周性呼吸衰竭等情况，在胸外心脏按压之后，应立即干预以解除呼吸抑制，开放气道，进行气道管理。

（二）CPR 中的气道管理包括单纯胸外心脏按压的 CPR（包括或不包括气道开放）、口对口通气、口对鼻通气、球囊面罩通气（伴或不伴口咽 / 鼻咽通气管）等基础呼吸支持，以及声门上气道装置和气管插管等高级呼吸支持。在条件允许的情况下，应尽早进行高级呼吸支持，给氧通气。

（三）对于心搏骤停的成年患者，在尚未进行高级呼吸支持时，需保持 30∶2 的按压通气比，每次通气持续时间不小于 1 秒，但应避免过度通气的发生。在高级呼吸支持装置置入后，需及时判断置入位置的准确性，伴随连续性胸外心脏按压的同时，每 6 秒提供一次通气（每分钟提供 10 次通气）以及最大可行的给氧，并对氧合指数及呼气末二氧化碳浓度及波形等进行监测。

对于心搏骤停的小儿患者，在尚未进行高级呼吸支持时，需保持 15∶2 的按压通气比。在高级呼吸支持装置准确置入后，在连续性胸外心脏按压的同时，每 2 ～ 3 秒进行一次给氧通气，并进行相关指标的监测。

（四）对于 ROSC 后仍处于昏迷状态的患者，建议通过滴定法吸氧，使氧饱和度达到 92% ～ 98%，避免低氧血症及血液再灌注后引起的器官损伤。

值得注意的是，对于心搏骤停患者的呼吸支持策略的合理制定，呼吸支持装置的正确使用，依赖于决策者和 / 或建立者的经验判断与技术水平，以及其对呼吸支持方式的类别、优势等的了解，并需要对患者具体状况进行评估。

二、开放气道

保证气道通畅，提供适当的通气和氧合，是心肺复苏的首要条件。目前没有高质量的证据支持一种技术在建立和维持患者气道方面，相对于另一种技术有绝对性的优势。因此，建立适当的气道可能需要多种途径，应不断监测患者，以确保其气道通畅、通气顺利和供氧充足。

（一）手法操作

任何原因引起的急性气道梗阻的抢救中，开放气道是首要的措施。

1.常见的气道开放手法

（1）仰头提颏法：适用于常见的昏迷患者上呼吸道梗阻，如由于下颌下肌群肌张力丧失而导致的舌根和会厌后坠等情况。实行该法时，救助者跪坐于患者一侧，一手食指与中指并拢置于患者下颏骨性部位，轻拉上抬；另一手小鱼际扶住患者前额处，并向下压（图4-1）。

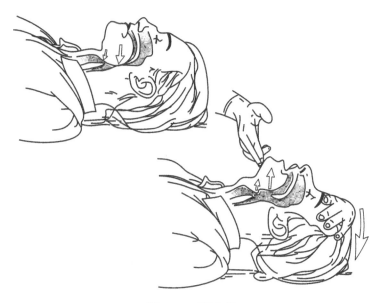

图 4-1　开放气道
（上：舌、会厌后坠阻塞气道；下：开放气道方法）

（2）仰头抬颈法：适用情况同上。救助者应站立或跪坐于患者一侧，一手扶住患者前额处，另一手托住患者后颈部上抬。

（3）双手托颌法：适用于颈椎损伤或不能排除者。救助者一般跪坐于患者头顶端，双手置于患者双侧下颌处，并同时托起，使患者头部后仰，打开气道。

2.注意事项

（1）上述手法均应使患者耳垂及下颌角位于同一直线上，并与身体平面成垂直方向，以充分开放气道。

（2）创伤患者如怀疑有颈椎损伤，开放气道时一定要注意保护颈椎。救助者需两膝跪地并牢固地夹住头部两侧，然后实行相应的气道开放手法。

（3）当怀疑或不能排除颈椎损伤时，救援人员应使用手动方法限制颈椎运动，不要使用固定装置。手动方法可以在降低患者颈椎运动的同时维持适当通气和气道管理。颈椎固定装置则可能导致梗阻气道打开更加困难，且不能提供足够的通气。

假如患者有自主呼吸，则经上述手法处理就足以解决气道通畅的问题。在某些情况下，为了保持气道通畅，需要应用口咽通气管或鼻咽通气管。

（二）口咽通气管或鼻咽通气管

1.口咽通气管

其作用是使舌根离开咽后壁，从而解除梗阻。口咽通气管为塑料制品，有两种形式，一种为扁形空心管；另一种为两侧有凹槽。其大小用长度（厘米，cm）表示，成人大号为10cm，中号9cm，小号8cm。

放置之前需将患者口腔内异物清除干净。放置方法有两种：一种为反转法；另一种为顺插法，插入前应先将舌头拉出。放置之后，头部位置仍然要采取后仰位。放置位置如适当，则在通气时，应听到两肺清晰呼吸音（图4-2）。

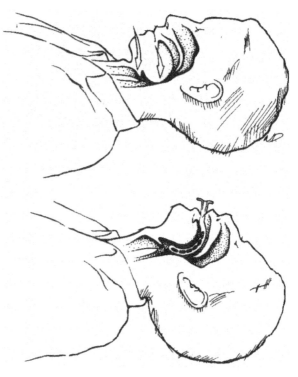

若口咽通气管放置时操作不当，可发生并发症。如长时间放置，可能会导致口咽或喉部水肿；如长度太长，可进一步把会厌推向后下，导致气道完全阻塞；如未到位，则可将舌紧紧推向咽后壁引起更严重的气道梗阻。放置全程中必须严格按操作常规进行，以防止嘴唇、舌头的撕裂伤。需要注意的是，口咽通气管只用于昏迷患者；如患者清醒时放置，可刺激咽喉部引起呕吐、误吸或喉痉挛。

图 4-2　上：放置前，头部位置不正确
　　　　　下：放置后，管子到位，头部保持后仰位

2. 鼻咽通气管

为柔软橡皮或塑料制成。当口咽通气管放置在技术上有困难或有禁忌证（如牙关紧闭、严重口周损伤、颌颏部钢丝固定等）时，可采用鼻咽通气管。当患者处于有呼吸的半昏迷状态时，可能不能忍受口咽通气管，此时也可采用鼻咽通气管。鼻咽通气管大小是以内径（毫米，mm）为标准的，成人大号 8 ~ 9mm，中号 7 ~ 8mm，小号 6 ~ 7mm。

鼻咽通气管放置时，需在通气管的外面涂上水溶性润滑剂，沿着鼻中膈靠内，与口腔底部平行往后插入，如遇阻力可旋转，直至通气管到达正确位置（图 4-3），放置鼻咽通气管后也仍需保持头部后仰位。

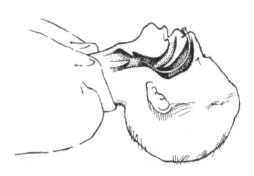

若鼻咽通气管放置时操作不当，同样会发生一些并发症。如通气管太长，可能插入食道，会引发胃胀气和通气不足而导致缺氧。与口咽通气管类似，鼻咽通气管也可能刺激患者咽喉部引起呕吐和误吸，以及喉痉挛。

图 4-3 鼻咽通气管正确位置（注意头部位置仍需保持后仰）

尤其需要注意的是，鼻咽通气管若损伤鼻腔黏膜后会诱发出血，血液或血块误吸入气管可致窒息，故提前备好吸引器十分必要。

（三）气管插管

用手法或通气管的方法开放气道，有时效果不理想，难以快速解除某些外周气道梗阻，如呼吸肌麻痹或中枢呼吸抑制引发的窒息；通气管辅助气道，其稳定性差，一旦移位可能导致舌后移至口咽后部，引发完全性阻塞性窒息，且长期使用易导致口咽或鼻咽部黏膜水肿；基础呼吸支持常较难控制患者通气潮气量及给氧水平，若过度通气可引起胃胀气、反流和误吸，同时也会增加胸内压，减少静脉回流心脏，降低血流量、血氧水平和生存率。因此，指南建议，对于心搏骤停的患者，尽早建立高级呼吸支持可能是有益的。常见的高级呼吸支持气道包括声门上气道和气管插管等。以下重点介绍气管插管方法在气道开放中的应用。

1. 气管插管的优点

（1）最可靠、有效的开放气道和保持气道通畅的方法。

（2）保护气道，防止异物误吸。

（3）利于通气，可给高浓度氧。

（4）利于清除（吸引）气管、支气管内分泌物或血液。

（5）某些抢救药物良好的给药途径。

（6）可防止胃充气。

（7）气管插管后，通气与胸外心脏按压可以非同步进行，胸外心脏按压可以连续进行。

（8）可给予可控的适宜潮气量（10～15mL/kg）进行通气，使肺保持充分的充气状态。

2. 气管插管指征

（1）心搏骤停需要继续进行胸外心脏按压者。

（2）无自主通气能力的昏迷患者。

（3）保护呼吸能力丧失的患者，如昏迷、心搏骤停、反射消失的患者。

（4）抢救者无法用常规方法进行有效辅助通气的清醒患者。

3. 气管插管的设备：

气管插管的所有装备每天都应常规检查一次。在操作之前，应再次对所有装备检查一次。

（1）喉镜（图4-4）：用途为暴露声门。组成：①手柄用于操作，且有电池光源；②镜片，其远端三分之一处有灯泡。镜片分为弯曲形和直形，按个人习惯选。手柄与镜片的连接处，也是电源与灯泡的连接处；安装未妥，则灯泡不亮。

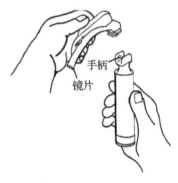

图4-4　喉镜：手柄和镜片的正确安装

（2）气管导管：两端均开放。近端有一个标准接头，以便与呼吸机通气导管连接。远端有一个套囊，与一个注气小囊相连。小囊装有单相瓣膜，以使套囊保存气体。每次使用前应检查气囊是否漏气，插入前用注射器抽掉气体；插入至正确位置后，注射入适量气体，以固定导管位置并防止通气漏气。导管大小以内径毫米数计，如7号指内径7毫米。导管长度从远端开始以厘米计。插管前常于导管外涂上具有润滑性质的局部麻醉药，以便于导管置入和之后拔出，同时对气道黏膜起到一定的局部镇痛作用。经口插管时，成年男性正确插管深度（长度）一般为22～24cm（以门齿处计），成年女性正确插管深度（长度）一般为20～22cm（以门齿处计），小儿正确插管深度（cm）＝年龄/2+12；经鼻插管时，正确插管深度为上述数值分别增加2～3cm。

（3）导芯：由富有展性和可塑性的金属制成。插入导管之前可于导芯表面涂上水溶性润滑剂便于拔出。插入后回抽1.3cm，不使导芯外露。插入导管后，可按需要弯曲导管塑形，以利于顺利插入气道。

（4）其他装备：

① 10mL注射器：用于气囊注气。

② Magill 氏钳：用于取异物和帮助导管进入喉部。

③水溶性润滑剂。

④局部麻醉药：如复方利多卡因乳膏、盐酸奥布卡因凝胶等。

⑤吸引装置：吸引导管，包括软、硬两种。

⑥听诊器。

4.气管插管技术

（1）准备工作：检查所有装备完好，导管外可预先涂上适量具有润滑性质的局部麻醉药。注意挑选大小合适导管，成人男性一般用 7 号或 7.5 号，成人女性用 6.5 号，小儿导管大小可按 "年龄 /4+4" 公式进行估算。经鼻插管时，成年人导管大小按上述推荐再减半号。

（2）放置头部于理想位置（图 4-5）：采用仰头抬颈或双手托颌等手法，使气管、喉和口腔三个轴线尽可能变成一条轴线，便于喉部和声门的暴露。

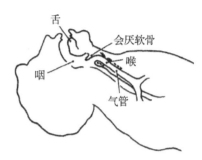

图 4-5　主要解剖标志，合适的头部位置

（3）正确放置喉镜：以拇指、食指和中指抬起下颌并开启上下唇后，左手持柄，镜片从右侧口角进入后，移向中央，轻轻将喉镜往前推至舌根末端的会厌谷，直至直接暴露声带和声门（图 4-6、图 4-7、图 4-8）。注意往上抬起时不能以上门齿作为支点，以免引起牙齿脱落阻塞气道等。

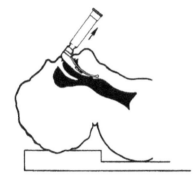

图 4-6　使用弯曲镜片时,镜片尖端位于会厌谷,手柄往上抬时，会厌往前移动，暴露声门

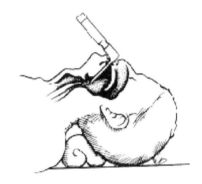

图 4-7　使用直镜片时会厌直接被推向前，暴露声门

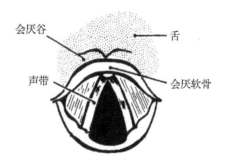

图 4-8　直接喉镜下咽喉部的局部解剖结构

（4）正确放置气管导管：右手持管，从右侧口角进入；看清声带和声门后轻轻插入，此时导管前端再往前推进 1～2cm 后向气囊注入 10mL 左右气体；用球囊面罩通气以确定导管位置是否合适；如遇困难，及时退出，每次操作时间不应超过 30 秒；在确定导管位置正确后，即予以妥善固定；此时导管尖端在声带与隆突之间，可允许颈部有伸缩活动而不致导管脱出或移位。

（5）确定导管位置是否正确：常用的判断方法有：①暴露喉部以直接观察导管是否从声门通过；②按压胸部或球囊通气后可见导管内壁充满雾气；③控制通气时可见双侧胸廓起伏，双肺听诊两侧肺泡呼吸音对称清晰；③上腹部听诊有通气时的"气过水声"；④若患者尚有自主呼吸，将气管导管连接呼吸机后可见呼吸囊规律张缩；⑤呼气末二氧化碳监测显示 CO_2 存在。

（6）带瓣球囊面罩过渡，连接呼吸机：在未确定导管位置之前的一段时间内，采用带瓣球囊面罩正压给氧。一旦位置确定无误，即予以妥善固定，并连接呼吸机。在 CPR 过程中，伴随持续性胸外心脏按压的同时，按照每 6 秒一次的通气频率进行通气，成人潮气量一般设定在 500～600mL 可达到较好的通气效果。在 ROSC 阶段，以滴定吸氧模式通气，使氧合指数维持在 92%～98%；其后，可根据具体临床情况并参照血气分析报告，对呼吸机用法进行调整。

5. 气管插管并发症

（1）软组织损伤：为最常见并发症。插管时操作不当，易导致唇、舌、咽喉或气管、声带等部位损伤，损伤程度从撕裂伤到穿透伤不等，可能引起咽喉痛、声带麻痹及喉水肿等。

（2）高血压和心律失常：由插管刺激而导致肾上腺素或异丙肾上腺素分泌增加，引起血压增高或严重心律失常；该类患者插管前应常规应用安定和肌松药，有时术前还应用利多卡因等。

（3）导管异位：导管位置不正确，引起通气不良；误入食管不仅无法保障通气和氧合，且易导致胃充气等严重并发症的发生。

（4）误吸及继发性感染：呕吐或胃内容物反流后误吸入下呼吸道，导致通气不良和继发感染，重者窒息。

6. 几点建议

（1）在心搏骤停患者的抢救中，有条件者应尽可能快地对患者进行气管插管，这是最为可靠和有效的开放气道的措施之一。

（2）气管插管操作应优先由有丰富操作经验的抢救者进行，以免浪费极其宝贵的抢救时间，及降低插管并发症的发生率。在仅有低气管插管成功率或缺乏气管插管培训的抢救者时，可以考虑使用声门上气道为患者尽早建立高级呼吸支持。

（3）每一次操作持续时间不得超过 30 秒。在两次尝试间隙期间，应给予面罩加压给氧。

（4）目前没有证据表明环状软骨压迫法（Selliek 手法）可有助于心搏骤停患者的通

气或降低其误吸发生的风险。尽管有一些研究报道，在非心搏骤停患者中，此手法可在球囊面罩通气时防止误吸和胃充气的发生；但最新研究表明环状软骨压力的增高，也可能阻碍通气和声门上气道或气管导管的放置，并增加插管期间气道创伤的风险。

（四）其他开放气道的方法

1. 食道堵塞式通气道（Esophageal Obturator Airway，EOA） 若无气管插管设备，或插管效果不好，以及不能插管或插管技术上有一定困难时，可选用 EOA。EOA 是一类长 37cm，远端带有大容量充气囊的导管（图 4-9、图 4-10），当对食管下部气囊充气时，可防止正压通气期间的胃反流和扩张。EOA 管道贯穿过一个透明的低压面罩，在咽部有几个侧孔，通过这些侧孔，人工通气的气体可经由咽喉、气管到肺。注意面罩必须适合于患者的脸形，以防止气体从鼻腔和脸部漏出。

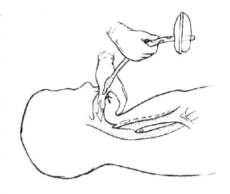
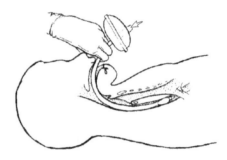

图 4-9 EOA 放置方法

EOA 的主要优点是不需明视即可插入，因此其操作比气管插管更容易、更快速。此外，因其插管期间患者头部不用过伸，颈部下屈，尤其适用于怀疑有颈部损伤的患者；但其应用比较难以防止面罩漏气的发生，因此患者常伴随有通气不足。EOA 在这方面的缺点类似于简易人工呼吸器通气。

使用人员应受过适当的训练并积累足够的经验，医务工作者应常规进行这方面的训练以保持其熟练程度。

（1）插管技术：插管前，先将通气管与面罩相接，然后检查套囊是否漏气。放气后于通气管表面涂以润滑剂。插管时需使患者头部保持中位或轻度屈曲位，救助者用一手抬起患者舌和下颌骨，另一手把通气管由口腔插入食管，直到面罩置于面上，此时套囊应位于隆突以下；注意若套

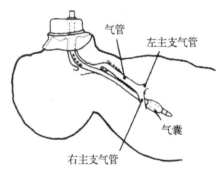

图 4-10 EOA 放置到正确位置，面罩通气给氧

囊在隆突上，当对其充气时，可能压迫气管后膜部分，引起气管阻塞。同时，由于存在通气管插入气管的可能性，故气囊充气前必须进行正压通气，如胸腔抬高，表明通气管不在气管内，此时套囊可注气 35mL。然后通过在双侧腋中线呼吸音听诊，及上腹部听诊

判断通气管位置。如果通气管放入气管，则可听到"咕噜噜"的声音。如果插入通气管时有阻力，需要将通气管稍后退，并抬高舌和下颌骨，重新插入通气管。注意如果 EOA 插入 2 小时后患者仍不清醒，应撤除 EOA 而进行气管插管。EOA 拔除前，应将患者侧卧位放置，并充分吸引气道异物，以防止拔管后反流的发生。

（2）并发症：许多研究表明，EOA 的通气和氧合效果比气管插管差，也有其可引起食管穿孔的报道。对于半昏迷的患者，插入 EOA 可引起喉痉挛、呕吐、误吸等发生。同时，EOA 也不能防止口咽部异物反流入气管和支气管。

下列措施可减少并发症：①由训练有素的人员进行 EOA 操作；②不应用于有食管疾病或吞食腐蚀性物质的患者；③不用于 16 岁以下的患者；④不用于有自主呼吸及清醒的患者；⑤使用时间不超过 2 小时；⑥插入时不用暴力；⑦插入和拔管时，提前备好吸引器。

2. 食管胃管通气管（Esophageal Gastric Tube Airway，EGTA） EGTA（图 4-11）是胃管穿过通气管内引流胃内容物，而通过通气管及面罩进行通气的联合导管装置。可经 EOA 改良后成为食管胃管通气管。管道全长贯通，内有胃管通过，可进行胃内减压，一般认为其优于 EOA。该技术的插入方法和并发症与 EOA 相同。

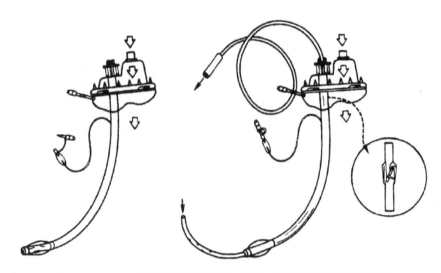

图 4-11 EGTA，胃管可通过导管进入胃内；通气可经标准面罩进行

3. 喉罩通气道（Laryngeal Mask Airway，LMA） 简称喉罩，由通气导管和气囊两部分组成，是由气囊封闭食管及喉腔，经由导管通气的声门上气道装置。临床上常应用于不需颈部运动、不需肌松药的患者。该方式具有患者耐受性好，可清醒拔管，术后咽喉部疼痛及恶心呕吐等并发症发生率较低的优点。但对于特殊体位、饱胃、张口困难等患者不适用。与面罩通气相比，其安全有效性更高；与气管插管相比，其对气道的维持性不如前者。对于心搏骤停患者的呼吸支持，喉罩通气道可作为一种良好的过渡性高级呼吸支持手段。

4. 环甲膜穿刺术（图 4-12）

（1）方法：用带注射器的套管针，在甲状软骨下的小凹即相当于环甲膜的位置，从中线向下穿刺。套管针头应朝骶侧方向，与皮肤成 45°角。在穿刺的同时，回抽注射器，一旦注射器抽到空气表明针已进入气管。沿针芯的方向插入外层套管，然后把针芯和注射器退出。套管与连接管远端相接。在气管插管或气管切开期间，助手应握住套管头防止突然带出套管。穿刺成功后，开启释放阀，高压氧气进入气管，调整压力以获得足够的肺膨胀。此时，必须仔细观察患者胸部，当胸部抬高，关闭排气阀，随即患者开始被动呼气；呼气时救助者也应观察患

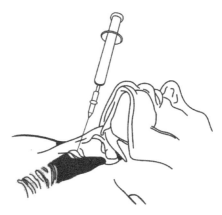

图 4-12　环甲膜穿刺术

者胸部是否回落。如果胸部保持充气状态，则可能存在近端气管的完全阻塞。在这种情况下，在第一根套管针附近再插入一根大套管针，可开放气道。如果胸腔仍呈持续扩张状态，应紧急做环甲软骨切开术。

（2）并发症：高压通气可引起气胸。穿刺点可引起出血，尤其是穿刺到甲状腺时。如果针刺过深，可刺伤气管；也可出现纵隔和皮下气肿。此外，该方法不允许直接吸引分泌物。这种方法的缺点是，在供氧的同时，不能有效地排出二氧化碳。

5. 环甲软骨切开术（图 4-13）

（1）方法：

①用酒精或其他抗菌液消毒将要切开的部位。

②在环甲膜的平面用尖刀做水平切口。

③用刀柄后部通过切口插入，扩大切口。

④用简易呼吸器通气，给予最高浓度氧。

（2）并发症：出血、假道、食管穿孔、皮下气肿或纵隔气肿。

6. 气管切开术

用手术方法切开气管，插入气管导管。最好在手术室内，在气道已经得到控制（如气管插管、环甲软骨切开术等）后，由有经验的医务人员进行。

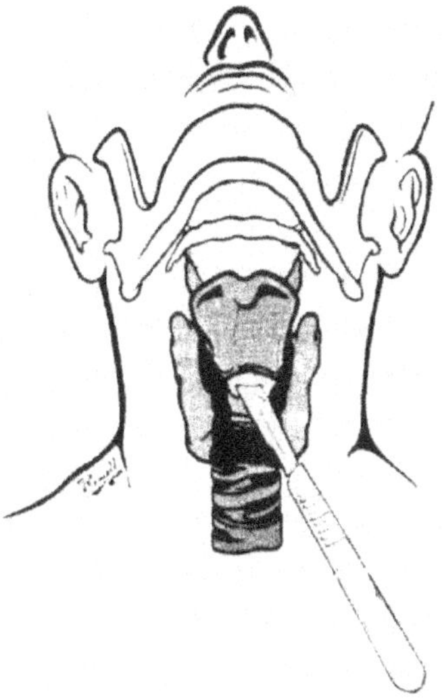

三、通气和给氧

图 4-13　用手术刀切开环甲软骨

对于尚存脉搏的呼吸暂停患者，提供通气和给氧是必要的。对于心搏骤停患者，尽管存在部分争议，但目前较普遍认为，单纯地进行胸外心脏按压而不辅助通气的复苏效果可能导致动脉血氧含量随抢救持续时间的增长而降低，因而其对患者的抢救效果可能

不及传统的完整 CPR（按压与呼吸）。此种情况尤其适用于窒息性心搏骤停患者。因此，对于心搏骤停患者，早期开放气道进行通气和氧合是必要的。

有研究表明，对于成年患者，足量的潮气量（500 ~ 600mL）可引起明显的胸高，提供充足的通气，同时最大限度地降低过度膨胀或胃充气的风险。

（一）开放气道并保持通畅是心肺复苏的起步和基础

气道通畅后，如患者自主呼吸恢复，可根据临床情况、PaO_2 或指脉氧饱和度来调节给氧方法。常用的给氧装置和给氧方法有四种。

1. 鼻导管给氧

这是一种低流量给氧系统，不能为整个吸气过程提供足够的气体。因为其一部分潮气量是由室内空气补充的。吸入氧浓度取决于氧流量和患者的潮气量。流量每增加 1L/min，吸入氧浓度约增加 4%。如果患者的潮气量正常，当鼻导管内氧流量为 1 ~ 6L/min 时，吸入氧浓度是 24% ~ 44%。

2. 面罩给氧

成年患者很容易接受面罩。为了避免呼出气在面罩腔内积聚和重复吸入，氧流量必须大于 5L/min，建议用 8 ~ 10L/min。与鼻导管一样，吸入气也易被室内空气稀释。它能提供的氧浓度为 40% ~ 60%。

3. 储氧面罩

此系统有持续性氧气气体流入储氧袋，供氧浓度在 60% 以上。6L/min 的氧流量可提供约 60% 的氧浓度，而且氧流量每提高 1L/min，吸入氧浓度可提高 10%。如果氧流量为 10L/min，那么氧浓度几乎为 100%。

4. 文丘里面罩

此系统能提供有固定氧浓度的高流量气流。加压氧流由小孔进入，氧气在离开小孔系统时产生低于大气压的压力，将室内空气带入系统。改变小孔的大小与氧流量，可改变氧浓度。这种方式的给氧常用于慢性高碳酸血症患者，如慢性阻塞性肺疾病（Chronic Obstructive Pulmonary Disease，COPD）患者，以治疗中度到重度的低氧血症。对于这种患者，高浓度给氧可引起呼吸抑制，因为 PaO_2 的增高将减弱低氧血症对呼吸中枢的刺激作用。可供的氧浓度为 24%、28%、35% 及 40%，相应的氧流量为 2、4、8、10L/min。面罩氧浓度由 24% 开始。给氧时，注意观察呼吸抑制及 PaO_2 升高情况。调整氧浓度使 PaO_2 至理想水平。

（二）如患者无自主呼吸，或呼吸弱且不规则，通气严重不良，则应给予人工通气和给氧，其方法有以下几种。

1. 口对口及口对鼻人工呼吸

如果由于外伤、位置或难以获得密封而无法通过患者的口腔进行通气，则可能需要口对鼻呼吸。研究表明，成人口对口或口对鼻呼吸是可行、安全、有效的。口对口或口对鼻呼吸都可为患者提供通气和氧气。

以口对口人工呼吸为例，救助者实施时，需要先打开患者的气道，捏住患者的鼻子，建立一个密闭的口对口空间，然后进行通气呼吸，定期呼吸而不是深呼吸，可以有效防止救助者头晕，并防止患者肺部过度膨胀。

通气困难最常见的原因是气道打开不当，所以如果第一次通气呼吸时观察到患者的胸廓没有上升，救助者需立即重新调整患者头部位置，再次行仰头提颏法等开放气道，然后进行第二次抢救行通气呼吸。注意过短通气时长及过度通气均是不可取的，前者易导致通气和氧供不足，后者可引起胃充气、胃内容物反流和静脉回流受限。目前推荐的标准是单次呼吸时长略超 1 秒。另外，由于呼出气的氧浓度约为 17%，所以此法仅可提供低浓度氧。

2. 口对面罩通气

这一方法具有很多优点：

（1）避免直接接触患者的口鼻。

（2）可有效补充给氧。

（3）若面罩通气系统有单向活瓣，可避免通气气体暴露于呼出气中，稀释给氧浓度。

（4）易于教学。

（5）提供有效的给氧与通气。

（6）比口对口或口对鼻人工呼吸更易于被患者和救助者接受。

10L/min 的氧流量加上口对面罩通气，吸入氧的浓度也能达到 50%。给自主呼吸患者的混合氧也能经此装置给予。15L/min 的氧流量可提供约 80% 的氧浓度。

单向活瓣与面罩相连，氧气管连接于 10L/min 的氧流量的进口处。必要时插口咽通气管。头后仰，面罩置于患者面部。用两手掌拇指侧的鱼际肌压面罩。保持头后仰的同时，用食指、中指及无名指于耳前托下颌骨。如果没有放置口咽道气道，抢救者应保持患者张口。然后通过面罩孔吹入气体，同时观察胸廓的起伏。

如果在旁有受过训练的助手，可让其按压环状软骨，防止由于正压通气使胃扩张，同时减少反流和误吸的可能性。

3. 简易呼吸器

其由一个自动充气呼吸囊与一个单向活瓣组成，可与面罩、气管导管及食管阻塞通气管等合用。一项针对需要通气支持的危重患者的研究发现，每分钟 10 次呼吸的简易呼吸器联合面罩通气可以减少插管前的缺氧事件。

（1）此装置要符合以下标准：

①自动充气皮囊易清洗与消毒。

② 15L/min 的氧流入不引起活瓣系统阻塞。

③无排气（POP-OFF）活瓣。若有，应关闭，以保证呼吸道阻力高、肺顺应性差的患者通气所需的高压。

④标准的 15mm/22mm 接口。

⑤由皮囊背部的辅助氧气入口的氧气储备囊提供高浓度氧的系统。

⑥有可靠的无重复吸入活瓣。

⑦在极端的环境温度下仍能正常工作。

⑧适宜于在人体模型上练习。

⑨有适合于成人与儿童的各种型号。

（2）方法：抢救者位于患者的头顶部，患者头后仰。若患者神志不清，则可插入口咽通气管辅助气道开放。面罩下保持患者张口。抢救者用左手将面罩置于患者面部。中指、无名指、小指或无名指、小指置于患者的下颌部，其余手指置于面罩上。抢救者安置面罩的同时，应保持患者头后仰，下颌骨向前。右手挤压呼吸囊，观察患者胸部运动，保证肺通气。

（3）并发症：这类装置最常出现的问题是不能提供插管患者所需的足够通气量。这是由于开放气道的同时难以保持面罩密封不漏气。因此简易呼吸器仅能用于训练有素的人员。若有两人操作，一人持面罩，保持气道开放，一人用双手挤压呼吸囊，则可达到更好的通气效果，但这需要良好的配合。

4.机械通气和给氧

各种类型呼吸机通气和给氧，在心肺脑复苏过程中具有很大的作用和重要性。

（1）适应证主要包括：

①肺泡低通气：常见于心肺复苏初步成功后、麻醉药物过量、中枢神经系统疾病、神经肌肉疾病。

②低氧血症：见于急性呼吸窘迫综合征（Acute Respiratory Dysfunction Syndrome，ARDS）、重症肺炎、心源性肺水肿且对其他治疗无效时、严重的肺挫伤。

③部分 COPD 患者。

④全身多脏器功能衰竭伴肺炎或 ARDS。

⑤连枷胸。

⑥呼吸肌衰竭。

（2）禁忌证：

①气胸及纵隔气肿，未行引流者。

②肺大泡。

③大咯血。

④急性心肌梗死。

⑤出血性休克未补充血容量之前。

四、吸引装置

（一）吸引管

硬质吸引管（yankauer 吸引管）适用于清除口腔及口咽部的分泌物、血块及其他异物。支气管吸引管适用于清除气管或鼻咽部的分泌物。

支气管吸引管需以下特殊设计：①末端及侧孔对黏膜造成的损伤最小；②足够长，能通过气管导管的末端；③插入气管导管时，摩擦阻力最小；④无菌，一次性。

（二）支气管吸引术

使用前需检查装置的密封性和吸引力。设置吸引压力于 80～120mmHg（负压）之间。患者先给予100%的氧气5分钟。然后把消毒的导管插入气管导管内，不封闭近端的侧孔，然后将导管插到一定深度，大约于隆突水平。间断地封闭侧孔以吸引分泌物，同时旋转回拉吸引导管。吸引时间不应超过15秒；若出现心律失常，立即停止吸引，予人工呼吸并给氧。再次吸引前，需要再次给予患者100%氧气30秒。

（三）并发症

1. 低氧血症：最严重的并发症，常由气管的内负压使肺容量（功能残气量）减少而突然引发。

2. 心律失常和心搏骤停：吸引对呼吸道的刺激与气管插管引起的相似，能增加动脉压力和心率。由于低氧血症、心肌供氧减少，或由于血压、心率增加，需氧增加，吸引可引起明显的心律失常。严重者可再次引起患者心搏骤停。

3. 迷走神经激活：部分患者可因迷走神经刺激而出现心率变慢、低血压。

4. 其他：导管对黏膜的刺激可触发咳嗽，致颅内压增高，脑血流下降。此外，黏膜损伤的发生率也较高，包括水肿、出血、溃疡、缺血等，可发生气管继发性感染。

（程宝莉）

参考文献：

[1] Merchant R M, Topjian A A, Panchal A R, et al. Part 1: Executive Summary: 2020 American Heart Association Guidelines for Cardiopulmonary Resuscitation and Emergency Cardiovascular Care [J]. Circulation, 2020, 142(16_suppl_2): S337-S357.

[2] Panchal A R, Bartos J A, Cabañas J G, et al. Part 3: Adult Basic and Advanced Life Support: 2020 American Heart Association Guidelines for Cardiopulmonary Resuscitation and Emergency Cardiovascular Care [J]. Circulation, 2020, 142(16_suppl_2):S366-S468.

[3] Topjian A A, Raymond T T, Atkins D, et al. Part 4: Pediatric Basic and Advanced Life Support: 2020 American Heart Association Guidelines for Cardiopulmonary Resuscitation and Emergency Cardiovascular Care [J]. Circulation, 2020, 142(16_suppl_2): S469-469S523.

[4] Newell C, Grier S, Soar J. Airway and ventilation management during cardiopulmonary resuscitation and after successful resuscitation [J]. Crit Care, 2018,22(1):190.

[5] Andersen L W, Granfeldt A. Pragmatic Airway Management in Out-of-Hospital Cardiac Arrest [J]. JAMA, 2018, 320(8): 761-763.

[6] Ong M, Perkins G D, Cariou A. Out-of-hospital cardiac arrest: prehospital management [J]. Lancet, 2018, 391(10124): 980-988.

[7] Krisciunas G P, Langmore S E, Gomez-Taborda S, et al. The Association Between Endotracheal Tube Size and Aspiration (During Flexible Endoscopic Evaluation of Swallowing) in Acute Respiratory Failure Survivors [J]. Crit Care Med, 2020, 48(11): 1604-1611.

[8] Brodsky M B, Levy M J, Jedlanek E, et al. Laryngeal Injury and Upper Airway Symptoms After Oral Endotracheal Intubation With Mechanical Ventilation During Critical Care: A Systematic Review [J]. Crit Care Med, 2018, 46(12): 2010-2017.

[9] Sandroni C, Skrifvars M B, Soar J. Vasopressors, antiarrhythmics, oxygen, and intubation in out-of-hospital cardiac arrest: possibly less is more [J]. Intensive Care Med, 2019, 45(10): 1454-1458.

[10] Lesnick J A, Moore J X, Zhang Y, et al. Airway insertion first pass success and patient outcomes in adult out-of-hospital cardiac arrest: The Pragmatic Airway Resuscitation Trial [J]. Resuscitation, 2021, 158: 151-156.

第五章　脑复苏

临床实践证明，许多心搏骤停者经抢救可恢复心搏、呼吸，而大脑的缺氧／缺血性损伤是导致其死亡和致残的主要原因。在心肺复苏后存活的患者中，80%经历了不同时间的昏迷，其中40%的患者进入了持续植物状态（persistent vegetative state），80%的患者在1年内死亡。完全的脑功能恢复很少见，即使心搏骤停发生后立即开始心肺复苏或进行高级生命支持的时间间隔少于15分钟，6个月内患者的病死率仍达40%～55%。因此，心肺脑复苏（CPCR）应是一体的复苏。在开始心肺复苏的同时即应考虑进行脑复苏的治疗，并贯穿于复苏全过程，力争达到完全的复苏。

一、脑复苏的病理生理

脑的能量需要大，脑组织血液供应丰富，人脑质量占体质量的2%～3%，但是安静状态下供血量占了心排血量的20%，氧耗量占全身的20%。脑组织耗氧大、代谢率高、脑内能量贮备有限决定了脑对缺氧或灌注不足的耐受性很差。心搏停止数秒，脑氧储备就可耗尽，有氧代谢的三羧酸循环停止，继而进行无氧糖酵解，产生乳酸导致细胞内酸中毒。随之脑内贮存的葡萄糖耗尽，2～4分钟内无氧酵解也停止，2～5分钟内ATP耗尽，5～8分钟脑细胞即可发生不可逆性损害。依赖ATP的钠泵（Na^+-K^+-ATP酶）衰竭，导致细胞内K^+外流及Na^+和水内流增加，造成细胞内水肿、星形胶质细胞肿胀。缺氧、炎症、损伤可损害血脑屏障，使其通透性增高，引起组织间水肿和出血，进一步加剧脑的损害。除了心搏停止造成缺血缺氧的直接后果，脑损害的病理生理还有以下特点。

1. 继发性缺氧／缺血

脑血循环重建后由于反应性充血、脑水肿和微血管不再流通现象，导致大脑微循环功能障碍，使脑缺氧持续存在，引起脑细胞死亡。继发性脑缺氧在脑损害中起重要作用。

2. 脑微血管无复流现象（phenomenon）

既往试验已证实，心搏停止或完全阻断脑血流量（Cerebral Blood Flow, CBF）5分钟以上，当心搏恢复或接通阻断后大部分脑内微血管仍不能被血液重新灌注，称为无复流现象。

3. 缺血后的低灌流状态

心脏停搏引起完全性全脑缺血。复苏时，正常血压再灌注之初，有短暂的CBF总量增加（反应性充血），而有些散在的脑区根本并无灌注。即刻的多灶性缺血后低灌注主要是由于血细胞凝聚和细胞内水肿，迟发的低灌注则由于血管痉挛。

4. 钙离子的内流

缺血后能量丢失，引起 K^+ 外流，Na^+ 及 Ca^{2+} 内流，神经元积聚 Ca^{2+}，激活磷脂酶，导致游离脂肪酸积聚。缺血期，过多的 Ca^{2+} 堆积在脑细胞的线粒体，妨碍了 ATP 的产生。

二、治疗

1. 恢复自主循环（ROSC），增加脑供血

标准的胸外心脏按压时产生 3% ～ 30% 的正常颈总动脉血流，这并不能完全代表 CBF，有时至面部的血流可以很高，但至脑部的血流量却为 0。因此，应尽早 ROSC，并维持正常或稍高于正常的平均动脉压（Mean Arterial Pressure，MAP）（90 ～ 100mmHg）。目前，已有足够数据证实，及早 ROSC 的患者有更好的神经功能预后。日本疾病控制中心 2009 年的一篇报道指出，心搏骤停患者若及时得到自动体外除颤（AED），复苏 1 个月后 35.5% 的患者拥有良好神经功能，而未及时接受 AED 患者的比例仅为 18.8%。一项对猪实施 CPR 的实验发现，采用 20°～ 30° 的头低脚高位，胸外心脏按压可产生 1.4 倍于平卧位按压的颈动脉血流量。头低脚高位是否对增加人的颈动脉血流及改善其神经功能预后有作用，尚需进一步证实。

2. 低温疗法

2002 年《新英格兰医学杂志》报道了两篇里程碑式的文章，清楚地说明了亚低温疗法对心搏骤停患者神经学预后的有益效果。一项研究以维持体温 32 ～ 34℃为目标，55% 的患者取得了良好的神经学预后，而正常体温组则为 39%；另一组的研究结果显示，神经学预后良好者低温组为 49%，正常体温组为 26%。随后，国际复苏委员会（ILCOR）提倡对院外发生心搏骤停致缺氧性脑损伤的患者应用治疗性低温疗法。

对目标体温管理（Target Temperature Management，TTM）的初步研究发现，采取了诱导性低温治疗的心搏骤停患者，其神经功能预后有所改善。最近的一项研究比较了 33℃ 和 37℃对初始非电击心律后 ROSC 患者的影响，发现 33℃治疗组的生存率提高，具有更好的神经学结果。一项高质量研究发现，36℃和 33℃两种温度管理的临床结果相近。2020 版美国心肺复苏指南指出，所有在心搏骤停后 ROSC 的昏迷（即对语言指令缺乏有意义的反应）成年患者都应采用 TTM，目标温度选定在 32 ～ 36℃，并至少维持 24 小时。2010 年以前认为，入院前较早开始降温可能对患者更有优势，且有助于促使或鼓励入院后继续降温。但近几年发表的高质量研究并未表明入院前降温有优势，而且入院前使用冷静脉注射液降温可能导致一系列并发症，故不推荐在院外对 ROSC 后患者常规快速冷静脉输液进行降温。低温技术主要包括体表低温、体外血液低温、体外循环低温和血管内低温等。目前国内多使用传统全身体表降温（如冰帽、冰毯、冰袋），简捷有效，技术要求低，但缺点是很难在短时间内达到脑深部低温。4℃生理盐水输注可辅助诱导低温，但存在心功能不全和肺水肿风险的患者应慎用。

低温疗法的并发症主要包括免疫抑制导致的感染、低循环血容量、电解质紊乱、胰岛素抵抗、心律失常、凝血功能障碍等。

3. 脱水药物的应用

缺血缺氧性脑水肿多在心搏停止后数分钟至数小时发生，在 2～3 天达高峰。控制脑水肿，降低颅内压是恢复脑功能的重要措施之一。脱水剂一般以甘露醇为首选，可提高血浆渗透压，使脑组织中的水分吸入血液，进而减轻脑水肿，降低颅内压。对于严重脑水肿或伴有心功能不全、肺水肿者，宜选用袢利尿剂（如呋塞米）来减轻缺血缺氧造成的脑水肿，也可与甘露醇交替使用。但脱水药物常会造成电解质紊乱，应动态监测并及时纠正。

4. 高压氧的应用

高压氧能极大地提高血氧分压，从而有效地改善脑组织的缺氧状态，增加组织氧储备，增加氧的弥散率和弥散范围，增加脑灌注，纠正脑缺氧，减轻脑水肿，促进脑血管床和神经组织的修复。目前，国内虽有报道称早期持续或一天多次的 2～3 个大气压下吸入纯氧，可取得较好的脑复苏疗效；但由于高压氧用于 CPCR 缺乏足够的临床证据，指南尚未推荐。

5. 皮质类固醇的使用

皮质类固醇有稳定细胞膜、清除自由基、降低脑水肿、改善脑血流、抑制炎症反应的作用，但其对缺血缺氧性脑损伤的作用一直存在争议。目前，尚无足够的证据证明皮质类固醇在心搏骤停患者中的神经保护益处。

6. 神经元保护剂的应用

有限的临床试验数据表明，在心搏骤停后使用钙拮抗剂（如尼莫地平）、自由基清除剂（如依达拉奉）、膜稳定剂（如胞磷胆碱）和抗胆碱药物（如山莨菪碱）等神经元保护剂，并没有显示出改善预后的作用，其有效性需要进一步的临床数据证明。

7. 改善血液流变学

血液流变学异常可导致血流阻力增高，微循环障碍。心肺复苏后血液流变学异常对脑复苏的成功率有重要影响，血黏度是其重要指标。研究发现，兔心肺复苏后血黏度、血浆黏度较对照组均升高；心肺复苏后肝素（0.5 mg/kg）静脉注射可使血黏度降低，红细胞变形性改善。正常血容量的血液稀释（使红细胞压积降至 0.25～0.35）可能也有助于改善血流动力学。

8. 中医药

国内学者在动物实验中发现参脉注射液、川芎嗪、醒脑静、七叶皂苷钠等中药可减轻受试动物脑缺血，具有神经保护作用，但尚缺乏对心搏骤停后患者具有神经保护益处的临床证据。

9. 脑保护的基础性措施

（1）呼吸支持与控制：脑缺血后过度通气导致的低 $PaCO_2$ 有可能引起脑血管收缩，

减少 CBF，使脑缺血进一步加重，因此对神志不清患者应使用机械通气，控制氧分压在 100mmHg 以上，pH 值在 7.35 ～ 7.45。

（2）控制躁动与抽搐。

（3）能量补充及营养支持。

（4）维持呼吸及循环功能稳定，积极防治并发症。

三、评价预后的指标

2020 版指南指出，ROSC 后仍处于昏迷状态的患者，应在恢复正常体温后至少 72 小时后执行多模式神经预测，具体的检测方法包括临床检查、血清标志物检测、神经电生理学检查和神经影像学检查。此外，以下临床体征可以预测神经系统不良后果：①心搏骤停后 72 小时以后，双侧瞳孔光反射消失；②心搏骤停后 72 小时以后，双侧角膜反射消失；③心搏骤停后 72 小时以内，出现肌阵挛状态。

四、展望

虽然传统上认为心搏骤停后 4 ～ 6 分钟出现不可逆性脑损害，然而目前许多研究表明，神经细胞耐受缺氧的时间比以往认为的要长，甚至有心搏停止 60 分钟后神经细胞仍保持生化及电生理活性的报道。近年也有研究表明，中枢神经系统是一个动态、可塑的器官，具有潜在的自我修复和再生功能。这些发现为脑损伤后的脑功能修复点燃了希望。

（冯梦晓、施小燕）

参考文献：

[1] Panchal Ashish R, Bartos Jason A, Cabañas José G, et al. Part 3: Adult Basic and Advanced Life Support: 2020 American Heart Association Guidelines for Cardiopulmonary Resuscitation and Emergency Cardiovascular Care [J]. Circulation, 2020, 142: S366-S468.

[2] Merchant Raina M, Topjian Alexis A, Panchal Ashish R, et al. Part 1: Executive Summary: 2020 American Heart Association Guidelines for Cardiopulmonary Resuscitation and Emergency Cardiovascular Care [J]. Circulation, 2020, 142: S337-S357.

[3] Soar Jasmeet, Callaway Clifton W, Aibiki Mayuki, et al. Part 4: Advanced life support: 2015 International Consensus on Cardiopulmonary Resuscitation and Emergency Cardiovascular Care Science with Treatment Recommendations [J].Resuscitation, 2015, 95: e71-120.

[4] Donnino Michael W, Andersen Lars W, Berg Katherine M, et al. Temperature

Management After Cardiac Arrest: An Advisory Statement by the Advanced Life Support Task Force of the International Liaison Committee on Resuscitation and the American Heart Association Emergency Cardiovascular Care Committee and the Council on Cardiopulmonary, Critical Care, Perioperative and Resuscitation [J].Resuscitation, 2016, 98: 97-104.

[5] Lascarrou Jean-Baptiste, Merdji Hamid, Le Gouge Amélie, et al. Targeted Temperature Management for Cardiac Arrest with Nonshockable Rhythm [J].N Engl J Med, 2019, 381: 2327-2337.

[6] Steinberg Alexis, Callaway Clifton W, Arnold Robert M, et al. Prognostication after cardiac arrest: Results of an international, multi-professional survey [J].Resuscitation, 2019, 138: 190-197.

第六章 心肺脑复苏中的常用药物

第一节 概 述

熟练、正确地掌握并应用心肺脑复苏中的药物，对每个从事急诊抢救的医务人员来说都是个挑战。心肺脑复苏中需要多种药物，而这些药物往往作用复杂并且适应证交叉，医务人员必须在数秒钟内对选择何种药物进行治疗做出决定。在这种情况下，熟记"心肺脑复苏的药物和剂量"是至关重要的。显然，开具给药医嘱，都必须建立在对药物作用机制、适应证、禁忌证、剂量、不良反应和注意事项全面理解的基础上，才能做到准确有效。

高级心血管生命支持（ACLS）提供者不但要考虑到 ACLS 药物的适应证和作用特点，而且应时刻记住 ACLS 药物治疗的主要目标。其目标是：

（1）快速纠正低氧血症；

（2）重建自主循环，保持足够的血压水平；

（3）改善心脏功能；

（4）防止和抑制严重的心律失常，尤其是持续性室性心律失常；

（5）减轻疼痛；

（6）纠正酸中毒；

（7）治疗充血性心力衰竭。

本章将心肺脑复苏的常用药物按给药的时间顺序分为两类：一类是心搏骤停抢救时使用的药物；另一类是自主循环恢复（ROSC）后使用的药物。每个药物按作用机理、适应证、剂量、注意事项的顺序进行说明。

（徐强、马中富）

第二节 抢救时使用的药物

抢救时使用的药物主要包括除颤药物及纠正酸中毒药物，包括肾上腺素、利多卡因、胺碘酮、硫酸镁和碳酸氢钠等。

一　肾上腺素

（一）作用机制

肾上腺素是一种具有 α – 和 β – 肾上腺素能活性的内源性儿茶酚胺。肾上腺素适用于心搏骤停的患者，主要是由于其具有 α – 肾上腺素能受体激动剂的特性。在心肺脑复苏时，肾上腺素的 α – 肾上腺素能样作用，能防止动脉塌陷和增强外周血管收缩，从而达到增加冠脉和脑动脉血流的目的；同时，肾上腺素的 α – 肾上腺素能样作用可使室颤对电除颤更为敏感。但是其 β – 肾上腺素能样作用是否有利于复苏尚有争议，因为该作用会增加心肌做功以及减少心内膜下的血供。

在心肺脑复苏中，肾上腺素可产生有利的血液重新分配，使周围循环血流进入中心循环。给予肾上腺素后，冠脉灌注压的升高对各种原因所致的心肺骤停都是有利的。另外，肾上腺素在治疗顽固性循环性休克患者如心肺体外循环术后，也是一个有用的血管活性变力剂。

（二）适应证

肾上腺素适用于由室颤或初期复律无反应的无脉性室速引起的心搏骤停、心室停顿或无脉搏性电活动，也用于伴有严重症状的心动过缓患者和严重休克患者。当然，在心搏骤停的情况下，不能指望单独应用肾上腺素即可复苏，该药的使用只是帮助和促进心肺脑复苏的成功。

（三）剂量

尽管肾上腺素已经广泛地应用于心肺脑复苏中，但仅有少量证据表明其可对患者产生有益的作用。多年来，研究人员和临床医生一直在探讨肾上腺素的最佳应用剂量，目前广泛使用的"标准剂量"（1mg）并非是根据患者的体重计算得到的，而是在以往外科手术时经常用 1mg 肾上腺素进行心内注射，并观察到 1mg ～ 3mg 肾上腺素即可有效地起搏骤停的心脏。时至 20 世纪 70 年代，在第一次制定心肺复苏指南时，专家们认为静脉注射 1mg 肾上腺素与心内注射 1mg 肾上腺素可能会产生相同的作用。所以，尽管患者体重的变化范围很大，但临床医生仍旧沿用急救时静脉注射 1mg 肾上腺素的方法。20 世纪 80 年代，一些学者通过一系列的动物实验观察，得出肾上腺素的量效关系曲线，经计算得出，该药发挥最佳效应的范围为 0.045mg/kg ～ 0.20mg/kg，并且从这些研究中可以发现较大剂量的肾上腺素能够改善血流动力学，提高复苏成功率（尤其对心脏停搏时间较长的患者）。这一结果的发现，才使得更多的临床医生开始在临床应用较大剂量肾上腺素。

通过动物和人体心肺复苏实验研究已发现，应用肾上腺素时产生的生理学效应有利也有弊。有研究表明，初始或逐渐加量的大剂量肾上腺素可以提高最初自主循环恢复率和早期生存率。但有 8 个随机对照临床研究（共有 9000 多名心搏骤停患者入选研究）结果表明，初始大剂量组与标准剂量组对比，前者对患者出院存活率和神经系统恢复均无明显改善作用。此外，有回顾性调查已经证实，大剂量肾上腺素的累积可能与血流动力学的恶化和神经系统副作用的发生有关，但无法证明其中的因果关系。一些实验研究也显示，大剂量肾上腺素在心肺复苏时可增加冠状动脉的血流量，增强血管紧张度，从而促进自主循环的恢复；但同样也可增加心肌功能不全的发生率，并在复苏后期偶尔还可能导致高肾上腺素状态。

总之，是否需要使用大剂量肾上腺素治疗目前尚无定论。初始大剂量静脉应用肾上腺素可以增加心搏骤停患者的冠状动脉灌注压，改善自主循环的恢复率，但同样也可能导致复苏术后心肌功能不全。开始治疗时应用更大剂量的肾上腺素不能改善长期预后和神经系统的副作用，但也没有证据表明大剂量肾上腺素可以引起明显的危害，特殊情况下使用较高剂量（β-阻滞剂或钙通道阻滞剂过量）。目前不推荐常规大剂量静脉应用肾上腺素。

心肺复苏时静脉应用肾上腺素的方法为每 3 ～ 5 分钟给药 1mg，每次从周围静脉给药时应该稀释成 20mL，以保证药物能够到达心脏。抢救心搏骤停患者时，可能需要连续静脉滴注肾上腺素，其给药剂量应该与标准静脉注射的剂量（1mg/3 ～ 5min）相似。为减少发生液体渗漏的危险并保证较好的生物利用度，持续静脉滴注肾上腺素时应该建立大静脉通路。

如果经静脉或经骨通道给药延迟或通道不能建立，可采用气管内给药。肾上腺素气管内给药吸收良好，合理给药剂量尚不清楚，但至少应是静脉内给药的 2 ～ 2.5 倍。气管内给药应用注射用水或生理盐水稀释至 5 ～ 10mL 后用细针头直接注射，呈雾状喷射。有关肾上腺素和利多卡因的研究表明，用注射用水稀释比生理盐水稀释更易吸收。因心内注射可增加发生冠脉损伤、心脏压塞和气胸的风险，同时也会延误胸外心脏按压和通气操作，因此，仅在开胸或其他给药方法失败后或困难时才考虑应用。

肾上腺素作为一种血管收缩药，还可用于那些有应用血管收缩药指征的非心搏骤停患者。例如，对有症状的心动过缓患者，当阿托品和经皮起搏失败后，可以考虑应用肾上腺素，一般将肾上腺素 1mg 加入 500mL 生理盐水或 5% 葡萄糖液中持续静脉滴注，成人起始给药速度为 1μg/min，逐渐加量至达到理想的血流动力学效果（2 ～ 10μg/min）。

（四）注意事项

儿茶酚胺和其他拟交感类化合物的自动氧化具有 pH 依赖性，虽然肾上腺素与碱性药物（如碳酸氢钠）接触可引起自动氧化，但由于氧化速度太慢，故当静脉推注或快速静脉滴注时，对临床影响并不大，但肾上腺素不应加入盛有碱性液体的输液瓶中。

即使在小剂量应用时，肾上腺素的正性肌力和变时作用均可诱发或加重心肌缺血。如果患者并非处于心搏骤停时，肾上腺素剂量超过 20μg/min 或 0.3μg/（kg·min）常可引起高血压。肾上腺素可以引起或加重室性异位搏动，尤其是应用于正在接受洋地黄治疗的患者时。

本药可引起血管剧烈收缩，偶尔可致组织坏死，故不推荐动脉内注射。使用时必须严格控制药物剂量，注射部位必须轮换，以免引起组织坏死。

本药与其他拟交感胺类药有交叉过敏反应。α-肾上腺素受体阻断药及各种血管扩张药会对抗本药的升压作用，使得疗效相互抵消。其中，与氯丙嗪合用可引起严重低血压；与硝酸酯类药物合用会抵消本药的升压作用而发生低血压，同时硝酸酯类药物的抗心绞痛效应减弱；与洋地黄药物合用会导致心律失常。

当用药量比人类的最大剂量高 25 倍时，肾上腺素有致畸作用。本药可通过胎盘屏障致胎儿缺氧，并松弛子宫平滑肌，延长第二产程，大剂量使用可减弱宫缩，故分娩时不主张应用本药。

二、血管加压素

（一）作用机理

血管加压素又称抗利尿激素，由下丘脑分泌，并储存于垂体后叶，按结构可分为精氨酸加压素（Arginine Vasopressin，AVP）和赖氨酸加压素（Lysine Vasopressin，LVP）。血浆渗透压升高、细胞外液减少和血压降低是促进 AVP 分泌的主要因素。此外，疼痛、外伤、情绪变化、吗啡、巴比妥类药物等均可影响 AVP 的分泌。AVP 主要的生理作用包括加压作用、抗利尿作用和微弱的催产泌乳作用。血管加压素通过受体介导发挥其活性作用。其受体分为 V_{1a}、V_{1b} 和 V_2。V_{1a} 分布于血管、消化道、子宫平滑肌、肝细胞、血小板，主要作用是使血管收缩，子宫收缩，肠蠕动，肝糖原合成，血小板聚集；V1b 分布在垂体，主要作用是促进促肾上腺皮质激素（Adreno Cortico Tropic Hormone，ACTH）释放；V2 分布于肾小管，可增加水钠潴留，在心血管系统也有分布，具有舒张血管的能力，但弱于 V1 的缩血管作用。血管加压素因其对血管的收缩作用，对食道静脉曲张破裂出血亦有良好的治疗效果。此外，在腹部血管造影时，血管加压素可以促进胃肠道平滑肌收缩，减少肠道内气体的影响。对意识清楚的冠心病患者并不建议使用该药，因为该药增加周围血管阻力作用可诱发心绞痛的发作。在正常循环的模型中，血管加压素的半衰期为 10～20 分钟，较肾上腺素的半衰期要长。因此，血管加压素在心肺脑复苏中的主要作用包括如下：

1. 增加冠脉灌注压（Coronary Perfusion Pressure，CPP）

CPP 是维持心肌血流的主要因素，无论人或动物 CPP 达到 20～30mmHg 均可预测恢复自主循环。血管加压素通过 V1 受体及潜在的儿茶酚胺作用引起血管强烈收缩，因而可维持较高的 CPP。有研究证实，血管加压素组的 CPP 明显高于肾上腺素组。在低氧和高碳酸血症酸中毒模型中，儿茶酚胺的血管收缩作用在肾上腺素组比血管加压素组削弱更明显，因此，即使在延迟复苏时血管加压素仍可维持较好的 CPP。血管加压素在第一次给药时即可使 CPP 达到 20mmHg 以上，并可维持较长时间，而肾上腺素只能在第 1、2 次给药时引起短暂的升高，继续或大剂量给药都不能使 CPP 达到 20mmHg，且血管加压素不会增加心肌耗氧及乳酸产物，而这些正是肾上腺素的副作用。有研究发现，在顽固性心跳停顿患者中使用血管加压素的复苏成功率高于肾上腺素。

2. 增加脑血流及脑氧输送

血管加压素可舒张主要的脑动脉和细动脉，这主要是通过内皮细胞释放 NO 刺激 V2 受体而起作用的。血管加压素具有双重作用，首先引起外周血管强烈收缩，随着 NO 的释放及 V2 受体介导的作用，又可引起血管舒张，从而在复苏后阶段对抗其缩血管效应。这种效应在 CPCR 中具有重要意义，可使微循环阻力血管扩张，有助于复苏后保持重要脏器血流。因此血管加压素可显著改善脑血流，增加氧输送，减少高碳酸血症。

3. 改善重要脏器的血流且维持时间长

血管加压素可使肌肉、皮肤、肠系膜血管的血液流向重要脏器。除增加冠脉和脑血流外，血管加压素对肾上腺皮质、髓质的血流都有增加作用，且强于肾上腺素。然而，髓质血流的增高并没有导致血中儿茶酚胺增高，相反，血中儿茶酚胺显著下降，其机制可能是由于脏器灌注增加而下调儿茶酚胺的分泌，从而减轻了儿茶酚胺的副作用。血管加压素还可增加全身动脉血管张力，因而使复苏后血压保持在较好水平，维持脏器灌注。此外，用血管加压素后还可改善肺气体交换。恢复循环 10 分钟后，用肾上腺素者，低 V/Q 的肺单位血流减少，导致 PaO_2 减少，血管加压素则不会有此情况。

4. 联合用药

血管加压素的不良反应有高血压、肠缺血、心肌功能障碍、心律失常、低心指数等，但这些副作用通常并不严重且都是可逆的。有研究提示，血管加压素与肾上腺素合用具有协同作用，可更迅速地提高 CPP 并可更长期地维持，复苏成功率得以增加。但血管加压素 + 肾上腺素可导致脑和心内膜灌注降低且副作用增多，如由于增加后负荷导致的心肌功能下降等。由于硝酸甘油可舒张血管，增加心排血量，维持 CPP 和心肌血流（Myocardio Blood Flow，MBF），因而可以用硝酸甘油来削弱其副作用。实验证明，血管加压素 + 硝酸甘油可改善心脏前负荷和冠脉血流，增加心内膜血流，增加窒息所致心脏停搏的复苏成功率。在对猪联合应用血管加压素 + 肾上腺素 + 硝酸甘油后可改善重要脏器血流，减轻对脑的不良作用。

（二）适应证及剂量

1. 心肺脑复苏

复苏成功患者的内源性血管加压素水平明显高于未能建立自主循环者。这一发现说明，外源性血管加压素可能对心搏骤停患者有益。心搏骤停后行 CPR 时，血管加压素可增加冠脉灌注压、重要器官的血流量、室颤增幅频率和大脑氧的输送。CPR 时血管加压素与 V1 受体作用后可引起周围皮肤、骨骼肌、小肠和脂肪血管的强烈收缩，而对冠脉和肾血管床的收缩作用相对较轻，对脑血管亦有扩张作用。因该药没有 β – 肾上腺素能样活性，故 CPR 时不会引起骨骼肌血管舒张，也不会导致心肌耗氧量增加。联合应用血管加压素和肾上腺素与单独应用血管加压素相比，两者对左心室心肌血流量的影响相似，前者可以显著地降低脑血流量。尽管有研究表明在 CPR 时血管加压素可以降低猪和人的血清儿茶酚胺水平，但目前尚不能肯定该药可以降低心肌耗氧量。

重复给予血管加压素对维持冠脉灌注压高于临界水平的效果较肾上腺素好，而这一压力水平的维持与自主循环的恢复密切相关。临床上有些研究表明，血管加压素可能会使院外室颤患者恢复自主循环的可能性增加；而且对标准 ACLS 反应差的心搏骤停患者，血管加压素有时可以升高血压和恢复自主心律。临床研究也有类似结果发现，大约 40 分钟 ACLS 不成功的患者，10 人中有 4 人对血管加压素有较好反应，冠脉灌注压平均增高 28mmHg。一项小型院外室颤的临床调查（$n=10$）发现，应用血管加压素（40U 静脉注射）复苏成功，并生存 24 小时的患者人数明显多于使用肾上腺素者（1mg 静脉注射），但两者出院存活率差异无统计学意义。

动物实验研究、体外实验研究和临床试验研究均表明，如果心脏停搏时间较长，血管加压素治疗效果更好，这是由于在酸血症时肾上腺素能样缩血管药物作用迟钝，而血管加压素作用不受影响。尽管复苏成功患者应用血管加压素后可以导致内脏血流的减少，但 CPR 后静脉滴注小剂量的多巴胺可在 60 分钟内恢复血流至基础状态。血管加压素在心肺复苏中具有以下作用：①增加心肺复苏的成功率；②缩短自主心跳的恢复时间；③提高脑复苏的成功率；④减轻复苏后脑组织的病理损害。目前认为，以上作用与血管加压素可改善重要脏器的血液供应有关。

（三）注意事项

本药注射液使用前应摇匀。用药后如出现严重不良反应如心悸、胸闷、过敏性休克等，应马上停药。注意电解质监测，尤其注意低钠血症的发生。静脉给药时，避免药液外渗导致皮肤坏死的发生。

三、利多卡因

（一）作用机理

利多卡因通过降低自律性来抑制室性心律失常（如减小 4 相去极化斜率）。另外，它的局麻作用使动作电位的 0 相斜率降低从而有利于抑制室性异位搏动的产生。利多卡因通过影响折返旁路的传导速度而中止折返性室性心律失常，这可防止缺血心肌出现激动前波。利多卡因可减少缺血部位和正常心肌间的动作电位的离散度，延长缺血组织的传导和不应性。

急性心肌缺血时，诱发室颤的阈值降低，故更易发生室颤。有研究显示，利多卡因可以增加室颤阈值，降低发生室颤的可能性。

但是，临床研究也表明，利多卡因可以提高或不影响逆转室颤所需能量，即心室除颤阈；另外，利多卡因对院前电除颤不敏感的顽固性室颤，没有很强的抗颤作用。动物实验表明，利多卡因和溴苄胺联合应用可对除颤阈值产生协同效应。

利多卡因通常不影响心肌收缩力和动脉血压，不会引起房性心律失常，也不影响室内传导，但它能加速房室传导。但已有利多卡因在同时接受抗心律失常治疗的病窦综合征（Sick Sinus Syndrome, SSS）或左室功能障碍的患者，抑制心肌传导或/和收缩性的报道。

（二）适应证

利多卡因是治疗室性心律失常的常用药物，对于急性心肌梗死（AMI）患者可能更为有效。发生 AMI 时，预防性使用利多卡因可减少早期室颤的发生，但并不能降低患者病死率；由于利多卡因的中毒剂量与治疗剂量接近，故并不建议 AMI 患者常规预防性使用利多卡因。如果是单支血管病变的 AMI 或心肌缺血，一旦出现频发室性期前收缩（PVC），可给予利多卡因。

基于这一用法，有学者认为利多卡因还可用于：①电除颤和给予肾上腺素后仍表现为室颤或无脉性室性心动过速；②控制已引起血流动力学改变的室性期前收缩；③血流动力学稳定的室性心动过速。在上述情况下，利多卡因只作为其他药物（胺碘酮、普鲁卡因酰胺和索他洛尔等）无效时的第二选择。

考虑到宽 QRS 波形大多数源于室性心动过速，而较少源于室上性心动过速，对不明原因的宽 QRS 波形心动过速可选用利多卡因。

（三）剂量

利多卡因有效血药浓度为 1.5～6.0μg/mL。外周静脉冲击性给药后，药物达到中心循环的时间为 2 分钟。对于顽固性室颤或无脉性室速，若除颤或肾上腺素无效，可给予大剂量的利多卡因（1.5mg/kg），一般仅需静脉注射一次；这是由于心肺复苏时，血流情况差，药物清除减慢，血浆利多卡因浓度会在较长时间内保持在治疗范围内。但对心律转复成功后是否应给予维持用药尚有争议。有较确切的研究资料显示：在循环恢复后，预防性给予抗心律失常药或持续用药维持心律的稳定是合理的。利多卡因维持用药的剂量一般为 1～4mg/min；若再次出现心律失常，则应小剂量冲击性给药（0.5mg/kg），并可加快静脉滴注的速度（最快为 4mg/min）。

心搏骤停时，利多卡因可经气管插管给药，用量为静脉给药的 2～2.5 倍，以达到静脉给药相当的血药浓度。

对非心搏骤停的患者，为快速达到治疗水平，利多卡因可先静脉注射 1～1.5mg/kg；为防止首次静脉注射后药物未达到治疗水平，在 10 分钟后可再静脉注射 0.5mg/kg；如果室性异位搏动持续存在，每 5～10 分钟可静脉注射 0.5～0.75mg/kg，直到总量达到 3mg/kg；根据临床需要和血药浓度，可静脉滴注利多卡因以维持用药，剂量为 1～4mg/min。但 1 小时内最大用量不超过 200～300mg（4.5mg/kg）。连续应用 24～48 小时后半衰期延长，应减少维持量。在低心排血量状态下、70 岁以上高龄和肝功能障碍者，可接受正常的负荷量，但维持量为正常的 1/2。

利多卡因通过肝脏代谢，在肝脏血流受损情况下（如 AMI、充血性心衰、休克等），利多卡因的总清除率减少，虽首次静脉推注剂量可不减量，但在维持量中利多卡因应该减少 50%；70 岁以上的患者由于分布容积减少，维持量也应减少 70%。持续输注 24～48 小时后，利多卡因在肝脏中的代谢会受到抑制，半衰期延长，此后需仔细观察毒性反应。利多卡因在应用 12～24 小时后，维持量应取决于理想体重（而非实际体重）和血药浓度。监测利多卡因的血药浓度，有助于避免毒性反应产生。急性肾衰患者中利多卡因的清除和分布容积没有改变，故没有必要调整剂量；但是，肾衰可导致利多卡因代谢产物（MEGX 和 GX）的蓄积，虽然它们没有药理活性，但有明显的神经毒性。

（四）注意事项

利多卡因一般用量可引起嗜睡；过量可引起中枢神经系统的中毒症状，表现为欣快感、定向障碍、惊厥和惊恐样反应；有时可出现血压下降、关节运动障碍、肌肉震颤、视力模糊以及呼吸抑制等；偶有眩晕、谵妄。血药浓度过高，对心脏有抑制作用。该药治疗浓度对传导系统无明显影响，但对病态的房室结或有传导异常的患者，可能会引起严重的传导阻滞，偶可导致心脏停搏，故不宜使用。利多卡因过敏者禁用。严重肝脏疾病、心力衰竭或休克，应减量慎用。该药的疗效和毒性反应与血钾浓度有关，故应用该药时应注意血钾水平。

静脉推注每次用药不宜超过 100mg，稀释后注射，速度宜慢。

四、胺碘酮

胺碘酮（amiodarone）是目前最常用的抗心律失常药物之一，适宜于严重心功能不全的患者的治疗，如射血分数 < 0.40 或有充血性心力衰竭时，胺碘酮应作为首选的抗心律失常药物。

（一）作用机制

胺碘酮是以Ⅲ类抗心律失常药作用为主的心脏离子多通道阻滞剂，兼具Ⅰ、Ⅱ、Ⅳ类抗心律失常药物的电生理作用，包括：①轻度阻断钠通道（Ⅰ类作用），与静息态和失活态钠通道亲和力较大，与激活态钠通道亲和力小，使其从失活态恢复显著延长，通道开放概率减少，表现电压和使用依赖阻滞（在较小负向钳制电压、较快极极频率时阻滞作用加强），但没有Ⅰ类抗心律失常药物的促心律失常作用。②阻断钾通道（Ⅲ类作用），胺碘酮可同时抑制慢、快成分的延迟整流钾电流（IKs、IKr），特别是开放状态的 IKs。此外，胺碘酮还可阻滞超快激活的延迟整流钾电流（IKur）和内向整流钾电流（IK1）。③阻滞 L 型钙通道（Ⅳ类作用），抑制早期后除极和延迟后除极。④非竞争性阻断 α 和 β 受体，扩张冠状动脉，增加其血流量，减少耗氧，扩张外周动脉，降低外周阻力。胺碘酮有类似 β 受体阻滞剂的抗心律失常作用（Ⅱ类作用），但作用较弱，

因此可与 β 受体阻滞剂合用。就整体电生理而言，胺碘酮延长动作电位时程，但基本不诱发尖端扭转型室性心动过速。这是因为胺碘酮虽可延长心房和心室的动作电位时程，但不诱发后除极电位，不增加复极离散。胺碘酮阻滞肥厚心肌细胞 I Na、I Ks 的敏感性大于正常心肌细胞，阻滞 I Ca-L、I to、I K1 的敏感性又低于正常心肌细胞。胺碘酮对电重构的肥厚心肌细胞急性电生理反应有利于其在抗心律失常中的应用。静脉注射胺碘酮显示，I、II、IV类的药理作用较快，III类药理起效时间较长。

胺碘酮的电生理作用主要表现在抑制窦房结和房室交界区的自律性，减慢心房、房室结和房室旁路传导，延长心房肌、心室肌的动作电位时程和有效不应期，延长旁路前向和逆向有效不应期。因此它有广泛的抗心律失常作用，可抗心房颤动（简称房颤）和心室颤动（简称室颤），可治疗房性心动过速和房室折返性心动过速等。尽管胺碘酮延长 QT/QTc 间期，但尖端扭转型室速不常见（发生率＜ 1%）。胺碘酮的多种电生理作用使其成为广谱的抗心律失常药。

（二）适应证

对于严重心功能不全患者，静脉注射胺碘酮比其他抗房性或室性心律失常的药物更适宜。因为，在相同条件下，胺碘酮的抗心律失常作用更强，且比与其他药物致心律失常的可能性更小。如患者有心功能不全（射血分数小于 0.40）或有充血性心衰征象时，胺碘酮可作为首选的抗心律失常药物。

胺碘酮可改变旁路传导而对治疗室上性心动过速亦有效。虽然关于胺碘酮治疗血流动力学稳定的室速的研究不多，但对于治疗血流动力学不稳定的室速或室颤，胺碘酮的疗效较好。

胺碘酮主要用于：①对快速房性心律失常伴严重左室功能不全患者，在使用洋地黄无效时，胺碘酮对控制心室率可能有效；②对心脏停搏患者，如为持续性室速或室颤，在应用电除颤和肾上腺素后，建议使用胺碘酮；③控制血流动力学稳定的室速、多形性室速和起源不明的复杂性心动过速；④作为顽固性阵发性室上性心动过速、房性心动过速电转复的辅助措施，以及房颤的药物转复方法，房颤后维持窦律。⑤控制预激房性心律失常伴旁路传导的快速心室率。

（三）剂量

1. 心脏停搏患者，如为室颤或无脉性室速，初始剂量为 300mg，溶于 20 ～ 30mL 葡萄糖内快速注射；有研究显示，对于反复或顽固性室颤或无脉室速，可增加剂量再快速静脉注射 150mg，随后按 1mg/min 的速度持续静脉滴注 6 小时，再减至 0.5mg/min，每日最大剂量不超过 2g。

2. 对于非心脏停搏患者，给药方法为：首先静脉注射 150mg/10min，然后按 1mg/min 持续静脉滴注 6 小时，再减至 0.5mg/min；对再发或持续性心律失常，必要时可以重复给药 150mg；一般建议，每日最大剂量不超过 2g。但有研究表明，胺碘酮相对大剂量（如

125mg/h）持续 24 小时（全日用量可达 3g），对房颤有效。

（四）注意事项

胺碘酮与普鲁卡因酰胺一样均有扩张血管和负性肌力的作用，这些作用会影响患者的血流动力学状态，但常与给药的量和速度有关，而且可以通过监测血流动力学观察。一般情况下，与普鲁卡因酰胺相比较，静脉应用胺碘酮有更好的耐受性。

胺碘酮主要不良反应是低血压和心动过缓，偶有 Q-T 间期延长伴扭转性室性心动过速，主要见于低钾血症和并用其他延长 Q-T 间期的药物时。预防的方法为减慢给药速度；若已出现临床症状，处理措施有：补液，给予加压素、改变时相剂或临时起搏。有房室传导阻滞、心动过缓、碘过敏者禁用胺碘酮。其他的不良反应及处理见表 6-1。

表 6-1　胺碘酮的不良反应及处理

器官	发生率（%）	诊断	处理
肺	1～17	咳嗽和 / 或呼吸困难，在高分辨肺 CT 扫描上可见局限性或弥漫性浸润，提示间质性肺炎；CO 弥散功能比用药前降低＞15%	需要停药；可考虑用糖皮质激素
胃肠道	30	恶心、食欲下降，便秘	减量可缓解症状
肝	15～30	天冬氨酸转氨酶和氨酸转氨酶升高到正常的 2 倍	若考虑肝炎，应排除其他原因；停药或 / 和肝活检以明确是否有肝硬化
	＜3	肝炎，肝硬化	
甲状腺	6	甲状腺功能减退	应用甲状腺素；一般需停药，可用糖皮质激素、丙基硫氧嘧啶或他巴唑
	＜3	甲状腺功能亢进	
皮肤	＜10	呈蓝色改变	稀释，避光
	25～75	光敏感	避光
神经	3～30	共济失调，感觉异常，末梢多发神经炎，睡眠障碍，记忆力下降，震颤	一般与剂量相关，减量可以减轻或消除症状
眼睛	＜5	光晕，特别是晚上	角膜沉着是正常现象，发生视神经炎时停药
	＜1～2	视神经病或视神经炎	
	＞90	畏光，视觉模糊，角膜微粒沉着	
心脏	5	心动过缓，房室传导阻滞	可能需安置永久起搏器
	＜1	致心律失常	可能需要停药

胺碘酮不得在同一注射器内与其他制剂混合。使用稀释液时只能用 5% 葡萄糖注射液，禁用生理盐水稀释。

与地高辛或其他洋地黄制剂合用，药物的血药浓度增高，甚至达中毒水平。开始用本药时，洋地黄类药应停药或剂量减少 50%，并仔细监测血药浓度。与排钾利尿药合用，可增加低血钾所致的心律失常的危险。糖皮质激素、盐皮质激素、两性霉素 B（静脉注射），可致低钾血症，不宜合用。钙通道阻滞剂合用，致一药或两药的代谢受抑，产生协同的钙通道阻滞作用，引发心动过缓、房室阻滞和 / 或窦性停搏。故病窦综合征或部分房室阻滞的患者不宜合用。

五、硫酸镁

（一）作用机制

镁离子可抑制中枢神经的活动，抑制运动神经—肌肉接头乙酰胆碱的释放，阻断神经肌肉联接处的传导，降低或解除肌肉收缩作用，同时对血管平滑肌有舒张作用，使痉挛的外周血管扩张，降低血压，因而对子痫有预防和治疗作用，对子宫平滑肌收缩也有抑制作用。低镁时，可能发生顽固性室颤（VF），并阻碍 K^+ 进入细胞。

（二）适应证

硫酸镁仅用于尖端扭转型 VT 和伴有低镁血症的 VF/VT 以及其他心律失常两种情况。

（三）剂量

有学者建议，镁剂可能是治疗药物引起的尖端扭转型室速的有效方法，即使在不缺镁时也可能有效。给药方法：负荷量 1 ～ 2g（8 ～ 16mmol），加入至 50 ～ 100mL 液体中，1 ～ 2 分钟给药完毕，然后，静脉滴注 0.5 ～ 1.0g/h（4 ～ 8mmol/h），根据临床症状调整剂量和滴速。

但必须注意，快速给药有可能导致严重低血压和心脏停搏。

（四）注意事项

肾功能不全，用药剂量大，可发生血镁积聚，血镁浓度达 5mmol/L 时，可出现肌肉兴奋性受抑制，感觉反应迟钝，膝腱反射消失，呼吸开始受抑制。血镁浓度达 6mmol/L 时可发生呼吸停止和心律失常，心脏传导阻滞，浓度进一步升高，可使心跳停止。

用药过程中突然出现胸闷、胸痛、呼吸急促，应警惕肺水肿，及时听诊，必要时行胸部 X 线摄片检查。

六、碳酸氢钠

（一）作用机理

心搏骤停和复苏时，由于低血流造成的组织酸中毒和酸血症是一个动态发展过程，这一过程的发展取决于心搏骤停的持续时间和 CPR 时血流水平。目前关于在心搏骤停和复苏时酸碱失衡病理生理学的解释是：低血流条件下组织中产生的二氧化碳发生弥散障碍，没有被低血流量清除。因而，在心搏骤停时，足量的肺泡通气和组织血流的恢复是控制酸碱平衡的基础，这就要求首先进行胸外心脏按压和人工呼吸，以求迅速恢复自主循环，这是控制酸碱平衡的主要措施。目前尚无证据表明血液低 pH 值会影响除颤成功率、自主循环恢复或短期的存活率。交感神经的反应性也不会因为组织酸中毒而受影响。碳酸氢钠与 H⁺ 反应产生水和二氧化碳可以缓冲代谢性酸中毒。但是，很少有研究表明，缓冲碱治疗可以改善预后。相反有临床和动物模型的研究证明：①碳酸氢钠不能改善动物中除颤能力和幸存率；②改变氧离曲线，抑制氧气的释放；③导致高渗和高钠血症；④由于 CO_2 的产生而出现反常性酸中毒，CO_2 自由弥散到心肌和脑细胞膜内，抑制其功能，特别在缺血的心肌细胞；⑤由于过碱而出现的副作用；⑥加重中心静脉的酸中毒；⑦可以降低儿茶酚胺类药物的活性。可是，在一定环境下，如预先存在有代谢性酸中毒、高钾或三环类药物、巴比妥类药物过量的患者、长时间的心跳停止或复苏的患者，补给碳酸氢钠可能有益，但要在其他治疗如除颤、胸外心脏按压、通气、气管插管、至少一次以上肾上腺素的使用之后才考虑使用，如果认为碱治疗是必要的则必须迅速给予。推荐剂量为 1 毫克当量（mEq）/kg，10～15 分钟后可给半量，应依血气分析结果给予，防止产生碱血症。其他非产 CO_2 碱可减少碳酸氢钠的副作用，但是试验临床均缺乏依据。

但是，患者心跳呼吸停止因严重代谢性酸中毒所致，则碳酸氢钠的使用量应该加大，根据需要而调整剂量。

（二）适应证

在心肺复苏中，只有在一定的情况下，应用碳酸氢钠才有效，如患者原有代谢性酸中毒、高钾血症、三环类或苯巴比妥类药物过量等。此外，对于心脏停搏时间较长的患者，应用碳酸氢钠治疗可能有益，但只有在除颤、胸外心脏按压、气管插管、机械通气和血管收缩药治疗无效后，方考虑应用该药。

（三）剂量

使用碳酸氢钠时，以 1mEq/kg 作为起始量，随后可给半量，但间隔时间不能太短，须超过 10～15 分钟。复苏后的碳酸氢钠用量应根据血气分析的结果加以调整；为减少发生医源性碱中毒的危险，应避免完全纠正碱剩余。

（四）注意事项

以前，过分强调碳酸氢钠在心搏骤停中的使用，而忽视二氧化碳张力的决定性副作用。

二氧化碳是一种快速作用的代谢产物，具有较强的负性肌力作用。缺血心脏的作功与组织 $PaCO_2$ 密切相关，而与细胞外 pH 水平关系不大。动脉 $PaCO_2$ 的增加可抑制心肌活动，这可能是因细胞内酸中毒所致。代酸所产生的 H⁺ 也具负性肌力作用，这种作用开始很缓慢，从酸中毒开始至相当于二氧化碳所能导致的酸中毒程度，约需 30 分钟。二氧化碳具有更快的诱发酸中毒的作用，其原因和二氧化碳能快速向细胞内弥散有关。在心肺复苏中，碳酸氢钠给药后，其释放的二氧化碳可向细胞内迅速弥散，加剧细胞内酸中毒。除此以外，还可导致脑脊液的酸中毒和中心静脉的酸中毒。

碳酸氢钠的其他副作用包括高钠血症和高渗状态。严重的高渗状态可影响复苏存活率。碳酸氢钠所致的血氧饱和度曲线变化可抑制氧气向组织的释放。

与氨基糖苷类药合用，氨基糖苷类药疗效增强。与肾上腺皮质激素、ACTH、雄激素合用易致高钠血症、水肿。与排钾利尿药合用会导致低氯性碱中毒的危险期增加。与含钙药、富含钙的食物（如牛奶或奶制品）合用，可致乳—碱综合征。

（徐强、马中富）

第三节　自主循环恢复后使用的药物

自主循环恢复后使用的药物主要包括血流动力学药物、脑保护药物、并发症治疗药物。

纠正血流动力学药物

纠正血流动力学药物包括血管活性药物和正性肌力药物。

一、去甲肾上腺素

（一）作用机理

去甲肾上腺素是一种天然的儿茶酚胺，在化学上与肾上腺素不同的是仅在末端胺上少了一个甲基，两者刺激心脏 β_1 受体所产生的作用基本相似，但它们对 α_1 和 β_2 受体的作用是截然不同的，去甲肾上腺素是一种作用很强的 $\alpha-$ 受体激动剂，但对 β_2 的作用较弱，去甲肾上腺素因其 β_1 肾上腺素能效应使心脏收缩力增强，同时导致动、静脉血管收缩。

去甲肾上腺素是一种血管收缩药和正性肌力药。药物作用后心排血量可以增高，也可以降低，其结果取决于血管阻力大小、左心功能的好坏和各种反射的强弱。去甲肾上腺素经常会造成肾血管和肠系膜血管收缩。注意该药可以造成心肌需氧量增加，所以对于缺血性心脏病患者应谨慎应用。

去甲肾上腺素的研究集中在特定的心脏停搏时。人体资料有限，但资料表明，早期复苏时，对心脏停搏患者，去甲肾上腺素产生的效应与肾上腺素相当。在一项前瞻性人体研究中，对比标准剂量肾上腺素、高剂量肾上腺素和高剂量去甲肾上腺素，去甲肾上腺素没有益处，且神经系统预后更差。

心搏骤停之前、之中和之后的即刻监测。心血管支持药物，左旋去甲肾上腺素是自然生成的有效的血管收缩和变力作用的药物，依靠血管阻力，左室功能变化心排血量可反射性增加或减少。

去甲肾上腺素通常减少肾或肠系膜血管阻力，但在脓毒症患者中可提高肾血流量和尿量，可应用于对多巴胺，苯肾上腺素或甲氧胺无效的严重低血压和低外周血管阻力。

（二）适应证

由于去甲肾上腺素治疗对其他交感胺制剂无效的严重低血压有效，当外周阻力下降时应用去甲肾上腺素更有效，严重低血压（收缩压＜70mmHg）和周围血管低阻力是其应用的主要适应证。一般情况下，低血压和低外周血管阻力在急性心肌梗死患者中较少见，但在脓毒性休克中较多见。

（三）剂量

将去甲肾上腺素 4mg 或重酒石酸去甲肾上腺素 8mg（2mg 重酒石酸去甲肾上腺素效价与 1mg 去甲肾上腺素相同）加入 250mL 含盐或不含盐的平衡液中，产生 16μg/mL 去甲肾上腺素液或 32μg/mL 重酒石酸去甲肾上腺素液。去甲肾上腺素起始剂量为 0.5 ～ 1.0μg/min，逐渐调节至最小有效剂量，并保证维持满意的血压（一个有效指标即收缩压至少达90mmHg）。一般情况下，顽固性休克患者需要去甲肾上腺素量为 8 ～ 30μg/min。此药只能临时应用，一有可能就应停用或减量，很少用该药维持数天或数小时。去甲肾上腺素应逐渐减量，以免突发的严重的低血压发生。

（四）注意事项

严重血管收缩时测定外周血压常常是不精确的，此时精确的动脉压测定必须依赖于中心动脉内血压的监测。如果中心和外周动脉压测定相同，中心动脉压监测可停用。持续创伤性血压监测停用后，若药物仍滴注时，必须每隔 5 分钟测血压（袖套或多普勒测定）一次，同时必须予以血流动力学监测以评估心排血量、肺动脉楔压以及动脉阻力的变化。此外，需要注意的是给药时不能在同一输液管道内给予碱性液体，后者可以使药物失活。

低血容量所引起的低血压应谨慎使用去甲肾上腺素，除非紧急使用该药以保证心脑灌注压。去甲肾上腺素增加心肌需氧量却不能使冠脉血流代偿性地增加，同时其还可加重心律失常，所以对于缺血性心脏病患者应谨慎应用。

不宜皮下或肌内注射，如果注射去甲肾上腺素时发生血管外渗，可导致体表组织的缺血坏死和脱落。当发生血管外渗时，即用 5 ～ 10mg 酚妥拉明与 10 ～ 15mL 生理盐水稀释后注入该区域的组织内来拮抗血管收缩，从而避免或减少坏死和脱落。

二、多巴胺

（一）作用机理

多巴胺属儿茶酚胺类药物，是去甲肾上腺素的化学前体，既有 α - 受体激动作用，又有 β - 受体激动作用，此外还可激动特异性受体多巴胺受体 1 和受体 2。生理状态下该药可通过 α - 受体和 β - 受体作用于心脏；在外周血管，多巴胺可以释放储存在神经末梢内的去甲肾上腺素，但去甲肾上腺素的缩血管作用多被多巴胺受体 2 活性抵抗，所以生理浓度下多巴胺起扩张血管作用；在中枢神经系统，多巴胺是一种重要的神经递质。所以，生理状态下多巴胺既是强有力的肾上腺素能样受体激动剂，也是强有力的周围多巴胺受体激动剂，而这些效应都与剂量相关。

（二）适应证

多巴胺主要的适应证是补充血容量后仍存在明显低血压。明显低血压的定义为收缩压 < 90mmHg，同时伴有组织灌注不足、少尿及精神改变；必须给予最小剂量以保证重要脏器的有效灌注。

复苏过程中，心动过缓和恢复自主循环后的低血压状态，常常选用多巴胺治疗。多巴胺与其他药物合用（包括多巴酚丁胺）仍然是治疗复苏后休克的一种治疗方案。如果充盈压好转，低血压持续存在，可以使用正性肌力药（例如多巴酚丁胺）或血管收缩药（例如去甲肾上腺素），这些治疗可以纠正和维持体循环的灌注和氧气的供给。

较大剂量多巴胺能增加心排血量，但同时也增加肺动脉楔压，诱发或加重肺瘀血。而血管扩张剂可通过拮抗多巴胺所致的血管阻力增加，从而降低后负荷，增加心排血量。多巴胺与硝普钠合用所产生的血流动力学作用与多巴酚丁胺相似。

（三）剂量

静脉注射 5 分钟开始起效，并持续 5 ~ 10 分钟，本药的半衰期为 2 分钟。多巴胺的推荐剂量：5 ~ 20μg/（kg·min），超过 10μg/（kg·min）可以导致体循环和内脏血管的收缩，更高剂量的多巴胺对一些患者可引起内脏灌注不足的副作用。

多巴胺用药剂量为 2 ~ 4μg/（kg·min）时，主要起多巴胺受体激动剂作用，有轻度正性肌力作用和肾血管扩张作用。用药剂量为 5 ~ 10μg/（kg·min）时，主要对 β1、β2 受体起激动作用，此外，在这个剂量范围内 5- 羟色胺和多巴胺介导的血管收缩作用占主要地位。用药剂量为 10 ~ 20μg/（kg·min）时，α - 受体激动效应占主要地位，可以造成体循环和内脏血管收缩，从而导致体循环血管阻力及前负荷增加。用药剂量超过 20μg/（kg·min）时，产生与去甲肾上腺素相似的血流动力学作用。

曾经有热衷于以 2 ~ 4μg/（kg·min）用药剂量治疗急性肾功能损伤少尿期。尽管此剂量的多巴胺可以偶尔增加尿量，但尿量的增加并不能代表肾小球滤过率的改善。所以，目前不建议以小剂量多巴胺 [2 ~ 4μg/（kg·min）] 治疗急性肾功能损伤少尿期。

（四）注意事项

多巴胺加快心脏搏动，可诱发或加重室上速与室性心律紊乱，有时由于这些副作用而使剂量减少甚至停用。虽然大剂量使用多巴胺能改善血流动力学，但同时可能增加心肌耗氧量及心肌乳酸积聚，这表明冠脉血供增加不足以代偿心脏作功增加，这种供需失衡可诱发与加重心肌缺血。

应用本药前必须先纠正低血容量及酸中毒，积极防治弥散性血管内凝血（DIC）。静脉滴注前必须稀释。应选用粗大的静脉作静脉注射或静脉滴注，同时防止药液外溢而致组织坏死；若发现输入部位的皮肤变色，应更改静脉注射或静脉滴注部位，并将酚妥拉明 5～10mg 用生理盐水稀释后在渗漏部位浸润注射。如果药物向间质外渗，多巴胺可产生皮肤组织的坏死与脱落，这与去甲肾上腺素类似，治疗也一样。多巴胺不能与含有碳酸氢钠的溶液或其他碱性液相混合，因为多巴胺在碱性液中会缓慢失效。多巴胺应逐渐减量直至停药，以避免急性低血压的发生。

单胺氧化酶抑制剂（如盐酸优降宁、硫酸苯乙肼等），虽不再像过去那样广泛地应用于临床，但可协同多巴胺作用；因此，如果与这些制剂合用时，多巴胺用量应不超过常用剂量的十分之一。具有相似血流动力学作用的制剂如溴苄铵也能与多巴胺产生协同作用。虽然机制尚未明确，但应用苯妥英钠治疗的患者，若同时应用多巴胺易引起低血压。此外，和其他的儿茶酚胺一样，多巴胺能使嗜铬细胞瘤患者产生严重的急性高血压，所以禁忌使用。

与利尿药合用，由于本药作用于多巴胺受体扩张肾血管，使肾血流量增加，可增强利尿作用。与苯妥英钠同时静脉注射可产生低血压与心动过缓，因此应考虑两药交替使用。大剂量本药与 α-肾上腺素能受体的阻断药合用，后者的扩血管效应可被本药的周围血管收缩作用拮抗。

休克纠正后即应减慢滴速。静脉滴注时，血压若继续下降或剂量调整后仍无改善，应停用本药，并改用更强的血管收缩药。突然停药可产生严重低血压，故停药时应逐渐递减。

三、异丙肾上腺素

（一）作用机理

盐酸异丙肾上腺素是一种拟交感神经合成胺，具有较特异的 β 受体活性，它能扩张外周动脉和静脉而使平均动脉压降低，但它具有正性肌力作用和加速时相效应，可增加心肌氧耗量、心排血量和心脏作功，对缺血性心脏病、心衰和左室功能受损患者会加重缺血和心律失常。

（二）适应证

对于引起严重血流动力学异常的心动过缓，若阿托品无效，可暂时应用异丙肾上腺素。但经皮或经静脉起搏对这些人的治疗比异丙肾上腺素效果更好，且不增加心肌氧耗量，如果起搏可能，则应立即取代异丙肾上腺素，或异丙肾上腺素暂时治疗后尽快行起搏。异丙肾上腺素治疗心动过缓时必须非常小心，只能小剂量应用。

抢救尖端扭转型室速时，可给予异丙肾上腺素作为临时性措施。但在上述情况中，异丙肾上腺素均非作为首选药。

（三）剂量

用药方法：建议静脉滴注速度为 2 ～ 10μg/min，并根据心率和心律的反应进行调节。一般将 1mg 异丙肾上腺素加入 500mL 液体中，浓度为 2mg/L。

（四）注意事项

本药遇酸碱易被破坏，忌与氧化物和碱性物质配伍，否则会降低疗效。在心搏骤停的动物模型中，该药的扩血管作用可降低冠脉灌注压，增加死亡率，因此，异丙肾上腺素不适用于心脏停搏或低血压患者。

由于异丙肾上腺素能增加心肌需氧量，故心肌缺血患者应避免使用。异丙肾上腺素强有力的变时特性可引起严重的心律失常，包括室性心动过速与室颤。该药也能加重由洋地黄中毒或低钾血症所致的心律失常。

四、多巴酚丁胺

（一）作用机理

多巴酚丁胺是一种拟交感神经合成胺，能通过刺激心肌 β₁ 和 α - 受体而产生强烈的变力作用。该药对 α - 受体的弱刺激往往被 β₁ 受体的刺激所拮抗，常产生较弱的血管扩张作用，心排血量增加。多巴酚丁胺具有很强的正性肌力作用，主要通过激动 β - 肾上腺素能样受体发挥作用，常用于严重收缩性心功能不全的治疗，主要特点是增加心肌收缩力，同时伴有左室充盈压下降，并具有剂量依赖性。该药在增加每搏心排血量同时可导致反应性周围血管扩张（压力感受器介导）。按常规剂量，多巴酚丁胺没有像异丙肾上腺素或多巴胺那样易引起心动过速；然而，多巴酚丁胺大剂量时可引起心率增快。多巴酚丁胺的最后血流动力学效应与多巴胺、硝普钠的合用相似，表现为心排血量增加、外周血管阻力与肺动脉楔压下降。直接测定中心血流动力学包括心排血量可以精确评价多巴酚丁胺用药后的反应。

多巴酚丁胺具有较好的血流动力学作用，且不会诱发内源性去甲肾上腺素的释放，所以该药对心肌耗氧量的影响很小，不会引起心肌需氧与耗氧的严重失衡，这与去甲肾上腺素、多巴胺不同。多巴酚丁胺的正性肌力作用可因冠脉血液的增加而达到平衡。因而，多巴酚丁胺一般不会引起梗死区域的扩大及产生心律紊乱。

中等剂量的多巴胺与多巴酚丁胺合用，能较好地维持动脉血压，但对肺动脉楔压的增加较小，这比单用多巴胺可更好地减轻肺瘀血，所以两药合用对心源性休克患者能产生更好的血流动力学效应，但心源性休克患者的预后不因变力药物和血管活性药的使用而改善。当其他挽救濒死心肌的措施（如经皮冠状动脉腔内成形术或开胸手术）进行时，两者合用可以较好地保证生命脏器的血液灌注。

（二）适应证

多巴酚丁胺适用于肺瘀血、低心排血量、低血压而不能使用血管扩张剂以防血压进一步降低的患者。多巴酚丁胺及中等容量负荷，是治疗血流动力学损害明显的右心梗死的方法之一。

（三）剂量

常用的剂量范围 5～20μg/（kg·min）。使用时应根据血流动力学监测来确定最佳剂量，且使用最小有效剂量，血流动力学监测时应注意心排血量的改善，以便器官有良好的血流灌注。老年患者对多巴酚丁胺的反应性明显降低。大于 20μg/kg/min 的给药剂量可使心率增加 10%，导致或加重心肌缺血。也有人曾经用过 40μg/kg/min 剂量的多巴酚丁胺，但可能会导致副作用明显增加，尤其是心动过速和低血压。

（四）注意事项

多巴酚丁胺（尤其是大剂量时）可引起心动过速、心律失常和血压波动，这些不良反应能诱发心肌缺血。其他副作用还有头痛、恶心与震颤。本药不能与碳酸氢钠等碱性溶液配伍。儿童使用本药的时候由于出现心率加快和血压升高的频率比成人高，因此必须进行严密的检测，密切注意药效变化。

用药前应先补充血容量，以纠正低血容量。房颤者若须用本药，应先给予洋地黄制剂。由于本药的半衰期短，故必须以连续静脉输注的方式给药。药液浓度随用量和患者所需液体量而定，但不应＞5mg/mL。

几种常用的血管活性药物作用效应见表 6-2。

表 6-2　常用血管活性药物的作用效应

药物	剂量	心率	心排血量	缩血管	扩血管	平均血压	多巴胺受体
多巴胺	1～10μg/kg/min	+	+	+	++	±	+++
	10～20μg/kg/min	+++	+++	+++	+	++	—
多巴酚丁胺	1～10μg/kg/min	++++	++++	+	++	±	—
去甲肾上腺素	1～100μg/kg/min	+	+	++++	—	++++	—
肾上腺素	1～8μg/min	++++	+++	++++	++	++	—
异丙肾上腺素	10～100μg/min	++++	+++	—	+	—	—
苯肾上腺素	10～100μg/min	—	—	++++	—	++++	—

五、氨力农和米力农

（一）作用机理

氨力农和米力农是磷酸二酯酶抑制剂，具有正性肌力和扩血管特性。氨力农改善前负荷的效应较儿茶酚胺更加明显，对血流动力学的改善与多巴酚丁胺相似。

（二）适应证

磷酸二酯酶抑制剂已被批准用于治疗对标准治疗反应不佳的严重充血性心衰和心源性休克、心脏外科手术后的低心排血量、脑血管痉挛。

（三）剂量

应用氨力农时，在最初 10～15 分钟内予以负荷剂量 0.75mg/kg，再以 5～15μg/（kg·min）维持滴注，调节达到临床效应。中心血流动力学的监测对正确调整剂量很有必要，氨力农须由单独的输液系统给药以保证精确滴速。

米力农治疗效果与氨力农相似，由于米力农半衰期短且较少引起血小板减少症而常应用。米力农其肾清除半衰期为 1.5～2.0 小时，未予负荷剂量需 4.5～6 小时达到稳定血药浓度。在中等剂量时米力农可以与多巴酚丁胺配伍应用，增加正性肌力作用。用药时可先给予一次负荷量（37.5～50μg/kg）缓慢静脉注射 10 分钟，继以 0.375～0.75μg/（kg·min）维持静脉滴注 2～3 天。但对于肾功能不全患者需要调整用药剂量。一日最大剂量不要超过 1.13mg/kg。

（四）注意事项

氨力农可以加重心肌缺血或加重室性期前收缩，所以使用时最好有血流动力学监测，及时调整剂量，以求采用最小剂量达到最佳疗效。在少数患者中，氨力农和米力农可引起血小板减少症；血小板下降通常是中度的，很少引起严重出血，停药后常能恢复；血小板减少与剂量有关，可能是由血小板存活时间缩短。其他的副作用有胃肠道不适、肌痛、发热、肝功能异常和心室应激性增高等。严重室性心律失常、瓣膜阻塞性疾病及对本药过敏者禁用。对于肾功能不全患者需要调整用药剂量。

氨力农与儿茶酚胺类强心药、硝酸酯类药合用于心力衰竭患者有协同作用。但合用强利尿剂时，可使左室充盈压过度下降，需注意水电解质平衡。氨力农和米力农与呋塞米混用时立即产生沉淀，故不可以在这两药的注射液中加入呋塞米。

米力农，在其他药物疗效不明显时方可考虑使用本药。若怀疑因使用强利尿剂而致心脏充盈压显著降低，此时应在监测血压、心率和临床症状的条件下谨慎用药。高血压危象患者用药期间可出现室上性和室性心律失常，故输注时应密切观察。米力农与多巴胺、多巴酚丁胺有协同作用；与洋地黄合用会加强洋地黄的正性肌力作用，用药期间不必停用洋地黄。

六、钙剂

（一）作用机理

Ca^{2+} 在心肌收缩和冲动传导中有重要的作用。肌肉的电刺激可使 Ca^{2+} 从细胞外进入肌浆，存在于肌浆内质网中的 Ca^{2+} 被快速转运到肌蛋白与肌凝蛋白相互作用的部位，从而启动肌纤维收缩。因此，Ca^{2+} 可增强心肌收缩功能。钙的正性肌力效应通过它对体循环血管阻力的影响加以调节。Ca^{2+} 具有增加和降低体循环血管阻力的双重作用。Ca^{2+} 的正性肌力作用和缩血管效应可使正常人体循环血压增高。

尽管钙离子在心肌收缩和心脏搏动形成中十分重要，但在心搏骤停患者的前瞻性和回顾性研究中均未发现钙离子应用的益处，并且高钙可能有害。因此高钙不常规用于心搏骤停患者的循环支持。当存在碱中毒、钙通道阻滞剂中毒时可能有益。在危重患者中，离子化钙应当测出，因为总钙浓度不能很好地反映离子化钙浓度。

（二）适应证

目前没有资料能证明钙盐对心肺复苏有益。理论上，使用钙剂后较高的血钙浓度可导致再灌注损伤以及对神经的不良反应。除了治疗高钾血症、低钙血症、钙通道阻滞剂中毒以及高镁血症外，心肺复苏时不使用钙剂。

（三）剂量

10% 的氯化钙 10mL 含 13.6 毫克当量的钙离子（100mg=1mL）。10% 氯化钙液按 2～4mg/kg 稀释后静脉内给药，如有需要 10 分钟后可重复；当然，10% 葡萄糖酸钙也可使用（剂量 5～8mL）。氯化钙之所以更可取，是因为该药能产生持久的血浆高浓度。

（四）注意事项

若心脏仍有搏动，快速静脉推注钙剂可减慢心率。对已经洋地黄化的患者，钙剂的使用更应小心，因为钙剂能增加心室应激性，从而诱发洋地黄中毒。当和碳酸氢钠共用时，会发生沉淀，所以钙盐和碳酸氢钠不能合用。钙还可使冠脉和脑动脉痉挛。

七、洋地黄

（一）作用机理

洋地黄可增加心肌收缩力和控制房扑、房颤的心室率。洋地黄通过抑制膜 Na^+-K^+-ATP 酶，改变钙离子流，增加肌浆内质网的钙离子浓度，从而加强心肌的收缩性。洋地黄的正性肌力作用与儿茶酚胺释放无关，也不受 β 肾上腺素受体阻滞剂的影响。洋地黄可引起冠脉与肠系膜血管床的收缩。

洋地黄直接或间接地作用于窦房结和房室结，它直接或间接地通过增加迷走神经张力来抑制房室结的冲动传导。

洋地黄的用量取决于给药途径及所需达到的效果。用来控制对房颤的剂量应相对较大。当血药浓度较高时，洋地黄中毒比较常见，但血药浓度不高时也可能中毒。洋地黄是否中毒取决于心肌组织中的强心苷含量，而不是循环血液中的药量。

（二）适应证

洋地黄作为正性肌力药物，在心血管急救中是限制使用的药物。洋地黄可控制房颤、房扑的心室率，可使阵发性室上速转为正常窦性心律，也可使房扑转为房颤。如果室上速患者的血流动力学稳定，不必行紧急电复律，可用地高辛治疗。地高辛的变力作用不如其他静脉制剂。在重症患者中，洋地黄制剂可能引起严重的毒性作用以及药物间的不良相互作用，因此，在治疗急性充血性心力衰竭时，洋地黄制剂作用不大。

（三）剂量

地高辛能口服或静脉内给药。静脉给药可避免肠道吸收这一难题，且起效快，峰值效应出现早，优于口服给药。静脉内给地高辛，5～30分钟开始起效，1.5～3小时后达到高峰浓度。非急诊状况下，可口服治疗。不管给药途径如何，由于该药的半衰期相对较长（36小时），首剂必须用负荷量。地高辛负荷量为10～15μg/kg。这个负荷量可使地高辛毒性最小而治疗效果最佳。维持量取决于体表面积与肾功能。

洋地黄化的临床指征为室上性心律失常的控制与充血性心衰的改善。

（四）注意事项

洋地黄中毒是一个常见且严重的问题，发生率为7%～20%。洋地黄中毒最常见的心律失常包括房性期前收缩、室性期前收缩、室早二联律、室速、严重的交界性或非阵发性交界性心动过速、阵发性房速伴2∶1传导阻滞。高度房室传导阻滞较少见，但却是洋地黄过量的特征性表现。洋地黄中毒的心血管外表现有厌食、恶心、呕吐、腹泻、视觉模糊和精神状态改变（包括精神异常、反应迟钝及烦躁不安）。洋地黄中毒在低钾血症、低镁血症和高钙血症的患者中更易发生。

当怀疑洋地黄中毒时，必须立即停药并测定血药浓度。血药浓度正常时也不能排除中毒的存在。纠正低钾血症很重要，应将血钾补至正常水平。伴有心脏传导阻滞的患者，补钾应小心。另外，可用利多卡因、苯妥英钠和心得安来控制室性或室上性心律失常。高度房室传导阻滞时应装临时起搏器。儿茶酚胺是相对禁忌，其可加剧严重的室性心律失常。电复律对有心律失常的洋地黄中毒患者很危险，可诱发致命性的室性心律失常。如果洋地黄中毒患者血流动力学严重损害，且发生致命的心律失常时，仍应给予电复律，可试用最低能量（10～20J）。严重的或难治性的地高辛中毒，可使用地高辛特异性抗体治疗。

许多药物，尤其是奎尼丁，能使地高辛的血药浓度提高2～4倍，从而诱发洋地黄中毒。

洋地黄与普萘洛尔合用治疗快速性心房颤动时有协同作用，但两药合用时可发生缓慢性心律失常，对心功能不全者还可能加重心力衰竭。与螺内酯合用时会延长本药的半衰期。洋地黄化时静脉用硫酸镁应极为谨慎，尤其是同时静脉注射钙盐时，可发生心脏传导改变或阻滞。肾上腺素、去甲肾上腺素、异丙肾上腺素与本药合用，易引起心律失常。与肝素合用，本药可部分抵消肝素的抗凝作用，需调整肝素的量。

洋地黄患者对常对电复律更为敏感，电复律开始使用时的电压宜小。心律失常者在电复律前应暂停本药。本药不宜与酸、碱类药物配伍；禁与钙剂注射剂合用。

八、左西孟旦

（一）作用机理

左西孟旦通过钙离子依赖方式与心肌肌钙蛋白 C 结合以增强收缩蛋白的钙离子敏感性。左西孟旦增强心肌收缩力的同时不影响心室舒张。此外，左西孟旦通过开放血管平滑肌的 ATP 敏感性的钾离子通道，从而诱导全身的和冠状动脉阻力血管及全身静脉容量血管舒张。在体外，左西孟旦是一种选择性的磷酸二酯酶Ⅲ抑制剂，各治疗浓度与其相关性并不明确。在心衰患者中，左西孟旦的正性肌力和扩血管作用可以使得收缩力增强，降低前负荷和后负荷，但并不负面影响其舒张功能。

（二）适应证

左西孟旦是多巴酚丁胺的一种可行替代品。说明书提示本品适用于传统治疗（利尿剂、血管紧张素转换酶抑制剂和洋地黄类）疗效不佳，并且需要增加心肌收缩力的急性失代偿心力衰竭的短期治疗。

（三）剂量

本品在给药前需稀释。本品仅用于静脉输注，可通过外周或中央静脉输注给药。治疗剂量和持续时间应根据患者的一般情况和临床表现进行调整。

治疗的初始负荷剂量为 6 ~ 12μg/kg，时间应大于 10 分钟，之后应持续输注 0.1μg/（kg·min）。对于同时应用血管扩张剂或 / 和正性肌力药物的患者，治疗初期的推荐负荷剂量为 6μg/kg。较高的负荷剂量会产生较强的血流动力学效应，并可能导致不良反应发生率短暂升高。在负荷剂量给药时以及持续给药开始 30 ~ 60min 内，密切观察患者的反应，如反应过度（低血压、心动过速），应将输注速率减至 0.05μg/kg/min 或停止给药。如初始剂量耐受性好且需要增强血流动力学效应，则输注速率可增至 0.2μg/（kg·min）。

对处于急性失代偿期的严重慢性心衰患者，持续给药时间通常为 24 小时。在左西孟旦停药后，未发现有耐药和反弹现象。血流动力学效应至少可持续 24 小时，停药后，此效应可能持续 9 天。

重复使用左西孟旦的经验有限。伴随其他血管扩张剂如心肌收缩剂（除了地高辛）使用的经验也是有限的，与血管活性药物联合应用时需较低的负荷剂量（6μg/kg）。

使用前，应观察稀释液中是否含有微粒杂质和变色情况。稀释后的左西孟旦输液单独输注。输液配制后应在 24 小时内使用。0.025mg/mL 输液的配制方法：将 5mL 左西孟且注射液与 500mL 5% 葡萄糖注射液混合；0.05mg/mL 输液的配制方法：将 10mL 左西孟旦注射液与 500mL 5% 葡萄糖注射液混合。

（四）注意事项

左西孟旦初期的血流动力学效应可能引起收缩压和舒张压的降低，所以，对于基础收缩压或舒张压较低或存有低血压风险的患者应谨慎使用，推荐使用较保守的剂量范围，并根据患者的自身状况和反应来调整剂量和用药时间。

左西孟旦用药前应纠正严重的血容量减少症状，如果出现血压或心率过度变化，应降低输注速率或停止输注。

本品血流动力学效应确切的持续时间尚未确定，一般持续 7～10 天。部分归因于活性代谢物的存在，其在停止输注后 48 小时达到最大血药浓度。输注结束后，无创监测至少应持续 4～5 天，监测应持续到血压降到最低值并开始升高。如果出现血压持续下降的迹象则需监测 5 天以上，如果患者的临床症状稳定，监测期可少于 5 天。轻中度肾功能损伤和肝功能损伤患者需要延长监测期。

因为肾功能损伤患者体内活性代谢物消除的数据有限，因此左西孟旦在用于有轻、中度肾功能损伤的患者时要特别谨慎，肾功能损伤可能会导致活性代谢物浓度增加，从而引起更明显、更持久的血流动力学效应。严重肾功能损伤（肌酐酸清除率＜ 30mL/min）患者禁止使用本品。

用于轻中度肝功能损伤的患者时要特别谨慎，肝功能损伤可能导致活性代谢物暴露时间延长，从而引起更明显、更持久的血流动力学效应。严重肝功能损伤患者禁止使用本品。

本品可能会引起血钾浓度的降低，因此在用药前应纠正患者的血钾浓度异常且在治疗中应监测血钾浓度。与其他治疗心衰药物同时应用时，输注左西孟旦可能会引起血红蛋白和红细胞压积降低，因此缺血性心脏病合并贫血的患者应谨慎使用。

心动过速、心房颤动或致命性心律失常的患者应谨慎使用本品。

重复使用本品的经验有限；左西孟旦与其他心血管活性药物包括血管收缩剂（地高辛除外）共同使用的经验有限。应对患者进行获益风险评价后确定用药方案。

对于冠状动脉缺血发病期、任何原因的长 QTc 间期患者，或同时使用延长 QTc 间期药物者，应谨慎使用本品，并应进行心电图监测。

由于用于儿童和 18 岁以下青少年的经验非常有限，因此，本品不能用于儿童和 18 岁以下青少年。

脑保护药物

心肺复苏成功后，脑损伤是最主要的死因，大部分患者会在 2 周内死亡。对心跳骤停的患者，如何在心肺复苏后进行有效的脑保护，降低脑损伤程度，是临床亟待解决的问题。自主循环恢复后如何进行脑保护，包括亚低温治疗以及各种可能有用的药物，目前报道的有辅酶 Q10、安宫牛黄丸、糖皮质激素等。

一、辅酶 Q10

（一）作用机理

本品具有促进氧化磷酸化反应和保护生物膜结构完整性的功能。辅酶 Q 是生物体内广泛存在的脂溶性醌类化合物，不同来源的辅酶 Q 其侧链异戊烯单位的数目不同，人类和哺乳动物是 10 个异戊烯单位，故称辅酶 Q10。

辅酶 Q 在体内呼吸链中质子移位及电子传递中起重要作用，它是细胞呼吸和细胞代谢的激活剂，也是重要的抗氧化剂和非特异性免疫增强剂。研究表明，辅酶 Q10 是一种有效的神经保护剂，可抑制谷氨酸释放和钙内流，保持电化学梯度并降低氧化应激。它可改善亨廷顿病的氧化代谢，被证明可减缓帕金森病的进展。此外，辅酶 Q10 改善了弗里德赖希共济失调的生物能量学，证明辅酶 Q10 保护线粒体代谢免受毒性损伤，而线粒体中间产物可在神经退行性疾病中发挥神经保护作用。

本品口服易吸收，Wistar 系雄性大白鼠和家兔一次经口给予 0.6mg/kg 的在投药 4 小时后辅酶 Q10，分别在 1 小时和 2 小时后达到最高血药浓度，之后呈双相性在血中消失。大白鼠肺、心脏、肝脏和肾等组织的药物浓度增加；10 小时后，肾上腺、肝脏和胃组织药物浓度增加。给药后 7 天，大白鼠尿中排出 1.9%，粪中排出 85%；家兔尿中排出 2.9%，粪中排出 91%。暂无人体药代动力学资料。

（二）适应证

院外心搏骤停后昏迷的患者。

（三）剂量

前 5 天每天 3 次，每次 150mg 辅酶 Q10，后接每天 250mg。

（四）注意事项

辅酶 Q10 的使用以低体温的治疗为基础，辅酶 Q10 被认为是高安全性的，暂未发现严重副作用，在动物实验中曾使用到每日 1200mg/kg（连续一年）及人体试验每日 900mg（连续四周）的超高剂量，未观察到不良反应。仅有少部分案例在服用后出现胃部不适及皮肤瘙痒症状，但被判定不是辅酶 Q10 所造成的。不过要注意的是辅酶 Q10 有些微的降血糖功效，所以糖尿病患者可以小心使用。此外，辅酶 Q10 还会降低抗凝血药物的功能，因此不宜与抗凝血药（如华法林）一起服用，妊娠期妇女、哺乳期妇女、儿童及肝肾功能不佳者慎用。辅酶 Q10 可能降低血压，应注意血压水平。

二、安宫牛黄丸

（一）作用机理

安宫牛黄丸出自吴鞠通《温病条辨》，是中医治疗高热的"温病三宝"之一，其主要由牛黄、犀角（以水牛角代替）、麝香、黄芩、郁金、冰片、黄连、栀子、朱砂、珍珠及明雄黄组成。其中牛黄、水牛角清热解毒，息风止痉；麝香通达经络，开窍醒神；郁金、冰片化痰开郁，通窍醒神；黄芩、黄连、栀子苦寒，泻火解毒；朱砂、珍珠镇静安神；明雄黄解毒豁痰，诸药配伍，共奏清热解毒、凉血清心、镇惊开窍之功效。

安宫牛黄丸可改善 CPR 后患者脑氧微循环，稳定提高脑细胞脑氧代谢能力，促进神经元的恢复，并且可有效降低 CPR 后患者细胞因子水平，减少 SIRS 的发生，对脑具有较好的保护作用。

（二）适应证

清热解毒，镇惊开窍。用于热病，邪入心包，高热惊厥，神昏谵语；脑卒中昏迷及脑炎、脑膜炎、中毒性脑病、脑出血、败血症见上述证候者。

（三）剂量

温水化开后鼻饲。一次 1 丸；小儿 3 岁以内一次 1/4 丸，4～6 岁一次 1/2 丸，一日 1 次；或遵医嘱。共治疗 7 天。

（四）注意事项

孕妇慎用。

三、糖皮质激素

（一）作用机理

心搏骤停后存活患者血清皮质醇水平高于死亡患者，且血清皮质醇水平可以作为心搏骤停患者成功复苏后能否存活的一个预测因子。糖皮质激素可以通过在 CPR 期间和 ROSC 后增加血管加压素效应，从而提高心、脑等重要器官的灌注压，以维持机体血流动力学稳定，这可能有利于其在 CPR 和早期复苏后使用。糖皮质激素具有血流动力学稳定效应和抗炎作用，能够减少细胞因子的产生和释放；同时，糖皮质激素可以降低炎症部位巨噬细胞和中性粒细胞的积累与功能，抑制微循环的急性炎症作用，从而收缩血管，减轻水肿。

（二）适应证

除非用于某些内分泌疾病的替代治疗，糖皮质激素仅仅是一种对症治疗的药物，包括心搏骤停后的脑保护。糖皮质激素对心搏骤停患者预后的影响仍然存在争议，尤其是在神经系统方面。

（三）剂量

目前临床使用还未有明确的推荐。有动物实验提示，大剂量糖皮质激素冲击疗法对神经细胞有切实的保护作用，在心肺复苏后的脑复苏中具有切实有效的应用价值。

（四）注意事项

1. 免疫抑制剂作用/感染易感性增高

皮质类固醇可能会增加感染的易感性，可能掩盖感染的一些症状，且在皮质类固醇的使用过程中可能会出现新的感染。使用皮质类固醇可能会减弱抵抗力而无法使感染局限化。在人体任何部位出现的，由病毒、细菌、真菌、原生动物或蠕虫生物等的任何一种病原体引发的感染，可能与皮质类固醇的单独使用，或者它与其他影响细胞免疫、体液免疫或者中性粒细胞功能的免疫抑制剂的联合使用有关。这些感染可能是轻度的，也可能是严重的，有时甚至是致命的。随着皮质类固醇剂量的增加，感染并发症的发生率也会增加。

2. 免疫系统影响

可能会发生过敏反应。因为正在经胃肠道外接受皮质类固醇治疗的患者罕见有发生皮肤反应和严重过敏反应（如支气管痉挛）/过敏样反应，所以在给药之前，特别是对有任何药物过敏史的患者，应采取适当的预防措施。

3. 代谢和营养

皮质类固醇能使血糖增加，使原有糖尿病恶化，也可导致那些长期接受皮质类固醇治疗的患者易患糖尿病。

4. 精神影响

服用皮质类固醇时，可能会出现精神紊乱，表现为欣快、失眠、情绪波动、人格改变以及重度抑郁或明显的精神病表现。此外，皮质类固醇可能会加剧原有的情绪不稳或精神倾向。

5. 神经系统影响

皮质类固醇应谨慎用于癫痫患者。

6. 眼部影响

全身性使用和局部外用皮质类固醇时可能报告视觉障碍。如果患者出现视物模糊或其他视觉障碍的症状，应该考虑将患者转诊至眼科医生处以评估可能的原因，可能包括白内障、青光眼或中心性浆液性脉络膜视网膜病变等罕见疾病，这些疾病在全身性使用和局部外用皮质类固醇后已有报道。

7. 心脏影响

糖皮质激素对心血管系统具有不良反应，例如血脂异常和高血压，如果高剂量且长期使用，可能会使原有心血管危险因素的患者易于发生心血管不良反应。因此皮质类固醇应谨慎用于这类患者，如果需要，应注意风险修正及增加心脏检测。低剂量和隔日疗程法可能会减少皮质类固醇治疗的并发症发生率。

据报道，快速静脉注射大剂量甲泼尼龙琥珀酸钠（10 分钟内给药量超过 0.5g）会引发心律失常、循环虚脱和（或）心搏骤停。已有报道，给予大剂量甲泼尼龙琥珀酸钠的过程中或者之后发生心动过缓，且可能与滴注速度或时间无关。

8. 胃肠道影响

高剂量的皮质类固醇可能引发急性胰腺炎。

对于皮质类固醇本身是否与治疗过程中出现的消化性溃疡有关，没有达成普遍的共识。但是，糖皮质激素治疗可能会掩盖消化性溃疡的症状，以至于发生穿孔或者出血而无明显的疼痛。糖皮质激素治疗可能掩盖腹膜炎或与胃肠系统疾病有关的其他体征或症状，例如穿孔、梗阻或胰腺炎。与非甾体类抗炎药联合用药时，发生胃肠道溃疡的风险升高。

非特异溃疡性结肠炎患者，如果有即将穿孔、脓肿、其他化脓性感染、憩室炎、新近肠吻合术或者活跃的或潜在的消化性溃疡的可能，应谨慎使用皮质类固醇。

9. 肝胆影响

周期性脉冲式静脉注射甲泼尼龙（通常初始剂量 ≥ 1g/d）可能导致药物性肝损伤，表现有急性肝炎或肝酶升高等。曾报告过罕见的肝毒性病例。发作时间可能为数周或更长。在大部分的病例报告中，治疗停止后可观察到不良事件的消退。因此，需要采取适当的监护。

10. 肌肉骨骼影响

已有报道，高剂量皮质类固醇的使用会引发急性肌肉病，最常发生在患有神经肌肉传递障碍（例如重症肌无力）的患者身上，或者发生在正在同时接受抗胆碱能药物如神经肌肉阻断药（例如泮库溴铵）治疗的患者身上。急性肌病是全身性的，可能累及眼部和呼吸系统的肌肉，并导致四肢瘫痪。可能会发生肌酸激酶的升高。皮质类固醇停药后的临床改善或恢复可能需要几周到几年时间。

近年来，随着急救措施的进步，心搏骤停的患者得以成功复苏，但脑部缺血缺氧却带来了神经系统的许多并发症。癫痫发作是这类脑病中最为重要的临床表现之一，而其发作又会加重脑部缺血缺氧，严重影响患者预后。丙戊酸钠是最常用的治疗癫痫的药物。

四、丙戊酸钠

（一）作用机理

丙戊酸钠抗癫痫的作用机制与多种综合因素造成神经元兴奋性降低有关。早在 20 世纪 70 年代，就有人提出丙戊酸钠对 r- 氨基丁酸（Gamma-Aminobutyric Acid，GABA）能系统的作用。GABA 是哺乳动物神经系统中重要的抑制性神经传递物质，癫痫的发生与 GABA 介导的抑制性突触传递作用降低有关。丙戊酸钠主要通过作用于 GABA 的代谢途径进而影响 GABA 的水平，最终增强 GABA 介导的突触后抑制作用。

静脉给药时，丙戊酸钠的生物利用度接近 100%。主要分布在血液，快速交换的细胞外液，通过脑脊液进入脑。半衰期为 15 ～ 17 小时。治疗有效的最小血药浓度为 40 ～ 50mg/L，治疗有效的血药浓度范围为 40 ～ 100mg/L。超过 200mg/L 需要减量。静脉给药时，几分钟就能达到稳定的血浆浓度，之后通过静脉滴注维持。丙戊酸钠与血浆蛋白结合率非常高，蛋白结合率与剂量相关并可饱和。丙戊酸钠经葡糖醛酸和 β - 氧化酶代谢，并从尿液排出。丙戊酸钠可被透析出，但血液透析仅对血浆中未结合的丙戊酸（大约 10%）有作用。与其他抗癫痫药物不同，丙戊酸钠不增加自身的降解，也不增加其他药物（如雌激素和口服抗凝剂）的降解，这是由于它没有细胞色素酶 P450 的诱导作用。

（二）适应证

丙戊酸钠适用于 ROSC 后并发癫痫的患者。成人与儿童均可使用，3 岁以下的儿童推荐使用本品单药治疗，但在开始治疗前应权衡潜在的益处与发生肝脏损害或胰腺炎的风险。丙戊酸钠不应该用于育龄期妇女，除非明确需要（即在其他治疗无效或不能耐受的情况下）。这项评估要在第一次开本品的处方之前或者一个用本品进行治疗的育龄妇女计划怀孕时进行。育龄期妇女必须在治疗期间使用有效的避孕方法。

（三）剂量与方法

本品静脉注射剂溶于 0.9% 生理盐水，或持续静脉滴注 24 小时，或每日分 4 次静脉滴注，每次需约 1 小时。以 15mg/kg 剂量缓慢静脉推注，持续至少 5 分钟；然后以 1mg/（kg·h）的速度静脉滴注，使血浆丙戊酸浓度达到 75mg/L，并根据临床情况调整静脉滴注速度。

（四）注意事项

1. 不良反应

肝毒性（包括死亡），通常发生于治疗前 6 个月。对 2 岁以下儿童有更高的致命性肝毒性。治疗前和治疗期间应严格监测患者，定期进行肝功能检查。

致畸性，包括神经管缺陷，其他主要畸形和智力商数（IQ）值降低。

胰腺炎，包括有致死性出血性胰腺炎病例的报告。

2. 注意事项

由于本品转化为丙戊酸，所以，不得与其他具有相同转化产物的药物合用，以防止丙戊酸过量（如丙戊酸盐、丙戊酰胺等）。

有严重胰腺炎甚至致命的极罕见报道。这种致命的危险在儿童中最高，但危险随着年龄增长而降低。

严重的癫痫发作，神经系统的损害或者抗癫痫治疗可能是危险因素。肝功能衰竭并发胰腺炎时，病死率升高。对急性腹痛的患者应给予快速的医疗检查。若胰腺炎诊断成立，丙戊酸应立即停用。

由于有丙戊酸宫内暴露史的胎儿存在发生畸性和发育障碍的高风险，除非其他治疗无效或不耐受，否则不宜丙戊酸处方用于女童、女性青少年、育龄期妇女和妊娠妇女。

对于使用丙戊酸治疗的青春期潜在妊娠可能，故对计划妊娠或已妊娠妇女，常规随访时，风险和获益应仔细权衡。

3. 相互作用

碳青霉烯类抗菌药物与丙戊酸钠联用，会大大降低丙戊酸钠的浓度。碳青霉烯类药物属于有着新型结构的 β-内酰胺类抗生素，具广谱抗菌功效，重症感染者多使用此药。

碳青霉烯类与丙戊酸钠相互作用，导致 VPA 血药浓度降低存在多种可能机制，涉及吸收、分布和代谢等多个过程。①吸收方面：碳青霉烯抗菌药物影响丙戊酸钠的肠道吸收，对丙戊酸钠经小肠上皮细胞基底膜侧吸收途径有抑制作用，导致血药浓度下降。②代谢与排泄方面：碳青霉烯抗菌药物可促进丙戊酸钠代谢，加快药物排泄，促进丙戊酸与葡萄糖醛酸结合，抑制结合物水解，促进排泄，加速丙戊酸清除，导致丙戊酸血药浓度降低。③分布方面：碳青霉烯抗菌药物对血液中丙戊酸的分布有影响；碳青霉烯类抗菌药物促进丙戊酸从血浆转运至红细胞中，抑制使其逆向转运的多耐药相关蛋白，导致丙戊酸血药浓度下降。

（徐强、马中富）

参考文献：

[1] 心肺复苏 2011 中国专家共识组. 心肺复苏中国专家共识 [J]. 心血管病研究，2011, 9(12): 881-887.

[2] 中国研究型医院学会心肺复苏学专业委员会. 2016 中国心肺复苏专家共识 [J]. 中华危重病急救医学，2016, (28)12: 1059-1079.

[3] 中华医学会急诊医学分会复苏学组，中国医学救援协会心肺复苏分会. 心搏骤停复苏后血流动力学管理的专家共识 [J]. 中华急诊医学杂志，2019, 28(11): 1343-1349.

[4] 中国研究型医院学会心肺复苏学专业委员会，中国老年保健协会心肺复苏专业委员会，中国老年保健协会全科医学与老年保健专业委员会. 中国淹溺性心脏停搏心肺复苏专家共识 [J]. 中华急诊医学杂志，2020, 29(8): 1032-1045.

[5] Geocadin R G, Wijdick S E, Armstrong M J, et al. Practice guideline summary: Reducing brain injury following cardiopulmonary resuscitation: Report of the Guideline Development, Dissemination, and Implementation Subcommittee of the American Academy of Neurology [J]. Neurology, 2017, 88(22): 2141-2149.

[6] Panchal A R, Bartos J A, Cabanas J G, et al. Part 3: adult basic and advanced life support: 2020 American Heart Association Guidelines for Cardiopulmonary Resuscitation and Emergency Cardiovascular Care [J]. Circulation, 2020, 142(16_suppl_2): S366-S468.

[7] Nolan J P, Sandroni C, Böttiger B W, et al. European Resuscitation Council and European Society of Intensive Care Medicine guidelines 2021: post-resuscitation care [J]. Intensive Care Med, 2021(3):1–53.

第七章　心肺复苏辅助技术

第一节　心脏电复律及除颤

电复律和电除颤是治疗心律失常和心脏复苏的重要方法，对于抢救严重心律失常，纠正快速心律失常以恢复窦性心律极为有用。一般认为，除颤仅用于终止心室颤动时，称为电除颤；如用于纠正其他心律失常，如房颤、房扑或室速等，则称为电复律。

一、基本原理

目前，认为电复律和电除颤的机制有以下两点：

1.较强的电脉冲在极短的时间内经胸壁或直接通过心脏，使全部心肌纤维瞬间除极，中断折返过程，消除异位兴奋灶，终止异位心律，然后由自律性最高的起搏点（通常为窦房结）发放冲动控制心脏而恢复窦性心律；该方法最早用于消除室颤，因此称为电除颤。

2.电脉冲使一部分心肌除极而中断一个或多个折返途径，使原来循环不已的折返机中止，用较低能量的电流也可以治疗成功，称为电复律。

电复律可根据电脉冲与心动周期的关系分为同步和非同步两种。同步电复律是依靠心电图上自身R波触发，放电与心搏同步；非同步电除颤无须R波触发，可在任何时候放电。

为避免放电于心室肌的易损期和减少诱发室颤的可能性，在转复一些血流动力学稳定的心动过速时，如室上速、房颤和房扑，多加用同步器，在QRS波群的时间内放电。（实际上，同步直流电击不发生在R波顶峰，而是略延后约20～30ms）不用同步器时，诱发室颤的机会为2%～5%，在实际临床工作中，采用同步器后仍有发生室颤的可能。在转复心室颤动时，一般不宜用同步器，因为此时不易分辨QRS波与T波。此外，一旦发现室颤、无脉性室速或无法识别R波的快速室性心动过速，也应立即采取非同步电除颤。

二、适应证和禁忌证

1.室颤、室扑、无脉性室速或无法识别R波的快速室性心动过速

无论由何种原因引起的心室颤动、室扑、无脉性室速或无法识别R波的快速室性心动过速，由于无法同步电复律，都是电除颤的绝对指征。

2. 室性心动过速（室速）

①室速持续发作且药物治疗无效，或已出现严重的血流动力学障碍者，应考虑电复律；②频率极快的室速（＞200次/分钟），往往伴有晕厥或抽搐，应首选电复律；③尖端扭转型室速，具有自行终止和反复发作的特点，一般不需电复律。

3. 阵发性室上性心动过速（室上速）

①首选药物治疗和射频消融治疗，当治疗无效或已伴有严重的血流动力学障碍时，应予电复律；②自律性增高所致的室上速、房性心动过速伴有房室传导阻滞者，电复律无效；③室上速伴窦房结功能不全，如果没有可靠的心脏起搏保护，为电复律的禁忌证。

4. 心房扑动（房扑）

①由于转复心房扑动所需电能小（50J），成功率高（＞90%），电复律可作为其首选治疗方法；②房扑合并病窦综合征或束支传导阻滞者不宜电复律。

5. 心房颤动（房颤）

适应证：①房颤出现时间不超过1年；②二尖瓣病变已修复或病变较轻；③房颤后心力衰竭或心绞痛恶化或不易控制；④阵发性房颤不需电复律，但若心室率极快时（如预激综合征合并房颤），药物治疗又无效，考虑电复律。

禁忌证：①左房巨大，房颤持续1年以上，长期心室率不快者；②伴有高度或完全性传导阻滞的房颤、房扑、房速；③缓慢心律失常，包括病态窦房结综合征；④洋地黄过量引起的心律失常（室颤除外）；⑤严重的低血钾。

6. 其他宽QRS波心动过速无法鉴别为室上速或室速时，电复律为最安全且有效的治疗手段。

三、除颤的重要性

1. 早期除颤的理论基础

心搏骤停的发生机制中，心室颤动（室颤）最为常见，大约占60%～80%。而终止室颤最有效的治疗方法是电除颤。随着时间的延长，除颤的成功率亦急剧下降。室颤发生后，1分钟内除颤成功率最高，每延迟1分钟，复苏成功率下降7%～10%。如果旁观者对室颤型心搏骤停者立即进行心肺复苏（CPR），尤其是在室颤发生后大约5分钟内予以除颤，则能救活患者并使其神经功能免于受损。CPR可以延长室颤的除颤时间窗，并提供少量的血流为脑和心脏输送一些氧气以维持代谢的基本需要。然而，仅有基本CPR仍不太可能终止室颤和恢复有效灌注心律。因此，应提倡尽可能早地除颤。随着时间的延长，室颤将发展为心室停顿，更不利于复苏成功。

能否成功除颤主要取决于心肌的状态。随着室颤的持续，心肌损伤会越来越严重，则更加重了转复心室颤动的困难。如室颤发生于心电监护病房或有目击者时，常因室颤发生时间较短，容易成功除颤。由于除颤速度是复苏成功与否的关键因素，故美国心脏协会（AHA）强调，所有救护车在转送心脏病患者时，皆应携带人工或自动除颤仪。

2. 关于早期除颤的规则

《国际心肺复苏与心血管病急救指南》中对使用自动体外除颤仪（AED）的措施和要求为：

（1）院前早期除颤：向急救医疗服务（EMS）系统求救后5分钟内完成电除颤。强烈建议对院外心搏骤停（OHCA）患者实施公共电除颤（PAD），即由非专业人员使用放置在公共场所的 AED 进行电除颤。

（2）参加急救的人员应有接受计划的急救培训，并有责任实施 CPR，在有除颤仪情况下，有权行电除颤治疗。

（3）院内除颤：①早期除颤的能力是指在医院各科室及门诊都装备有除颤仪，所有医务人员都受过急救技术培训。②现场急救人员行早期电除颤的目标是：在医院任何地方或救护车内发生的心脏停搏，从发病至电除颤的时间限在3分钟内。

（4）成功电除颤取决于从室颤发生到行首次电除颤治疗的时间。此外，除时间因素外，须选择适当的能量。

（5）建议对1～8岁儿童及以上年龄段使用 AED；如可能，使用具备儿童衰减器系统的仪器或设备。

四、关于除颤仪的一些观点

1. 除颤仪的概念与组成

心脏电除颤仪是指对患者放电到达心脏使心肌细胞除极化而终止心律失常的一种装置。根据电能的储存和释放方式不同，可分为交流除颤仪和直流除颤仪。前者具有除颤后再颤等许多局限性，目前已被淘汰。现广泛采用的直流除颤仪是一种应用大容量的电容器储存高压电能，通过一个电感器向电极板放电而进行电除颤的装置。直流除颤仪由以下几部分组成：可选择电流大小的变压器、包含储能器的交流电与直流电转换器、充电开关与放电开关。绝大部分的除颤仪使用阻尼正弦波进行体外除颤，少部分为埋藏式心律转复除颤器（Implantable Grdioverter Defibillator，ICD）。由于技术原因，ICD 通常采用梯形波。

根据除颤波形的不同，现代除颤仪分为两种类型，即单相型和双相型。虽然单相波形除颤仪先应用于临床，但现在几乎所有的 AED 和人工除颤仪都使用双相波除颤。研究表明，当使用双相波形进行除颤时，如果能量与单相波形相当或低于单相波形，终止室颤更为安全有效。

2. 除颤仪的能量、电流、电压与经胸阻抗

除颤仪在适当的时间内（通常是毫秒），在一定的电压下，产生电流通过阻抗物质到达心脏，从而进行除颤。虽然操作者选择的是除颤的能量，但实际发挥除颤作用的是电流。电流的发放需依赖各电极间的阻抗。影响经胸阻抗大小的因素很多，包括：能量、电极大小、电极与皮肤间的耦联物质、已除颤的次数与间隔时间、呼吸相、电极间距离

以及电极与胸壁接触时的压力等。人体经胸阻抗为 $15 \sim 150\Omega$，平均为 $70 \sim 80\Omega$。如果经胸阻抗高，则低能量的除颤不能产生足够的电流通过心脏。呼吸可能影响阻抗，但因绝大部分心搏骤停患者处于呼气末期而使阻抗减小。为了减小经胸阻抗，除颤时通常需用一定的压力将除颤电极紧贴胸壁皮肤，并在电极板与患者胸壁间涂上适当的导电材料（电极糊）或垫湿盐水纱布，紧急时甚至可以用清水；但使用不适当的导电材料（如酒精）则可产生燃烧，甚至引起皮肤烧伤或火灾。男性患者如胸毛太多会使电阻抗明显增加，因此快速剔除胸毛是十分必要的。

3. 电极板的尺寸与位置

一般电极板越大，阻抗越低，但过大的电极板可导致与胸壁接触不充分或产生较多的心外电流。故成人电极板直径尺寸为 $8 \sim 12cm$，婴儿及儿童则需要较小的电极板。但有研究指出，小儿使用大电极板可产生较小的阻抗，因此建议 1 岁以上的小儿可使用成人的电极板。

应将电极板放置在对心脏可产生最大电流处——胸前与心尖。将胸前电极置于右锁骨中线第 2 肋下方，心尖电极置于左腋中线第 4 肋间。必须注意电极应该很好地分隔开，其间的导电胶等物质不能在胸壁上流出接触，因为这样可能会形成一个经胸壁的电流，而不流经心脏。

装有永久性起搏器或 ICD 的患者需除颤或电复律时，应避免将电极板放在起搏器脉冲发生器或 ICD 附近。这是由于除颤会造成其功能障碍，而起搏器装置或 ICD 可以阻止除颤过程中的一部分电流到达心脏，使到达心脏的电流能量少于最佳值。此外，除颤后亦需检查起搏器或 ICD 的功能情况。

4. 电除颤及电复律的能量

证据表明，单相波和双相波除颤仪的临床效果相当，但双相波在终止房性和室性快速心律失常方面具有同等或更高的功效。这些潜在的安全性和有效性差异促使优先使用双相波除颤仪。目前，双相波除颤仪在很大程度上取代了不再生产的单相波除颤仪。2020 版指南推荐使用除颤仪（双相波或单相波）来治疗可电击的快速型心律失常。

（1）成人需要量。如果使用单相波除颤仪，推荐能量为 $200 \sim 360J$。如果室颤终止后再出现，则给予此前成功电除颤的能量水平。

在特定的能量级别范围内，在使用双相波除颤仪进行除颤时，在终止室颤方面采用两种波形中的任意一种都是有效的。使用双相波装置电击的理想能量是在文献报道的使用该装置有效的范围内。制造商已经将其装置特殊有效能量范围附在仪器表面，以便除颤人员使用该装置进行除颤前参考。迄今为止，也没有证据表明具体哪种双相波形除颤更有效。采用双相方形波首次电击时可选择 $150 \sim 200J$；或者采用直线双相波第 1 次除颤时选择 120J，而第 2 次和后续除颤则应选择相同或更高的能量。

如果操作者正在使用人工双相波除颤仪进行除颤，可使用制造商建议的能量（如，初始能量剂量为 $120 \sim 200J$）；如果未知，可使用允许的最大能量。第 2 次和随后的能量应相当，而且可考虑使用更高能量。

（2）小儿需要量。心室颤动在儿童中较少见，婴儿更加罕见。小儿心搏骤停多继发于呼吸骤停。因此当发现小儿无脉搏时，治疗应首先考虑给予充分通气、给氧及胸外心脏按压支持循环，一般经过以上处理，心搏可恢复。婴儿和儿童的最低有效除颤能量仍不清楚，安全除颤的上限也尚不知道，但以＞4J/kg 的能量对儿童进行除颤是有效的。如果存在室颤，推荐第 1 次电击的能量为 2J/kg，第 2 次电击的能量为 4J/kg。后续电击能量可以使用≥4J/kg，最高 10J/kg 或成人剂量，由于骨的传导性差，故电极板位置应离开主要的骨骼结构，电极板间距离至少 1 ～ 2 英寸（1 英寸 =2.54 厘米）。

（3）电复律能量。对房颤转复的推荐能量为 100 ～ 200J 单相波；房扑和阵发性室上性心动过速转复所需的能量一般较低，首次电复律的能量通常为 50 ～ 100J 单相波，如不成功，再逐渐增加能量。尽管现在可以用双相波形进行心脏电复律，但其最佳能量尚未确定。

有脉搏性室速转复的能量大小依赖于室速波形的特征和心率快慢。单形性室速（其形态及节律规则）对首次 100J 单相波转复治疗的反应良好，如果初次电击无反应，以递增的形式逐步增加电击能量（即 100J、200J、300J、360J）。多形性室速由于 QRS 形态和频率的不规则而难以或不可能对 QRS 波群实现可靠的同步化。此外，持续多形性室速患者也不可能维持很长时间的有脉节律或有效灌注节律，因此试图迅速区分有脉或无脉多形性室速的任何努力都变得毫无意义。很好的经验是，如果你的眼睛不能与每个 QRS 波群达到同步化，那么除颤仪和电复律仪也同样不可能做到。如果对不稳定患者出现单形性还是多形性室速有任何疑问时，则不要因为详细分析患者的心律而耽误电击，而应立即运用高能量非同步电复律（即除颤能量）。

5. 除颤及电复律的基本步骤

（1）将患者平卧放置在安全的环境中。

（2）连接除颤仪，在电极板上涂上适当的导电材料。

（3）打开除颤仪。

（4）选择所需要的能量和决定是否加用同步器。

（5）充电。

（6）将电极板放在人体适当的位置；如果使用手握电极板则需用力压紧，并确定电极板间无导电材料，去掉任何经皮给予的药物贴片。

（7）确定无任何人直接或间接接触患者。

（8）除颤仪放电。

五、关于除颤的特殊情况

1. 置有 ICD 的患者发生心搏骤停的危险性很高，在对置有 ICD 的患者出现室颤进行抢救时，应注意：

（1）当抢救者触及患者而ICD正在放电时，抢救者可感觉到电流，此感觉类似触及电源插座，一般无危险。

（2）经胸除颤对ICD一般无损害，但除颤后应检查ICD。

（3）ICD患者发生室颤或室速时，应立即进行体外除颤。

（4）ICD通常在心前区已置有电极贴片，使除颤时通过心脏的电流有所下降；因此当使用合适的能量除颤仍失败时，应改变电极板的位置。

2. 心前区叩击

通过心前区叩击，室速可转为窦性心律，成功率为11%～25%。极少部分室颤可通过心前区叩击终止。由于心前区叩击简单易行，故在目击患者无脉又不能立即获得除颤时，可进行心前区叩击，但不能因此延误除颤时间。但是，由于心前区叩击可将有脉搏的室速转化为室颤、心室停顿或电机械分离，故有脉搏的室速患者禁止使用心前区叩击。

六、体外自动除颤仪（Automated External Defibrillator，AED）

AED是智能化的可靠的计算机装置，它能够通过声音和图像提示来指导非专业急救人员和医务人员对室颤型心搏骤停患者进行安全的除颤。若患者具有室颤、心律异常、心脏停搏等体征，且AED界面提示"建议除颤"时首选AED除颤；而对于AED提示不具备除颤指征的直线心律患者，若行5周期CPR仍无生命体征也建议采用AED除颤，临床适应证包括心力衰竭、冠心病等。但AED对不是由室颤和无脉性室速造成的心搏骤停没有价值，并且对室颤终止后出现不可电击节律的处理是无效的。大多数患者电击后会发生非灌注节律，且CPR必须持续到灌注节律恢复为止。因此，不仅要训练AED营救人员在紧急事件中的组织能力和AED的使用能力，而且还要训练他们运用必要的CPR建立通气和循环的能力。

1. 心律的自动分析

AED的微处理器可以分析体表ECG信号的多种特征，包括频率、振幅及频率与振幅的综合数据，如斜率和波的形态学。过滤器可以对QRS样信号、无线电波或干扰波以及电极松懈和电极接触不良进行核查。一些程控的装置还可探测患者或其他人的自发活动。有临床研究在院外和院内CPR时使用了标准除颤仪，并对这一方案的质量进行评价，认为AED的使用或许可以促进营救人员提高CPR的质量。

AED已经在体外心脏节律分析和许多领域的成人和儿童临床试验中被广泛检验。在节律分析方面，它们是极其精确的。尽管AED无法做到同步电击，但如果单形性和多形性室速的频率和R波形态超过预计值，推荐用AED进行非同步电击。

2. 电极放置

营救人员常规将右侧电极放在患者右锁骨下方，左侧电极放在与左乳头齐平的左胸下外侧部。当胸部有植入性装置时，电极应该放在正常距该装置1英寸（约2.5cm）的地方。如果患者带有自动电除颤的ICD（即患者的肌肉会以体外除颤时同样的方式收缩），则在使用 AED 前可以允许 30 ~ 60 秒的时间让 ICD 自动处理。ICD 的分析和电击周期偶尔会和 AED 发生冲突。切忌将 AED 电极板直接放在经皮植入的治疗性补片的上方（尤其是当补片含有硝酸甘油、尼古丁、镇痛药、激素替代物和抗高血压药时），因为补片会阻止电极将能量传至心脏，并且会造成局部皮肤灼伤。连接电极板之前，移去治疗性补片，并将此处擦拭干净。

3. AED 的优缺点

传统的体外除颤仪需要操作者分析心律，因此，操作者需进行正规的培训以掌握心律失常的知识及对仪器的操作。而 AED 可自行分析心律，操作者只需识别心搏骤停，了解仪器操作程序即可。AED 虽不能完全识别各种心律，且需要暂停 CPR 以进行自动心律分析，但在检测可电击心律失常方面准确性较高。唯一的错误有可能发生在对极细与极粗的心室颤动的识别上。

4. AED 的操作

使用 AED 前，必须首先判断患者是否有特殊情况，包括：患者在水中、敷有外用药、装有起搏器或 ICD 等。

患者仰卧，仪器放在患者耳旁，在患者左侧进行除颤操作，这样方便安放电极；同时其他人可在患者右侧实施 CPR。几乎所有的 AED 操作时，都遵循以下四个步骤：接通电源，安放电极，分析心律及电除颤。连接好除颤仪后，CPR 及其他活动皆应暂时停止，使 AED 不受干扰。

极度低温（核心体温低于 30℃）的室颤者除颤效果不佳，但并非禁止除颤。可先进行除颤，如无效则停止除颤，进行 CPR 及复温措施。

由于创伤所造成的心搏骤停，除颤成功率极低，故创伤性心搏骤停患者应首先给予CPR 以及 BLS 措施（"C-A-B"）。

5. CPR 和除颤

当任何施救者院外目睹或短期监控心搏骤停事件（室颤 / 无脉性室性心动过速）的发生，并且现场有 AED 可用，那么应该立即使用 AED。但如果在获取或准备使用除颤仪方面有任何延迟，则应提供临时 CPR。对于在院内进行抢救的医务人员来讲，则应该立即进行 CPR 和使用 AED 及其他设备，并且一旦 AED 或除颤仪准备就绪，立即使用。

2015 版指南建议对不受监控的心搏骤停患者执行临时 CPR，直到备好除颤仪进行心律分析和 / 或电除颤。如果施救者没有目击院外心搏骤停事件的发生，则在检查心电图并试图除颤前应该先进行约 5 个循环的 CPR。一个 CPR 循环包括 30 次胸外心脏按压和两次人工呼吸。如果胸外心脏按压是以 100 ~ 120 次 / 分的速度进行，那么 5 个循环的 CPR 大约需要 2 分钟。有研究表明，当 EMS 从呼叫至到达的时间为 46 ~ 55 分钟或更长时，除颤前进行 1.5 ~ 3 分钟的 CPR 与立即除颤相比，可以增加初次复苏成功率、存活率和 1 年存活率。但一项随机研究发现，对于非医务人员目击的心搏骤停事件，除颤前 CPR 没有益处。而关于院内心搏骤停者除颤前是否进行 CPR，仍无统一定论。

七、除颤仪准备状态的维持

除颤仪需时刻保持于准备状态，以便需要时可立即进行除颤，每次换班时应进行检查。操作者检查手控除颤仪的程序见表 7-1，AED 与其相似。

表 7-1 操作者检查手控除颤仪程序单

1. 除颤仪设备	清洁，无污物，机器上不能堆放物品
2. 电极板	①清洁，平滑 ②保证在使用时电极板可轻易取下 ③如有心内电极板，应放置在无菌包内，并定期检查
3. 导线 / 连接器	①检查有无破损 ②连接器安全放置，无损坏
4. 配件的完整性	①装在密闭袋内的电极片，保证无过期 * ②监护电极 ③酒精棉球 ④手巾 ⑤剪刀 ⑥剃刀 ⑦备用心电图纸 ⑧备用充电电池 * ⑨磁带（盒带）* ⑩导电胶或其他导电物 *
5. 电力配件	（1）电池装置 ①证实已放置好已充电的电池 ②备用的、已充电的电池 ③根据制造商的建议，进行适当的电池轮换使用 （2）交流电或电池的后备装置 ①插入插孔，保持充电状态 ②测验电池电力
6. 心电图的显示	①电源打开 ②自测正常 * ③检测显示功能 ④"服务"信息关闭 ⑤当电池充电时，保证低电池量显示灯处于关闭状态 * ⑥正确的时间显示 *
7. 心电图记录仪	①充足的心电图纸 ②记录可打印

续表

8. 充电—放电装置	①电池后备装置不插入交流电插座 ②根据制造商所建议的能量水平进行充电 ③充电显示器显示在工作状态 ④根据制造商的建议放电 ⑤检查完毕后重新插入电源插座
9. 起搏器	①起搏输出导线完整 ②起搏垫片 ③根据制造商的操作指南进行检测

备注：＊只有某些制造商生产的除颤仪有配备。

（冯梦晓、陆远强）

第二节　紧急心脏起搏

自 19 世纪第一次人工心脏起搏成功以来，人工心脏起搏器一直处于不断发展中。人工心脏起搏通过电极发放电脉冲刺激心肌，引起心电活动，并产生心脏收缩。通常根据电极的位置和电刺激到达心脏的途径，对起搏装置进行命名，主要包括经皮心脏起搏器、经静脉心脏起搏器、经心外膜心脏起搏器和经食管心脏起搏器。人工心脏起搏系统由电极、电源、脉冲发生器组成，脉冲发生器是起搏系统的主体。脉冲发生器可放置在患者的体外（称为体外起搏器），或通过手术埋入患者体内（称为埋入式或永久起搏器）。

一、起搏指征

使用永久起搏器的指征较宽，不同的临床情况及不同医疗机构可选择不同的类型。使用起搏器的患者一般为目前病情尚稳定，但日后可因心脏传导系统病变或缓慢型心律失常而致恶化者。经皮心脏起搏可作为危重患者紧急心脏起搏的首选，并为放置经静脉起搏器争取时间。缓慢型心律失常致血流动力学不稳定者，尤其是对药物无反应者，应使用紧急心脏起搏。血流动力学不稳定时，症状多表现为低血压（收缩压低于90mmHg）、神志改变、心绞痛及肺水肿等。在起搏前，可使用药物增加心率及改善血流动力学。但如不能立即给予药物治疗时，仍应立即进行起搏。紧急心脏起搏的另一指征是缓慢型心律失常伴室性逸搏，且药物治疗无效。

人工心脏起搏也可用于终止恶性室上性和室性心动过速，这种起搏技术称为超速起搏。起搏时，起搏心率应超过患者发作时的心率，然后停止起搏以恢复心脏的自主心律，达到终止室上速和室速的目的。虽然这种起搏允许在各种类型的室上速中使用，但是对于稳定的患者，仍建议选用药物治疗。对于不稳定的患者，使用电复律较起搏术更为适合。起搏器的起搏心率限制了超速起搏的应用，因为其最大的起搏心率一般仅为 170～180 次/分。

一些研究结果表明，在心搏骤停的最初 10 分钟使用起搏，具有一定的效果，但绝大部分的研究仍显示，其对提高生存概率无任何帮助。近年来，人们已经认识到最大化胸外心脏按压的重要性，也没有确切的依据证明起搏治疗对心搏骤停患者有益，故不推荐对心搏骤停患者行起搏治疗而延误胸外心脏按压。但在实践中，遇到药物过量所致心搏骤停，尤其是伴有缓慢型心律失常或无脉搏性电活动时，还是应考虑使用起搏。对于酸中毒或电解质紊乱所致的无脉搏性电活动，起搏也有效。因为尽管这些患者的心脏传导系统发生了障碍，但其心肌本身并无病变，因而在纠正电解质紊乱或酸中毒后，使用快速起搏可使心脏产生有效的收缩，直至传导系统恢复正常。

1. 紧急心脏起搏的指征

（1）缓慢型心律失常伴血流动力学障碍（收缩压低于 90mmHg，神志改变，心绞痛，肺水肿）。

（2）缓慢型心律失常伴室性逸搏，且药物治疗无效。

（3）超速起搏抑制顽固性心动过速，如室上速或室速（仅当药物及电复律无效时）。

（4）心动过缓型心搏骤停，不常规使用起搏；如需使用，应在停搏发生后尽快进行。

（5）心动过缓相关的快速型室性心律失常、非急性心肌梗死相关的Ⅲ度房室传导阻滞或Ⅱ度Ⅱ型房室传导阻滞、心脏停搏伴血流动力学障碍或晕厥。

2. 预备心脏起搏的指征

急性心肌梗死患者伴有以下情况时，应预备心脏起搏：

（1）症状性心动过缓。

（2）Ⅱ度Ⅱ型房室传导阻滞 *。

（3）Ⅲ度房室传导阻滞 *。

（4）新出现的左束支、右束支或交替性束支传导阻滞或双束支传导阻滞。

（* 下壁心肌梗死时，可出现无症状的Ⅱ度或Ⅲ度房室传导阻滞，是否对这些患者进行起搏，应根据症状或心动过缓是否恶化而定。）

二、起搏的禁忌证

严重的低温是对心动过缓患者使用心脏起搏较少见的相对禁忌证之一。由于低温使人体的新陈代谢减慢，故心动过缓可能是生理性的。在心动过缓型心搏骤停 20 分钟后，复苏成功率极低，故起搏相对禁忌。小儿的心动过缓常因缺氧或通气不足所致，经药物或非药物治疗以及改善通气后，心动过缓常可消失；故小儿心搏骤停时，起搏术很少使用，但先天性心脏病患儿原发性的心动过缓，或开胸心脏手术后出现的心动过缓，可考虑使用起搏术。

三、经皮起搏法

经皮起搏法，又称为体外起搏、无创起搏、体外经胸起搏等，是指体外电极发放电脉冲经胸壁激活心肌，引起心肌收缩的方法。但应指出，经皮起搏法并非真正无创，一定强度的电流可引起心脏及其他组织的损伤。体外起搏有时也指任何脉冲发生器未植入体内的起搏法，如经静脉起搏、经食管起搏，包括经皮起搏等。

经皮起搏法操作速度快、创伤小，适合在无条件安装经静脉起搏器的基层医院应用，同时适合于床边急救和社区急救。由于这种方法放置电极时不需进行血管穿刺，故也适用于已接受或需要接受溶栓治疗的患者。目前，大多数除颤仪内已安装经皮起搏器，具有自动除颤、监护及起搏的功能。

1. 经皮起搏装置

虽然早在 1952 年，Paulzoll 利用经皮起搏技术成功进行了心肺复苏，但因为该技术可导致患者剧烈疼痛、产生肌肉收缩及皮肤灼伤，故在 20 世纪 60 年代该技术遭受冷落。直至 20 世纪 80 年代，由于在电极尺寸及电脉冲特性上的改良，经皮起搏术在临床上得以重新使用。脉宽 2～20ms 或更长的电脉冲，可以减小引起心脏电活动所需要的输出电能，也可降低诱发室颤的可能性。目前常用的脉宽范围是 20～40ms。电极表面积的增大可降低皮肤感受到的电流强度，从而减轻患者的疼痛及组织灼伤，目前常用的体外起搏电极为双极粘贴式起搏电极，面积为 70～120cm^2。中等能量（40～100mA）的起搏输出只夺获心室；高能量（100～150mA）输出可同时激动心房和心室，但患者常不能耐受。

无论在院内还是在院外的医疗救护系统中，经皮起搏器都应成为常规的配备。几乎所有的经皮起搏器的起搏频率为 30～180 次/分，电流输出为 0～200mA，脉宽为 20～40ms。

2. 经皮起搏的指征

经皮起搏法适用于伴有血流动力学障碍的缓慢型心律失常，且对阿托品治疗无效者。经皮起搏法只是在放置经静脉起搏器或缓慢型心律失常的基础病因消除前，临时使用。

清醒且血流动力学稳定的心动过缓的患者，并不需要立即进行经皮起搏术，但应将起搏器置于备用状态，以备在出现血流动力学障碍时可立即使用。心肌缺血或心肌梗死患者出现新的 II 度或 III 度传导阻滞时，应预备经皮起搏器。

3. 经皮起搏技术

起搏电极有两种放置方法：前侧位和前后位。前侧位时，负极一般在心前区近心尖部，正极一般在右锁骨下方锁骨中线位置。前后位时，负极一般以心电图胸前 V3 导联处为中心，正极在背部肩胛骨下方脊柱左侧或右侧。患者体毛过长时，需备皮或改变电极位置。

患者一般情况允许的情况下，原则上应先测定起搏阈值。一般起搏输出从 50mA 开始，调节起搏电流强度直至夺获心室并引起心脏收缩，继而以比起搏阈值稍高的电流为起搏输出。紧急情况下可选用 80～100 次/分频率和最大起搏输出进行起搏，待患者血流动力学稳定后逐渐减少起搏输出。心电图上起搏成功的标记，是可见按设定起搏频率出现于起搏脉冲之后的宽大畸形 QRS 波群，其后有与之相应的巨大负性 T 波。起搏后，尚需评估血流动力学指标，如脉搏和血压。评估脉搏应在右颈或右股部触摸，以避免因起搏导致胸部骨骼肌收缩所造成的干扰。

虽然起搏阈值与体质量及体表面积无关，但起搏失败常常与电极位置及个体差异有关。桶状胸患者由于胸腔内大量的气体导致电传导性能差，而造成起搏失效。大量心包积液或心脏压塞及最近接受过胸腔手术的患者，须增加电能输出方能使起搏成功，或者可尝试心内膜起搏。

起搏时，清醒患者可考虑适当镇静治疗，以消除疼痛等不适。

4.经皮起搏法的注意事项与并发症

经皮起搏时，医务人员常常忽略可治性室颤及错误判断起搏有无成功，这主要是由电极的尺寸干扰了心电图的显示以及起搏系统内部的技术问题所致的。另一理论上的并发症是经皮起搏会诱发心律失常或室颤；但实际上，诱发室颤所需的电流量一般远远超过体外起搏时所需的电能输出量。

电刺激皮肤神经及其产生胸部骨骼肌收缩所引起的疼痛是经皮起搏的主要早期并发症。大多数患者对新近安置的起搏装置，仅感到轻度的不适；只有约 1/3 的患者因感到剧烈疼痛而不能忍受起搏。疼痛的程度因装置及起搏电流的不同而不同。长时间经皮起搏，可导致组织损伤。根据厂家的建议使用起搏装置，经常检查皮肤及改变电极位置，有助于减少这些问题的发生。

四、经静脉起搏法

经静脉起搏是指将起搏电极经过中心静脉置于右心房、右心室或双心腔内的心内起搏。该法于 1950 年开始发展，于 20 世纪 80 年代应用于紧急起搏。经静脉起搏最主要的困难是静脉入口的建立及电极的放置。静脉入口通常选用锁骨下静脉、颈内静脉、股静脉或肱静脉。经静脉起搏时，导管一般采用柔软的有弹性的半漂浮双相导管。

经静脉起搏法适用于有充分时间进行 X 线透视的急诊情况，一般先使用经皮起搏法，直至经静脉起搏准备妥当。

1.经静脉起搏电极的放置

将电极正确放置在右心室心尖部是经静脉起搏成功与否的关键。X 线透视可确定电极是否位于正确位置。如无 X 线透视设备，对窄 QRS 波或存在 P 波的患者，可使用心电图（Electrocardiograph，ECG）来确定电极位置，即将肢体导联按标准连接于患者，将"V"导联连于导管远端，使导管的尖端在插入静脉时成为 ECG 机的"V"导联。当导管靠近右心房，ECG 显示 P 波；当导管到达心室时，P 波消失，QRS 波增宽；而 ST 段抬高提示导管尖端正对心室壁。此时，导管可与"V"导联松开而连接于脉冲发生器。

将尖端带有气囊的导管插入中心静脉后，应将气囊充气。此时，操作者缓慢地向内轻推导管，前向血流可引导导管到达心室。如导管需向后撤退时，应先将气囊排气。

需紧急起搏的患者前向血流较弱或消失，此时使用尖端带有气囊的导管并无益处。由于 X 线透视通常不能立即准备好，而 ECG 引导下进行静脉穿刺放置电极也只适用于窄 QRS 波或存在 P 波的患者，此时可使用经皮起搏。如无经皮起搏器，仍应尝试经静脉起搏，并通过经胸或经食道超声来确定电极的位置。

2. 经静脉起搏器的使用

大多数患者起搏频率为 80 ~ 100 次 / 分。无脉患者应采用非同步起搏模式。电能输出从最大开始，待起搏成功后，逐渐下降。对于稳定型患者预防性使用经静脉起搏或已经使用经皮起搏者，在打开脉冲发生器时，应先确定电极是否置于正确位置。电能输出从最小开始，逐渐递增至起搏成功。成功起搏的电能输出应低于 2mA。如起搏阈值低于 0.5mA，提示电极已埋入心肌，应将起搏电极稍后退，否则可致心肌穿孔。

放置电极后，应及时拍胸片以了解电极位置及是否产生气胸等并发症。在搬动患者前，亦应确定起搏导管已固定于插入部位处。

五、其他起搏技术

1. 经胸心肌起搏法

使用 Trocar 针穿过皮肤将起搏电极直接放入右室。20 世纪 60 年代，该技术得到发展并很快替代了经静脉紧急心脏起搏。虽然这种技术挽救了许多血流动力学障碍的心动过缓患者，但现已被经皮起搏法替代。因前者可产生较多并发症，如心脏压塞、重要血管的损伤、气胸等；而且，该方法的失败率较高。因而，除非是不得已的选择，一般已不再使用。

2. 经食道起搏法

是指将食管电极置于靠近心脏后部进行起搏的方法。一般心房起搏成功的所需电能输出较低，而心室成功起搏所需的电能输出较高（10 ~ 80mA），但成功率较低，故经食管起搏一般用于心房起搏。在房性心律失常时，使用经食管超速起搏十分有效。

3. 心包起搏

这是在直视下将电极置于心包进行起搏的一种方法。急诊时，这种方法几乎专用于穿透性伤患者在开胸探查复苏时；另外，也用于心脏手术的患者术后出现的心动过缓。

（冯梦晓、陆远强）

第三节　人工辅助循环

一、胸外心脏按压术

（一）徒手胸外心脏按压术

心肺复苏（CPR）时，胸外心脏按压是在胸骨下 1/2 提供一系列压力，这种压力通过增加胸内压或直接挤压心脏产生血液流动，并辅以适当的呼吸，就可为脑和其他重要器官提供部分氧气。

1. 产生人工循环的机制

研究表明，胸外心脏按压时，血流产生的机制基于胸泵机制和心泵机制。

（1）心泵机制：压力使心脏向后压于脊柱上，使心内血液被排出；按压松弛时，心脏恢复原状，静脉血液吸回心脏内。

（2）胸泵机制：按压时，胸内压增高，主动脉、左心室、大静脉所受压力基本相同，主动脉收缩压明显升高，血液向胸腔外动脉流去，而此时大静脉被压陷，颈静脉瓣阻止血液反流；放松时，胸内压可降至零，静脉开放，血液回流至心脏。

在 CPR 期间，CPR 的时间长短可影响血流产生的机制。短时间的 CPR，血流更多的是由直接按压心脏产生。心脏停搏时间较长或胸外心脏按压时间较长时，心脏顺应性减低，胸泵机制则占优势；此时，胸外心脏按压产生的心排血量明显减低。

心搏骤停期间，标准而有效的胸外心脏按压可产生峰值达 8.0 ~ 10.7kPa（1kPa=7.5mmHg）的动脉压力，但舒张压力较低，颈动脉平均压可超过 5.3kPa，胸外心脏按压时的心排血量仅为正常心排血量的 1/3 或 1/4，而且，随着 CPR 时间延长进一步减低，只有按照标准进行按压，才能达到最理想的按压效果。

2. 胸外心脏按压部位

在胸骨下半段，即胸部正中、两乳头之间的胸骨上。

3. 胸外心脏按压技术

（1）用掌根重叠放在另一手背上使手指脱离胸壁，可采用两手指交叉抬起法。手掌根部长轴与胸骨长轴确保一致，保证手掌全力压在胸骨上，可避免发生肋骨骨折，不要按压剑突。

（2）肘关节伸直，上肢呈一直线，双肩正对双手，以保证每次按压的方向与胸骨垂直；如果按压时用力方向与胸骨不垂直，有可能造成身体滚动，影响按压效果。

（3）对正常形体的患者，按压幅度为 5 ~ 6cm，为达到有效的按压，可根据体形大小增加或减小按压幅度，最理想的按压效果是可触及颈动脉或股动脉搏动；但按压力量以按压幅度为准，而不仅仅依靠触及脉搏。

（4）每次按压后，放松使胸廓恢复到按压前的位置，血液在此期间可回流到胸腔，放松时双手不要离开胸壁，一方面使双手位置保持固定；另一方面，减少直接对胸骨本身的冲击力，以免发生骨折，按压频率为 100 ～ 120 次 / 分。

（5）气道建立之前，按压与人工呼吸比例为 30 : 2；气管插管以后，按压与通气可能不同步，按压者可以进行连续的频率为 100 ～ 120 次 / 分的按压，另一人实施 10 次 / 分的人工呼吸，注意不要过度通气。每 2 分钟轮换按压者，此举是为了防止按压者疲劳，保证按压的数量和质量。

（6）按压应平稳，有规律地进行，不能冲击式地猛压，下压及向上放松的时间应大致相等。

4. 有效心脏按压的指征

（1）每次按压可触摸到颈动脉或股动脉搏动。

（2）口唇、颜面、皮肤、指端由苍白转为发绀，再转红润，肢体转温。

（3）扩大的瞳孔逐渐变小，对光反射从无到有，从迟钝到灵敏。

（4）患者由昏迷出现挣扎或躁动，有眼球活动和睑反射，吞咽动作出现，肌张力增加。

（5）自主呼吸逐渐出现。

5. 常见并发症

（1）肋骨骨折。

（2）胸骨骨折。

（3）气胸、血胸。

（4）肺挫伤。

（5）肝破裂。

（6）心包积血。

（二）机械胸外心脏按压

胸外心脏按压的机械装置并不能替代徒手按压，不建议常规使用，只不过是作为一种辅助器械，减轻施术者长时间复苏动作的疲劳，延长复苏时间。仅限于成年患者，对婴幼儿无效，且不安全。缺点是支放、启动麻烦和费时，中断按压时间过长。

机械按压器可手动操作也可自动操作。手动操作的胸外按压器可简单地提供有效胸外心脏按压。自动胸外按压器如同一个安放在垫板上的气泵活塞。该仪器可预设程序，实施标准 CPR，其中按压时间占整个周期的 50%。关于本方法与其他 CPR 对血流动力学的影响情况的比较，各种动物实验和临床研究的结果并不一致。两项临床研究证实，机械 CPR 时潮气末 CO_2 值优于标准 CPR。有限的临床资料显示，机械 CPR 与标准 CPR 相比，救治院外心搏骤停患者的存活率无改善。人工胸外心脏按压仍然是治疗心搏骤停的标准手段。但是，在进行高质量人工胸外心脏按压比较困难或危险时（如施救者有限、长时间 CPR、低温心搏骤停时进行 CPR、在移动的救护车内进行 CPR、在血管造影室内进行 CPR，以及在准备体外心肺复苏期间进行 CPR），机械装置可以作为传统 CPR 的替代品。

机械胸外心脏按压的优点是始终保持一定的按压频率和按压幅度，从而消除了由于操作者疲劳或其他因素引起的操作变动；但也存在如下缺点：胸骨骨折、价格昂贵、体积重量的限制而难以搬动、活塞脱位等。仪器放置或操作不当会造成通气和／或按压不充分。此外，按压器加在胸部的重量会限制减压时胸廓回弹和静脉回流，尤其在并发单根或多根肋骨骨折时更为明显。

（三）仅胸外心脏按压的CPR

由于害怕传染疾病，非专业人员未受专业训练也许不能或不愿对患者行口对口人工呼吸。因此，《国际心肺复苏与心血管病急救指南2010》已规定，如给成人患者复苏时，施救者不愿或不能行口对口呼吸，则应鼓励其立即开始仅胸外心脏按压的CPR，而不能什么都不做。未经训练的非专业人员应在调度员指导下或自行对心搏骤停的成人患者进行单纯持续的胸外心脏按压（Hands-Only）式CPR，直至应用AED或专业人员赶到。

有研究表明，旁观者仅行单独胸外心脏按压可能提高院外心搏骤停（OHCA）患者的生存率和神经预后。在最初5分钟，成人室颤型心搏骤停者的CPR中，呼吸复苏并不是必不可少的。如气道已开放，偶然的喘气和胸廓的被动回复可提供一些气体交换。而较低的每分通气量对维持CPR中正常的通气－灌注比率可能是必需的。

但是，CPR的最佳方法仍为胸外心脏按压与呼吸复苏的结合。

二、胸内心脏挤压术

胸外心脏按压术操作简便，无需特殊设备，对心脏损害小，但按压所产生的心排血量低于胸内心脏挤压术，操作不当还可引起一些并发症。胸内心脏挤压术的优点在于改善冠脉灌注压和增加了自主循环的恢复。研究表明，心搏骤停早期，经短期体外CPR无效后，直接心脏挤压可提高患者的存活率。但是如果时间延迟（心搏骤停25分钟以后），再使用本方法并不会改善患者预后。

急诊开胸行胸内心脏挤压是一项有创的方法，会导致部分患者死亡；因此，从事这一操作需要有经验的抢救队伍，并能在术后给予最佳护理。一般不建议心搏骤停患者常规开胸抢救，尤其不能把这一方法作为复苏后期的最后补救措施。

研究表明，开胸手术治疗对于在医院外发生的钝器创伤所致的心搏骤停不能改变任何结果，但对于即将到达或者发生在急救中心的锐器伤所致的心搏骤停确实能提高生存率。在给胸部锐器伤患者补充血容量的同时，可立即行急诊开胸手术，进行胸内心脏按摩、解除心脏压塞、控制胸腔内外出血和阻断主动脉。另外，本方法也不适用于严重头部外伤者。

通常，胸内心脏挤压术从左胸前外第4肋间切口，快速进胸。挤压方法可用以下方法。

1.单手心脏挤压法

拇指在前（右室部），其余四指在后（左室部）进行心脏挤压。

2. 双手挤压法

右手掌放在左心室后，左手放在右心室前，双手进行有节律的前后挤压。

3. 单手压向胸骨法

右手拇指牢牢紧扣于切口前方的胸骨，余四指放于左心室后方，将心脏压向胸骨。

三、CPR 辅助方法

有许多新兴的 CPR 技术可改善血液灌流，包括间歇性腹部按压 CPR、"咳嗽" CPR、主动加压—减压 CPR、气背心 CPR、阶段性胸部—腹部压迫—减压 CPR 等。与标准 CPR 相比，CPR 辅助方法通常需要更多的人员，而且需接受额外训练并配备辅助设施。额外的力量可能会使 CPR 时的血液流动增加 20% ~ 100%，但这一水平仍显著低于心脏的正常心排血量。在心搏骤停 CPR 早期，应用辅助方法益处最大，因此，辅助方法的使用应限于医院内，且不能把辅助方法作为延期复苏或 ACLS 失败后的补救措施，这样做无任何益处。目前，尚未发现有哪种辅助措施在院前 BLS 救治中的应用效果优于标准 CPR。

（一）间歇性腹部按压 CPR

间歇性腹部按压 CPR 技术需要另一个施救者在胸外心脏按压放松阶段在腹部提供一个人工按压，腹部的按压部位在腹部中线、剑突与脐部中点，目的是在 CPR 期间增加静脉血液回流。两个随机试验显示，由训练有素的人员提供的间歇性腹部按压 CPR 技术与标准 CPR 相比，对于院内心搏骤停，能够增加自主循环的恢复和短期成活率；但对于院外心搏骤停患者，间歇性腹部按压 CPR 在提高存活率上没有任何优点。在纳入 426 例患者的临床观察中，除了有 1 例患儿有并发症外，其他病例中无任何损伤报告。

在有足够多经过训练的人员参与的院内复苏中，可考虑使用间歇性腹部按压 CPR。还没有足够的证据来评价或反对间歇性腹部压迫 CPR 在院外条件下的实施。

（二）"咳嗽" CPR

"咳嗽" CPR 不适用于无意识的患者，只有在合作的、有意识的患者出现血流动力学显著的心律失常时才可行。人类 "咳嗽" CPR 病例报告限于患者清醒并且正被心电监护情况下发生室速或室颤。有小样本的病例报告显示，正在进行心脏导管置入术的心电监护患者发生室速或室颤时，被训练进行仰卧，有意识地每 1 ~ 3 秒重复咳嗽，能够维持意识和大于 100mmHg 的平均动脉压直到 90 秒。因此，"2020 版指南" 建议 "咳嗽" CPR 可被视为患者失去意识之前的一种临时措施，用于目击的、监控的血流动力学变化显著的快速型心律失常或缓慢型心律失常发作的患者，不耽误后续确定性治疗。

咳嗽可升高患者的胸内压，增加入脑的血流，有助于意识的维持。每 1 ~ 3 秒咳嗽 1 次直到 90 秒仅对有意识、仰卧、并且正被心电监护的患者发生室颤和无脉搏性室速是有效并且安全的。心脏电除颤仍然是室颤和无脉性室速的首选治疗措施。

（三）主动按压—减压 CPR

主动按压—减压 CPR 是使用一个装配有负压吸引装置的设备，在 CPR 减压阶段，降低胸内压力以增加静脉回流，从而为下一次按压做好准备（即"充满泵"）。主动按压—减压 CPR 是由一"手抓"装置进行操作，在按压放松时，由一吸力盘主动提起胸壁。主动按压—减压 CPR 的有效性尚不确定。专业人员经过充分培训时，方可考虑使用。

在 4 个随机对照试验中显示，无论是院内还是院外心搏骤停，由训练有素的施救者进行主动按压—减压 CPR 改善了患者的长期存活率。最近的一项随机对照试验表明，使用阻力阀装置搭配主动按压—减压 CPR，可以增加院外心搏骤停患者神经功能完好的存活率。在另外 5 个随机研究中，却没有观察到正面的或者负面的研究结果。在 4 个临床研究中，主动按压—减压 CPR 较之标准 CPR 改善了患者的血流动力学，另 1 个临床研究却没有类似的结论。经常的训练是达到一定效果的一个重要因素。一项院外条件下，纳入 4162 例患者、10 个试验的 meta 分析和一项院内条件下纳入 826 例患者、2 个试验的 meta 分析，未能证明主动按压—减压 CPR 比传统 CPR 更能改善患者的早期或晚期存活率。在院外条件下，meta 分析显示实施主动按压—减压 CPR 出现较多的但不致命的神经损害，一个小样本的研究显示实行主动按压—减压 CPR 增加了患者胸骨骨折的发生率。

（四）气背心 CPR

气背心 CPR 使用较早，其利用血流的胸泵原理进行复苏。该方法采用一个环绕胸部的类似于大血压带的背心，通过增加胸腔内压，进行周期性的充气放气以达到复苏的效果。由于仪器的体积和重量限制，该仪器只适用于那些能够做好相应准备进行气背心复苏的患者，且在医院和急诊运输中不能有任何延误。

一项纳入 162 例成人患者的病例对照研究证实，由训练有素的施救者对院外心搏骤停患者施行的气背心 CPR 提高了患者到达医院急诊科前的存活率。根据一项院内终末期患者和两个基础研究的结果，气背心 CPR 改善了患者的血流动力学指标。对于院内或院外心搏骤停患者，气背心 CPR 可以作为经过专业训练的施救者施行标准 CPR 的辅助措施。

气背心 CPR 有以下优点：①改善心搏骤停患者复苏时的血流动力学情况；②不会明显延长复苏开始的时间；③未发现有明显的并发症；④不会干扰除颤。

（五）阶段性胸部—腹部压迫—减压 CPR

阶段性胸部—腹部压迫—减压 CPR 使用手持设备，交替进行胸部加压—腹部减压和胸部减压—腹部加压。这一方法结合了间歇性腹部按压 CPR 和主动按压—减压 CPR 的概念。理论上，这种包括了由胸部和腹部的加压、减压相结合的四阶段方法，可以增加心搏骤停 CPR 时的血流量。一项成年心搏骤停患者前瞻性随机临床研究证实，无论院内或院外心搏骤停患者，施行高级生命支持时辅助使用阶段性胸部—腹部压迫—减压 CPR 对存活率没有改善。因此，还没有足够的证据支持使用阶段性胸部—腹部压迫—减压 CPR。

（六）其他辅助 CPR 设备

一些新的 CPR 辅助机械装置作为复苏时的辅助手段，不能替代基本 CPR 技术，却可与各种 CPR 方法联合使用。必须证实这些设备可改善心搏骤停患者的 CPR 效果（血流动力学得以改善或效果相当），且不明显增加 CPR 的并发症，方可建议使用。

四、体外心肺复苏

有人提出，急诊体外心肺复苏（ECPR）也可作为心搏骤停治疗的循环辅助措施，该方法通过动脉或静脉（如股动脉和股静脉）连接旁路泵而不必开胸。研究显示，救治延迟的心搏骤停患者时，ECPR 可改善血流动力学状况和存活率。临床研究证实，对于一些特殊的可逆转因素（如药物过量或中毒）造成的心搏骤停，ECPR 可能具有较好的疗效。2015 版指南建议对于发生心搏骤停，且怀疑心搏骤停的病因可逆的选定患者，可以考虑以 ECPR 替代传统 CPR（具体可见本章第四节）。

（冯梦晓、陆远强）

第四节 体外心肺复苏

一、概述

随着人们生活水平的提高及现代生活习惯的变化，心血管疾病已经成为目前影响人类生命健康的头号杀手，心搏骤停（Cardiac Arrest，CA）发生迅速，来势凶猛，一旦发生，后果严重，但采取及时、有效的救治措施可明显提高生存率。传统心肺复苏技术（Conventional Cardiopulmonary Resuscitation，CCPR）包括基础生命支持（BLS-CPR）、进一步生命支持（ACLS）、长时间生命支持，正获得不断优化和推广运用。它是一系列连贯、系统的生命支持技术，各个环节应密切结合，可作为最基本的抢救生命的关键技术和方法。但近年来医院内和医院外实施 CCPR 成功率仅为 20% ～ 30%，神经系统预后良好的生存率不足 10%，CCPR 只能为心脏和脑分别提供 CA 前血流灌注的 10% ～ 30% 和 30% ～ 40%，通过 CCPR 治疗的 CA 患者仅有 47% 能够恢复自主循环（Return of Spontaneous Circulation，ROSC）。导致患者死亡的主要原因是难以恢复自主循环（ROSC）和多脏器功能衰竭。近年来，体外生命支持技术（Extracorporeal Life Support，ECLS）的发展，将体外膜肺氧合（Extracorporeal Membrane Oxygenation，ECMO）技术应用于心肺复苏，称为体外膜肺氧合辅助心肺复苏（Extracorporeal Cardiopulmonary Resuscitation，ECPR），该技术使部分未实现 ROSC 病例，在心脏停搏时间短、CPR 时间长的情况下，经 ECPR 后脑神经功能仍可获得良好预后。

基础生命支持的目的是紧急提供通气和全身血液灌注，使脑组织及其他重要器官得到氧合血液；进一步生命支持是在基础生命支持的前提下，采取更加有效的复苏措施，尽快使心肺功能得到恢复，它是与基础生命支持同时进行的；长时间生命支持是自主循环和呼吸恢复后持续采取一系列措施，确保脑功能的恢复，同时继续维护其他器官的功能。在基础生命支持和进一步生命支持阶段，有时常规的内科抢救手段难以奏效，需要考虑使用主动脉内球囊反搏、ECMO 和心室辅助装置等机械辅助循环支持。及时有效的体外生命支持可为患者提供心、脑、肝、肾等重要器官的基本灌注，缓解组织缺氧，达到纠正酸中毒、改善微循环、维持水电解质平衡、快速补充血容量等目的，能够为抢救患者的生命提供宝贵的时间，为减少复苏后并发症提供强有力的保障，并为原发病的进一步治疗创造条件。近 10 年来，ECPR 技术无论在医院内或者医院外抢救心脏停搏都取得长足进步，在危重症尤其急重症抢救中的作用日渐突出，并逐步为临床医师认可。

二、基本概念

ECPR 是指在潜在的可逆病因能够祛除的前提下，对反复心脏停搏而不能维持自主心律或使用 CCPR 恢复 ROSC 后难以维持自主循环的患者快速实施静动脉体外膜肺氧合（Venoarterial Extracorporeal Membrane Oxygenation，VA-ECMO），提供暂时的循环及氧合支持的技术。2015 年美国心脏协会（AHA）指南的复苏部分明确指出，具备 ECMO 技术流程、专业团队和设备的医疗机构，对于存在逆转可能的心搏骤停患者，考虑使用 ECPR 替代 CCPR，是 Ⅱ b 类推荐。心搏骤停已成为 ECMO 用于呼吸衰竭和循环衰竭辅助治疗之后的第三大临床适应证，越来越多的心搏骤停患者得到救治，并存活出院。ECPR 安装到运行开始时间需要确保高质量的 CPR，常规 CPR 不充分直接影响 ECPR 的效果及患者预后。心脏停搏经抢救恢复自主循环但仍处于低心排血量状态的患者，及恢复自主循环后逐渐恶化，几小时后仍需要 ECLS 的患者都不适于使用 ECPR。虽然 ECPR 尚处于探索阶段，但目前研究表明：对年轻的、被目击心搏骤停的、初始为电机械分离的患者行 ECPR 的治疗效果较好，患者出院率及神经功能恢复明显好于 CCPR 患者，同时近年来研究表明 ECMO 越早应用，获益越大，20 分钟内启动预后相对较好。但由于 ECPR 技术相对复杂，费用高昂，对可利用资源要求高，所以目前还不能在所有医疗中心普及使用。

三、患者筛选标准

前已述及 CPR 充分程度和持续时间直接影响 ECPR 存活率，对于儿科患者，每拖延 1 分钟 CPR，存活率下降 5%，患者选择直接影响预后，因此需要了解病史及症状，迅速做出判断。对心搏骤停患者行 ECPR 应考虑以下因素：年龄、意识状态、有无目击者、是否在进行 CPR、既往病史、动脉血 pH 值、血乳酸浓度、一过性的 ROSC、CCPR 过程中外周血压及外周血饱和度、瞳孔（大小、形态、对光反应情况）、超声评估（心脏、升主动脉、肺动脉、预置插管血管）等。影响 ECPR 预后的高危因素包括低体重、严重的酸中毒、肾功能不全、肺出血及脑损伤。无严重并发症病史，发病有目击证人，具有可治性原发病，发病地点于医院内或者临近医院可考虑行 ECPR。

ECPR 常见心搏骤停原因：①心源性休克；②心脏损伤；③肺功能衰竭；④致死性哮喘；⑤烟雾吸入；⑥肺泡蛋白沉积；⑦药物中毒；⑧肺水肿；⑨肺栓塞；⑩低温。

目前认同度较高的 ECPR 适应证包括：年龄 18～75 周岁；心搏骤停发生时有目击者，并有旁观者进行 CCPR，从患者心搏骤停到开始持续不间断进行高质量 CCPR 的时间间隔不超过 15 分钟；导致心搏骤停的病因为可逆性；CCPR 进行 20 分钟无 ROSC、血流动力学不稳定或实现 ROSC 但自主心律不能维持；心搏骤停患者作为器官捐献的供体或即将接受心脏移植。

绝对禁忌证包括：心搏骤停前意识状态严重受损；多脏器功能衰竭；创伤性出血无法控制；有明确的拒绝心肺复苏意愿；左心室血栓；严重的主动脉瓣关闭不全。相对禁忌证包括：主动脉夹层伴心包积液；严重的周围动脉疾病；严重脓毒症；心搏骤停时间超过 60 分钟。

四、ECPR 步骤

ECPR 的建立主要指在标准心脏按压下建立 ECMO 的过程。

1. 持续有效的胸部心脏按压或心脏按压直到 ECMO 运转。

2. 胸部心脏按压或者心脏按压同时进行 ECMO 插管，常见股动脉、静脉插管。

3. 开始 ECMO 运行并停止胸部心脏按压或心脏按压。

4. 采取措施增加心、脑、肾及其他器官的灌注和氧合，同时据患者情况给予诱导性低体温治疗；

5. 治疗原发病，纠正心脏停搏原因，监测并发症，改善复苏生存率。

五、ECMO 管理

1. 人员及物品准备

由于涉及面广、技术要求高、操作复杂，需多学科、多医疗团队紧密配合，以急诊科或重症科为主导，通过急诊或重症医师、置管医师、体外循环师、超声医师、护士等相关人员紧密合作，ECPR 才能有效运转。其中急诊或重症医师负责明确 ECPR 适应证、禁忌证，完成高质量 CCPR、ECMO 运转中管理，与家属沟通，进行知情同意书签署等；置管医师负责 ECPR 动静脉置管，尽可能缩短置管时间；体外循环师负责 ECMO 管路预充，要求置管完成前预充管路完毕；超声医师负责快速超声评估，超声引导辅助穿刺置管，穿刺置管置入深度的定位及畸形血管的确认；护士配合医师工作，负责 ECPR 相关器械及物品、患者常规护理、监护、床旁凝血功能检测，建议制定清单表格，用于护士核对。ECPR 团队每位成员应具备上述一项或多项技能，置管医师、超声医师可由经过专项培训有此技能的急诊科医师承担，体外循环师也可由专业培训的急诊科护士承担。ECPR 开展尚需心血管内科、心脏外科、医学影像科、输血科等多学科协作。ECPR 团队通过培训、病例讨论、模拟演练等不断提高团队成员的专业技能，采用每周 7 天，每天 24 小时值班制，保证外科医生和 ECMO 安装运行人员随叫随到。复苏期间尽早通知 ECPR 团队待命，为成功抢救赢得宝贵时间。

建议 ECPR 在急诊抢救室或者 EICU 内实施，心脏复苏装置可组合于移动战车上，主要配备装置包括：离心泵（用于离心泵头驱动）、手摇泵（离心泵不能正常工作时应急使用）、变温水箱（用于患者温度控制）、氧饱和度监测仪（用于监测 ECMO 管路动静脉端氧饱和度及红细胞压积）、空氧混合器（用于调节 ECMO 供气端的流量与氧体积分数）、备用电源、穿刺包、外科器械包（准备切开置管及置管的常规器械）、氧气瓶（转运患者时应急气源）、血凝仪（出凝血功能监测）、与患者相匹配的管道及插管、远端灌注管等；除此之外，任何 ECPR 需要提供的设备及耗材如库血等尽可能满足床旁随时可得。"战车"可采用"干备"（管道、膜肺及泵连接好）或"湿备"（对连接好的设备进行预充）状态，其中"干备"状态最长可静置 30 天。

2. 置管

置管与管路组装和预充可同时进行。插管位置包括颈内、腹股沟、胸部或纵隔等部位。根据患者体重及所选插管部位血管粗细选择插管型号，第五版 *The Elso Red Book* 建议：较小直径的导管更容易置入，可缩短置管时间，并可防止损伤和撕裂股动脉或髂动脉这种致命的并发症，并且可减少远端肢体的缺血。儿科患者更依赖于选择合适型号的插管获得充分灌注。对于近期心脏手术患者，可直接开胸经右房和主动脉插管。经腹股沟插管简单易行，适合在任何地方进行，是成人最常用的插管方式。由于 CPR 过程中动脉搏动难以触及，盲穿容易损伤血管，抗凝后易导致穿刺部位出血，止血困难，形成血肿，甚至影响血流动力学的稳定，因此，超声引导下动静脉穿刺尤为重要，建议 ECPR 场所常规备有超声，置管医师掌握超声操作技能，利于快速完成置管操作。使用 seldinger 技术在股静脉和股动脉置入管路，超声也有助于判断血管的直径，对插管的选择有指导意义。ECPR 的实现既可以是通过经皮穿刺，即通过使用标准 seldinger 技术进行连续扩张，也可以通过直接切开血管置管；还有一种混合型方法也被推荐，即快速切开暴露股部血管，再通过经皮 seldinger 技术进入血管，再迅速将切开部位缝合。穿刺置管失败的患者，及时行血管切开置管，需要急诊外科或者血管外科支援。为预防下肢缺血，可同时在插管侧下肢远端（股浅动脉）放置灌注管。对 2 岁以内患儿，首选经颈部插管，其次经胸插管；体重 < 15kg 患儿需要受过小儿外科训练的医师协助插管。如果已有中心静脉或动脉插管，可在导引钢丝引导下更换为 ECMO 插管。复查胸片或 B 超以明确插管位置，便于调整。严重左心室功能不全，如主动脉瓣病变致瓣膜开放受限等，造成左心房压力升高，继发肺动脉高压、肺出血，加重心衰程度，此类患者可行左心房插管减压。ECPR 穿刺置管不推荐使用 preclose 技术，以尽可能缩短心搏骤停至 ECMO 血流恢复时间，流程详见图 7-1。

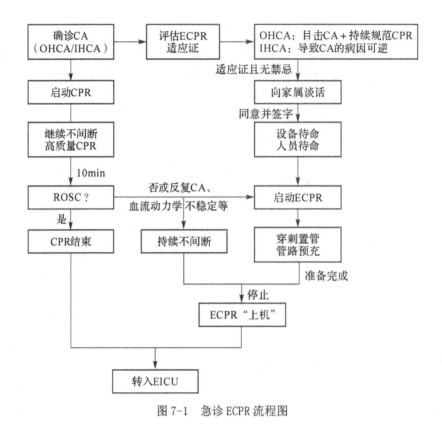

图 7-1 急诊 ECPR 流程图

3. ECMO 中的管理

复苏之前以及复苏期间，缺血可导致脑、肝、肾等器官损害。一旦 ECMO 运转，调整合适的血流速度，补充流量，应用血管活性药物，使组织达到充分灌注。VA-ECMO 的初始目标流量应为 $2.2 \sim 2.5$L/（min·m^2），根据平均动脉压（MAP）、尿量、混合静脉血氧饱和度（SvO$_2$）、血乳酸水平甚至监测脑氧饱和度（rScO$_2$）等判断灌注效果。维持患者血压在与年龄相应的正常范围，血管活性药物尽量减少，可应用正性肌力药物增强心肌收缩力。须定期复查心脏彩超及胸部 X 光片，观察左室舒张末径、左房大小及容量、右室舒张末径、室间隔活动情况、心脏 EF 值及主动脉瓣开放情况等，防止左心室负荷过重及主动脉瓣开放受限。

预防肝素维持活化的活化凝血时间（ACT）$1.5 \sim 2.0$ 倍于生理值或 $180 \sim 220$s（高流量辅助时，ACT 至少 $160 \sim 180$s；流量低于 1.5L/min 时，需 ACT > 200s）。ELSO 推荐肝素输注剂量为 20U/（kg·h），但是鉴于东西方人种差异，国内通常使用 $8 \sim 10$U/（kg·h）输注。除了 ACT 外，还需同时检测 APTT，维持在 $60 \sim 80$s，当 ACT 与 APTT 结果不一致时，应以 APTT 为准。建议每日查血栓弹力图，全面评估凝血状况。

根据不同的心肺基础情况采取不同的通气策略及合适的呼吸参数，ECMO 期间可以采用肺保护性呼吸机设置，即使患者肺休息：呼吸频率 < 10 次 / 分，潮气量 $5 \sim 6$ml/kg，

低吸入氧浓度（＜50%），PEEP 8～15cmH$_2$O，维持肺泡一定膨胀不萎陷，减轻肺水肿和肺不张。如果调整呼吸机及 ECMO 参数无法保证氧合，也可以采用 VAV 模式。

对 VA-ECMO 支持的患者，应留置有创动脉压及中心静脉压等监测，理想的有创动脉压监测部位在右上肢，重点监测平均动脉压及脉压差。

目标温度管理（TTM）是目前被临床证实能够改善心搏骤停患者远期预后和神经功能恢复的方法。诱导性低温可应用于 ECPR 早期（第一个 24 小时），用于恢复自主循环后尚未清醒的成人患者，尤其心脏停搏发生于医院外的患者。可利用热交换器方便控温的特点，在 12～24 小时内保持患者体温处于浅低温状态 33～35℃，避免心脏复苏后的发热加剧缺血缺氧性脑损伤。

神经系统评估是 ECPR 期间很重要的一项内容，在进行镇静之前先做好神经系统功能评估。在患者复温后，血流动力学稳定的 24 小时之内也需要进行神经系统的评估，在患者无应答的情况下可以使用脑电图进行评估，如有必要可实行经颅多普勒、CT 和诱发电位检查。

心肌顿抑是指 ECMO 初始阶段心脏无收缩或收缩力极弱的表现，通常发生于 VA-ECMO 模式启动后的前几个小时内。维持正常低限的心脏充盈压，以增加心外膜血流，对心脏恢复至关重要。大多数患者的心肌顿抑为自限性，少数患者需要安装心脏起搏器。血管活性药物（如米力农或硝普钠）有助于降低心脏后负荷。另有一些患者需要迅速左心房减压防止肺充血或肺出血，ECPR 患者需要每日复查心脏 B 超以监测心肌收缩力。

ECPR 患者常见肾功能不全或肾衰竭，需要超滤或肾替代治疗，以维持液体平衡。复苏前后肾低灌注和 VA-ECMO 期间的非搏动性灌注，均可造成肾损伤。肾衰竭和透析都不利于患者预后。其他管理（如营养、镇静剂药物治疗等）同常规 ECMO 管理。

4. ECPR 常见并发症

根据并发症的发生机制可将并发症分为机械并发症及患者并发症。机械并发症包括血栓形成、管路并发症、空气栓塞、溶血等；患者并发症包括脑功能损伤、出血、感染、脏器功能不全等。

由于体外膜肺氧合设备管路与血液接触面为非生理性，凝血因子及血小板在此处激活易形成血栓，抗凝不充分及血流缓慢是促使血栓形成的两个主要因素，监测 ACT、维持 ACT 目标值在 18～220s 可减少血栓形成，如发现较大或较多血栓，影响膜肺功能，应及时更换局部或整套设备；血管损伤、插管远端肢体缺血是管路并发症的主要表现，插管前超声判断血管内径，选择合适大小的插管，操作过程中避免暴力插管，在股动脉远端置入侧支灌注管是主要的预防手段；静脉端空气栓塞来源为管路密封性受损，动脉段空气栓塞来源于氧气从血液中析出，严格培训、预充充分、保持血相压力一直大于气相压力是避免此类并发症的主要措施；改进泵和管路技术可减少血细胞破坏，减轻溶血；出血常见于插管部位、气管、胃肠道等，常见原因有患者组织缺氧、酸中毒导致内环境紊乱，干扰正常凝血机制；在转流过程中血小板、凝血因子与管路接触而激活消耗；过量抗凝剂肝素诱导的血小板减少症；强烈的应激反应导致的应激性溃疡以及气道管理如吸痰等操作导致的气道损伤，避免有创操作、应用止血药物、监测 ACT 等是防止此类并发症的主要手段。ECPR 下急性脑神经损伤包括脑出血、脑梗死或脑死亡，通过 B 超或 CT 检查确诊，采取内科、介入和外科手段处理。心脏停搏前患有肾功能不全、复苏时出现电解质紊乱或酸中毒等都与死亡率密切相关。ECPR 相关死亡的高危因素包括：ECMO 前 pH < 7.2，非心源性心搏骤停，ECMO 期间心搏骤停，出现肾、脑神经、肺出血并发症等。解除心脏疾病是提高生存率的根本。心源性 ECPR 患者预后优于非心源性患者。

5. ECMO 撤离

当患者神经系统功能未恢复、存在严重并发症，家属放弃时需终止 ECPR；当患者神经系统功能恢复良好，经足够时间辅助（心脏 5 ~ 7d）脏器功能无恢复趋势，或预期短时间内不能具备脱机条件应尽早考虑移植及长期辅助装置；当患者导致心脏停搏的因素得到纠正，心肺功能恢复，机械通气达到 FiO_2 小于 50%，吸气峰压小于 $30cmH_2O$，呼气末正压小于 $8cmH_2O$，平均动脉压 > 60mmHg，心指数 > 2.4L/（min·m^2），肺毛细血管楔压 < 18mmHg，乳酸 < 2mmol/L，混合静脉血氧饱和度 > 65%，ECMO 氧体积分数调整为 21%，流量调整为 1L/min 或正常心排血量 1/10 水平仍能在小剂量血管活性药物支持下维持循环稳定和正常代谢可考虑撤机。同时，当血乳酸值 ≥ 21mmol/L，纤维蛋白原 ≤ 0.8g/L，凝血酶原指数 ≤ 11% 时，可认为是 ECMO 辅助无效。在 ECPR 开始 24h 之后，患者出现持续严重感染、神经系统严重损伤（植物人、脑死亡）、多器官衰竭，应考虑终止 ECMO。

6. 医院外 ECPR

院外 ECPR 对技术要求更高，最好具备机械性 CPR 装置（LUCAS），医院内外相关人员密切配合，旨在到达医院前维持基础全身灌注。医院外发病，常不能明确心脏停搏时间，成活率比医院内 ECPR 低。这类 ECPR 成败的相关因素包括：高质量的 CPR，不至于造成严重脑神经损伤；血乳酸值 ≥ 16.3mmol/L，预示脑神经损伤预后不良，血乳酸值 ≥ 21mmol/L，提示已错过 ECPR 最佳时机；患者经过 CPR 后或 ECPR 20 分钟后，仍然处于只有心电活动、没有脉搏、呼气末二氧化碳（$EtCO_2$）≤ 10mmHg，可预示患者即将死亡。法国正在进行一项关于院外心搏骤停（OHCA）常规 20 ~ 30 分钟心肺复苏恢复自主循环失败患者，院外建立 ECMO 辅助与转至医院内安装 ECMO 辅助的临床效果比较研究（临床试验编号：ACPAR2，NCT02527031），其结果公布后可能对 OHCA 患者的治疗有一定指导作用。

目前，我国的 ECPR 技术处于起步阶段，2018 年中华医学会急诊医学分会制定并发布了《成人体外循环心肺复苏专家共识》，对国内成人 ECPR 的发展起到了积极的推动作用，相信随着研究的不断深入、诊疗技术的不断规范，ECPR 技术将不断提高心肺复苏的成功率，使更多的患者从中受益。

（孟琳琳、陆远强）

参考文献：

[1] Martinez JP. Prognosis in cardiac arrest [J]. Emerg Med Clin North Am, 2012, 30(1): 91-103.

[2] Nolam JP, Soar GB, et al. Incidence and outcome of in-hospital cardiac arrest in the United Kingdom National Cardiac Arrest Audit [J]. Resuscutation, 2014, 85(8): 987-992.

[3] Extracorporeal Life Support Organization: ECLS Registry Report, international summary, 2017 [R]. Available at: https://www.elso.org/Registry/Statistics.aspx Accessed 15, 2017.

[4] Kim S J, Kim H J, Lee H Y, et al. Comparing extracorporeal cardiopulmonary resuscitation with conventional cardiopulmonary resuscitation: A meta-analysis [J]. Resuscitation, 2016, 103: 106-116.

[5] Chen Y S, Lin J W, Yu H Y, et al. Cadiopulmonary resuscitation with assisted extracorporeal life-support versus conventional cardiopulmonary resuscitation in adults with in-hospital cardiac arrest: an observational study and propensity analysis [J]. Lancet, 2008, 372(9638): 554-561.

[6] 龙村，候晓彤，赵举，等. 体外膜肺氧合 [M]. 2 版，北京：人民卫生出版社，2016, 232-235.

[7] Yam N, McMullan D M. Extracorporeal cardiopulmonary resuscitation [J]. Ann Transl Med, 2017, 5(4): 72.

[8] Brooks S C, Anderson M L, Bruder E, et al. Part 6: Alternative Techniques and Ancillary Devices for Cardiopulmonary Resuscitation: 2015 American Heart Association Guidelines Update for Cardiopulmonary Resuscitation and Emergency Cardiovascular Care [J]. Circulation, 2015, 132(18 Suppl 2): S443.

[9] Link M S, Berkow L C, Kudenchuk PJ, et al. Part 7: Adult Adevanced Cardiovascular Life Support: 2015 American Heart Association Guidelines Update for Cardiopulmonary Resuscitation and Emergency Cardiovascular Care [J]. Circulation. 2015, 132(18 Suppl 2): S444-S464.

[10] Pellegrino V, Hockings L E, Davies A. Veno-arterial extracorporeal membrane oxygenation for adult cardiocascular failure [J]. Curr Opin Crit, 2014, 20: 484-492.

[11] Soar J, Callaway C W, Aibiki M, et al. PART 4: Advanced life support: 2015 International Consensus on Cardiopulmonary Resuscitation and Emergency Cardiovascular Care Science with Treatment Recommendations [J]. Resuscitation, 2015, 95: e71-e120.

[12] Reynolds J C, Grunau BE, Elmer J, et al. Prevalence, natural history, and time-

dependent outcome of a multi-center North American cohort of out-of-hospital cardiac arrest exreacorporeal CPR candidates [J]. Resuscitation, 2017, 117: 24-31.

[13] Mosier J M, Kelsey M, Raz Y, et al. Extracorporeal membrane oxygenation (ECMO) for critically ill adults in the emergency department: history, current applications, and future directions [J]. Crit Care, 2015, 19: 431.

[14] 中华医学会急诊医学分会复苏学组，成人体外循环心肺复苏专家共识组. 成人体外循环心肺复苏专家共识 [J]. 中华急诊医学杂志，2018（1）：22-29.

[15] 中国老年医学学会急诊医学分会 ECMO 工作委员会. 成人体外膜肺氧合辅助心肺复苏（ECPR）实践路径 [J]. 中华急诊医学杂志, 2019, 28(10): 1197-1203.

[16] Napp LC, Kuhn C, Hoeper MM, et al. Cannulation strategies for percutaneous extracorporeal membrane oxygenation in adults [J]: Clin Res Cardiol. 2016, 105(4): 283-296.

[17] 心搏骤停后目标温度管理共识专家组. 心搏骤停后目标温度管理专家共识 [J]. 中华急诊医学杂志，2016, 25（8）：1000-1006.

[18] Kagawa E. Extracorporeal cardiopulmonary resuscitation for adult cardiac arrest patients [J]. World J Crit Care Med, 2012, 1(2): 46-49.

[19] Akin S, dos Reis Miranda D, Caliskan K, et al. Functional evaluation of sublingual microcirculation indicates successful weaning from VA-ECMO in cardiogenic shock [J]. Crit Care, 2017, 21: 265.

[20] Ortuno S, Delmas C, Diehl JL, et al. Weaning from veno-arterial extracorporeal membrane oxygenation:which strategy to use? [J]. Ann Cardiothorac Surg, 2019, 8(1): E1-E8.

[21] Megarbane B, Deye N, Aout M, et al. Usefulness of routine laboratory parameters in the decisions to treat refractory cardiac arrest with extracorporeallife support. Resuscitation, 2011, 82(9): 1154-1161.

第五节　人工呼吸

人工呼吸与心脏按压、电除颤一起构成现代心肺复苏的三项基本技术。

一、开放气道

患者无反应／无意识时，舌根后坠是造成呼吸道阻塞最常见的原因。如无头颈部创伤，可以采用仰头抬颏法开放气道，并清除患者口中的异物和呕吐物，用指套或指缠纱布清除口腔中的液体分泌物；清除固体异物时，一手按压开下颌，另一手食指抠出异物。另外，尚可使用口咽或鼻咽通气管，目前最为有效的方法是气管插管，但需一定的操作技能。在上呼吸道梗阻时，可紧急使用环甲膜造口术。

1. 仰头抬颏法

为完成仰头动作，应把一只手放在患者前额，用手掌把额头用力向后推，使头部向后仰，另一只手的手指放在下颏骨处，向上抬颏，使牙关紧闭；勿用力压迫下颌部软组织，否则有可能造成气道梗阻，避免用拇指抬下颌。开放气道后有助于患者自主呼吸，也便于 CPR 时口对口呼吸。如果患者义齿松动，应取下，以防脱落阻塞气道。

2. 托下颌法

把手放置在患者头部两侧，肘部支撑在患者躺的平面上，握紧下颌角，用力向上托下颌。如患者紧闭双唇，可用拇指把口唇分开。如果需要行口对口呼吸，则将下颌持续上托，用面颊贴紧患者的鼻孔。此法效果肯定，但费力，有一定技术难度。对于怀疑有头、颈部创伤患者，此法更安全，不会因颈部动作而加重颈部损伤。

二、人工呼吸

急救人工呼吸时，每次吹气必须使患者的肺充分膨胀。

1. 口对口呼吸

口对口呼吸是一种快捷有效的通气方法，呼出气体中的氧气足以满足患者需求。人工呼吸时，要确保气道通畅，捏住患者的鼻孔，防止漏气，急救者用口唇把患者的口全罩住，呈密封状，缓慢吹气，每次吹气应持续 1 秒以上，确保呼吸时胸廓起伏，然后"正常"吸气（不是深吸气），再进行第 2 次呼吸，时间持续 1 秒以上。进行正常的吸气较深吸气能够防止施救者发生头晕以及患者过度通气。如急救者只做人工呼吸，成人通气频率应为 10 次 / 分，婴幼儿 20 ～ 30 次 / 分。

口对口呼吸常导致胃胀气，并可能伴发严重并发症，如：①胃内容物反流，导致误吸或吸入性肺炎；②胃内压升高后，膈肌上抬，限制肺的运动。缓慢吹气、减少吹气量及气道压峰值水平，有助于降低食道内压，减少胃胀气的发生。对大多数成人，规定在 1 秒以上给予 500 ～ 600mL 潮气量或产生可见的胸廓起伏，延长吹气时间，减缓气流速度，提倡用 2 次慢吹气代替传统的 4 次递增吹气，既可降低胃胀气风险，又可提供足够的氧合。而且，过度通气会增加胸内压，减少静脉回心血量，降低心排血量，降低生存率。

2. 口对鼻呼吸

当患者不能接受口对口呼吸（如牙关紧闭不能开口、口唇创伤等）时，推荐采用口对鼻呼吸。救治溺水者，最好也采用口对鼻呼吸方法，只要患者头一露出水面，即可行口对鼻呼吸。口对鼻呼吸时，将一只手置于患者前额后推，另一只手抬下颏，使口唇紧闭；用嘴封罩住患者鼻子，深吹气后口离开鼻子，让呼气自动排出；必要时，间断使患者口开放，或用拇指分开口唇，这对有部分鼻腔阻塞患者的呼气非常重要。

3. 口对气管套管呼吸

气管切开的患者需人工通气时，可采用口对套管呼吸，对套管主动吹气，被动呼气，易于操作。如果气管套管梗阻，解除梗阻有困难时，需更换新套管。如放置套管出现困难，应立即从皮肤孔道处人工通气，气管套管的套囊可防止通气时漏气，如果发生漏气，用手或面罩把口鼻紧紧封严即可。

4. 口对通气防护装置呼吸

在工作场所，推荐使用有防护装置的通气装置，以防疾病相互传播。目前有两类装置，口对面罩和面部防护板。口对面罩是单相阀门，可将急救者呼出气吹入患者肺内，而患者呼出气进不到急救者口中。有的面罩有氧气接口，以便口对面罩呼吸同时供给氧气。用面罩通气时，双手把面罩紧贴患者面部，闭合性佳，通气效果非常好。面部防护板没有呼吸阀门，患者呼出气位于患者面部的防护板之间。通气装置的气流阻力宜低，以免影响患者呼气。

5. 球囊—面罩装置

使用球囊—面罩可提供正压通气，一般球囊充气容量约为 1L，足以使肺充分膨胀，但急救中挤压球囊难保不漏气，因此，单人复苏时易出现通气不足，双人复苏时效果较好。双人操作时，一人压紧面罩及开放气道，一人挤压球囊辅助通气。

成人球囊—面罩通气应具有以下特点：①有入口阀门，允许最大氧气流量 30L/min；②如有减压阀门，须处于关闭状态；③标准的 15mm/22mm 接口装置；④有氧气存贮器，能保证提供高浓度氧气；⑤具有可靠的无重复吸入阀门，而且不能被阻塞；⑥正常环境及高温情况下，易于操作，功能良好。

6. 环状软骨压迫法

用力压迫患者的环状软骨，向环状韧带压迫，可以使气管后移，将食管压迫在颈椎上面，封闭食管开口，以减轻胃胀气、胃内容物反流和误吸的危险，只有在患者意识丧失时才应用此法。并且只有双人或三人 CPR 时才能使用此法，即一人胸外按压，一人通气，一人按压环状软骨，其技术操作如下：①食指寻找并固定甲状腺韧带（喉节）；②食指沿甲状腺韧带茎部下滑，并触及环状软骨下缘；③拇指和食指用中等力量把环状韧带向后压。然而，压迫环状软骨也可能阻碍通气和声门上气道（SGA）或插管的放置，并增加插管期间气道损伤的风险，故不推荐在成人心搏骤停时常规使用环状软骨压迫法。

（冯梦晓、陆远强）

第六节　静脉穿刺技术

通过外周或中心静脉置入静脉套管针开放静脉，是每位医护人员尤其急诊医护人员必须熟练掌握的最基本技能之一，其目的包括：

1. 静脉给药及输液。

2. 采集静脉血标本。

3. 将较长的静脉套管置入中心循环，到达右心和肺动脉，进行心脏电生理、血流动力学、心功能、氧合状态的监测以及心脏电起搏等。

正常情况下，许多药物可经肌肉和皮下注射吸收，但药物的组织吸收依赖于该组织的毛细血管血流。在心肺复苏情况下，患者的心功能处于低排状态，此时血液由皮肤和肌肉组织分流到重要器官组织。在这种情况下，如果通过皮下或肌肉注射给药，其吸收和分布将受严重影响，而改成静脉给药，就能保证药物进入有效的血液循环。因此快速而有效地开放静脉是将药物和液体注入体内，并能使药物迅速吸收和分布的基本保证，是心搏骤停患者首选给药方式。为此，参加心肺复苏的医护人员必须尽早而且熟练地进行静脉穿刺，开放静脉。在静脉穿刺前，首先强调操作注意事项：操作者必须戴手套、及时洗手、戴保护眼镜以及十分小心地处理注射针头和其他锐器。采用这种统一的保护方法是为了避免患者和操作者感染。作为穿刺的常用静脉如下：

1. 外周静脉

上肢，尤其是前臂静脉；下肢静脉；颈外静脉。

2. 中心静脉

股静脉；颈内静脉；锁骨下静脉。

心肺复苏医护人员必须熟知以上静脉的特殊解剖、体表标记、穿刺操作规则和穿刺并发症，然后根据患者的情况选择自己最熟练的静脉穿刺操作进行穿刺。此外，对使用的穿刺器材也必须非常熟悉。

一、外周和中心静脉穿刺的优缺点比较

（一）外周静脉

1. 优点

（1）外周静脉穿刺相对容易、快速而且安全。因此，即使在 CPR 期间，也可以选择外周静脉穿刺，但必须选择较粗、容易穿刺的外周静脉，如头静脉、颈外静脉。

（2）由于这些部位的静脉穿刺技术要求较低，心肺复苏抢救小组成员一般能进行这些操作。

（3）与中心静脉穿刺相比，外周静脉穿刺即使形成血肿也较容易发现并可按压止血。因此，尤其适合于需要抗凝治疗的情况。

2. 缺点

（1）当患者处在心肺复苏低灌注状态时，外周血管塌陷，使外周静脉穿刺非常困难。因此，可能会因穿刺静脉而延误抢救时机。

（2）研究表明，心脏停跳期间，由外周静脉注入的药物，进入中心有效循环的时间明显延长，药物起效将受影响。为了弥补此不足，可以选用上肢静脉穿刺，并且在注药后抬高上肢，采用液体冲洗的方法加速药物进入中心有效循环。

（二）中心静脉

当外周静脉塌陷、需要进行中心静脉压力监测、放置右心导管、心房起搏等时，需进行中心静脉穿刺置管。

中心静脉穿刺置管的优点：进行 CPR 的紧急情况下，中心静脉相对充盈，穿刺容易成功。中心静脉较粗，能放置较粗的静脉套管，因此可以快速补液。中心静脉血流较大，高浓度药物不易刺激血管。

与外周静脉穿刺相比，中心静脉穿刺置管主要缺点是并发症发生率相对较高。由于颈内和锁骨下静脉紧邻颈、锁骨下动脉、胸膜顶、气管和各种神经，因此进行中心静脉穿刺时容易损伤这些结构，尤其是医护人员操作不熟练时更易产生并发症。另外，还可发生气栓、导管栓塞、感染和血肿等并发症，而且形成的血肿不容易压迫，对抗凝治疗的患者尤其有一定的危险。

虽然中心静脉穿刺置管有优缺点，但选择哪一种方法穿刺主要由操作医师的经验所决定。实际上，并发症的发生率与操作医师的经验密切相关。因此，操作医师要选择自己最熟悉的方法。

二、静脉穿刺材料

目前国内市场上主要有 BD 和 Arrow 两家大公司提供静脉套管针和中心静脉穿刺包，也有一些国内小厂提供静脉穿刺包。虽然厂家不同，但除了质量上有一定的差别外，其静脉套管针和中心静脉穿刺包基本相同。

（一）普通静脉套管针（管内针，Catheter over Needle）

由针芯和静脉套管组成。其针芯材料为金属，外套管由 teflon（聚四氟乙烯）或以不透 X 射线的聚氨酯制成。其形状有笔直型、逐细型、蝴蝶型和双头型。规格有 24、22、20、18、16、14、12G，一般规格越小，套管越粗。

由于静脉套管针容易固定，而且允许患者适度移动，因此急诊心肺复苏情况下，应用这样的套管针是比较合适的。对于需要扩容的患者，应尽可能选择短而粗的套管针。

（二）中心静脉穿刺包

中心静脉穿刺包是一套组件，内含长度为 20 ～ 30cm 的单腔、双腔或三腔静脉留置导管一根，其材料为不透 X 射线的聚氨酯，附带蓝色软头、延伸线夹具及注射部位覆盖帽。穿刺包内还含有 6.35cm 穿刺针和 5mL 导引钢丝插入注射器一副，内径 0.81mm、长度 60cm 的一端为直头、另一端为"J"型头的导引钢丝一根，以及皮肤扩张器等组件。国外进口的中心静脉穿刺包内除上述材料外，还有消毒 PVP 50mL、手术刀一件、1% 利多卡因 5mL 安瓿一支，以及带针 3/0 缝合丝线一根。

静脉套管留置深度应根据穿刺部位而定。如为外周静脉置管，5cm 长的留置套管已经足够。如经颈内或锁骨下静脉置管，由于穿刺点到静脉的距离有时超过 5cm，因此选择的留置套管应至少 6cm 长。试穿成功后，放置导引钢丝和留置静脉导管的距离必须根据穿刺的位置来决定。国内成人颈内（中位）和锁骨下静脉置管深度约 10 ～ 15cm 较为适宜。

普通静脉套管针的使用比较简单。一般在静脉穿刺成功后，一手固定针芯，另一手将外套管直接送入静脉，然后固定。但对于中心静脉穿刺操作，操作医师必须经过适当的训练，有利于提高穿刺的成功率，降低并发症的发生率。穿刺材料必须符合标准，其中导引钢丝必须长于中心静脉留置导管数厘米，并且其直径小于 6.35cm 的注射针头内径和留置针内径，使其容易置入。在留置导管放置过程中，为防止牵引导引钢丝滑入循环系统，其外端头必须留在留置管外端。导引钢丝成功置入后，去除外穿刺针，然后用皮肤扩张器扩张皮肤、皮下组织和静脉。皮肤扩张后，放置静脉留置导管比较容易。有时穿刺点需用 11 号手术刀切开皮肤，有利于扩张器的置入，轻轻转动扩张器，也有利于扩张器置入。在放置扩张器过程中，同样必须使导引钢丝的外端头留出一段距离，防止其滑入循环系统。

一旦扩张器扩张皮肤、皮下组织和静脉后，可置入静脉留置导管至适当的深度，然后退出导引钢丝，缝合固定静脉留置导管，并接静脉连接管和三通。三通的连接有利于注药和抽血标本。

三、开放静脉的一般原则

1. 由于急诊情况下要求快速静脉置管，因此有时无法严格消毒（尤其在医院外）。当病情稳定后，这些静脉留置管应撤除，并在严格消毒的情况下重新置管。

2. 如果患者清醒，在置入较大的静脉留置针前，为防止穿刺时疼痛挣扎，应该对穿刺部位皮下注射不含肾上腺素的 1% 利多卡因。

3. 如果穿刺部位皮肤较厚，可用手术刀行一小切口，使大套管放置容易。

4. 静脉留置导管后，接连接管和三通，由三通接静脉输液管。

5. 理想的静脉输液装置是由塑料瓶或塑料袋装的液体。这样在患者运送过程中，可以将袋装或瓶装的液体放在患者的肩下，利用患者的体重保持静脉液体的输入。但袋装液体输入前，必须检查是否有破口，防止污染液体输入体内。加入塑料袋装的药物应该不为塑料所吸收。

6. 如果只需保持静脉开放状态，调节在 10ml/h 的速度维持。

7. 对于需要注入药物，但不求扩容的患者，可在静脉输液线路内接静脉输液调节器来调节输药速度。

8. 在心脏停搏期间，由外周静脉注入的所有药物，都必须随后用至少 20mL 生理盐水（或其他液体）冲洗后才能保证这些药物快速进入中心循环。

四、静脉穿刺的常见并发症

无论进行外周或中心静脉穿刺，都会产生一定的并发症。局部并发症包括血肿形成、蜂窝织炎、血栓形成和静脉炎。全身并发症包括脓毒症、肺血栓栓塞、气栓和导管断片栓塞。

五、静脉穿刺的基本技术

（一）外周静脉

外周静脉穿刺最常用的部位是手和前臂，尤其是手背、手腕和肘窝。腿部的大隐静脉也是较常用的部位。但在 CPR 期间，由于需要将注入的药物快速进入中心循环，最好选择肘前静脉。

1. 外周静脉的解剖

（1）上肢静脉解剖。手指的静脉较丰富，在各指背侧形成两条互相吻合的指背静脉，上行至指根部附近分别合成三条掌背静脉，它们在手背中部形成恒定的手背静脉网。手掌的浅静脉细小，形成手掌静脉丛，大部流至手背侧。上肢浅静脉形成头静脉与贵要静脉两主干（图 7-2）。

头静脉起自手背静脉网的桡侧，沿前臂桡侧上行，在肘窝处借肘正中静脉与贵要静脉交通，继沿肱二头肌

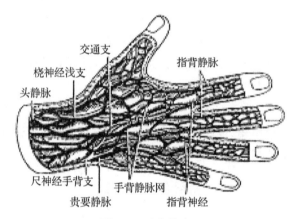

图 7-2　手背静脉网

外侧行向上，经三角胸大肌沟，变成深静脉，然后急转弯 90°，穿过胸锁筋膜，注入腋静脉或锁骨下静脉。这一解剖特点使头静脉不适合进行肺静脉置管。在前臂的桡侧，往往有一较长的副头静脉上行，在肘部注入头静脉。

贵要静脉起自手背静脉网的尺侧，上行逐渐转至前臂前面，经过肘窝时接肘正中静脉。沿肱二头肌内侧继续上行，至臂中点稍下方穿入深筋膜，伴肱动脉上行至圆大肌下缘续为腋静脉（图 7-3）。

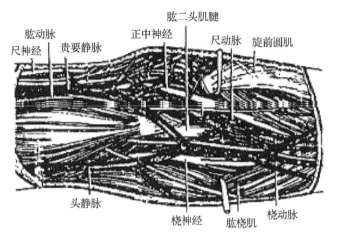

图 7-3　头静脉和贵要静脉解剖

（2）下肢静脉的解剖。每趾有两条趾背静脉，会合形成足背静脉弓。大隐静脉起自弓的内侧端，小隐静脉起自弓的外侧端，介于弓与大、小隐静脉之间的足背区域内有不规则的足背静脉网。大隐静脉沿胫骨内踝前向上，行走于胫骨中上段与腓肠肌之间的沟内，经股肌后方，沿大腿前内侧朝上朝外到腹股沟下 3.8cm，穿隐静脉裂孔进入股静脉（图 7-4）。

（3）颈外静脉的解剖。颈外静脉由下颌后静脉后支与耳后静脉在下颌角附近汇合而成。沿胸锁乳突肌表面垂直下，于该肌后缘中点进入颈后三角；在锁骨中点 2～5cm 处入颈深筋膜，约2/3的人汇入锁骨下静脉，1/3 的人汇入颈内静脉。该静脉末端虽有一对静脉瓣，但不能阻止血液逆流。当上腔静脉血回心受阻时，可至颈外静脉曲张。颈外静脉穿过颈深筋膜，两者彼此紧密相贴，当静脉壁受伤破裂时，管腔不易闭合，可致气栓（图 7-5）。

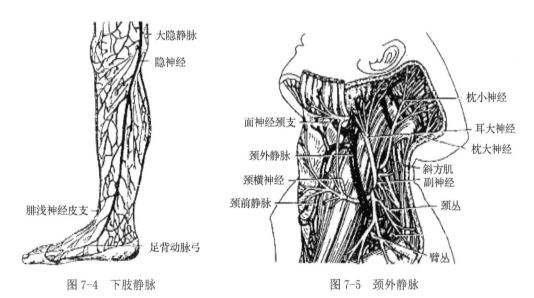

图 7-4　下肢静脉　　　　　　　　　图 7-5　颈外静脉

2.穿刺技术

（1）上肢和下肢静脉。由于上肢最大的浅表静脉在肘窝，因而对循环衰竭或心跳停止的患者，应首选该静脉作为穿刺点。但对于循环稳定的患者，应尽可能选择肢体远端的静脉，这样有较多的选择穿刺静脉的机会。对大隐静脉的选择也是如此。紧急情况下，内踝是首选。病情稳定的患者，在静脉行程的任何点都可穿刺。这些静脉因其相对固定、穿刺容易成功，穿刺点一般选在两支静脉的交汇处。上、下肢静脉穿刺步骤如图7-6所示。

①近端应用压脉带。

②静脉定位后，局部皮肤用酒精或聚维酮碘（PVP-I）消毒。

③若患者清醒，而且使用的套管针较粗，应先皮内注射局麻药。

④用手指固定穿刺点皮肤。

⑤离静脉进入点约0.5～1.0cm处，针面朝上进针，从静脉上或侧面进入静脉。

⑥见到回血后，固定针芯，将套管送入静脉并松开压脉带。

⑦退出针芯，将套管与输液管相连。

⑧穿刺点敷PVP-I油膏、消毒敷贴固定。

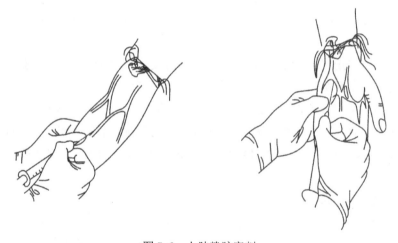

图7-6　上肢静脉穿刺

（2）颈外静脉穿刺方法。

①穿刺侧肩下垫一小枕头，暴露颈部。

②患者仰卧、头低位，使颈外静脉充盈，并使患者头侧向对侧。

③皮肤消毒、局麻。

④穿刺针方向朝同侧肩膀。

⑤穿刺点选择于下颌角和锁骨中线连线静脉充盈处，可用一手指轻压锁骨上方的颈外静脉使静脉充盈（图7-7）。

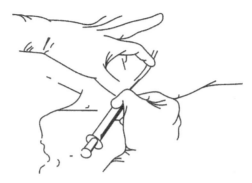

图 7-7　颈外静脉穿刺

⑥其余步骤与肢体静脉穿刺操作相同。

3.外周静脉穿刺操作的优缺点

（1）优点：操作简单，容易掌握。肘前静脉置管仍可为心搏骤停患者提供良好的用药途径，可以避免不必要的中心静脉置管，并且不干扰 CPR 时的人工通气和胸外心脏挤压。

但在 CPR 患者从这些外周静脉用药后，须抬高上肢，并最少需要 20mL 液体冲洗使药物进入中心循环。

（2）缺点：循环虚脱患者外周静脉穿刺困难，有时根本不可能找到外周静脉。最近的研究证实，即使在有效心脏按压的情况下，由外周静脉穿刺点注药后，其药物到达心脏的时间仍将明显延长。与中心静脉给药相比，外周静脉给药的血药浓度峰值低，到达中心循环的时间长。另外，由于会发生静脉炎、疼痛，高渗和刺激性溶液不能应用于外周静脉。即使应用等渗溶液，大隐静脉穿刺输液后其静脉炎的发生率也相当高。

（二）股静脉

1.股静脉的解剖

股静脉由腘静脉向上延续而成，同时还收集大隐静脉。全程与股动脉伴行，向上延伸至腹股沟韧带上方为髂外静脉，然后与髂内静脉汇合形成髂总静脉，两髂总静脉汇合形成下腔静脉（图 7-8）。股静脉位于股动脉内侧、腹股沟韧带正下方的股鞘内。如果在髂前上棘和耻骨联合之间画一连线，股动脉正好经过其中点，中点内侧即为股静脉。如患者的股动脉搏动能够触及，操作医师可用一手指触及搏动的股动脉作为定位，搏动内侧即为进行穿刺的股静脉（图 7-9）。由于 CPR 期间，触及的搏动可能是股静脉搏动，如果在搏动内侧不能穿刺到股静脉，则应该在搏动处穿刺股静脉。

2.穿刺技术

一般应用中心静脉穿刺置管技术穿刺股静脉。其步骤如下：

（1）患者取仰卧位，穿刺侧下肢伸直外旋，并外展与身体长轴呈 45°。

（2）如时间允许，可先剃毛，然后用 PVP-I 消毒皮肤，戴无菌手套，铺巾。

（3）冲洗及检查中心静脉导管是否完好。

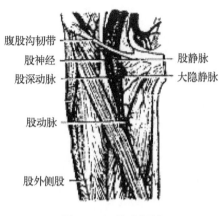

腹股沟韧带
股神经
股深动脉
股动脉
股外侧股

股静脉
大隐静脉

图 7-8 股静脉解剖

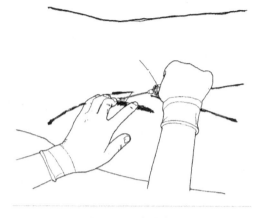

图 7-9 股静脉穿刺

（4）术者立于穿刺侧，采用股动脉搏动、多普勒或髂前上棘和耻骨联合连线中点方法定位股静脉。在腹股沟韧带中点下 2～3cm 搏动最明显处的股动脉内侧，分开左手食、中指固定其上下皮肤，使用 2% 利多卡因进行局麻。

（5）用一个连接于特制 5mL 或 10mL 注射器（内装有少量肝素盐水）的特殊穿刺针，在股动脉内侧进行穿刺，穿刺方向朝头侧，与皮肤呈 45° 进针。进针时，注射器保持回吸状态，直到回抽到较通畅血液，然后缓慢退出穿刺针，同时回抽注射器，直到回抽到较通畅血液。

（6）使穿刺针与静脉的方向平行，重新回抽得血，确定是股静脉后，从注射器上小孔放置导引钢丝。

（7）通过导引钢丝置皮肤扩张器扩张皮肤，然后退出皮肤扩张器（退出时可能有出血，可请助手用纱布按压）。

（8）将中心静脉导管沿导引钢丝插入静脉，一边推进一边撤离导引钢丝，尽量保持动作协调，当导管插入 15cm 左右时，即可完全退出导引钢丝；也可将整个导管置入静脉内，然后退出导引钢丝。

（9）然后用装有肝素生理盐水的注射器与导管尾部连接，立即回抽腔内空气，反复抽吸 2～3 次均可见顺利回血，可向导管内注入肝素生理盐水 2～3mL（防止腔内血栓阻塞）。同时用卡板锁定导管，撤下注射器，拧上肝素帽或无针正压输液接头。

（10）缝线固定导管，用 PVP-I 油膏涂创口，消毒敷贴固定。

3. 股静脉置管的优缺点

（1）优点：股静脉穿刺不干扰 CPR 的进行。即使外周静脉塌陷，仍能成功地进行。股静脉穿刺成功后，可置入一长达横膈以上的中心静脉导管行中心静脉置管。通过该导管注药，药物可迅速起效。

（2）缺点：由于股静脉穿刺需依靠股动脉搏动来定位，因此在 CPR 期间，当缺乏股动脉搏动的情况下，股静脉穿刺比较困难。由于 CPR 期间的静脉回流可引起股静脉搏动，容易误导操作医师向搏动内侧穿刺，导致穿刺点偏内侧而不能成功。另外，在 CPR 期间，由于横膈以下静脉回流量下降，如果置入的中心静脉导管较短而不能到达横膈以上，由静脉注入药物到中心循环的时间与外周静脉用药所需时间类似。因此，CPR 患者应选用长达横膈以上的中心静脉导管，并且用药后用较多的液体冲洗使药物快速到达中心循环。

4. 特殊并发症

穿破股动脉或股静脉都可形成局部血肿。由于股静脉血栓形成和静脉炎不仅可以延伸到深静脉，而且可上升到髂静脉或下腔静脉，导致下肢其他静脉无法穿刺应用。

心搏骤停时，由于股动脉压力和氧分压很低，穿刺回抽血很难与股静脉血鉴别。因此可造成股动脉置管。此时，如果在股动脉内注入类似肾上腺素的强效血管收缩药，可引起相应下肢缺血性损伤。

（三）颈内和锁骨下静脉

1. 颈内静脉解剖

颈内静脉始发于颅底，在颈内动脉后方进入颈内动脉鞘，继而转至其外侧；在颈总动脉外侧下降，最终在锁骨关节后方与锁骨下静脉汇合为头臂静脉（图 7-10）。

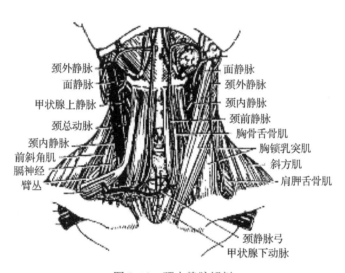

图 7-10　颈内静脉解剖

2. 锁骨下静脉解剖

成人锁骨下静脉长 3～4cm，在第 1 肋外缘续接腋静脉，经锁骨与前斜角肌之间，经过第 1 肋上面，至肋缘处与颈内静脉合成头臂静脉。锁骨下静脉壁与第 1 肋、锁骨下肌及前斜角肌的筋膜相粘着，故伤后不易回缩，易导致气栓（图 7-11）。另外由矢状解剖可以发现，胸膜顶和锁骨下动脉在锁骨下静脉的正后方（图 7-12）。

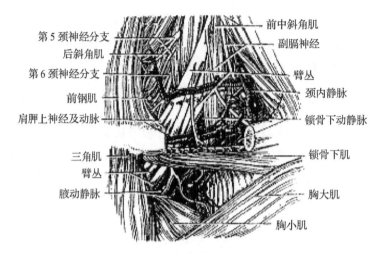

图 7-11 锁骨下静脉及其临近结构

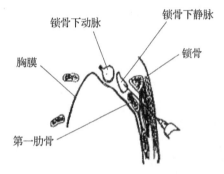

图 7-12 胸膜顶和锁骨下动脉与锁骨下静脉的关系

3. 颈内和锁骨下静脉穿刺指征

由于在外周血管塌陷的情况下，颈内和锁骨下静脉仍可保持一定量的血液使血管仍较充盈，所以对需要紧急输液的急诊患者可成功地进行颈内和锁骨下静脉置管。另外，通过颈内和锁骨下静脉置管为测定中心静脉压、应用高渗刺激性液体提供了中心静脉通路，也为心导管和肺动脉导管置入提供了途径。

4. 穿刺一般原则及步骤

（1）选择合适的中心静脉穿刺导管（单腔、双腔、三腔）。

（2）通过胸壁标记测定从准备穿刺的位置到所需要放置导管位置的深度。中心静脉置管后，正确的导管位置应该将其顶端置在上腔静脉内，而不应在右房内。如导管进入右房，会增加心律失常和心脏穿孔的危险。

（3）患者仰卧，头低位（至少 15°），以减少气栓并使静脉更充盈。患者的头转向穿刺的对侧，肩下垫一小枕，使穿刺部位充分暴露（锁骨下静脉穿刺患者，垫小枕后反而使锁骨向前更凸出，导致锁骨和第 1 肋间隙变小，造成锁骨下静脉穿刺困难，因此不建议使用小枕）。

（4）操作医师戴口罩、帽子和无菌手套，按外科常规在穿刺区域用 PVP-I 消毒铺巾。

（5）清醒患者用 1% 利多卡因进行局麻。

（6）穿刺针接内含 0.5 ~ 1mL 肝素生理盐水的 5mL 特制注射器，在切口朝上的穿刺针刺破皮肤后，冲洗去除注射针内可能存在的皮肤栓。

（7）当注射针缓慢进针时，必须保持注射器回吸状态，使其产生一定的负压。一旦穿刺针进入静脉，注射器内即出现血液，此时将注射针再往内进几毫米立刻回抽血液应非常通畅。如回血迅速且呈鲜红色，说明误入颈内或锁骨下动脉，必须立即拔除穿刺针，并压迫穿刺点，如时间允许，应至少按压10分钟。

（8）有时虽然穿刺针已进入相当的深度，但仍没有穿刺入静脉，此时可在缓慢退出注射针的同时保持注射器一定的负压。在退出过程中，如果注射器内突然出现血液，说明穿刺针已退回到静脉内；如果无血液出现，应退出穿刺针，根据穿刺点的位置适当调整穿刺方向。

（9）从注射器上小孔或穿刺针旁侧孔中放入导引钢丝，退出穿刺针和注射器。

（10）从导引钢丝放入扩张器扩张皮肤、皮下组织到静脉，然后退出扩张器（注意当有较多回血时，应用纱布轻压）。

（11）将中心静脉导管沿导引钢丝插入静脉，一边推进一边撤离导引钢丝，尽量保持动作协调，当导管插入深度合适时，即可完全退出导引钢丝。

（12）用装有肝素盐水的注射器与导管尾部连接，立即回抽腔内空气，反复抽吸2～3次均可见顺利回血，可向导管内注入肝素盐水2～3mL（防止腔内血栓阻塞）。同时用卡板锁定导管，撤下注射器，拧上肝素帽或无针正压输液接头。

（13）缝线固定导管，用PVP-I油膏涂创口，消毒敷贴固定。

5. 颈内静脉穿刺

一般选择在右侧，其优点有三：①右肺和胸膜顶低于左侧。②与上腔静脉相对较直。③粗大胸导管在左侧。

（1）穿刺径路：依据颈内静脉与胸锁乳突肌之间的相互关系，可分别在胸锁乳突肌的前、中、后三个方向进针（图7-13）。前路穿刺比较困难，容易损伤颈内动脉，中路穿刺较容易，临床上最为常用，病情稳定的患者也可采用多普勒超声探头引导下行颈内静脉穿刺。

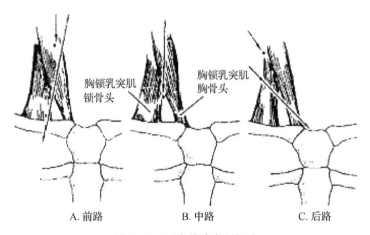

A. 前路　　　　　　B. 中路　　　　　　C. 后路

图 7-13　颈内静脉穿刺径路

（2）中路穿刺，步骤如下：

①颈内静脉经由胸锁乳突肌胸骨头、锁骨头与锁骨上缘组成的中心位置进入。嘱清醒患者轻轻往上抬头，此三角会更明显。但肥胖者、小儿及昏迷患者胸锁乳突肌标志常不清楚。此时可利用锁骨内侧上缘的小切迹作为骨性标志，颈内静脉正好经此而下行与锁骨下静脉汇合。

②如果患者仍有心跳，通常在三角内可触及搏动的颈动脉，操作医师可用左手的第2～3手指定位颈动脉的走向，然后右手持穿刺针在颈动脉搏动的稍外侧穿刺。如果时间允许，也可使用手持式多普勒探头探测颈动脉和颈静脉的走向。在上述定位后，可用一个小号注射针先试穿，进入静脉后，根据小注射针的方向和深度，大针穿刺，这样可以避免大针多次穿刺引起的组织损伤。

③三角顶点进针，方向指向骶尾外侧，针轴与额平面成45°，如果可触及颈动脉搏动，针轴应在颈动脉外侧，并且与其平行。如不能触及搏动的颈动脉，针轴与胸锁乳突肌锁骨头内侧缘平行。

④一般情况下颈静脉穿刺深度不会超过2cm，如果超过4cm尚未穿刺获得静脉，应在保持注射器一定负压的情况下缓慢退出穿刺针。如果穿刺没有进入颈内静脉，就应将穿刺针退至皮下，调整至稍偏内侧重新穿刺。

⑤当穿刺抽得静脉血后，尽可能减少穿刺针与额平面的角度，然后回抽和注射血液，如都通畅，则固定穿刺针，置导引钢丝和扩皮，置中心静脉导管，缝合固定，涂PVP-I油膏，贴敷固定。

（3）后入路：

①穿刺是定位于胸锁乳突肌的外侧缘中、下1/3交点或锁骨上2～3横指处。

②在此部位颈内静脉位于胸锁乳突肌下略偏外侧，穿刺时肩部稍垫高，头转向对侧。

③穿刺针方向在胸锁乳突肌的后面指向胸骨柄上窝。此法进针不宜过分向内侧深入，以免伤及颈总动脉。

（4）前入路：

①操作者的左手中、食指在中线旁开约3cm于胸锁乳突肌前缘向内推开颈总动脉。

②确认胸锁乳突肌前缘中点进针，针轴与皮肤呈现30°～40°，针尖指向同侧乳头或锁骨中内1/3交界处进针，常在胸锁乳突肌中段后面进入静脉。

③亦可在颈动脉三角处触及颈总动脉搏动，在搏动的外侧旁开0.5～1cm，相当于喉结或甲状软骨上缘水平作为进针点，穿刺针指向胸锁乳突肌下端所形成的三角，与颈内静脉走向一致进针，针轴与皮肤呈现30°～40°。此进路进针基本上可避免发生气胸，但误伤颈总动脉的机会较多。

6. 锁骨下静脉穿刺

可经锁骨下和锁骨上两种进路（图7-14、图7-15）。

（1）锁骨下进路：

①患者仰卧位，去枕，头低位 15°，上肢垂于体侧并略外展，保持锁骨略向前，使锁骨间隙张开以便于进针。

②锁骨中、外 1/3 交界处下方 1cm 为进针点。

③右手持针穿刺，左手食指放在胸骨上凹处定向，穿刺针指向内侧稍上方，紧贴在锁骨后，对准胸骨柄上切迹进针，并使穿刺针与胸壁平面呈水平位或不超过 15°。

④穿刺针抵达锁骨处时应保持针尖紧贴锁骨后面进入，进针深度一般为 3 ～ 4cm，穿刺针进入静脉后即可抽得回血。如果进针深度超过 5cm 仍未见血，应在保持注射器负压的情况下缓慢退出穿刺针，如仍不见血，则退至皮下稍调整穿刺针向头侧，重新进针。

⑤进针见血后，旋转针尖使斜面朝向尾侧，以使静脉导管顺利转弯，通过头臂静脉进入上腔静脉。

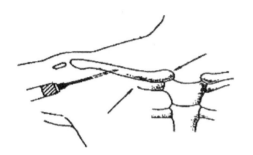

图 7-14　经锁骨下穿刺锁骨下静脉

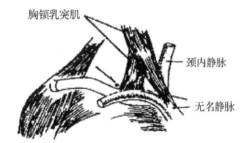

图 7-15　经锁骨上穿刺锁骨下静脉

（2）锁骨上进路：此法进针过程中，针尖实际上是离开锁骨下动脉与胸膜，在胸锁乳突肌锁骨头的深部肌腹中进行，因此安全性好，穿刺成功率较颈内静脉高。

①患者仰卧，垫高肩部，头转向对侧，尽量暴露出锁骨上窝。

②穿刺点位于胸锁乳突肌锁骨头外侧缘，锁骨上约 1cm 处。

③针轴与锁骨呈 45°，针轴保持水平线或略向前偏 15°，指向胸锁关节进针。

④通常进针 1.5cm ～ 2cm，即可进入静脉。

7. 颈内和锁骨下静脉穿刺优缺点

（1）优点：由于不是直视静脉，而是根据解剖位置进行穿刺，因此即使患者的外周静脉已经塌陷，仍可快速开放静脉，提供中心静脉通路。

由于颈内静脉穿刺气胸发生率较低，即使形成血肿在颈部也容易发现和压迫，而且 CPR 期间操作相对方便，因此颈内静脉置管优于锁骨下静脉置管。在放置肺动脉导管时，由于右颈内静脉与右心房线路较直，因此右颈内静脉穿刺较好。但锁骨下静脉置管也有其优点：锁骨下静脉置管与颈内静脉置管比较，颈部活动更方便，因而可以留置的时间更长。

（2）缺点：由于颈内和锁骨下静脉邻近颈动脉、锁骨下动脉、胸膜顶、淋巴导管和各种神经，穿刺时容易损伤这些结构。颈内和锁骨下静脉穿刺比外周静脉置管技术要求高，并发症发生率也较高。对于接受溶栓疗法的患者，其血肿形成或颈动脉穿刺的影响尤为严重。

如果 CPR 时在患者的头部或胸旁进行中心静脉穿刺，势必会影响人工呼吸或胸外心脏按压的进行，造成相互干扰。

（冯梦晓、陆远强）

第七节　低温疗法

心肺脑复苏时使用低温疗法，可以降低因循环呼吸骤停所导致的全身组织缺血、缺氧性损害。由于低温有保护脑组织、降低颅内压和抑制抽搐的作用，故该法成为心肺脑复苏的重要措施之一。但该法应用不当，可使机体发生御寒反应并增加氧耗量。

一般情况下，低温疗法可分为三种。

1. 常温

临床上将体温控制在 35～37℃。心肺脑复苏患者因感染或其他因素常使体温升高，从而加重了生命脏器的损害，因此需用低温疗法将体温控制在 35～37℃。

2. 浅低温

体温应控制在 33～35℃。心搏骤停患者如未能及时有效地进行心肺复苏，造成各脏器缺血、缺氧时间过长，损伤将较为严重。此时，需要浅低温疗法，以降低各脏器的损害。但低于 34℃时，应使用呼吸机进行呼吸支持。

3. 深低温

体温控制在 33℃以下。一般只有需用急诊 ECPR 时，才需如此大幅度地降温。

低温治疗时，可采用冬眠合剂和物理降温的方法，使机体达到类似冬眠状态，以保护机体各器官。临床上可使用冰帽、冰浴或体外循环，使体温降低，并应用冬眠合剂控制和消除降温过程中的寒颤反应，必要时可加用其他镇静药和（或）肌松剂。

低温治疗一般历时 3～5 天，待到患者瞳孔大小正常、对光反射灵敏、听觉和痛觉恢复时，方可逐渐缓慢地复温。

低温治疗使用不当，可引起严重的并发症，如严重心律失常、皮肤损害、胃肠道功能紊乱、复温时反常休克等，应予对症支持治疗。

（冯梦晓、陆远强）

第八节　急诊床旁检测技术

床旁检测（Point of Care Testing，POCT）又称为"现场快速检测"，在患者附近或其所在地进行的、其结果可能导致患者的处置发生改变的检测，有益于患者和医疗机构。POCT 具有快速、小型、便携等优点，目前已日益广泛应用于急诊、ICU、病房、手术室等科室，其质量管理越来越受医疗机构重视。

一、床旁检测概述

POCT 隶属于体外诊断行业，一是从空间上理解，在患者现场进行的"床旁检验"；二是从时间上理解，在患者发病时刻进行的"即时检验"，适用于临床急危重症科；三是检测的实施和操作可以是非检验技术专业人员。

1. 概念

POCT 是指在患者医疗现场对任何医疗措施所需进行的检验，在患者身边或病房对其包括血、尿或其他样本在内的标本所进行的检验，这类检测方式可由非实验室人员（如护士、医生、实习生、患者及家属）完成。在手术室、急诊科、重症监护室、门诊、临床实验室或其他靠近床旁检验的区域均可使用。POCT 不需要专属空间，仪器、设备和试剂是随手携带或是运送到需要立即进行样本检测患者所在地点或附近。POCT 又称为床边检测（bed-side testing）、家庭检测（home testing）、患者近旁检测（near-patient testing）、患者自我检测（patient-self testing）、医生诊所检验（physician's office laboratory testing）、远距离检测（remote testing）和卫星化检测（satellite testing）等。POCT 结果不一定能够与临床实验室的检测结果相一致。POCT 的合理应用有助于缩短得到检测结果的时间，进而缩短患者诊治的时间；有利于改善流程，提高医疗效率。POCT 在就诊方式、检验程序、实验地点、检测人员等方面均不同于临床实验室，见表 7-2。

表 7-2　临床实验室和 POCT 比较

比较项目	临床实验室	POCT
检测人员	实验室人员	非实验室人员
主要职责	准确定值	疾病筛查与监测
周转时间	较长	较短，即时完成
标本处理	通常需要	不需要
患者参与	不涉及	参与，改善治疗体验
实验室检验原则、过程知识	丰富	少量
消耗品	相对少	相对多

续表

比较项目	临床实验室	POCT
检测仪器	复杂	简单
实验操作	复杂	简单
质量控制	频繁且繁琐	不频繁且简单
实验结果质量	高	低
检测成本	相对低	相对高
卫生资源占用	多	少
环境要求	高	低
可用性，可及性	差，弱	强，24h 随时可用

2. 特点

POCT 的主要特点体现在检测仪器的小型化、操作方法的简单化、结果报告的即时化。对于急诊治疗和抢救的患者，这些患者往往情况危急且病因不明，而传统的临床检验室测量时间一般要 15 分钟以上，POCT 一般在 5 分钟以内即可完成测试，医生根据 POCT 提供的信息，对患者及时做出初步诊断并拟定救治方案，将减少住院时间，降低发病率／病死率，产生很大的社会效益和经济效益。同时对于一些需要长期监控的慢性病，如糖尿病的患者可以方便地按照医生的要求由患者自己或家属进行血糖和尿糖的监控。

POCT 所用的仪器必须在以下几个方面满足临床诊疗需要和国家相关规定。

（1）仪器小型化。便于携带，检测场地和水电供应不一定是必要的条件。

（2）操作简单化。一般含 2 ～ 4 个步骤即可完成检测。标本通常可直接使用，无需复杂的预处理步骤和相应的辅助设备。简单培训即可熟练操作。

（3）报告即时化。一般报告时间在几秒到半小时内完成。

（4）质控简单化。仪器和配套试剂应带有相应的质控体系，以监控仪器和试剂的质量和工作状态，保证检验质量。

（5）权威机构认证。产品应经权威机构的质量认证，仪器和试剂均应获得国家相关权威机构的质量认证，测定结果与大型仪器有可比性规律。

（6）成本效益合理。检测费用合理。目前 POCT 单个测试的成本相对较高，逐步降低检测的成本应该是 POCT 生产厂家的目标。

（7）生物安全可控。POCT 仪器和试剂的应用不应给操作者和患者的健康带来损害或对环境造成污染。

3. 缺点

2020 年国家标准化管理委员会发布了《即时检验质量和能力的要求》（GB / T29790—2020），对 POCT 产品的质量保证能力提出明确要求，但针对具体 POCT 检测项目，并没有专门加以规定。这也表明了国内 POCT 管理尚待完善，主要存在以下问题或缺点。

（1）操作人员缺乏医学检验背景，不熟悉医学检验质量控制和质量管理的理论知识。

（2）操作人员培训不足，很难保证其检测能力。部分检测设备相对复杂或设计不理想，很难有效预防操作误差。

（3）许多 POCT 测试需要手工完成，目视法读取结果，结果判读具有主观性或需要手工记录检测结果、质控结果等。

（4）POCT 标本的获取对于操作者依赖度高，例如采集末梢血标本、呼吸道拭子等。

（5）部分设备不能检测已失效的试剂，有些试剂启用后需冷藏保存，当试剂常温保存时，无法有效检测。

（6）由于操作不当，导致将患者结果错误导入其他患者的电子病历。

（7）POCT 与中心实验室比对成本高。

（8）由于同一 POCT 检测项目的不同检测品牌众多，在对 POCT 进行质量评价时缺少互通性质控物质。

（9）POCT 仪器使用场合分散且操作人员多，检测质量控制有待加强。

4. 发展趋势

POCT 因其精准化、智能化、云端化的技术特点，可能实现满足精准医疗对临床检验的更高要求，实现未来互联网时代医学诊断的新模式。

（1）POCT 技术跨界融合度高，医生和患者对检验结果互联互通需求强，使得 POCT 更易于实现互联网化。第一类是"智慧医疗"（POCT ＋互联网），即应用于医疗机构检验科和中心实验室，其特点是"高通量、自动化、中型化、液相化"设备；第二类是"移动医疗"（互联网＋微型智能化 POCT），即家庭医生上门检测或家庭监护用的非专业POCT，以实现"即时、即地、末梢血、小型化，甚至是无创的可穿戴化"设备。

（2）POCT、分子诊断和微生物检测（POCT+Molecular+Microbiology）相结合的产品将是未来 IVD 成长最快的细分领域。目前，POCT 与分子诊断的技术结合主要还是在传统的荧光定量 PCR 领域，并侧重开发病原微生物类的检测项目。

（3）自动化是 POCT 发展的必然趋势。对自动化的要求涉及从采样、检测到质量控制的全过程。为满足国内"大标本量、快速出结果"的需要，POCT 更需要中型全自动和小型半自动的仪器。

（4）免疫荧光、化学发光、磁免疫、量子点等在 POCT 领域会有更广泛的应用。这些以往用于大型全自动仪器上的高灵敏度技术，也开始逐渐转移到小型 POCT 设备，极大地提升了 POCT 的检测精度。微流控、微阵列蛋白生物芯片等新技术在 POCT 平台上有发展前景。微流控技术的出现使 POCT 进一步实现了小型化和精细化，特别是其与传统的基于膜的固相反应技术结合后，将极大地提升检测的精度和通量。微阵列蛋白芯片技术由于可在一块芯片上同时检测多个标志物，将在肿瘤、激素和过敏原等需要多指标同时检测的项目上有较大潜力。

（5）项目组合联检与大数据结合的协同放大效应。组合联检已发展了很多年，目前应用较多的领域，如C反应蛋白（CRP）、血清淀粉样蛋白A（SAA）和降钙素原（PCT）的感染初筛指标组合、心肌标志物组合、肿瘤标志物组合、糖尿病肾病组合等。可以预见，未来联检后的数据通过与病史信息、体征指标的迅速组合、自动分析将提供给临床医师更全面的诊疗方案建议。

（6）随着互联网商业模式的快速发展，可通过云服务器，实时掌握仪器运行状态、故障报警、试剂使用量监测、测试结果异常等信息，在第一时间对设备故障进行反应，实现远程维护、远程故障处理，提高售后维护效率，降低维护成本。通过对云平台的信息统计、归类和分析，为产品质量的提升、新产品的开发、技术的升级和迭代提供了第一手有价值的资料。

二、床旁检验技术及应用

院前急救理念要求快速转运患者的同时完成基本的医疗救治。POCT在院前急救现场即刻进行POCT检测，保证院前完成血气、电解质、血糖、心肌标志物的分析，在到达急诊中心之前能得到各种POCT检验结果。通过早期识别并及早干预能显著改变患者预后，降低致死率和致残率。急诊最常见的POCT项目包括血糖、血气分析（含电解质、血糖、离子钙）、肌钙蛋白I（TNI）及脑钠肽（BNP）等，不同项目采用不同的POCT仪器和方法，选择费用和临床效益最合适的POCT项目。

1. POCT项目的选择

采用POCT项目会给临床诊治患者带来哪些有利或不利的影响，特别是医疗流程的改变和优化，这是选择POCT项目最重要的考虑因素。

（1）POCT项目有助于加快从标本采集到报告结果的时间，但检测成本和检测费用会增高。若仅仅加快了检测速度而没有缩短整个医疗过程的时间，不能明显改善患者临床诊治的实际效果，则选择POCT临床意义有限。选择POCT项目后体现的效益评估，可包括是否有助于临床治疗，有助于完善临床医疗路径，有助于减少患者就诊等待时间，有助于降低再就诊率或再住院率，有助于提高医生和患者的满意度，有助于提高患者的生命质量等。

（2）选择POCT项目应评估临床的实际需求，评估采用POCT项目的必要性和临床应用检测结果之间关系。例如，这些检测项目是否有必要从检验科转移到POCT仪器？POCT检测将在哪里进行？哪些患者将受益？有哪些益处？这些POCT检测是用于诊断，还是疗效监测、危险评估、人群筛查？采用POCT项目会给患者的医疗费用产生什么影响？只有运用得当，POCT项目才有助于缩短就诊时间或缩短住院天数，进而减少总的医疗费用。

（3）选择POCT仪器的检测项目应注意，POCT的检测项目的设置（尤其是组合项目）是否合适？不适当的组合项目有可能给临床一些没有更多价值的信息，无谓地增加费用，甚至可能误导临床。选择POCT项目应考虑仪器使用要求，例如环境要求（包括空间要求、空气的温度和湿度要求、海拔要求）、电源要求、维护要求、样品处理要求、废弃物处理的要求、数据传输要求、质量控制要求、与医院网络的链接要求、试剂的储存要求等。选择POCT项目应评估人力资源要求。谁是应用这一POCT项目的总负责人？哪些人员是使用人员？需要几位使用人员？一旦确认临床确实有需要，选择合适的POCT项目的型号尤其是费用评估就很必要。费用包括直接费用和间接费用，并应考虑医疗费用支付方（医疗保险部门和患者）的承受能力。比较费用时应考虑临床效果和操作测定中的各种利弊，使用费用包括辅助费用。

（4）应对POCT仪器的检测性能进行评价，包括检测的不精密度、准确性、可检测范围、参考范围、可能的检测干扰和抗干扰能力等，还应考虑POCT仪器的操作方式、质量要求、文件要求、政策法规和认可要求等。由于不同品牌型号的POCT仪器检测性能（包括检查结果）存在一定差异，同一医疗机构检测相同项目需要购置多台POCT仪器时，建议尽量选择品牌型号一致的仪器。选择POCT项目应从检验、临床诊疗、医院管理、医疗保险和社会经济学等方面进行评估，选择费用和效益比最合适的POCT仪器。POCT的检测项目和费用应符合当地有关医疗质量管理和费用支付政策的要求。

2. POCT仪器的分类

POCT的基本原理是把传统方法中的相关液体试剂浸润于滤纸和各种微孔膜的吸水材料中，成为整合的干燥试剂块，然后将其固定于硬质型基质上，成为各种形式的诊断试剂条；或把传统分析仪器微型化、操作方法简单化，使之成为便携式和手掌式的设备；或将上述两者整合为统一的系统。

根据不同的技术原理，POCT有以下类型：

（1）干化学技术　是指将液体检测样品直接加到干燥试剂条上，以被测样品的水分作为溶剂引起特定的化学反应，进行化学分析的方法。

（2）生物传感器技术　是指利用生物物质敏感并将其浓度转换为电信号进行检测的仪器，识别元件与适当的理化换能器及信号放大装置构成的分析工具或系统的技术。生物传感器具有接收器与转换器的功能，其有非常高的选择性，由固定化的生物敏感材料（包括酶、抗体、抗原、微生物、细胞、组织、核酸等生物活性物质）作为识别元件，与待测物质进行分子识别后，产生电化学、光学、热学、质量或者磁性变化，经换能器转换成可被信号处理系统识别的信号，进而测出物质的浓度。

（3）免疫标记技术　采用酶、荧光素、放射性核素、胶体金及发光物质等标记物标记抗体或抗原所进行的抗原抗体反应，从而间接地测出被检抗原或抗体的存在与否或量的多少，主要有放射免疫技术、酶免疫技术、荧光免疫技术、免疫胶体金技术、化学发光免疫测定技术和电化学发光免疫测定技术等。

（4）芯片实验室系统　可根据细胞的电生理特性分离细胞并可使液态标本在通道中移动，整合微流控系统，并利用不同技术如照相平版印刷术和光刻处理石英、硅石、玻璃或者复合材料而合成的芯片，可从血液和其他体液标本中分离目的细胞以及同时容许多种标志物的分析，且该高通量系统可进行多步骤高分辨率的测试。芯片实验室系统正朝着整合小型化和高通量的方向发展。

（5）纳米材料　因其尺寸微小、可放大信号提高敏感度、适用于多通道分析等优点，使其成为POCT设备中应用越来越广泛的材料之一。它的特点是表面积和体积比高，从而敏感性高且能对单个分子进行检测。利用发光纳米晶体作为分子标签替代荧光分子是纳米材料在细胞标记和可视化技术中新的应用，纳米晶体能附着于分子，用于细胞内追踪或标记抗体和其他分子去探测肿瘤细胞或者生物标记物。利用溶出伏安法检测金属纳米粒子标记的生物标记物，在市场上已有应用。

3. POCT的临床应用

随着各种POCT技术及检测仪器的使用，使得POCT既可在医院内，也可在医院外进行。一些特殊项目甚至在家里或在某些特殊的场合（如室外、现场）均可检测，极大地方便了患者和一些特殊人群的需要。

（1）糖尿病诊治方面的应用　各种快速血糖仪、多种无创伤性血糖检测仪的使用使报告时间大大缩短，是临床、患者家庭最常用的检测仪器；全定量免疫荧光检测仪检测糖尿病患者的糖化血红蛋白与尿微量白蛋白等指标，有助于早期发现糖尿病肾病，有利于患者病情的估计与长期监测；传感器相关检测仪可检测患者血气及电解质等指标；干化学分析仪可检测患者血液中各种生化指标。

（2）心血管疾病方面的应用　急性心肌梗死（Acute Myocardial Infarction，AMI）发病急，严重影响到患者的生命安全。POCT的运用可使AMI患者得到及时的诊断和治疗。金标定量检测仪、全定量免疫荧光检测仪、快速CRP检测仪等可检测特异性血清早期标志物如肌钙蛋白I（cTnI）、肌红蛋白（Mb）、肌酸激酶同工酶MB（CK-MB）、D-二聚体、BNP、CRP；利用干片式血凝分析仪进行凝血酶原时间（PT）测定、活化部分凝血活酶时间（APTT）测定；干化学分析仪可检测血液中门冬氨酸氨基转移酶（AST）、乳酸脱氢酶（LDH）、肌酸激酶（CK）等生化指标的检测；传感器相关分析仪可检测患者血气及电解质等指标。N末端B型钠尿肽原（NT-proBNP），当因容量负荷引起心室压力的改变以及室壁张力的增加时，心室肌细胞就会合成和分泌BNP及NT-proBNP，因此NT-proBNP浓度的升高能很好地反映心室结构和功能的改变，是诊断心力衰竭的客观标志物。

（3）感染性疾病中的应用　诊断用蛋白芯片技术、免疫金标记技术相关POCT的使用，可使不具备细菌培养条件的基层医院、民营诊所、社区保健所进行微生物的快速检测，也可用于医院中手术前传染病四项检测（HBsAg、HCV、HIV、TP）、内镜检查前的病毒性肝炎筛选等。

（4）发热性疾病方面的应用 快速CRP检测仪的使用，将CRP与血常规的结果联合应用，对鉴别发热患者感染病原体的性质（细菌或病毒）比单一检测更具特异性。

（5）ICU病房内的应用 在ICU病房，用于体外监测的电化学感应器，可周期性地控制患者的血气、电解质、红细胞压积和血糖等；用于体内监测的生物传感器，将其安装在探针或导管壁上，置于动脉或静脉管腔内，通过监视器可定期获取待测指标的数据。

（6）儿科诊疗中的应用 适合儿童的诊断行为需要具备轻便、易用、无创伤或创伤性小、样品需求量少、无需预处理、快速得出结论等要素，以缩短就诊周期，还需要关注父母的满意度。POCT能较好地达到上述要求。POCT另一特点是诊断病情时父母可一直陪伴在孩子身边，随时了解检验数据的含义，更好地与医护人员交流，有利于患儿疾病的诊治。

三、床旁检验质量管理体系

临床医疗机构应用POCT应加强管理，保证检测质量，减少和避免差错。即时检验为患者和医疗机构带来的风险可以被设计良好、全面实施的质量管理体系所控制，该体系可促进全新的或备选的POCT设备和系统的评价；对终端用户提议及方案的评价和批准；设备的购买、安装和维护；耗材及试剂的维护；POCT系统操作人员的培训、发证及换证；质量控制和质量保证。

1. 成立POCT管理委员会

医疗机构可根据工作需要设立POCT管理组织，该组织的组成成员包括医务、人事、总务、设备、信息等医疗单位行政管理人员，急诊、监护室和其他相关临床科室的医生、护士以及检验人员等。管理组织对医疗单位的POCT仪器的购置、数量和分布、使用、维护和保养、操作人员培训等统一管理。

（1）POCT管理委员会职责

①POCT管理委员会不定期召开会议，收集临床对POCT意见和建议，制定有效整改措施。

②组织培训和考核POCT操作人员。

③监督各部门质控执行情况，组织POCT项目的比对。

④选择和评价POCT产品。

（2）检验科的职责

①整个医院内POCT的管理和监督。

②编写和保存POCT细则和所有相关标准操作规程（SOP）。

③加强并确保POCT质控程序适用于所有使用场所。

④确保POCT程序符合认证标准。

⑤终端用户资格培训体系的创建和管理。

⑥POCT的评价，设备符合使用目的。

⑦POCT供应的管理。

⑧建议和支持终端用户关于结果解释和操作。

（3）临床科室的职责

①解读并认知所有相关的POCT细则和SOP。

②使用POCT之前，确保适当的认证和培训。

③对于POCT设备进行质量控制和维护。

④反馈问题至POCT协调员或护士长。

⑤报道所有关于POCT的不良事件。

POCT管理委员会需配备POCT协调员，通常由中级以上检验技师担任，并经培训上岗，主要负责督导合理选择能够满足临床需要的检验方法、仪器及试剂，审核确立每项检验项目质量要求，协调临床科室合理使用POCT，督导临床科室建立质量保证计划，制定本科室现场快速检测质量控制程序，审查质控数据；确保患者检测结果的质量；并负责培训POCT操作人员并评定操作的熟练度。

2. 加强POCT质量管理

POCT质量管理涵盖分析前、分析中、分析后的各个环节。分析前注意医嘱申请、患者的准备、标本的采集和处理。分析中应注意确认已执行室内质控并且结果在控，确认仪器状态良好，试剂、质控品必须按要求储存，必须在有效期内使用，检测过程严格按SOP文件操作，分析后注意结果的审核和报告，检验结果及时记录并建立POCT危急值报告制度，每台POCT仪器要有专人负责，认真做好维护、保养并记录。

（1）分析前质量保证

标本采集前患者的准备不适当会影响检测结果的准确性。影响检测的患者因素包括营养状况、情绪状态、体力活动、吸烟、服用某些药物或营养品及添加剂等。POCT仪器应有适当标注，提醒使用者注意避免影响检测结果的干扰因素。标本采集方式的不当也会影响检测结果，标本的采集方式应适当，符合POCT的检测要求。

（2）分析中质量保证

POCT的质量保证包括完善的操作程序、对检测人员进行培训、合适的质量控制方式等。操作规程应符合厂商和管理部门相关规定的要求。POCT仪器生产厂商应保证如果严格遵从厂商认可的操作规程，可以得到准确可靠的检测结果。所有检测人员在操作POCT仪器之前都应得到良好的培训并考核合格，使他们有能力正确操作POCT仪器。

应用POCT应有严格有效的质量控制方式。无论是标本采集、加样方式，还是检测方式，POCT均不等同于其他检测方式。提倡使用适当的液体型的室内质控品，虽然费用可能相对较高，但有利于监测检测全过程。有些POCT仪器采用内置式的质控方式。内置式的质控方式监测的往往只是POCT仪器内的电子检测系统，并不能完全了解从标本加入开始的检测全过程情况。有时轻微的电子检测系统问题或电池不足会导致检测结果不准却不易被内置式的质控方式发现，此时采用液体型的室内质控品就容易发现问题。为防止环境因素、仪器故障、试剂因素及人为因素等对检测结果的影响，POCT操作人员应按要求认真做好日常质量控制并记录。医工科对 POCT 仪器进行巡回质量检查和检测，要求每年至少一次，并做好记录。

POCT 仪器的定期校准十分重要，尤其是操作者为非检验专业人员时，应该认识到不准确的检测结果比没有结果有时对临床诊治的影响更坏，而校准和定期维护对保证检测结果的准确性至关重要。校准和维护要有一定的专业化知识，要严格按照生产厂商规定的要求和操作程序进行，有疑问时应请检验专业人员协助解决。

由于检测结果的标准化还存在一些技术上的困难，检测项目的不同检测方法（技术）之间存在差异，因此 POCT 仪器检测结果与中心化检测结果之间往往存在差异。每个 POCT 项目均应使用新鲜患者样本与实验室的同类项目（该项目必须是室间质评或室间比对合格）进行比对，比对每年至少进行 1 次。院内比对由检验科负责，包括标本准备、比对操作、数据分析、比对报告等。如：快速血糖仪应由使用部门，根据通知时间送到检验科进行比对检测；血气分析仪由各使用部门交换标本进行结果比对。如国家临床检验中心有 POCT 检测项目，应参加室间比对，室间质评由检验科负责，包括申请、结果检测、上报、数据分析等。

（3）分析后质量保证

应尽快让相关临床医务人员得知 POCT 的检测结果（例如连接计算机网络系统），以便及时采取适当的医疗措施。POCT 仪器对患者生命安全有重要意义的检测项目的危急值应有警示标志，提醒使用者出现这类情况时应立即进行适当处理。检测结果应有适当的管理和保存方式。对数据（结果）进行管理应该成为提高 POCT 质量的一个重要方面。

3. 建立 POCT 仪器设备的档案

POCT 相关仪器、设备、试剂三证齐全，要进行精密度、准确度与生化仪的比对，参加室间质评，明确各仪器的测定范围（最低检出限和高检出限），要定期校准、维护和保养。在日常临床工作中应注重对 POCT 仪器、设备的预防性质量控制，主要有以下几点：医疗机构须要求仪器厂商定期对本院的 POCT 仪器进行巡回质量检查和检测，要求每月一次，并做好记录；做好仪器的校准和使用前后的保养，有内部模拟质控装置的，每次开机后应先确认模拟质控通过后再进行患者标本检测；正确存放和使用试剂。

每个 POCT 项目室内质控记录、比对记录、室间质评记录、仪器使用维护校准记录，宜保存两年。POCT 记录就近保存原则。检测相应的数据由各检测部门保管，院内比对、室间质评等记录由检验科保管。

4. 编写 POCT 项目的 SOP 文件

SOP 是为了确保操作人员严格按规程进行常规操作，保证检测质量。按法律法规要求，操作规程包括以下内容：患者准备；标本留取；检验方法原理；仪器品牌，试剂（纸）保存；检测操作步骤；结果可报告范围；医学危急值；线性范围；结果的分析和报告；室内质量控制；比对；仪器校准和维护；干扰因素及注意事项；经验证的项目性能规格；结果超出可报告范围的处理程序等方面的具体要求。每个 POCT 检测项目，应建立仪器或项目的标准作业指导书，并对文件进行严格的版本管理，包括修改、批准、颁布、回收、销毁等。标准操作规程由POCT管理小组负责编写并培训，每位操作人员应在文件已阅声明表里签名，并本人承诺理解本文件中的相关内容，今后的工作中将严格按照此文件执行，如有与文件不相符的操作，责任由本人承担。

在编写POCT检验项目的SOP文件时，不仅应注意内容的全面性、过程性，而且应注意细节性。如POCT检测前，使用两种身份识别标记确认患者身份（姓名＋病历号、腕带）；实验室应明确血源性病原体，如HBV、HCV和HIV；在进行手指针刺操作时，应戴手套。将有血的一面远离脸部；针头放到锐器盒里；禁止重复使用穿刺针；POCT装置使用完毕，应用消毒剂对其进行清洗和消毒；在规定的时限内获得结果；定期检查、维护和校准，并保留记录；试剂定期评价，确保结果准确性和精确性；建立正常参考范围来解释和报告结果。

5. 操作人员的培训和考核

对于从事POCT的操作人员，由医院组织专门培训或科室培训，经过培训考核后才能正式上岗操作。培训内容包括：检验、临床、病理生理的基本知识；标本类型、采集时间要求、生理变化、药物影响等；标本采集技术；分析仪器及试剂准备；试验操作；质量控制和结果分析、解释；结果记录、报告和保存；结果解释及咨询。由医院管理部门对POCT操作及管理人员进行考核和授权。检验科应根据本区域POCT开展情况以一定频率定期完成对各部门POCT检验质量的审核工作，制定考核表，细化考核内容，发现问题及时指出，及时指导培训，循序渐进，不断提高POCT检验质量。

6. 检验结果的报告

POCT分析仪通过自带的数据管理系统与院内的实验室信息系统（LIS）相连接，构建全院以检验科为中心的POCT网络化在线控制平台、统一化管理模式。通过LIS对每台POCT设备的性能表现、每个POCT操作人员的操作能力进行评估，实时、在线地对各科室POCT进行质量管理。院外急救120的POCT检测通过4G网络技术实现与院内网络的链接，在救护车上即可实现远程患者的信息管理、远程仪器质控管理、远程操作者认证管理的远程操作者的水平管理。POCT结果在快速报告的同时，应确保结果准确、信息完整，应使用统一的报告模板，用语符合病历书写要求和保存规范。仪器上的原始结果打印单不能作为检验报告单。

应制定POCT结果解释和异常值管理规范，包括结果解释有相应的培训和授权，参考区间的建立和评估，异常结果在发布前应评估临床影响、评价仪器和试剂质量。出现危急值时，医院信息系统（HIS）及时提醒临床医务人员，采取适当的医疗措施。危急值范围见表7-3。操作者确认危急值后向主管医生报告，并记录以下内容：报告时间、复述是否正确、接收者工号和报告者工号。重症监护室POCT危急值，连续标本结果出现重复危急值时可只报告和记录首次危急值结果。周期性地评估危急值界限和报告流程，根据危急值发生频率、临床救治效果、临床工作特点来调整界限值和报告方式。

表 7-3　POCT 危急值项目

试验项目	单位	危急值低限	危急值高限	标本
血液酸碱度（pH）	–	< 7.15	> 7.58	动脉血
二氧化碳分压（pCO_2）	mmHg	< 20	> 65	动脉血
氧分压（pO_2）	mmHg	< 50	–	动脉血
碳酸氢根浓度（HCO_3^-）	mmol/L	< 10	> 40	动脉血
空腹血糖（Glu）	mmol/L	< 2.6	> 25.0	全血
		< 2.2（新生儿）	> 7.1（新生儿）	
血钾（K^+）	mmol/L	< 2.8	> 6.0	全血
血钠（Na^+）	mmol/L	< 115	> 160	全血
离子钙（Ca^{2+}）	mmol/L	< 0.82	> 1.55	全血
凝血酶原时间（PT）	s	–	> 37	全血
血红蛋白（HgB）	g/L	< 55	–	血液

（杨大干）

第九节　床边超声

床边超声目前在急诊中广泛使用，可以简单快速地识别心脏压塞或其他潜在的心搏骤停可逆原因和无脉性心脏活动。然而完善超声的过程中会导致较长时间的胸外心脏按压中断。而且，一项小型随机对照试验（Randomized Controlled Trial，RCT）发现在 CPR 期间使用心脏超声并不能改善临床结局。因此，2020 年版指南不建议将床边超声技术用于 CPR 期间的预后，但可考虑用于识别心搏骤停的潜在可逆性病因。此外，床边超声在心搏骤停患者的气道管理、评估自主循环恢复（ROSC）后器官功能中具有一定的价值。

一、识别心搏骤停的病因

1. 心脏压塞

心脏压塞通常由心包积液或积血引起，图像主要表现为脏层心包与壁层心包分离，其间为液性暗区，暗区内可见细小光点及絮团状回声。其超声特征可概括为心包积液伴随心室腔缩小和舒张期室壁运动塌陷。床边超声能快速识别心脏压塞，敏感性高并可粗略估算积液量，准确定位最佳穿刺点，进而在超声引导下穿刺抽液减压，甚至挽救生命。

2.急性心肌梗死

床边心超能准确地判断心梗发生的部位和范围，表现为梗死区域节段室壁增厚率降低甚至消失，室壁运动减弱、室壁矛盾运动甚至室壁运动消失，心肌回声增强或减弱，心内膜回声断裂或不稳定。

3.肺栓塞

肺栓塞在超声上可显示出室间隔运动异常、右心室扩大及压力升高和中高度三尖瓣反流。对于中央型的肺动脉栓塞，超声可直接检出右心系统及肺动脉内血栓。对于周围型肺动脉栓塞，超声可显示右心解剖和血流动力学改变，主要表现为右心房增大、主肺动脉增宽、肺动脉收缩压增高和三尖瓣或肺动脉瓣反流等。

4.张力性气胸

气胸的超声图像表现为B线及正常"彗星尾征"消失，"肺滑动征"阴性和肺点出现；而M型超声显示肺部出现"平流层征"，取代"沙滩征"。

5.低血容量

严重低血容量在超声上可显示为心脏收缩增强，心腔变小，下腔静脉、颈静脉塌陷。

二、气道管理和评估 ROSC 后器官功能

床边超声可快速确认心搏骤停救治期间气管内插管的位置，并为患者选择合适大小的气管导管。而且，床边超声亦可通过监测膈肌的厚度和移动度来判断患者通气时人机是否同步以及指导后续的撤机时机。心搏骤停累及全身多个脏器，如肺、脑、肾等。床边超声具备评估全身血流状况的功能，协助医疗人员监测多个器官功能状况。例如，床边超声通过监测肺内A线、B线的情况评估肺内含水量，通过动态监测颅内压和大脑灌注压评估 ROSC 后脑功能，通过动态监测肾抵抗指数反映肾脏灌注压情况，进而指导下一步的治疗方案。

因此，若有经验丰富的超声医师在场，并且超声的使用不会干扰标准的心搏骤停治疗方案，则可以考虑将超声作为标准患者评估的辅助手段，但其实用性尚未得到很好的证实。

（冯梦晓、陆远强）

参考文献：

[1] Panchal A R, Bartos J A, Cabañas José G, et al. Part 3: Adult Basic and Advanced Life Support: 2020 American Heart Association Guidelines for Cardiopulmonary Resuscitation and Emergency Cardiovascular Care [J]. Circulation, 2020, 142: S366-S468.

[2] Nolan J P, Maconochie Ian, Soar Jasmeet, et al. Executive Summary: 2020 International Consensus on Cardiopulmonary Resuscitation and Emergency Cardiovascular Care Science With Treatment Recommendations [J]. Circulation, 2020, 142: S2-S27.

[3] Merchant R M, Topjian A A, Panchal A R, et al. Part 1: Executive Summary: 2020 American Heart Association Guidelines for Cardiopulmonary Resuscitation and Emergency Cardiovascular Care [J]. Circulation, 2020, 142: S337-S357.

[4] Travers A H, Perkins G D, Berg R A, et al. Part 3: Adult Basic Life Support and Automated External Defibrillation: 2015 International Consensus on Cardiopulmonary Resuscitation and Emergency Cardiovascular Care Science With Treatment Recommendations [J]. Circulation, 2015, 132: S51-S83.

[5] Jasmeet S, Clifton C W, Mayuki A, et al. Part 4: Advanced life support: 2015 International Consensus on Cardiopulmonary Resuscitation and Emergency Cardiovascular Care Science with Treatment Recommendations [J]. Resuscitation, 2015, 95: e71-e120.

[6] Gaspari R, Weekes A, Adhikari S, et al. Emergency department point-of-care ultrasound in out-of-hospital and in-ED cardiac arrest [J]. Resuscitation, 2016, 109: 33-39.

[7] Clattenburg E J, Wroe P, Brown S, et al. Point-of-care ultrasound use in patients with cardiac arrest is associated prolonged cardiopulmonary resuscitation pauses: A prospective cohort study [J]. Resuscitation, 2018, 122: 65-68.

[8] Chardoli M, Heidari F, Rabiee H, et al. Echocardiography integrated ACLS protocol versus conventional cardiopulmonary resuscitation in patients with pulseless electrical activity cardiac arrest [J]. Chin J Traumatol, 2012, 15: 284-287.

[9] 李鹏飞. 床旁超声在心搏骤停的应用进展 [J]. 医学研究生学报，2019, 32(5): 557-560.

第八章　儿科心肺复苏

儿科心肺复苏是指利用现有条件和借助有关医疗设备及药物帮助心跳呼吸骤停患儿重建和恢复呼吸循环功能、保护和改善大脑等重要脏器功能、促使生命功能恢复的一系列救治措施。心肺复苏是小儿生命救治最后也是最为关键的手段之一。

一、病因与病理生理

1. 原发性心搏骤停

原发性心搏骤停多见于成人，亦可见于小儿。多指由于心律失常如心室纤颤或无脉室速所致，起病急骤、难以预料，多与心脏自身疾病有关。须紧急除颤，除颤每延误1分钟，救治存活希望下降10%。

2. 继发性心肺骤停

继发性心肺骤停多见于小儿。常由原先疾病或创伤严重、机体无力代偿所致。临终前心律多为心动过缓致心脏停搏或无脉性电活动。这种心律并非原发于心脏疾病，而是源于组织缺氧后心肌功能下降，心脏功能异常。呼吸衰竭、循环衰竭伴严重低血压是导致组织缺氧的两大原因。当机体出现代偿性呼吸衰竭或代偿性循环衰竭时，首先激活适应性生理反应，以保护心脏及大脑免受缺氧损害。随着衰竭或损伤的进一步加重，机体无力维持这种适应性生理反应，出现失代偿性呼吸衰竭或失代偿性循环衰竭（两种衰竭亦可同时出现），随着患儿病情进一步恶化，发展为心肺衰竭，继而出现心搏呼吸骤停。

3. 突发心搏骤停

在儿科不多见，即使有，通常也不是心脏原发病所致，常是呼吸衰竭及休克终末期所致。小儿尤其是婴儿常是先出现呼吸停止，然后出现心跳停止。

婴儿及儿童死亡的主要原因有呼吸衰竭、婴儿猝死综合征、脓毒血症、神经系统疾病、外伤、溺水、中毒等。

小儿心脏、呼吸骤停的常见原因见表8-1。

表 8-1　小儿心脏呼吸骤停病因

分类	疾病
呼吸系统疾病	窒息，气道异物，急性喉梗阻，肺炎，肺水肿，呼吸衰竭，肺出血，气胸
心血管疾病	严重先天性心脏病，心肌炎，心肌病，心律失常及心力衰竭
中枢神经系统疾病	颅高压或脑疝，缺氧性脑病，惊厥持续状态，婴儿猝死综合征（SIDS）
急性中毒及意外	溺水，触电，创伤，烧伤，药物或毒物中毒，过敏，手术，麻醉意外
代谢性因素	低血糖症，高钾血症，低钙血症，严重酸中毒
其他	各种休克，毒血症，多脏器功能衰竭（MOF），低温，气道吸引，镇静剂

二、诊断与治疗

（一）诊断要点

1. 患儿面色苍白，口唇发绀，意识丧失。

2. 心跳停止。

3. 大动脉（颈总动脉，肱动脉或股动脉）搏动消失或心音消失。自主呼吸浅弱或消失。

4. 双瞳孔散大，无对光反应。

5. 心电图或心电监护呈等电线或室颤波。

（二）复苏时机

患儿虽心率存在，但出现呼吸停止、频繁暂停。患儿心率进行性下降，明显低于同龄患儿预期值，婴儿及儿童心率小于 60 次 / 分，并伴面色苍白、发绀；新生儿小于 80 次 / 分；产房新生儿小于 100 次 / 分，应即刻开始。

值得注意的是：①在医院外，若急救人员 10 秒无法触及脉搏，应即刻进行心肺复苏；②在病房监护单元，若危重患儿于心电监护下出现进行性心率下降，婴儿降至 80 次 / 分以下，儿童降至 60 次 / 分以下，均应即刻进行心肺复苏，否则，绝大多数患儿此后心率呈加速下降，心搏迅速停止。③在医院外，非医务人员若发现患者意识丧失且没有有效呼吸，应即刻进行心肺复苏。

三、心肺复苏术

儿科心肺复苏术分为三个部分：①基本生命支持（pediatric basic life support，PBLS）；②进一步生命支持（pediatric advanced life support，PALS）；③持续生命支持（pediatric prolonged life support，PPLS）。

1. 基础生命支持（PBLS）

对于非专业人员是指无需医疗辅助器械，仅凭救治人员的手法和技能进行心肺复苏的阶段。其救治主要包括 CAB 和 F（表 8-2）四手段。

2. 进一步生命支持（PALS）

指需医疗器械的 ABC 及心肺复苏的第二阶段，由有经验的医护人员参与，团队协作，明确分工。

表 8-2　小儿心肺复苏简表

步骤	基础生命支持（无需辅助器械）	进一步生命支持（需辅助器械）
C 人工循环（circulation）	胸外心脏按压	胸外心肺复苏机
A 保持气道通畅（airway）	头后仰，提起下颌 清理口咽部明显可见的堵塞物	咽部抽吸 置入鼻咽导管 置入食管填塞器 置入气管内导管 气管内抽吸 气管切开
B 人工呼吸（breathing）	口对口或口对口鼻呼吸	简易呼吸器人工呼吸 机械通气
D 用药和输液（drugs）		开放静脉，给予肾上腺素、抗心律失常药
E 心电图监测（ECG）		心电图机监测多种心律紊乱
F 电除颤（fibrillation）	自动体外除颤仪（AED）	除颤器、起搏器
G 诊断（gauge）		胸内心脏按压，止血 明确和治疗心搏骤停原因
H 低温（hypothermia）		头部冰袋除温
I 加强治疗（ICU）		脑复苏 多器官功能支持

3. 持续生命支持（PPLS）

指进入 ICU 进行进一步处理，维持心肺脑及其他脏器正常生命功能。

四、心肺复苏步骤

在心跳呼吸骤停发生地立即实施基本生命支持最为重要，不急于查找发病原因。只要出现心动过缓且有明显的组织低灌注：小儿 < 60 次 / 分，新生儿 < 80 次 / 分，产房新生儿 < 100 次 / 分；或心率进行性下降；呼吸极度困难或呼吸音消失伴严重所造成的病理生理改变与心搏呼吸停止是一样的，也必须进行心肺复苏。

（一）CAB 要点

1. 胸外心脏按压（C）

有效的心脏按压是心肺复苏的灵魂，只有进行有效的心脏按压，才能保证患儿脑部及其他生命脏器具有足以维持生命的血流及其携带的氧气，因而胸外心脏按压应争分夺秒不停歇地进行。

胸外心脏按压操作程序：将患儿置于硬板上。要求硬板长度大于或等于患儿肩部至腰部的距离，宽度大于或等于病床的宽度。

（1）儿童：施救者单手掌或双手掌重叠，掌根部置于胸骨下 1/2 处（两乳头连线中点），注意不用按压剑突部位，肘关节伸直，借体重、肩臂之力垂直向脊柱方向按压，使胸骨下陷约 5cm。下压与放松时间相等，或下压时间占按压周期的 60%。按压时不可用力过猛，手指不可触及胸壁。放松时让胸壁充分回弹。

（2）婴儿：单人急救时，对婴儿应采用两手指按压法进行胸外心脏按压，按压部位为两乳头连线的中点略下方；双人急救时推荐专业急救人员使用双手环抱法对婴儿进行胸外心脏按压。双手环绕婴儿胸廓，双拇指置于胸骨下 1/2 处，其余四指分开并环绕胸廓；双拇指用力按压胸骨的同时，其余手指给予反压力以挤压胸廓，使胸廓下陷约 4cm。与两手指按压法相比，双手环抱法可产生较高的冠状动脉灌注压及一致的按压深度与力度，并且可以产生较高的收缩压和舒张压。

（3）无论采用何种胸外心脏按压方法均应使按压幅度达到 1/3 胸廓厚度。

（4）胸外心脏按压的注意要点：①"用力按压"：按压幅度约为 1/3 胸廓厚度；②"快速按压"：按压频率约为 100～120 次/分；③每次按压后使胸壁完全回弹；④胸外心脏按压过程中应尽量减少按压中断；⑤急救人员应轮流进行胸外心脏按压（每人按压约 2 分钟），以防因疲劳而导致胸外心脏按压的质量及频率下降；⑥注意应在 10 秒内完成人员交替，以尽量缩短胸外心脏按压中断时间。

（5）按压与人工通气比值：①未建立人工气道时，两名施救者复苏不论年龄大小皆为 15∶2，单人复苏时采用 30∶2。②建立人工气道后，婴儿和儿童患者不再按照上述按压/通气周期进行双人急救。一人应持续给予胸外心脏按压，频率为 100～120 次/分；另一人给予人工呼吸，频率为 20～30 次/分，也就是每 2～3 秒给 1 次呼吸，要注意轮流进行胸外心脏按压（每人按压约 2 分钟）及防止过度通气。③有效指征：按压时可看到心电监护仪上的按压波形；可触及颈动脉、股动脉，扩大的瞳孔逐渐缩小，口唇、甲床颜色转红。

胸内心脏按压：胸骨、脊柱畸形无法正确进行胸外心脏按压时，应立即开胸直接用手挤压心脏。

2. 通畅气道（A）

对刺激无反应的患儿可能是因舌根后坠导致气道阻塞，因此急救人员应开放患儿气道。建立、维持气道开放，保持足够的通气是小儿基础生命支持首要也是最重要的内容。

只有建立开放的气道，氧气才能进入肺泡，参与氧合。清除明显可见的口咽部分泌物、呕吐物或异物。保持头轻度后仰使气道平直，采用一些方法，使下颌骨上移，防止舌根后坠而阻塞气道。具体手法为：①仰头抬颏法：一只手置于患儿前额，用手掌将头向背部倾斜处于正中位，颈部稍微伸展。用另一只手的几个手指放在下颌骨的颏下，提起下颏向外上方，注意不要让嘴闭上或压到颏下的软组织，以免阻塞气道。②推下颌法：患儿仰卧，施救者将手置于患儿头部的两侧，当怀疑颈椎外伤时，为避免应用仰头抬颏法时，伸直颈部损伤颈髓或引起颈髓进一步损伤，可采用推下颌法来开放气道，但推下颌法较难掌握。非专业人员无论是否外伤均可直接应用仰头抬颏法；专业人员应用推下颌法不能开放气道时，可改为仰头抬颏法，毕竟开放气道是第一位的。

3. 口咽与鼻咽通气道是维持气道开放的辅助通气方法（图 8-1、图 8-2）

口咽通气道适用于意识丧失（缺少咽反射）的患儿。宜根据患儿年龄选择大小适宜的通气道，测量口角距耳垂的距离决定型号。口咽通气道内径太小，则无法防止舌根后坠阻塞咽部，内径太大则会阻塞气道。与口咽通气道相比，非昏迷患儿对鼻咽通气道容易耐受，但小的鼻咽导管（适用于婴儿）易被气道分泌物堵塞。鼻咽通气道的距离由鼻尖到耳垂的距离决定。

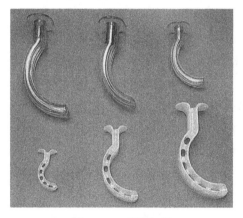

图 8-1　口咽通气道

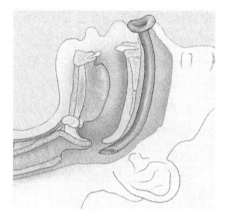

图 8-2　鼻咽通气道

4. 人工呼吸（B）

（1）口对口人工呼吸：令患儿平卧，肩背稍垫高，头后仰保持气道平直。施救者位于患儿一侧，用一只手将下颌向前上方托起，以防舌根后坠阻塞咽部。如为小婴儿则不必垫高肩颈部，只需将手置于颈后，使头略后仰即可。另一手的拇、食指捏紧患儿鼻孔，对准患儿口腔吹气直至患儿上胸部抬起。停止吹气，立即放开鼻孔，自然出现呼气动作。吹气应均匀，用力不可过猛，吹气时间约占呼吸周期的 1/3。数次吹气后缓慢挤压上腹部一次，以助排出胃内积聚的气体。若患儿牙关紧闭，可用手捏住口腔，采用口对鼻吹气法。有条件时可应用口对口通气防护装置，以减少交叉感染机会。对小婴儿也可口对口鼻吹气。

口对口或口对口鼻呼吸法的优点：不用器械，随时可用，在实施过程中可感知患儿气道有无阻塞；缺点：氧浓度仅 18% 左右，且施救者易疲乏，影响通气效果。

（2）球囊—面罩通气：短期给予人工呼吸时，球囊—面罩通气与气管内插管相比具有相同效果并更为安全。应用球囊—面罩通气技术需经过培训与定期再培训，其相关技术包括选择大小合适的面罩、开放气道、检查面罩与面部之间的闭合性、给予有效通气以及评估通气有效性。若院前转运时间较短，应优先考虑给予球囊—面罩通气而非气管插管。

选择合适的球囊与面罩（图 8-3）：球囊—面罩装置的球囊充气容量至少为 450 ～ 500mL；球囊充气容量太小可导致潮气量不足或无法为足月新生儿及婴儿提供足够长的吸气时间。不供给氧气的情况下，球囊—面罩装置仅供给空气。当氧流量为 10L/min 时，氧浓度范围在 30% ～ 80% 并与潮气量和吸气峰流速有关。为提高供氧浓度（60% ～ 95%）可配备延长管或储气囊。使用小儿球囊时，应维持进入延长管或储气囊的氧流量为 10 ～ 15L/min；使用成人球囊时，应维持进入延长管或储气囊的氧流量至少为 15L/min。球囊—面罩装置的面罩大小以上边至小儿鼻梁、下边到下唇下面下颏凹陷处为准。注意面罩不要压到小儿眼睛。

操作前准备：操作者站立于患儿头顶一侧，患儿呈仰卧位；根据患儿的大小选择合适大小的球囊及面罩。该球囊应配有储气囊；连接氧气管道，并能调节氧流量。应用仰头抬颏法，外伤患儿应用推下颌法打开气道，必要时清吸气道分泌物。

一人操作（E-C 手法，图 8-4）：用拇指及食指环绕面罩形成一"C"字；拇指、食指及大鱼际联合用力，下压面罩，使之与患儿面部之间形成密闭不漏气空间，注意不要用力太大；将第三、四、五指钩住患儿下颌骨，形成一"E"字。用这些手指抬起下颌以维持头后仰气道开放位；用另一只手挤压球囊，同时观察胸廓是否有抬举。若有抬举，表明气体进入肺部，通气有效。一旦见到胸廓抬举，立刻放松球囊，等待胸廓弹性回缩

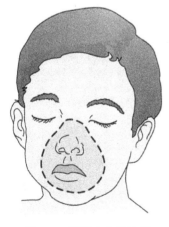

图 8-3　面罩大小的选择

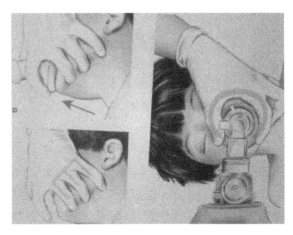

图 8-4　E-C 手法

到原位后再进行下一次通气。如果胸廓不能抬举，说明通气无效，将患儿头位重新摆好，清理气道，再试行通气。如单独人工通气，通气频率控制在 20 ～ 30 次 / 分，也就是每 2 ～ 3 秒 1 次。

（3）气管内人工呼吸：开放气道（气管插管、气管切开）后施行，适用于需长期人工呼吸者。手法如下：将复苏球囊与气管插管相连，反复挤压、放松球囊（同上），同时观察胸部起伏，若胸部随救治者挤压上升，随救治者放松球囊而下伏，说明为有效通气。使用时开大氧气流量至 5 ～ 10L/min。

目前仍推荐使用 100% 纯氧进行复苏。吸氧过程要监测患儿的血氧水平。待患儿病情稳定后，在维持正常血氧饱和度的前提下停止吸氧或降低吸氧浓度。

（二）心肺复苏的药物治疗（D）

药物要在人工呼吸与人工循环的同时或稍后使用（表 8-3）。

1. 给药途径

骨髓通路（图 8-5、图 8-6）：复苏过程中快速、安全、有效的给药和补液途径。患儿于心搏骤停时由于存在低血压，其静脉通路难以建立，此时骨髓通路具有无可比拟的优点。可行胫骨骨髓穿刺，也可选择骨髓穿刺枪，且后者仅需几秒钟即可完成。

通过骨髓通路可安全地给予肾上腺素、腺苷、液体、血液制品以及儿茶酚胺类药物。骨髓内给药的起效时间和血药浓度与静脉给药相似。通过骨髓通路获取的血标本可用于血型检验与交叉配型、血生化检查以及血气分析，并在心搏骤停时同样适用。给予黏稠的药物或快速推注时应在给药后推注一定剂量的生理盐水冲洗以促进药物进入中心循环。

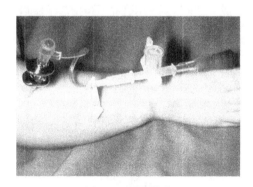
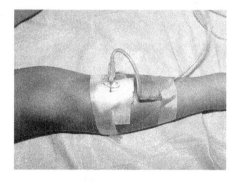

图 8-5　骨髓输液　　　　　　　　　　　　　　图 8-6　骨髓输液

静脉：经静脉系统推注药物，以中心静脉给药最佳。中心静脉通路提供更为安全和长期的血管通路，但中心静脉给药的药物起效时间和血药浓度并不优于外周静脉给药。

气管内给药：无法建立血管通路（骨髓通路或静脉通路）时，可通过气管插管给予脂溶性药物，如利多卡因、肾上腺素、阿托品和纳洛酮可气管内注入。气管内给药时，用生理盐水将药物至少稀释至 5mL 经气管插管注入，然后给予 5 次辅助人工通气，以助药物向细支气管及肺泡分散。但气管内给药的最佳剂量尚不清楚。气管内给药时应暂停胸外心脏按压。非脂溶性药物（如碳酸氢钠和钙剂）因损伤气道而不能使用气管内给药途径。

给药剂量相同的情况下，气管内给药的血药浓度低于血管内给药。新近的动物实验表明，气管内给予肾上腺素仅可获得较低的血药浓度，从而产生短暂的 β - 肾上腺素能效应。这种效应可导致低血压、低冠脉灌注压以及低冠脉血流，从而不利于自主循环恢复。因此，静脉及骨髓内给药优于气管内给药。在骨髓内输液通路技术越来越多被推广的今天，越来越不强调气管内给药了。

2. 常用药物

（1）液体：休克时可予以等张晶体平衡液（如乳酸林格氏液或生理盐水）；早期心肺复苏时给予胶体（如白蛋白）并无益处。低血糖时可静脉推注葡萄糖溶液。有学者认为，低血容量性或头部损伤引起休克时应给予高张生理盐水，但目前尚无充足资料使此观点得到统一推荐。

（2）肾上腺素：为首选药物，常规用量 1 : 10000 肾上腺素 0.1mL/kg，3 ～ 5 分钟重复一次。气管插管内给药时须给予 1 : 1000 的肾上腺素 0.1mL/kg。心复跳后可用 0.1 ～ 1.0μg/（kg·min），持续静脉输注，有助维持血压。

肾上腺素可通过 α - 肾上腺素能介导的缩血管作用增加主动脉舒张压和冠脉灌注压，后者是复苏成功的决定性因素。给药时应选用安全的给药途径，将药物直接注入中心循环为佳。药物渗入组织可引起局部缺血、损伤和溃疡。

（3）阿托品：硫酸阿托品为副交感神经阻滞剂，可兴奋窦房结或房性起搏点，加快房室传导。用于严重心动过缓，每次 0.03 ～ 0.05mg/kg。最小剂量为 0.1mg，因小剂量阿托品（< 0.1mg）反而可引起心动过缓。目前证据不支持在气管插管前常规用阿托品。

（4）5% 碳酸氢钠：1 ～ 5mL/kg 稀释成等渗液后静脉滴注，并注意充分通气防止 CO_2 潴留。尚无资料显示常规给予碳酸氢钠可以改善心肺复苏的预后。对长时间的心搏骤停，在给予有效人工通气、胸外心脏按压以及肾上腺素后可考虑给予碳酸氢钠。要注意心搏骤停或严重休克时动脉血气分析并不能准确反映组织和静脉的酸中毒情况。碳酸氢钠过量可导致组织氧输送减少、低钾血症、低钙血症、高钠血症以及高渗状态，并可降低室颤阈值和心功能。

（5）利多卡因：利多卡因可减低心脏自律性及兴奋性，用于治疗室性心律失常，用于室颤或室性心动过速，1mg/kg，1 ～ 2 分钟静脉注入，无效则间隔 5 分钟后重复使用，总量不超过 5mg/kg。必要时可用维持量 20 ～ 50μg/（kg·min）。

（三）氧疗

儿科心肺复苏时原则上应用 100% 氧气吸入。

（四）直流电除颤（E）

1. 若患儿出现室颤及无脉性室速（心电图示室性心动过速，但触摸不到脉搏，说明有效心排量降低），须及时进行电击除颤。

心脏按压有助除颤。

2.药物除颤可用利多卡因或胺碘酮，见表8-3。

表8-3　儿科复苏药物与抗心律失常药物

药物	剂量	备注
腺苷	0.1mg/kg（最大剂量6mg） 重复：0.2mg/kg（最大剂量12mg）	监测心电图 快速静脉/骨髓内推注
胺碘酮	5mg/kg，IV/IO； 重复：最大剂量可至15mg/kg 最大剂量：300mg	监测心电图 据病情调整给药速度（出现心搏时应减慢给药速度） 慎与其他延长QT间期的药物合用（应向专家咨询）
阿托品	0.02mg/kg，IV/IO 0.03mg/kg，ET* 需要时可重复给药一次 最小剂量：0.1mg 最大单剂量：儿童0.5mg 青少年1mg	大剂量可用于有机磷酸盐中毒
氯化钙（10%）	20mg/kg，IV/IO（0.2mL/kg）	缓慢给药 成人剂量：5～10mL
肾上腺素	0.01mg/kg，IV/IO 0.1mg/kg，ET* 最大剂量：1mg IV/IO；10mg ET	每3～5min可重复给药
葡萄糖	0.5～1g/kg，IV/IO	D10W：5～10mL/kg D25W：2～4mL/kg D50W：1～2mL/kg
利多卡因	静脉推注：1mg/kg，IV/IO 最大剂量：100mg 静脉滴注：20～50μg/（kg·min） ET*2～3mg	
硫酸镁	25～50mg/kg IV/IO给药时间宜在10～20min；尖端扭转型室性心动过速时给药速度加快 最大剂量：2g	
纳络酮	＜5岁或≤20kg：0.1mg/kg IV/IO/ET* ≥5岁或＞20kg：2mg IV/IO/ET*	用于阿片类治疗用药引起的呼吸抑制时采用低剂量（1～15μg/kg）

续表

药物	剂量	备注
普鲁卡因胺	15mg/kg，IV/IO，给药时间宜在 30～60 分钟 成人剂量：20mg/min，静脉滴注；最大总剂量 17mg/kg	监测心电图和血压 慎与其他延长 QT 间期的药物合用（应向专家咨询）
碳酸氢钠	每剂 1mEq/kg，IV/IO 缓慢输注	给予充分通气后应用

注：IV—静脉内给药；IO—骨髓内给药；ET—气管内给药。
＊用5ml 生理盐水冲洗，然后给予 5 次人工通气。

3. 除颤器

可以是手动或自动的，包括单相波和双相波两类除颤波形。目前市场上绝大多数是双相除颤器。为心律失常和心搏骤停高危患儿提供医疗救治的机构（如医院、急诊科）应备有可调节电能的除颤器。许多自动体外除颤器可自动设置参数，而使用手动除颤器则需要考虑诸多因素。

4. 电极板大小

应使用适合于胸壁的最大电极板或粘贴电极板，并保持两电极板之间的距离约为3cm。成人型电极板（8～10cm）适用于体重大于 10kg 或年龄大于 1 岁的小儿；婴儿型电极板适用于体重小于 10kg 的婴儿。

5. 界面

除颤电极与胸壁皮肤之间可用电极膏、导电糊涂抹，但不得使用盐水或酒精浸泡的电极板、超声波检查凝胶以及裸露的电极板。务必注意两电极板之间皮肤不能有液体相连，否则会造成皮肤表面导电，产生烧灼。

6. 电极板放置位置

电极板放置位置有两种：一种是一电极紧贴右上胸壁，另一电极紧贴左乳头左侧的左下肋（心尖部）；另一种是一电极紧贴上胸壁胸骨左缘，另一电极紧贴背部肩胛下区。

7. 电击能量

使用手动除颤器进行除颤时，首次电击能量为 2J/kg，重复电击的电能剂量为4J/kg。之后可以使用＞4J/kg，最大 10J/kg 或成人剂量。

8. 自动体外除颤器

目前，自动体外除颤器已在我国机场、大型活动场所及部分大型医院获得使用。大多自动体外除颤器可对不同年龄患儿发生的室颤进行准确检测，并区分可电击心律和不可电击心律，其敏感性以及特异性均较高。2000 年以来的资料显示，自动体外除颤器可安全有效地用于 1～8 岁的小儿。尚无充足的资料显示自动体外除颤器是否适用于 1 岁以下的婴儿。1～8 岁的患儿应使用带有儿科除颤能量衰减系统的自动体外除颤器，此种除颤器可提供适合于小儿的电击能量；可使用标准自动体外除颤器，以可特异性识别儿科可电击心律的除颤器为佳。对设有自动体外除颤程序的儿科医疗机构，推荐使用可特异性识别儿科可电击心律并带有除颤能量衰减系统的自动体外除颤器。

9.除颤步骤

每一除颤仪上均有具体操作指南，操作时可直接参照。出现可电击心律时，应立即准备给予除颤，除颤越早其成功率越高。电击除颤前，应持续给予心肺复苏，并在电击后立即开始心肺复苏（首先给予胸外心脏按压），要尽量减少胸外心脏按压中断时间。只有在人工通气（直至气管插管）、检查心律以及电除颤时方可中断胸外心脏按压。在检查心律后除颤器充电的过程中，急救人员均应给予胸外心脏按压（条件允许的情况下），即抓紧一切时间不停顿地进行胸外心脏按压。

尽快给予1次电除颤（2J/kg）并立即进行2分钟的心肺复苏（每个循环单人时30次按压，2次人工通气；双人时15次按压，2次人工通气），心肺复苏时首先给予胸外心脏按压。此时需建立输液通路（静脉通路或骨髓内通路）。

检查心律：若仍为可电击心律，则再给予1次电除颤（4J/kg），然后立即心肺复苏（首先进行胸外心脏按压）。检查心律后应尽快给予肾上腺素，而其他急救人员在检查心律前事先备好药物有利于检查心律后尽早给药。可在除颤器充电时的心肺复苏过程中或电除颤后立即给药。但是，减少胸外心脏按压中断比尽早给药更为重要，此时还应尽早建立高级气道（气管插管）。

给予2分钟的心肺复苏后检查心律。若仍为可电击心律，则再给予电除颤（＞4J/kg），然后立即心肺复苏（首先进行胸外心脏按压），同时给予利多卡因或胺碘酮。约2分钟再次检查心律，若为可电击心律则准备再次电除颤（＞4J/kg）。此时还要努力寻找可逆性病因，对病因进行干预和治疗。

若一次除颤无法终止室颤，则立即第二次电除颤的意义不大，此时进行心肺复苏对患者更有利。心肺复苏可以增加冠脉灌注，增加氧输送，可提高第二次电除颤的成功率。缩短胸外心脏按压和电除颤之间以及电除颤和电除颤后重新开始胸外心脏按压之间的时间间隔非常重要，给予2分钟心肺复苏后检查心律。

若除颤成功后重新出现室颤，应继续进行心肺复苏并再次静脉推注胺碘酮，同时准备以前一次成功除颤的电能剂量进行电除颤。

五、复苏后的生命支持（F）

复苏后生命支持治疗包括保护脑功能、避免二次脏器损伤、寻找病因、对因治疗以及患儿在稳定的生理状态下转至儿科三级医疗机构继续治疗。由于复苏后生命支持治疗过程中患儿心肺状况可出现恶化，因此要反复进行临床评价。

1.呼吸功能支持

呼吸功能支持包括气道护理、维持气道通畅、给氧、气管插管和机械呼吸等。

2. 循环支持

持续适当的液体补充和肾上腺素维持静脉输注，0.1～1μg/（kg·min），包括复苏后心衰、休克、心律失常的处理。建立动脉置管后可持续有创血压监测。

3. 神经系统支持

保护脑功能是复苏目的之一，血液循环停止10秒便可因大脑缺血而出现神志不清，2～4分钟后大脑储备的葡萄糖和糖原被耗尽，4～5分钟后ATP耗竭。随着低氧血症或高碳酸血症的发展或在二者的共同作用下，大脑血流的自动调节功能将消失，此时脑血流状态由脑灌注压决定。

保持足够的脑血流灌注压是主要的治疗原则。正常情况下，大脑血流可自动调节，因此血流在一个大范围内（MAP 50～150mmHg）与血流灌注压无关。然而，在缺血情况下，缺血组织的血液灌注便根据动脉压的高低而改变，因而需要尽快使血压恢复正常。

防止二次神经系统损伤亦是重要方面，应注意以下几点：①勿常规给予机械通气导致过度通气。过度通气对患儿无益，并可能通过减少心排血量和脑血流量影响神经系统的预后。发生脑疝时（如颅内压突然升高、瞳孔散大、心动过缓、高血压）可给予短暂过度通气的姑息治疗。②亚低温治疗：在复苏成功后3小时内尽早进行，用降温毯使体温降至32～34℃，维持12～24小时，尤其头部可戴冰帽使头温降至32℃左右，有助脑复苏。③给予镇静剂和神经肌肉阻滞剂（必要时）防止寒颤。密切观察感染指征。注意神经肌肉阻滞剂会掩盖惊厥发生。④由于发热不利于缺血性脑损伤的恢复，因此应监测体温并在发热时给予退热药和物理降温治疗。积极治疗缺血后癫痫发作；寻找相应的代谢原因，如低血糖或电解质失衡。重点维持良好的血压和血氧水平，并注意处理脑水肿、惊厥和高热。

4. 维持内环境平衡

纠正各种水电解质和酸碱平衡紊乱、高血糖、低血糖等。

5. 防止多脏器功能衰竭。

6. 常用复苏后药物，用于维持心排血量及支持治疗，见表8-4。

表8-4 复苏后生命支持常用药物

药物	剂量	备注
多巴酚丁胺	2～20μg/（kg·min），IV/IO	正性肌力药；血管扩张剂
多巴胺	2～20μg/（kg·min），IV/IO	正性肌力药；呈剂量依赖；小剂量扩张肾脏及内脏血管；大剂量升高血压
肾上腺素	0.1～1μg/（kg·min），IV/IO	正性肌力药；呈剂量依赖；小剂量扩张血管；大剂量升高血压

续表

药物	剂量	备注
米力农	$50 \sim 75\mu g/kg$，IV/IO，$10 \sim 60min$；然后 $0.5 \sim 0.75\mu g/（kg \cdot min）$	正性肌力血管扩张药
去甲肾上腺素	$0.1 \sim 2\mu g/（kg \cdot min）$	正性肌力药；血管加压药
硝普钠	$1 \sim 8\mu g/（kg \cdot min）$	血管扩张药；用5%葡萄糖注射液溶解

六、终止复苏的指征

经积极抢救 $15 \sim 30$ 分钟患儿仍呈深昏迷、发绀、瞳孔散大固定、无自主呼吸、无心跳，应停止抢救，即使有心跳，亦可能有脑死亡，继续复苏成功机会甚少。证实为脑死亡者应停止抢救。只要心跳对各种刺激（包括药物）尚有反应，心脏按压可持续1小时以上。

预后：心跳呼吸骤停的复苏效果较差，心跳呼吸骤停时间较长时尤其差。单纯呼吸停止是失代偿呼吸衰竭的终末期，此时仍有自主心跳，若能识别并及时复苏单纯呼吸停止并进行有效的复苏，$50\% \sim 70\%$ 的患儿可长期存活。对无脉性心跳呼吸骤停小儿，其存活且无神经系统后遗症者仅占5%。

七、气道异物的处理

首先应能辨认和清除儿童气道异物梗阻（forein body airway obstruction，FBAO），目前主要有三种方式去除异物：拍背法、胸部冲击法和腹部冲击法。由于婴儿肋骨不能保护肝脏（婴儿的肝脏大多在肋骨保护范围以下），所以对年龄较小的婴儿实行腹部冲击法有时有可能造成医源性损伤，所以对婴幼儿不推荐用腹部冲击法去除异物。

（1）气道异物的辨认和认识：大多数儿童的气道梗阻出现在进食和玩耍时。

FBAO的发生多为突然、无任何先兆。征象包括突然发生的呼吸窘迫，伴随咳嗽、呕吐和喘鸣、手抓脖子等梗阻征象，小婴儿表现为不能哭出声；虚弱、无力、无声的咳嗽；吸气时喘鸣或无呼吸音；呼吸困难程度加重；唇色或肤色迅速发绀；进而出现意识丧失。气道梗阻也可由会厌炎、假膜性喉炎等气道水肿引起，常伴随发热、充血、声嘶、流涎等。

（2）去除有意识婴儿的气道异物，拍背法或胸部冲击法（图8-7、图8-8）。清除的主要步骤如下（救助者保持于坐位）：婴儿俯卧倒立于救助者前臂，头低于躯干。救助者紧紧支撑住下巴从而固定头部，注意不要压迫到喉部软组织。救助者的前臂放于自己的大腿上支撑患儿；掌根部在背部中线两肩胛连线位置用力拍击5次，每次拍击都尽量能把异物拍出来；背部拍击5次后，将另一手放于患儿背部，用手支撑住枕部，这样患儿就被有效地放于两手前臂之间；小心保护患儿头颈的同时将其作为一整体进行翻身，将患儿置于仰卧位，此时救助者的前臂放于大腿上，保证头低于躯干；在胸外心脏按压的位置，即用 2 根手指在胸骨的下 1/2 处按压，大约在两乳头连线中点略下方迅速向下给予 5 次胸部冲击，大约 1 次 / 秒。

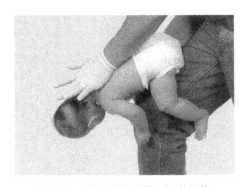

图 8-7　拍背法清除婴儿气道异物

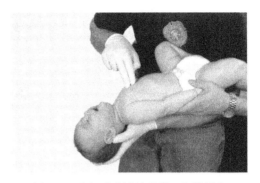

图 8-8　胸部冲击法清除婴儿气道异物

（3）去除有意识儿童的气道异物，可采用腹部冲击法，也叫海姆立克法（Heimlich Maneuver，图 8-9）。

对站立或坐位儿童去除异物主要采取腹部冲击法：站或单膝跪地于患儿身后，双手放于儿童腋下，环绕腹部，将一手拳头的拇指端放于脐上和剑突下的位置对准腹部，另一手握紧拳头向内向上连续快速冲击 5 次。每次冲击必须有力、快速、明确，以将异物排出为目的。

（4）去除无意识儿童的气道异物：如果儿童意识丧失，首先用仰额抬颏法打开气道，在咽喉后部寻找异物。专业人员在异物明显可见的情况下可用手指直接去除异物，然后开放气道给予人工呼吸。如果呼吸无效，重新开放气道再进行通气，如果仍无效，再按照拍背 5 次，胸部或腹部冲击 5 次，重复上述步骤直到异物排出。

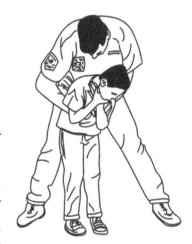

图 8-9　海姆立克法

（叶　盛）

第九章 特殊情况下的心肺复苏

第一节 淹 溺

一、定义

淹溺指人体淹于液体介质中而致呼吸障碍的过程。其中大多数是由于异物阻塞气道（水、胃内容物或其他水中异物），也有 10% ~ 15% 无气道异物阻塞而是由于气道痉挛导致窒息。这两种情况如未能及时解除，后果是一样的，即发生严重缺氧，继而呼吸、心脏停止而导致死亡。

二、淹溺的病理生理

淹溺主要病理生理改变的结果为缺氧、酸中毒和肺水肿，可同时合并其他损伤，如颈椎损伤、空气栓塞、低温以及低血糖或癫痫发作等。淹于淡水或海水中所发生的病理生理改变虽有所不同，但从临床角度来说并无实质性区别，因为共同之处都是缺氧。缺氧会导致淹溺后患者出现脑水肿、肺炎、ARDS、溶血性贫血、急性肾衰或 DIC 等并发症。因此，迅速纠正缺氧是关键。

三、淹溺的复苏过程

（一）现场复苏

1. 尽快将患者从水中救上岸来，同时必须小心保障施救者自己的生命安全。

2. 不同于其他心搏骤停复苏顺序，淹溺按 A-B-C 顺序施行 CPR。开放气道是抢救的第一步。应采用一切切实可行又不费时间的措施使气道通畅，如用手指除去口鼻中异物。不强调控水。对可疑有颈椎损伤的患者，应注意保护头和颈，不要发生过度伸、屈和旋转活动。

3. 首先口对口人工呼吸 2 ~ 5 次，每次吹气 1 秒。如有条件，可行口对面罩人工呼吸。

4. 患者应放置在坚固平整地面上。在上述操作的同时，应立即检查有无颈动脉搏动。

5. 如无颈动脉搏动，应立即开始胸外心脏按压，之后按 30 : 2 CPR。

6. 如现场只有一名抢救人员，应从抢救开始时就设法请求帮助（抢救）。

7. 现场抢救人员应做出决定，是否需要转送到附近医院进行进一步心肺复苏。

8. 在转送途中应坚持进行 BLS 的各种操作。

（二）进一步生命支持

1. 建立更加确切可靠的通畅气道，最好为气管内插管。如同时存在颈椎损伤可能，应相应采取保护颈椎措施。

2. 供给 100% 浓度氧气，尽快连接监护装置。

3. 使用呼吸机，模式推荐采用呼气末气道正压通气（PEEP 5 ～ 10mmHg 甚至更高），维持指脉氧饱和度 94% 以上。

4. 喷雾给予强有力的支气管扩张剂。

5. 开通静脉途径，如有指征，应快速输注生理盐水等扩容。

6. 是否应用碳酸氢钠有争论，不作常规应用。

7. 一旦静脉开通，立即抽取血标本，进行必要的检测。

8. 留置胃管，行胃肠减压，并插导尿管监测尿量。

9. 常规 12 导联心电图，对于老年人或有心血管疾病史的患者尤为重要。

10. 无论在现场或是在急诊室，在检查和处理过程中都应采取切实可行的措施保护患者不至发生低温。如已发生低温，应妥善复温。有件事应记住！儿童患者在冷水中淹溺，由于低体温的存在，可增加复苏成活率且往往不遗留神经系统方面后遗症，故对于这类患者，复苏应当更加积极，持续时间应适当延长。

11. ECMO 的价值：在利大于弊时可考虑应用，尤其对于存在低体温的溺水患者。

12. 因亚低温可增加存活机会和良好的神经功能，淹溺患者复苏成功后，如仍处于昏迷状态，可采用亚低温疗法使核心体温控制在 32 ～ 36℃，并稳定维持至少 24 小时，之后缓慢复温。

所有淹溺患者（包括复苏成功的患者），不论病情轻重，均应收治入院进一步观察。因为淹溺后的并发症不少，包括致命并发症，须及时处理。

四、预后

淹溺小于 10 分钟并得到及时复苏的患者预后相对好，淹溺大于 25 分钟的患者预后极差，也可通过观察复苏 1 小时之内患者的意识神志水平判断预后。复苏后很快就完全清醒的患者预后极佳，且不遗留神经系统方面后遗症；复苏早期无反应，但坚持复苏仍有存活的机会，但这些人中的大部分会遗留神经系统后遗症。

复苏成功的关键是尽早、尽快提供有效的通气。

（赵敏星、陆远强）

第二节 创伤性心搏骤停

一、由严重的钝性伤或穿透伤而导致的心肺骤停，在处理方面与那些不伴有严重低血容量、张力性气胸或心脏压塞的心肺骤停有所不同，但处理的基本原则即复苏 ACB 是相同的。应当注意的是，在气道处理和其他处理过程的始终，都应当保护好可能受到损伤的颈椎和其他脊椎。

二、严重创伤患者的心肺骤停还应高度警惕是否存在张力性气胸。如有可疑，应用针头进行诊断性胸腔穿刺并减压。一旦确诊，即应放置胸腔导管行持续性引流减压。

三、尽快开通两条以上大口径外周静脉途径并快速输注晶体液。可充气的抗休克裤可作长骨骨折固定和止血之用，也可用于暂时增加外周血管阻力以增加血压之用。注意：所有创伤患者的低血压都应认为是低血容量性的，除非有证据证明不是低血容量性。

四、现场处理严重创伤患者的医务人员，除了对那些心肺骤停的伤员进行 BLS-CPR 之外，还应当掌握"抬了就走"的标准，以及掌握哪些情况是需要在输送之前必须首先进行处理的。

五、患者送至急诊室后，如有指征，应当采取更为确切的治疗和处理，包括输同型血或 O 型血、自体输血、放置胸腔导管、心包穿刺、开胸探查等。

六、对大多数创伤后心肺骤停患者，胸外心脏按压可以有效地施行，但对于严重胸部穿通伤的患者，应尽早开胸进行胸内心脏按摩或心脏压塞的彻底解除或采用各种手术方法控制致命的体—肺循环大血管出血等情况。

七、由于严重钝性创伤在现场就已发生心肺骤停或颈动脉不能扪及的患者，即使采用各种积极的复苏措施包括开胸按摩在内也几乎无生存可能。当然极为少数的例外也是存在的。

八、腹部提压 CPR 可应用于创伤后心搏骤停患者，但需掌握适应证，国内还在实践中。

九、关于急诊开胸指征，有两点应予说明：

1. 严重颅脑创伤（不论钝性或穿透性）导致的心肺骤停，不主张急诊开胸。

2. 在膈肌以下穿通伤导致心肺骤停的患者中，极少数患者可以从开胸暂时性胸主动脉阻断止血后的腹部损伤血管修补术当中受益。

十、预后

经过复苏或开胸复苏而得以存活的创伤性心肺骤停患者，神经系统方面的预后都不错。在复苏后的前 12 小时内神志完全恢复者，一般转归良好。

（赵敏星、陆远强）

第三节　意外电击

一、定义

电击伤通常是指人体直接触及电源或高压电经过空气或其他导电介质传递电流通过人体时引起的组织损伤和功能障碍，重者发生心脏和呼吸骤停。

二、电流损伤病理生理

1.电流损伤导致心搏骤停的危险性与电流种类、电压高低、电流大小、人体电阻以及接触时间有关。

2.交流电比直流电危险性大，其中以频率在50～60Hz的交流电危害性最大，因其极易导致心室纤颤。

3.通过人体的电流越大，损伤就越重。40～50mA电流即可使各组呼吸肌痉挛性收缩而呼吸停止。如果触电时间延长，可由于呼吸中断时间延长而缺氧，继而发生心脏停搏和死亡。100mA以上，即使短时间的接触，也可导致心室颤动；电流如再升高，可同时导致呼吸和心搏骤停。

4.电流通过人体产生热量，可产生与烧伤或挤压伤相类似的损伤。因电流沿着神经和血管行走方向传递，故其损害更为严重，常需将焦痂、筋膜切开或截肢。

5.触电时，人体被抛开或坠落，继发严重的多发伤和复合伤，如颈椎、脊椎或其他骨折、头部损伤、外周神经损伤。由于肌肉损伤，可诱发急性肾衰。

6.闪电损伤比意外触电一般要严重得多。如闪电直接击中人体，常由于全身炭化和心、肺、脑干严重损伤而当场死亡。由闪电产生的巨大静电感应对人体也可产生损害。

三、临床表现

轻型：精神紧张、面色苍白、触电处麻痛、呼吸心跳加速、头晕、惊吓，敏感的患者可发生休克，倒在地上，但很快恢复。心电图可能出现期外收缩。

重型：触电后即出现心跳呼吸的变化。呼吸初时浅快、心跳快、心律不齐、肌肉抽搐、昏迷、血压下降。如不及时脱离电源，很快呼吸变不规则至停止，心律紊乱以致心室颤动，数分钟后心搏骤停而死亡。心电图检查能确切反映受害程度及预后。

触电局部可有深度灼伤呈焦黄色，与周围正常组织分界清楚，一般有两处以上的创口：1个入口，1个或几个出口。重者创面深及皮下组织、肌腱、肌肉、神经，甚至深达骨骼，呈炭化状态。

触电的并发症还有失明、耳聋、精神异常、肢体瘫痪、出血、外伤或骨折、继发感染。

闪电的危害类似触电，只是更快、更严重。当闪电直接击中人体时，会立即引起死亡。如果人在雷击点方圆10米以内，有时会受到跨步电压的伤害。

四、处理原则

1. 医务人员在抢救患者之前，先要确定电源已经切断，确保自身安全对任何现场抢救人员来说都是一条基本准则。

2. 如果患者已经昏迷，应立即评估有无呼吸和颈动脉搏动。如无呼吸，即开放气道进行人工呼吸；如无颈动脉搏动，应立即开始胸外心脏按压。对有可能颈部损伤的患者，注意保护头颈不要过度活动。

3. 对于高压电流损伤者，即使当时神志清楚，也应收治入院进行监护。这类伤员极有可能会发生致命性心律失常或迟发性心搏骤停。

4. 大多数由于闪电损伤或其他高压电（1000V以上）损伤而导致心搏骤停者，经过有效的复苏之后，一般要在30分钟之内恢复自主呼吸。有报道坚持存在复苏达数小时之久而完全恢复者。有鉴于此，由于电击的心搏骤停，其复苏应更加积极，持续时间应相对延长。

5. 一旦发现或怀疑有复合伤，如头颈部损伤、骨折、坠落伤、电烧伤、挤压伤等，应进行相应的确切处理，因此，须及时请外科会诊。

（赵敏星、陆远强）

第四节　意外低温

一、意外低温的定义和原因

意外低温是指寒冷环境引起体温过低所导致以神经系统和心血管损伤为主的严重全身性疾病。核心体温在35℃以下称之为低体温。因此必须具备一种能测定30℃以下温度的体温计。

引起低温的原因不外乎损伤、淹浸于寒冷水之中或长时间暴露于寒冷环境之中。老年人、儿童尤其婴幼儿更易于发生低体温。

过量饮酒导致血管扩张、无皮肤寒战反应、下丘脑功能失调、对外周环境判断失误等可诱使这类患者发生低温，其他一些药物过量也有类似作用。糖尿病、甲状腺功能低下、垂体功能不全、肾上腺皮质功能不全、缺氧、焦虑不安、头部损伤以及败血症等均为低体温的诱发因素。在寒冷水中发生低温的速度比在相同温度的空气中要快32倍。一些体格健壮的人在长途徒步运动或跨国旅行时可因饥饿、疲劳、受伤等发生低温。

二、低温损伤的病理生理

寒冷使氧耗量和心排血量代偿性增加。但低温影响脑和心脏功能，并妨碍葡萄糖等的能量代谢。体温在 26～33℃时，寒冷直接作用于心肌，使心跳减慢和心律失常；17～26℃时，血红蛋白与氧亲和力增高，氧释放量减少，使组织缺氧；12℃时，细胞膜钠通道阻断，钠离子不能进入细胞内，使肌纤维无应激反应，并出现感觉和运动神经麻痹，周围血管扩张而导致失热，进一步引起体温下降。倘若低温为时较短，体温回升时神经和肌肉的功能可以恢复。如果低温持续数小时，神经和肌肉发生退行性变，即使体温恢复正常，其功能亦难以恢复。

三、临床表现

1. 轻度低温（32℃以上）表现为有寒战、精细运动协调性下降和嗜睡。中至重度低温（30℃以下），会出现瞳孔扩大，全身反射减弱。

2. 患者出现反射性血管收缩可以保存核心体温，但使脉搏和血压难于检出，以至于有些患者看似已经临床死亡，但实际上只要仔细检查和适当复温便可很快恢复正常。

3. 从血流动力学指标看，轻度低温可使心率增加，血压升高，周围血管阻力和中心静脉压以及心排血量都增加；而中至重度（30℃以下）低温时，则发生心动过缓、各种心律失常、低血压、心排血量下降；当体温降至28℃以下时，出现室颤或心室停搏，导致死亡的危险性大为增加。

4. 患者的氧合和酸碱平衡也受低温影响。轻度低温患者可发生过度换气。体温进一步下降，可使患者呼吸抑制而引起低氧血症、二氧化碳滞留的混合性酸中毒。

5. 低体温可使患者全身所有系统和脏器功能发生改变，包括发生利尿和脱水、血细胞比容和血液黏度增加、血糖增高等。

四、处理原则

（一）一般原则

1. 及时识别。对于有受寒病史以及有诱发因素的患者，一旦出现神志方面的改变、即应高度警惕有低温存在。能测定30℃以下温度的体温计对于低温的诊断是必不可少的条件。

2. 在诊断操作和处理（包括输送）过程中动作轻柔，避免刺激心脏，以防出现致命性心律失常；心电监护、除颤设备都应在患者身边备用。各种检测可以了解患者的病理生理变化。

3. 一般而言，体温在30℃以下时，心脏对于除颤、起搏或其他心血管活性药物都无反应或反应极差，因此这些措施只有在复温后患者体温升至30℃以上时才进行。然而，其他心肺复苏措施仍然应当进行，如气管插管、机械通气、给予高流量暖湿化氧气等。

4. 体温在30℃以下时，各种药物的代谢或破坏明显减少或减慢，如反复使用或加大剂量使用各类急救药物，必将出现药物大量蓄积。而一旦患者体温升至30℃以上时，可能会出现相应的毒副作用。

（二）现场处理

1. 采用一切办法防止体热进一步丧失。

2. 因地制宜尽快进行复温。

3. 尽快转送至条件更好的医疗单位进一步复温。

（三）院内处置

1. 轻度低温（32℃或以上）

体外复温，无论是被动的如毛毯覆盖或是主动的如电热毯，都可获良好效果。假如低温已经发生并持续了相当长的一段时间，复温最好逐步提高（升 0.5～1.0℃/h）。

2. 中至重度低温（30℃以下）

应当采用中心（或体内）复温法，但过快复温可能会招致严重的不良后果，如导致室颤或核心体温反常进一步下降，必须加以特别注意。中心复温措施包括：

（1）静脉内输注 40～42℃液体。

（2）吸入 42～46℃湿化氧气。

（3）40～42℃液体腹腔灌洗或纵隔灌流。

（4）体外血液复温，如血液净化技术、体外循环（用于低温所致心搏骤停）。

（四）低温引起的心搏骤停

1. 低温引起心搏骤停最常见的心律失常为室颤和心脏停顿。然而在低温时，颤动的心脏对于除颤无反应，除非体温上升至一定程度才可出现程度不同的反应。因此，当体温上升至 30℃以上时，可先试用电除颤，如无效可继续进行 CPR，同时积极复温，体温一边上升，一边反复试行除颤。

2. 尽可能早行气管插管，并给予温暖的湿化氧气。

3. 有指征的患者可进行开胸心脏按摩，同时可进行心包温盐水灌洗、腹腔温盐水灌洗或体外循环复温。

4. 复苏时间长短：

（1）一般而言，儿童或年轻人应适当延长复苏时间。

（2）曾有人主张，凡发现长时间暴露于寒冷环境中而表现为死亡的患者，首先应当复温，并且在患者复温至体温基本接近正常，且对各种复苏措施仍无反应时，才宣告死亡，中止复苏。

（3）低温患者的复苏需要持续多长时间，一定要根据每一个意外低温患者的具体情况作出具体分析，并由经治医师作出决定。

（赵敏星、陆远强）

第五节 自 缢

一、定义及原因

自缢、扼死、绞刑等统称绞缢，指喉、气管及颈部大血管被绳索挤压，空气不能进入肺内，血液不能到达颅内，引起脑及重要生命器官急性缺血、缺氧的一系列病理改变。自缢者若不能及时被发现并立即施行有效的救治，常可导致死亡或致残，死亡率较高。

自缢多数是一种自愿并主动结束自己生命的自杀行为，也有极少数是在被迫的情况下或意外导致的。自缢的病因常与生活、工作或学习的压力过重，生活突变或恋爱婚姻纠纷有关。而患者本身心理素质较差，常具有抑郁、依赖、敌意、心胸狭隘、妒忌、冲动性较强、以自我为中心的个性特征，或是精神病患者，有自杀倾向。

二、自缢的方式和作用机制

自缢的常用方式是用绳索状物固定在高于身高的物体上，如横梁、门柜、门把手上，并将颈部套住，借助自身身体或头部的重量，使绳索直接压迫颈部气管和大血管致死。

自缢的作用机制：

1. 喉、气管被绳索状物压闭，造成机械性窒息，导致全身重要脏器及组织缺氧，导致心脏、呼吸停止。

2. 颈部大血管被绳索勒闭，血液不能进入颅内，导致全脑急性缺血，迅速导致昏迷、死亡，这是自缢主要的死亡原因。如果绳索只阻断了颈静脉，导致头面部静脉回流障碍，脑组织淤血、水肿，颅内压升高，最终因脑缺血、缺氧死亡。

3. 绳索压迫两侧颈动脉窦压力感受器，可导致反射性呼吸、心搏骤停，这是自缢死亡的另一个重要原因。

4. 自缢着力点急骤作用于颈椎，发生颈椎骨折、脱位、脊髓损伤，导致高位截瘫或呼吸麻痹。

三、治疗

自缢主要的病理生理是全脑的急性缺氧、缺血性改变。由于脑组织对缺氧十分敏感，一般认为在常温下，人脑若完全缺血 4 ～ 6 分钟，则可导致脑组织不可逆性损伤，因此争取时间是十分重要的。

1. 一旦发现自缢者，应迅速将患者抱住，剪断吊绳。注意避免绳断时，患者坠地摔伤或加重颈椎及脊髓损伤。

2. 对于呼吸微弱或不规则者，宜立即进行口对口人工呼吸，同时静脉应用呼吸兴奋剂。

3. 呼吸心跳骤停者，宜立即开放气道，进行心肺复苏。与其他原因导致的心肺病复苏方法相同，但应注意以下几点：

（1）开放气道不宜过度伸颈，应小心地固定头部，可采用托下颌手法，避免过度后仰及左右移动。如托下颌手法不能成功地开放气道，应行气管插管或气管切开。当患者经抢救后恢复自主呼吸并有脉搏时，仍应维持患者呼吸道通畅。

（2）应早期进行脑复苏，维持脑功能。如立即恢复并维持正常或高于正常的平均动脉压，保证脑的有效灌注；使用脱水剂或皮质类固醇，减轻脑水肿，降低头部温度；使用过度通气，纠正酸中毒，严重者可选择应用碳酸氢钠；应用钙拮抗剂；有条件者可给予高压氧治疗。

（3）复苏后若有颈椎骨折、脱位，应尽早行颅骨牵引或手术治疗。

4.自缢的防治，重点在于预防，对有自杀倾向或有引起各种自杀因素的患者，应加紧看护，并及时采取劝导、心理咨询和改变环境等措施，防患于未然。

（赵敏星、陆远强）

第六节　急性中毒

一、三环类抗抑郁药中毒

常用的三环类抗抑郁药有丙咪嗪、氯丙咪嗪、阿米替林、多虑平等。该类药物服用过量，常对心血管系统造成很大毒性影响。虽然在治疗剂量上心血管系统副作用较少，但一旦服用过量，常导致严重心血管系统反应，甚至导致患者死亡。

（一）作用机制

三环类抗抑郁药治疗作用的主要机制是抑制突触前神经递质（去甲肾上腺素和5-羟色胺）的再摄取。过量用药后，以下细胞作用通常会引起严重的临床后果：

1.阻滞心脏快钠通道（奎尼丁样效应）。

2.中枢性和周围性的抗胆碱能作用，即副交感神经阻滞作用。

3.拮抗外周 α_1 肾上腺素能受体。

4.拮抗组胺（H_1）受体。

5.拮抗中枢神经系统的 γ-氨基丁酸（GABA）A受体。

（二）临床表现

三环类抗抑郁药中毒的临床表现包括：

1.中枢神经系统毒性：主要是镇静，也可能有意识模糊、癫痫发作、谵妄等。

2.心血管系统毒性：主要是心脏传导延迟、低血压、心律失常。心电图上可见QRS时限延长、QT间期延长。

3. 抗胆碱能毒性：如谵妄、过热、潮红、瞳孔散大、严重胃肠胀气、尿潴留。

4. 其中昏迷、癫痫、谵妄、躁狂，QRS 波增宽、室性心律失常等都是预后不良的指征，需及时治疗。

5. 低血压在三环类抗抑郁药严重中毒后常见，患者的主要死亡原因的难治性低血压，一旦出现，需积极治疗。

6. 药物血清浓度测定 在急诊条件下，常很难做到，且对预测预后和急诊处置也无很大价值，主要依靠临床判断来指导治疗。

7. 绝大多数中毒症状体征在服药后 2 小时左右出现。如连续监测和观察 6 小时仍无任何症状体征，一般而言不会有中毒的危险存在。

（三）碳酸氢钠的治疗作用

碳酸氢钠是治疗三环类抗抑郁药过量中毒的主要药物。碳酸氢钠治疗获益的原因有：碱化治疗可减少血中游离、未与蛋白结合的三环抗抑郁药分子；增加细胞外钠，减轻快钠通道阻滞；对抗药物在除极 I 相位时对钙通道的阻滞作用。碱化治疗对以下患者尤为重要：QRS 波增宽超过 100ms；室性心律失常；对补液已达 500 ～ 1000mL，而血压仍不升者。其具体治疗步骤如下：

1. 用碳酸氢钠 1mEq/kg 在 1 ～ 2 分钟之内静脉推注，目标值：血 pH 值达 7.50 ～ 7.55。

2. 注射完毕后检测动脉血气分析，明确患者的血液碱化程度。

3. 用 50 ～ 100mEq 碳酸氢钠加入生理盐水 500mL 之中持续静脉滴注。

4. 密切观察，QRS 宽度变窄、心律失常消失、血压上升等为治疗有效指标。

5. 定期测定血 pH 值（最好每小时测定一次），确保 pH 值在 7.50 ～ 7.55。

6. 对于病情更为严重者，如癫痫发作、呼吸骤停，应采用过度通气方法迅速使 pH 达 7.50 ～ 7.55。

7. 心电图恢复正常后，逐渐减少碳酸氢钠用量至停用。如果在减量过程中出现 QRS 增宽，可再静脉推注碳酸氢钠，并重新开始最初的输注速度。

（四）硫酸镁的应用

某些患者由于三环类药物作用于除极 II 相位导致 QT 间期延长。该类患者可继而引起尖端扭转型室速。在该组患者中，硫酸镁可作为治疗药物的首选。推荐不稳定患者予 1.0 ～ 2.0g 15 分钟静脉推注，有效用量一般需达 5.0 ～ 10.0g，如果心搏骤停，则给药速度更快。血流动力学稳定者，静脉推注时间应延长，剂量可适当减少。

（五）三环类抗抑郁药过量导致心搏骤停的处理

1. 心搏骤停的发生：由于三环类抗抑郁药对心肌的抑制作用，从而出现无脉性电活动（PEA）或室颤（VF），应立即常规心肺复苏。

2. 如发生 PEA，其处理如下：

（1）使用肾上腺素。

（2）过度通气与碳酸氢钠同时应用，尽快使血 pH 值达 7.50～7.55。

（3）同时开始静脉快速输入生理盐水，速度超过 1000mL/h，根据血压调整其后速度。

（4）如治疗效果不佳，应及时寻找其他引起 PEA 的原因。

3. 室性异位快速节律，如碳酸氢钠无效，可使用利多卡因。利多卡因静脉推注有效者可静脉滴注维持。如无效，可加用硫酸镁 2.0g 在 5 分钟内注完。室性如对碳酸氢钠无反应，如神志清楚、血流动力学平稳，治疗如上。除了利多卡因和镁剂，禁用 Ia 类（如普鲁卡因胺）和 Ic 类药物（如氟卡尼），因为它们可抑制快钠通道。Ⅲ类药物（如胺碘酮）及 Ib 类苯妥英钠存在争议。

4. 三环类抗抑郁药过量导致 VF，其处理如下：

（1）除颤仍按 ACLS 标准进行。

（2）插管、给氧、肾上腺素 1.0mg，静脉推注；除颤。

（3）过度通气，同时应用碳酸氢钠 1mEq/kg 静脉推注以尽快碱化血液，使 pH 值达 7.50～7.55。

（4）虽然无明确证据证明有效，利多卡因仍然可应用于三环类抗抑郁药所致 VF 和无脉搏及昏迷的 VT。对于顽固性、难治性 VF 和 VT，可应用硫酸镁（2.0g，静脉推注）或重复应用利多卡因。

（六）癫痫和低血压处理

三环类抗抑郁药过量导致的癫痫应尽快予以中止，癫痫持续发作可导致低氧血症、酸中毒、心动过速、低血压、电解质紊乱，所有这些都会加重患者病情，并使死亡率升高。低血压一般对补液（推荐生理盐水 500～1000mL）有良好反应，如反应不佳，可用碳酸氢钠。难治性低血压，推荐使用去甲肾上腺素或多巴胺。

（七）一般性处理

洗胃，对于所有口服三环类抗抑郁药过量者均需进行，如加用活性炭洗胃效果更好。对于昏迷患者或口服药物仅 1～2 小时者和药物数量大足以致命者，彻底洗胃和持续性灌洗尤为需要。不主张应用催吐药物。

（八）其他

（1）三环类抗抑郁药为亲脂性药物，有报道可使用脂肪乳以抵抗中毒。

（2）苯二氮䓬类是三环类抗抑郁药诱发癫痫发作的首选药物，因为该药诱发的癫痫可能是由中枢 GABA-A 受体抑制所致的。

（3）禁用氟马西尼促醒，会诱发癫痫发作。

（4）禁用毒扁豆碱对抗抗胆碱能毒性，可出现心搏骤停。

二、洋地黄类药物过量中毒

（一）洋地黄引起的心脏毒性作用，通常发生在长期服用此药物的患者，也可发生于意外误服或有意过量服用。

（二）临床表现

1. 胃肠道反应：无特异性，如恶心、呕吐、腹痛等胃肠炎表现。

2. 中枢神经系统：视觉症状（黄视、绿视、复视、视物模糊等）、肌无力、嗜睡、谵妄、意识模糊、定向障碍等。

3. 心脏毒性：最常见和最重要的表现为各种新发的心律失常，不能用原发病解释。室性期前收缩是洋地黄中毒最常见的心律失常。有些心律失常为洋地黄中毒的特殊表现，包括阵发房性心动过速伴房室传导阻滞、双向性 VT、新出现的二联律。致命性洋地黄心脏中毒主要是由于心动过缓性心律失常伴充血性心力衰竭、恶性室性心律失常、高钾血症等。

（三）洋地黄中毒所致心律失常的治疗原则和措施，取决于是急性中毒还是慢性中毒，患者血流动力学状态是否稳定。

（四）长期服用洋地黄导致慢性中毒通常合并存在低钾血症、低镁血症、脱水、肾功能减退、体重下降尤其是由肌肉萎缩所致，同时合用非保钾利尿剂是促使洋地黄中毒的最重要原因。故该类中毒患者的治疗应注意以下方面。

1. 补钾

使体内总钾量达正常水平，同时补镁。凡有低钾，应考虑同时存在低镁，除非有明确证据证明无低血镁。

2. 补充血容量

补钾、补镁加上补充血容量，可在 1～2 小时内纠正大多数患者的心律失常。

而急性中毒时，由于 Na-K-ATP 酶被抑制，细胞外钾离子水平升高，因此这类患者常有高钾血症。该类中毒患者用洋地黄特异性抗体治疗后，高钾血症可得到很快纠正，高糖和胰岛素、碳酸氢钠、离子交换树脂也可使用。由于中毒患者细胞内高钙，不推荐钙剂用于治疗洋地黄中毒患者的高钾血症。

（五）洋地黄所致缓慢性心律失常，如有症状或体征，可以使用阿托品 0.5mg 静脉推注，也可应用异丙肾上腺素。洋地黄中毒患者更易发生起搏器相关性室性心律失常，故考虑安置起搏器指征时，应十分严格和慎重。

（六）洋地黄所致室性心律失常，室性期前收缩如对补钾、补镁、补液效果不佳，可选用利多卡因或苯妥英钠。利多卡因可按 1.0～1.5mg/kg 的剂量静脉推注，可很快起效且毒副作用极少。但在合并充血性心力衰竭和／或肾功能不全的老年患者中应用时，应格外小心，剂量适当减少，滴速适当减慢，持续时间适当缩短。苯妥英钠能与洋地黄竞争性争夺 Na-K-ATP 酶，因而具有解毒效应，且极少发生中枢神经系统方面副作用，对 AV

传导也几乎无影响。

（七）洋地黄引起的 VT

1. VT 患者如不伴休克或心搏骤停，首先应选择用洋地黄特异性抗体。

2. 使用快速作用类抗室性心律失常药，利多卡因 1.5mg/kg 静脉推注，有效者以 3mg/min 的速度静脉滴注维持，至洋地黄特异抗体开始起作用。

3. 利多卡因无效者，在 1～2 分钟内静脉注射硫酸镁 2.0g，有效者持续静脉滴注（速度为 1～2g/h），至特异性抗体起作用。

4. 对血流动力学不稳定 VT，应立即进行：

（1）电转复。

（2）特异性抗体治疗。

（3）快速抗心律失常药物治疗。

电转复起始剂量要小，25～50J，无效则增加至 200J，再无效则 300J。对于血流动力学不稳定的 VT，应积极采用上述三联治疗。

（八）洋地黄所致 VF

除了按标准的 ACLS 抢救措施，即电除颤—气管插管—给氧之外，以下五点须注意。

1. 肾上腺素采用标准用法，不用大剂量。

2. 利多卡因 1.5mg/kg 静脉注射。

3. 尽快给予硫酸镁 2.0g 静脉推注。

4. 尽快给予洋地黄特异性抗体。

5. 在等抗体起作用的时间内，应每 1 分钟静脉注射硫酸镁 1.0g，直至总量达 5.0～10.0g；同时每 8～10 分钟重复利多卡因 0.5mg/kg，直到总量 3.0mg/kg。

（九）急性洋地黄中毒时，洗胃是必需的。对于那些昏迷者或已知服用致命剂量但时间在 1～2 小时者，放置胃管，行持续或定时灌洗。

（十）特异性地高辛抗体治疗

1. 自从应用抗体治疗后，慢性或急性洋地黄中毒患者的死亡率已大大减少。

2. 其作用机理为 Fab- 抗原结合片段与血中游离的地高辛相结合，使之成为无活性产物并从尿中排出，由此使血浆游离地高辛浓度下降。由于浓度阶差，心肌组织中游离地高辛进入血浆中，其作用一般在静脉推注后数分钟内即可显示出来，而作用高峰需 30 分钟左右方可到达。只不过价格昂贵，需要权衡。

3. 使用剂量取决于：

（1）患者的体重。

（2）血浆地高辛水平（如有条件）。

（3）急性中毒时，估计服入的总毫克数。

一般而言，一小瓶 40mg 可结合 0.6mg 地高辛。治疗之后血浆地高辛水平可急剧上升，此时不能再作治疗剂量之参考。一般而言，慢性中毒患者总有效剂量为 3～5 瓶；如为严重、有血流动力学障碍的心动过缓或心脏传导阻滞，所需剂量则要大得多，有些病例可多达 20 余瓶，该种病例常为一次服下超大剂量洋地黄类药物。

4. 应用地高辛特异抗体治疗适应证如下：

（1）对于常规治疗无效的致命性心律失常。

（2）休克或急性充血性心力衰竭。

（3）高钾血症。

（4）血浆地高辛水平成人＞ 10 ～ 15ng/mL，婴儿和儿童＞ 5ng/mL。

（5）心搏骤停。

（6）急性中毒，一次服入 10mg（成人）或 0.3mg/kg（婴儿和儿童）。

三、钙通道阻滞剂和 β – 受体阻滞剂中毒

（一）钙通道阻滞剂和 β – 受体阻滞剂对心脏的毒性

两者都对心脏具有负性变力作用和负性变时作用。但前者具有直接的血管扩张性，而后者则无此特性。两者中毒表现类似，都有心肌收缩力受抑制、心率变慢和神志改变。患者通常都有不同程度低血压和窦性心动过缓，不同程度心脏传导阻滞。神志改变从嗜睡至昏迷，时有癫痫发作，可能与中枢神经系统血流灌注不良有关。有时癫痫可为严重中毒的首发表现。有些患者病情可很快恶化，几分钟之内发生严重休克。心搏骤停是由于心脏传导阻滞或 PEA。低血糖和高血钾可见于 β – 受体阻滞剂过量中毒，而高血糖可见于钙通道道阻滞剂过量中毒。所以非糖尿病患者存在高血糖可能有助于区分两者中毒。两类药物过量中毒之症状体征一般在 2 小时之内出现。如服用后 4 ～ 6 小时仍未出现症状体征，说明服用量很小。当然，如果服用了大量长效制剂或缓释制剂，其中毒症状体征的出现可延迟至 6 ～ 12 小时之后，需引起注意。这两类药物过量中毒总的处理原则目前还没有明确的规定，但应包括以下几点：

1. 保持气道通畅和给氧。

2. 监护项目应增加血糖测定。

3. 开通两路静脉途径。如有低血压，应用生理盐水 500 ～ 1000mL 补充血容量。

4. 急性中毒患者应洗胃。如服用大量长效或缓释制剂，须行全胃肠灌洗。

（二）钙通道阻滞剂过量中毒的特殊治疗

1. 静脉给予钙剂：如对生理盐水反应不佳，应选择钙剂治疗。氯化钙 1.0 ～ 4.0g（成人），根据临床效果调整剂量和用法，一般总剂量在急性期抢救过程中不应超过 2.0 ～ 4.0g。也可选用葡萄糖酸钙，但需调整剂量，因为葡萄糖酸钙中钙含量只有氯化钙的 1/3。

2. 静脉给予血管加压素：肾上腺素或其他 α – 受体兴奋剂。肾上腺素是首选，可使血管床对钙剂的敏感性增加。必要时可应用两者之一，在应用之后，再给一剂氯化钙（10% 氯化钙，10mL）。肾上腺素可以 2μg/min 的速度开始输注，目标是使平均动脉压达到

65mmHg。

3. 对于钙通道阻滞剂所致心动过缓的治疗，可以试用阿托品静脉推注，但对严重中毒患者效果可能不佳。

4. 其他：

（1）静脉给予脂肪乳剂治疗：钙通道阻滞剂为亲脂性，有病例报道脂肪乳剂对钙通道阻滞剂中毒有一定益处，但有高甘油三酯血症、脂肪栓塞、超敏反应等不良反应，需权衡利弊使用。

（2）胰高血糖素：能增加细胞内环磷酸腺苷的水平，从而增加心肌收缩力及心率，且对平均动脉压影响很小。有报道在治疗人类钙通道阻滞剂中毒病例中获得成功。

（3）胰岛素与葡萄糖：大剂量胰岛素对钙通道阻滞剂中毒患者有正性肌力作用。钙通道阻滞剂过量常引起大剂量胰岛素无效的高血糖，所以葡萄糖用量视情况而定。使用过程中注意监测血钾。

（4）钙通道阻滞剂能与蛋白高度结合，故血液透析清除无效。

（三）β - 受体阻滞剂过量中毒的特殊治疗

与钙通道阻滞剂中毒的治疗有很多相似之处。

1. 静脉使用钙剂：能增加心肌收缩力。氯化钙和葡萄糖酸钙都可使用。

2. 静脉使用血管加压素：如肾上腺素可有效地用于 β - 受体阻滞剂过量中毒，其用法：从 2μg/min 开始逐步调整至有效速度；也可使用多巴胺、多巴酚丁胺、异丙肾上腺素，必要时联用。

3. 胰高血糖素：β - 受体阻滞剂过量有心血管中毒表现且对输注生理盐水无反应者，应当应用胰高血糖素。胰高血糖素经非 α - 受体、非 β 受体直接刺激存于心肌内的环化腺苷酸，从而增加心肌收缩力和心率。其剂量成人为 1 ～ 5mg，儿童 0.015 ～ 0.1mg/kg。其副作用主要为恶心、呕吐，有时可出现高血糖。

4. 阿托品治疗 β - 受体阻滞剂引起的心动过缓或心脏传导阻滞，极少有效。

5. 静脉高剂量胰岛素和葡萄糖：注意该方案的胰岛素用量大，注意并发低血糖，密切监测血糖、血钾、血镁等。

6. 静脉用脂肪乳剂：有些 β - 受体阻滞剂为亲脂性，可试用脂肪乳剂解毒。

（四）起搏和体外循环

那些服用大剂量钙通道阻滞剂或 β - 受体阻滞剂的患者，对药物治疗可能无效，可试用起搏、主动脉内球囊反搏、体外膜肺氧合。

四、麻醉类药物过量中毒

1. 麻醉类药物过量可导致呼吸抑制，进而发生低血压、休克、肺水肿或室性心律失常。如同时合并酒精过量、可卡因或其他药物成瘾，则会大大增加心脏中毒的可能性。大剂量的麻醉药物首先引起中枢神经系统的抑制，继而导致通气不足、心肌功能抑制、血管扩张和心动过缓；昏迷伴低血压、针尖样瞳孔、呼吸频率下降高度提示麻醉药物过量中毒；有时发生癫痫和低体温。

2. 伴有呼吸和循环障碍的麻醉类药物过量中毒的最初处理如下：

（1）保持气道通畅，给高流量高浓度氧。

（2）纳洛酮，静脉注射，成人 2mg/ 次，儿童 0.01 ～ 0.03mg/kg。

（3）第一次剂量如无效，成人可在短期内予以 10mg，儿童第二次剂量可达 0.1mg/kg。

（4）按 ACLS 标准方案进行生命支持。

3. 如患者应用长效麻醉类药物，如美沙酮，则需用纳洛酮持续静脉滴注，8mg 加入 5% 葡萄糖生理盐水 1000mL 中，从 100mL/h 开始，逐步调整速度至出现疗效。

4. 静脉应用麻醉类药物成瘾者是 HIV 阳性的高危人群，对血液和体液的处理过程要极其小心。

5. 原有营养不良者，更增加蛋白质、能量、维生素和矿物质缺乏的可能性。所有神志不清者，均应立即进行血糖测定。如有低血糖，应给予高渗糖（50% 葡萄糖，成人 50mL，儿童 2mL/kg）静脉推注。所有恶液质患者和高度营养不良者常规应用维生素 B_1 以防止发生神经精神障碍韦尼克综合征（Werricke's syndrome）。

五、可卡因

无论口服、吸入或静脉注射可卡因，都会发生灾难性并发症，包括严重心律失常和心搏骤停。可卡因的毒理作用在于主要刺激去甲肾上腺素、肾上腺素、多巴胺和血清素的释放，同时又抑制其再吸收，使这些物质在血中的浓度升高而导致血压升高、心动过速、欣快感、不知疲劳等。一般而言，可卡因中毒与剂量大小有关，然而不少癫痫、心肌梗死、猝死可发生在仅摄入少量可卡因者中。可卡因的心脏毒性包括对心脏的直接作用和通过中枢神经系统而对心血管系统的调控作用。可卡因的 β 兴奋作用使心率增加、心肌收缩力增加，可卡因的 α 兴奋作用使冠状动脉血流减少并可使冠状动脉痉挛，因此，在心肌氧需量增加的同时，冠状动脉灌流反而减少。由于肺水肿导致的低氧血症和癫痫发作引起的酸中毒可进一步增加可卡因对心脏的毒性作用。

（一）可卡因引起的心律失常

1. 由可卡因引起的室上性心律失常包括 PSVT、快速房颤和房扑。这些心律失常通常是一过性的。因此，通常不需进行紧急处理。血流动力学平稳的持续性室上性心动过速患者可给予安定，5 ～ 10mg 在 5 ～ 20 分钟内静脉注射。安定可调整可卡因对中枢神经系统的刺激作用，使患者的交感亢奋状态得以缓解。

2. 可卡因导致的室性心律失常包括室性期前收缩、短阵室速以及室颤（VF）导致心搏骤停。室性期前收缩通常也是一过性的，予以严密观察，并予以安定，用法同上。

3. "恶性" 室性异位节律（期前收缩）和室速，先按 ACLS 标准方案进行处理：给氧；胺碘酮或利多卡因，静脉泵注射；准备好除颤仪，随时可用。应注意：在可卡因中毒时，应用利多卡因可发生协同作用，从而增加诱发癫痫的危险。

4. 由可卡因导致的 VF，首先应按 ACLS 标准方案进行处理。可卡因和肾上腺素具有类似的心血管作用，因此，从理论上讲，可卡因引起的 VF 用肾上腺素治疗有争论，然而又无临床不能或限制应用肾上腺素的理由。当然，适当延长应用的间隔时间（5～10分钟），同时避免大剂量应用（每次不超过 1.0mg）。如 VF 仍持续，可用胺碘酮或利多卡因，再行除颤。

5. β-受体阻滞剂的使用。不推荐用于急性可卡因中毒者的心血管并发症。原因是，没有拮抗的 α 肾上腺素能激动可引发冠状动脉血管收缩和体循环高血压。虽然有些争论，但有文献认为 α/β 受体混合性阻滞剂可以安全地用于临床。

（二）可卡因引起的高血压和肺水肿

1. 由于中枢作用和外周血管 α-受体兴奋作用，可卡因可诱发高血压急症。首先应用安定，以调整和抑制中枢兴奋作用，还可应用血管扩张剂（如硝酸甘油或硝普钠）。前者尤适用于合并严重胸痛者。有时可试用柳胺苄心定或 α-受体阻滞剂（如酚妥拉明）。

2. 可卡因引起肺水肿的机制有几个方面：首先是可卡因对肺组织的直接损害作用；其次可继发于蛛网膜下腔出血，或急性心肌梗死，或同时合并有其他药物过量中毒或成瘾，如海洛因。良好的呼吸道管理及通气给氧一般即可获很好疗效，必要时气管插管并给予呼气末正压（PEEP）通气，可很快纠正持续性低氧血症。

3. 可卡因可引起胸痛和心肌梗死。

4. 胸痛是可卡因应用者最常见的主诉之一，绝大多数为一过性的，心电图上也无心肌缺血证据。虽然少见，但确有可卡因诱发心肌梗死的报道。心肌梗死可发生在无心脏缺血性疾病危险因素或健康者身上，但大多数发生在同时有吸烟或其他缺血性心脏病危险因素者。

5. 可卡因诱发的心肌缺血可进行如下处理：给氧、阿司匹林、硝酸甘油、地西泮。因 β-受体阻滞剂可诱发血管痉挛，一般不主张应用。硫酸镁可考虑应用。如胸痛严重，可应用吗啡。

6. 溶栓治疗，同时用肝素抗凝。对于健康年轻的可卡因暴露者，溶栓抗凝有望恢复正常的冠状动脉灌注血流。然而，进行该项治疗，最好请有关专家进行会诊，慎重衡量治疗的得失。

（赵敏星、陆远强）

第七节 妊娠期相关的心肺复苏

在对妊娠期妇女的复苏过程中，医生要同时抢救母亲和胎儿两个患者。母亲存活是胎儿存活最大的依靠。对医生来说，孕妇是一个病情危重的患者，鉴于妊娠对患者产生生理上的变化，医生必须给予患者适当的复苏措施。

一、基础生命支持的一些改变

适当地改进标准基础生命支持对复苏心跳骤停的孕妇是非常重要的。在怀孕 20 周以后，妊娠子宫挤压下腔静脉和主动脉，使静脉回流和心排血量受阻；同时，妊娠子宫还限制肺的舒张。此时，可通过用手使子宫左侧移位以降低子宫对主动脉下腔静脉的压迫，但如果不能进行人工子宫移位，可让患者向左侧倾斜 15°～30° 体位来使妊娠子宫偏离下腔静脉和主动脉，这个措施可以通过倾斜手术台或在患者臀部或腰部垫毛毯之类的东西完成实施。

1.呼吸道和呼吸

基本操作无改变。孕期激素的改变可以促使胃食管括约肌松弛，增加反流的发病率。以前推荐持续环状软骨按压法，可减少反流从而有助于无意识的孕妇进行换气，目前存在争议，因为一方面不一定能压到食道；另一方面使插管或放置声门上气道装置更加困难，经验丰富者可以尝试。

2.循环

由于妊娠子宫使腹腔内容物增多，致膈肌抬高，但有影像学研究显示，晚期妊娠时心脏垂直移位并不显著，所以胸外心脏按压部位与非妊娠女性相同。

3.除颤

仍然使用心肺复苏中的标准除颤电量。目前还没有关于除颤直流电会对胎儿心脏造成不良作用的证据。如果有胎儿或子宫监测仪，在除颤前先将这些仪器移开。

二、进一步生命支持中的一些改变

1.气道

（1）复苏前保证气道通畅，由于潜在的胃食管括约肌功能不全会增加反流可能，有经验者可在气管插管前或气管插管过程中持续对环状软骨进行按压。

（2）在选用气管导管时，导管内径要比非妊娠妇女使用稍小 0.5～1.0mm，因为气道可能会因水肿而显得狭小。

2.呼吸

（1）妊娠患者因为自身功能性残气量和通气量减少（横膈抬高），而耗氧量增多，易形成低氧血症，因此救护者对其应立即给予氧气，并有效辅助其通气。对于宫底在脐水平以上的较大子宫，建议使用的通气量比非妊娠女性小（350～500mL），从而不过度增加胸内压而妨碍静脉回流入心脏。

（2）应用临床评估和类似 CO_2 呼出监测仪，确保气管导管的正确放置。

3. 循环

药物使用原则遵照进一步生命支持指南。血管加压药如肾上腺素、血管加压素和多巴胺等可减少子宫血流量，在使用剂量上一定要按推荐剂量使用。只有对孕妇进行有效的复苏，婴儿的复苏才有指望。

4. 鉴别诊断

引起非妊娠妇女心搏骤停的可逆性病因也可以发生在妊娠妇女。救护者在复苏过程中应该进行腹部超声等检查，明确这些常见并可逆的心搏骤停的病因，但这些措施不能延缓其他的复苏措施。妊娠期复苏改进方案见表 9-1。

表 9-1　妊娠期复苏改进方案

生命支持方法		改变
初级 ABCD 方案	呼吸道	无修改
	呼吸	无修改
	循环	手动子宫左侧移位法，然后开始心脏按压 手动子宫左侧移位法不成功，尝试在患者右侧身下垫入楔形物等，使患者向左倾斜 15° ～ 30° 行复苏 或让患者斜靠在救护者膝盖上，使妊娠子宫偏向一边，减轻对下腔静脉的压迫
	除颤	剂量及除颤垫无改变 除颤装置改变为对胎儿无明显影响的电流状态 电击前移去所有子宫及胎儿监测仪
高级 ABCD 方案	呼吸道	事先置入导气管减少反流和误吸可能 有经验者可采取环状软骨按压技术 气管水肿使气管直径变小，准备比非妊娠妇女使用直径稍小的气管导管 气管插管技巧上无改变，需要插管经验丰富的医生插管 预先有效的给氧非常关键，因为低氧血症发生非常迅速 应该选用对血压影响较小的麻醉和镇静药
	呼吸	在确认导管放置上无改变，建议使用食管监测仪 患者会因为功能残气量减少而储备能力减退，每分钟通气量和潮气量减低 辅助呼吸可提高氧合作用和有效通气

生命支持方法	改变
循环	按照标准高级生命复苏推荐给药 膈上建立静脉通路，不要从股静脉或其他下肢静脉通路给药，因为从这些途径给药，除非胎儿分娩后，药物很难到达孕妇心脏 无静脉通路时，可考虑建立骨髓通路
鉴别诊断和决策	决定是否行急诊剖腹产 鉴别和治疗引起心搏骤停的病因，考虑妊娠相关的病因和所有进一步生命支持患者相关的病因

三、注意事项

1. 硫酸镁过量

有子痫病史的妇女，尤其是尿少时，输入硫酸镁很可能导致医源性硫酸镁过多。使用葡萄碳酸钙可以治疗镁中毒。

2. 急性冠状动脉综合征

妊娠妇女，特别是合并有相关疾病时，可能会发生急性冠状动脉综合征。由于纤溶药物对于妊娠患者是相对禁忌的，因而，对于 ST 段抬高的心肌梗死，经皮冠状动脉介入治疗是恢复心肌再灌注的重要措施。

3. 子痫先兆

子痫在妊娠 20 周后发展起来并且能导致严重高血压，最终导致器官功能衰竭。如果不进行处理，将导致孕妇和婴儿发病或死亡。

4. 主动脉壁夹层形成

妊娠妇女容易自发形成主动脉壁夹层。

5. 危及生命的肺栓塞和脑卒中

对于妊娠妇女，严重、危及生命的肺栓塞和缺血性脑卒中成功应用纤溶药物治疗已有报道。

6. 创伤和药物过量

孕妇不能排除因为社会因素导致的意外事件和精神疾病。实际上，创伤或自杀位于妊娠期心搏骤停病因的首位。

四、对心搏骤停的妊娠妇女施行剖宫术

基础生命支持和高级生命支持并不意味着立即取消对孕妇行（急诊剖宫产）剖宫术。

一旦孕妇发生心搏骤停，医务人员应考虑到是否有必要行急诊剖宫产。孕 24～25 周以上婴儿最高存活率发生在心搏骤停不超过 5 分钟即施行分娩手术的孕妇中。需要记住的关键之处是，如果不能及时恢复孕妇的心脏血流，母婴生命均难挽救。

复苏小组在决定施行急诊剖宫产时应该考虑有关母婴方面的几个因素。

1. 妊娠龄

约在妊娠 20 周后，子宫达到一定大小可使主动脉、下腔静脉血流发生变化，但是胎儿产生活力要到大约妊娠 24～25 周后。急诊室的超声检查可以帮助确定妊娠龄和胎位。但是，超声检查不应耽搁急诊剖宫产术的实施。

妊娠龄＜20 周的孕妇不应该考虑急诊剖宫产，因为此时子宫的大小不可能显著影响孕妇的心排血量。

妊娠龄为 20～23 周的孕妇施行急诊剖宫产术能有助于对孕妇施行复苏，但不可能挽救婴儿的生命。

妊娠龄≥24～25 周的孕妇施行急诊剖宫产有可能同时挽救孕妇和胎儿的生命。

2. 心搏骤停的特点

具有如下心搏骤停的特点时，胎儿存活的机会会增加：缩短孕妇心搏骤停与胎儿分娩的时间间隔；孕妇心搏骤停前非持续性缺氧；孕妇心搏骤停前仅有轻微的或无胎儿窘迫征；对孕妇进行有效的复苏措施；剖宫产术在具有新生儿重症监护治疗病房的医疗中心进行。

3. 专业环境

是否有合适的医疗器械及用品？急诊剖宫产术是否在抢救小组经验技能范围内？是否有经验丰富的儿科监护人员？是否有产科医生对产后孕妇进行医疗救治？

（赵敏星、陆远强）

参考文献：

[1] 张重阳，李立艳，王立祥，等 . 中国淹溺性心脏停搏心肺复苏专家共识 [J]. 中华急诊医学杂志，2020，29（8）：1032-1045.

[2] 中国心胸血管麻醉学会急救与复苏分会，等 . 淹溺急救专家共识 [J]. 中华急诊医学杂志，2016，25（12）：1230-1236.

[3] 张思森，岳茂兴，王立祥，等 . 创伤性休克与心搏骤停急救复苏创新技术临床应用专家共识（2020 版）[J]. 河南外科学杂志，2020，26（6）：1-11.

第十章 致命性心律失常

第一节 概 述

任何时候都应记住，临床治疗的对象不仅是心律失常，更主要的是患者。因此，不仅要正确识别心律失常，更要了解患者的整个临床情况。在急诊和心肺复苏过程中对于心律失常的分析不仅依靠心电监护，还要依靠常规 12 导联心电图。本章节只叙述那些急诊常见的危及生命和心肺复苏相关的心律失常基本知识。

临床常见的心搏骤停包括室颤、无脉性室速、无脉搏性心电活动、心室停搏四种形式，治疗上包括基础生命支持和进一步生命支持的各种措施。

一、心律失常发生机制

根据心肌细胞类型、心脏电生理活动基本特征、冲动形成和传导等，一般把心律失常分成以下三大类。

1. 节律性异常

涉及的部位有窦房结、房室结、房室束、束支、浦氏纤维和心肌细胞。其异常指自律性增高、降低或不规则。

2. 传导障碍

传导太快如室速，或太慢如高度房室传导阻滞。

3. 自律性改变与传导障碍同时存在

可产生较为复杂类型的心律失常。

二、心电图的基本知识

12 导联心电图是识别心律失常的重要工具。心电图记录了心脏产生的电活动。人体本身是一个大的电导体，可用电"导联"连接人体的任何两点以记录心电图或监测心脏的节律。连续记录心脏电活动，形成一系列波形，人为地定义为 P 波、QRS 综合波、T 波和 U 波等（图 10-1），波形以规则出现的间期来分隔。

心房除极产生 P 波，心室除极产生 QRS 波，心室复极产生 T 波，U 波可能是浦氏纤维复极引起。U 波在频发室早时出现，且受很多因素影响，如洋地黄、电解质等。

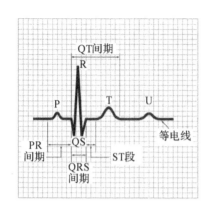

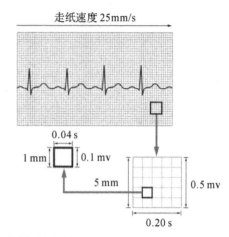

图 10-1　心电图示意图

简而言之：P 波代表心房除极，PR 间期从 P 波（心房除极）开始至 QRS 波（心室除极）的开始。心电图上 PR 间期不超过 0.20 秒（在走纸速度为 25mm/s 时，每一小格代表 0.04 秒）。QRS 波代表心室的除极，QRS 的正常上限小于 0.12 秒，QRS 波时间小于 0.12 秒意味着冲动起源于房室结或房室结以上（室上性），QRS 波时间大于 0.12 秒意味着冲动来自心室或来自室上组织但在心室中传导延长，因而产生宽 QRS 波。T 波表示心室的复极。

判断心律失常的关键是分析 P 波，PR 间期和 QRS 波、T 波的相互关系，包括其宽度和形态。分析心电图应注意频率、节律、主要起搏点位置和 P 波、QRS 波、T 波的形状。心电图和心脏解剖关系如图 10-2 所示。图中的中线位于传导系统的束支。在此点以上的任何功能异常主要影响 P 波和 PR 间期，而此水平以下的功能异常主要影响 QRS 波和 T 波。

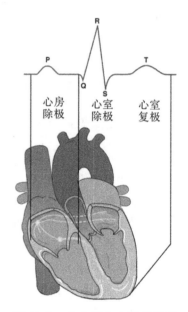

图 10-2　心电图与心脏传导系统解剖的关系示意图

P 波：如果某些病理情况下窦房结不能充当正常的心脏起搏点，心房起搏点可接替，则 P 波可出现不同的形状。作为接替的次级起搏点如在房室交界处，则可产生"逸搏"节律。

PR 间期：当通过心房、房室结或希氏束的传导减慢时，PR 间期延长。房室结的传导改变是引起 PR 间期改变的最常见原因。

QRS 波：任何一侧束支的传导延迟或阻滞时，QRS 波将呈现变宽的左或右束支阻滞典型图形。心室的异位灶所激发的冲动也能改变 QRS 波形态。当异位搏动起自束支上方时，心室以正常的方式被激动，QRS 波保持不变，表明束支无传导延滞。如果激动在束支以下，

QRS波将变宽或有切迹，因为出现了一系列不相同的传导次序。

现在的心电图报告中大多可以直接获取心率数据。大多数心电图记录仪的走纸速度为25mm/s，心电图纸每隔5毫米或每0.20秒有一粗线（即每分钟有300条粗线），最小（1毫米）的方格每格0.04秒，纸的上缘有每隔3秒的标记。因而心率可估计为三个标记内（6秒）的QRS波的数目乘以10。另一确定心率的方法是300除QRS波间的粗线的数目。例如，复合波间有两条粗线代表室率150次/分，三个粗线100次/分，四条粗线75次/分。不规则心率可以由以下方法来计算：数一段时间内的搏动数，再转换成每分钟的次数。如6秒内的心跳数乘以10或12秒内的心跳数乘以5或30秒内的心跳乘以2（图10-3、图10-4）。

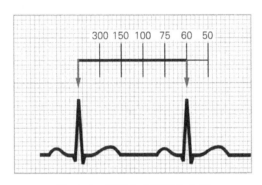

图 10-3　利用心电图确定心率

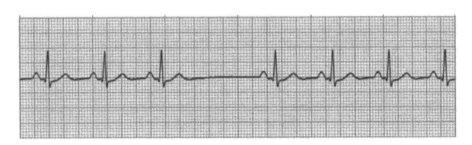

图 10-4　利用 6 秒法确定不规律心率

三、如何分析心律失常

分析心律失常的方法很多，标准而细致的方法在心电图室和专业人员当中应用。在急诊紧急情况下应该学会快速简便的方法。以下就是专为急诊设计的心律失常分析法——对心电图提出三个问题。

1. 第一个问题

是否存在正常形态QRS波？这个问题之所以重要，就在于如果不存在形态正常的QRS波，极有可能存在立即致命的心律失常。属于这一组的心律失常有：室颤、室速和心室停搏。

2. 第二个问题

是否存在正常P波？心律失常就是根据正常P波消失或出现异常P波或完全无P波（正常或异常）而加以鉴别，如心房颤动和心房扑动。

3. 第三个问题

P波和QRS波之间存在何种关系？可归入这一类的心律失常，有房室传导阻滞、交界性节律、逸搏性心律、窦性心动过速、窦性心动过缓、室上性心动过速、宽QRS波心动过速。

以上只不过是一种专门为紧急情况设计的识别心律失常的方法。只要有可能，都应学会更加全面和细致的分析心律失常的方法。不断实践，才能不断提高，才能达到"一眼就可看出"各种致命性或可能致命性心律失常的境界。

可以用以下五步法进行心律分析。

1. P波

P波是否存在？P波是否正常？P-P是否规则？P-R间期是否正常？P波与QRS波是否有关？如无关，P波频率快还是QRS频率快？

2. QRS波

QRS波是否存在？形态和宽度是否正常？节律是否规则？

3. 心率测定

要求用快速测定法。

4. 节律

节律有六种（图10-5）：

（1）节律规则，指R-R间期相等。

（2）提前出现的搏动。

（3）逐步加快/减慢。

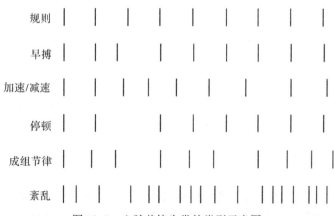

图10-5　心脏节律失常的类型示意图

（4）停顿。

（5）成组或成串的异常。

（6）绝对紊乱无规律。

5.注意

医务人员"是治疗患者，不是治疗监护仪"，不要只见心电图而忽视患者。

四、注意事项

1.在心搏骤停治疗中，基础生命支持和早期除颤为第一位，药物为第二位，在CPR和除颤同时建立静脉通道、药物治疗和高级气道管理。

2.在复苏中，静脉通道是最佳但并非唯一给药途径，如果静脉通道能建立，最好能插入口径较大的静脉导管。尽管外周静脉给药后药物达峰时间较中心静脉晚，但是前者并不影响心肺复苏。并且外周给药后用 10～20mL 生理盐水冲管，可使药物到达中心循环的时间提早 10～20 秒。长骨内注射药物后经过静脉丛吸收与中心静脉给药相似。有一些研究表明，在液体复苏、给药、采血等方面，长骨内注射安全且任何年龄组均可实施。因而，对于无法快速建立静脉通道的患者，可实施长骨内注射。

如果静脉及骨内通路均不能建立，可考虑气管内给药。研究表明，利多卡因、肾上腺素、血管升压素、阿托品、纳洛酮等气管内给药均可较好吸收。但是相同剂量给药，血药浓度较低。虽然许多急救药物气管内给药的最佳剂量尚不清楚，但给予 2～2.5 倍的静脉量是合理且有效的，以 5～10mL 蒸馏水或生理盐水稀释后气管内给药。

（潘　建、陆远强）

第二节　室颤／无脉搏性室速

一、心室颤动

（一）概述

心室颤动（Ventricular Fibrillation，VF），简称室颤，是指心室发生无序的激动，致使心室规律有序的激动和舒缩功能消失，是心搏骤停的常见形式，属于最常见的致死性心律失常。发作时严重影响心室的排血功能，其结果为心室无排血，心音和脉搏消失，血压测不出，心脑等脏器和外周组织血液灌注停止，阿斯综合征发作和猝死。根据颤动波的大小常分为"粗颤"（图10-6）和"细颤"（图10-7）。VF中的粗颤常表示VF新近发作，经迅速除颤常可纠正。如果是细颤，常为心肌功能严重衰退的表现，心肺复苏很少成功。

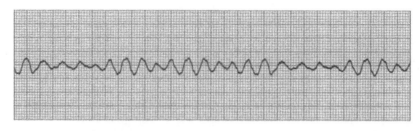

图 10-6　粗颤（波振幅高，波形大小、形状、节律各异，表示极度紊乱的心室电活动；无正常 QRS 波群）

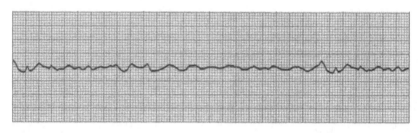

图 10-7　细颤（与图 10-6 相比，这种室颤电活动振幅明显降低；完全无 QRS 波群；类似这样的细颤动，实际上难以与心室停搏相鉴别）

（二）心电图特征

1. 频率

VF 的频率常很快，由于没有规律而难以计数。

2. 节律

节律不规则。电活动的形态、大小均各异，P 波、QRS 波、ST 段、T 波消失。偶尔某一导联未见颤动波而类似心室停搏。

二、室性心动过速

（一）概述

室性心动过速（Ventricular Tachycardia，VT）是指发生在希氏束分叉以下的束支、心肌传导纤维、心室肌的快速性心律失常。Wellens 将其定义为：频率超过 100 次 / 分，连续 3 个或 3 个以上的自发性室性电除极活动，包括单形非持续性和持续性室性心动过速以及多形性室性心动过速。这种类型的心律失常往往伴有严重的、致命的血流动力学改变。VT 的血流动力学结果很大程度上取决于有没有心功能不全（如缺血或梗死引起的）及 VT 的频率。常存在房室分离，即窦房结发放冲动慢于或等于室性频率的节律，引起心房除极。因此，有时候两个 QRS 波之间可见窦性 P 波。除非心房、心室频率相同，通常 P 波与 QRS 波之间没有固定关系。由于房室结和 / 或心室传导系统的不应期的存在，心房激动传入心室过程常受阻。有时候心室激动可逆传入心房。此时，QRS 波与逆向 P 波间有一定关系。VT 和室上性心动过速伴室内差异传导常难以鉴别，急诊无法鉴别时可以当作室速来处理。

　　偶尔，当房室结和希—浦系统并非处于不应期时，房性激动可经房室传导径路下传，即产生心室"夺获"，此时的 QRS 波形态正常。心室夺获在短 R–R 间期比室速时长 R–R 间期更易发生。房室传导也可能与心室除极同时发生。此时，部分心室由正常径路下传的激动引起，其 QRS 波形介于室性 QRS 和室上性 QRS 波之间，称为"融合性"。室速的形态可能单一（所有 QRS 形态一致，见图 10-8a）或多形（心动过速时 QRS 波形不一，见图 10-8b）。

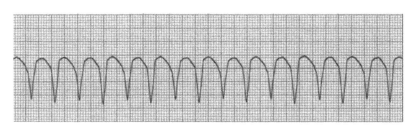

图 10-8a　单形性室性心动过速（节律规则，心率 158 次／分；QRS 增宽；未见心房除极波——P 波）

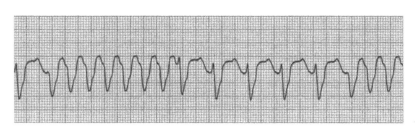

图 10-8b　多形性室性心动过速

（二）心电图特征

1. 频率

通常为 100 ～ 250 次／分。

2. 节律

VT 的节律通常规则，但也可能不规则。

3. P 波

快速 VT 时，P 波常难以辨认。心率较慢的 VT，可见 P 波，且显示是由窦房结下传，其频率比 VT 的频率慢（偶尔频率相等），但心电活动互不影响，此即为房室分离。由于心房、心室的激动频率不同，因而 P 波与 QRS 波之间无固定关系。此外，也可发生室—房逆向传导，引起固定的 QRS–P 关系。

4. QRS 波

QRS 波形态介于室上性与室性 QRS 波之间，但 R-R 间期固定（融合波）。偶尔，窄 QRS 波可发生于短 R-R 间期后（心室夺获）。

三、尖端扭转型室速

尖端扭转型室速（Torsades De Pointes）是多形性室速的一个特殊类型，因发作时 QRS 波的振幅与波峰呈周期性改变，宛如围绕等电位线连续扭转而得名。其频率 200 ~ 250 次 / 分。其他特征包括，QT 间期通常超过 0.5 秒，U 波显著。它的发生常是由于对 I A 类抗心律失常药如奎尼丁、普鲁卡因酰胺、双异丙比胺的中毒性或特异性反应或其他延长 QT 间期的因素，如低血钾、低血镁、心动过缓等所致的。QT 间期是从 Q 波起始量至 T 波结束。多数情况下 QT 间期为 0.40 秒或以下。当心率减慢时，QT 间期相应延长。当 I A 类抗心律失常药引起 QT 间期异常延长时，可导致尖端扭转室速的产生，见图 10-9。

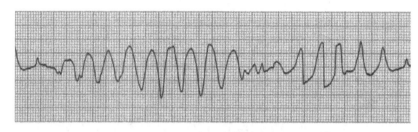

图 10-9　尖端扭转型室速

四、VF 和无脉搏 VT 的处理

（一）室颤和室速导致的心搏骤停能否复苏成功，关键在于早期、迅速进行电击除颤。在有监护仪的条件下，应暂时中断复苏操作以便确定是否为可除颤心律；如为室颤或室速，应立即进行除颤；如只有一个人在场，应先除颤，然后再进行胸外心脏按压。

（二）室颤和无脉搏性室速的处理方法是完全相同的。其具体步骤详见"附录：ACLS 流程图"中的"流程图 1——成人心搏骤停流程图（2020）"。

一旦确定 VF/ 无脉搏性 VT 时，如果除颤仪已准备，应以最快的速度实施除颤。

双相波除颤仪拥有多种波形，制造商应在除颤仪上标明各种波形有效终止室颤的电量范围。选择该型号除颤仪推荐的成人剂量，如不清楚可以选择最高电量 200J，下次以同样或更高的电量进行电击除颤。单相除颤仪首次和其后均选择 360J。除颤成功后再发时选择以前成功转复的电量。

ECC 指南认为治疗 VF 或无脉搏性 VT 仅需一次电除颤，而不需要传统的 3 次连续电除颤，这是因为双相波除颤仪一次成功率高，且较少影响胸外心脏按压的中断时间。后者往往由于调整除颤仪、电击、检查脉搏等操作可能浪费宝贵的抢救时间，从而中断胸外心脏按压，降低复苏的成功率。

当检查心律为 VF 或 VT 时，等到除颤仪显示"充电完毕"予以电击，电击后立即重复 5 个循环的 CPR，然后检查呼吸及脉搏。注意：应在完成 5 个循环的胸外心脏按压后检查呼吸、脉搏，而不应在电击后立即检查。理想的胸外心脏按压只能被通气和检查心律打断。

一旦患者建立高级气道，施救者应每分钟需按压至少 100 次，同时 6 秒给予 1 次人工通气，注意不要过度通气。每 2 分钟轮换按压者，此举是为了防止按压者疲劳，并保证按压的高质量。建立静脉通道尽管重要，但也不能干扰胸外心脏按压和电除颤的实施。同时，施救者应及时确定导致心搏骤停的病因和影响复苏的其他因素。

2020 版美国心脏病协会的心肺复苏指南推荐 2 次电击除颤后给予肾上腺素。注意：给药时不要耽误 CPR。给药时间可在 CPR 期间、检查心律后及电击前后。在用药之前，应准备好药物以便检查后尽快应用。在 5 个循环的 CPR 后，再次检查心律，如有指征，应准备下一次电击。

在 3 次电击、持续 CPR 和应用血管升压药物之后，应考虑给予抗心律失常药物，如胺碘酮或利多卡因。长 QT 间期综合征患者也可用硫酸镁。在检查心律后尽快给药，如果出现非电击心律或规则心律时，可检查脉搏。如果自主循环恢复（ROSC），进行复苏后治疗。如果心律为无脉搏性心电活动或心室停搏，详见本章第三节。如心律转复后不能维持，此时有使用抗心律失常药物的指征。

在 CPR 和电击期间，施救者应注意有效的协调配合。室颤维持数分钟，心肌将耗尽所有的氧和代谢底物。短期的胸部心脏按压可输送代谢底物和氧，增加电击心律转复的概率。临床上，分析室颤波形可预测除颤概率，并已经证明除颤和 CPR 的间隔时间越短，成功率越高。

（三）尖端扭转型室速的处理

镁离子可有效终止长 QT 间期引起的尖端扭转型室速，但对 QT 间期正常的室性心动过速无效。如果心律为尖端扭转型室速，可给予 1～2g 硫酸镁，以 10mL 液体稀释后在 5～20 分钟内静脉或骨内注射。若尖端扭转型室速时患者仍有脉搏存在，可将 1～2g 硫酸镁稀释于 50～100mL 液体中，缓慢静脉滴注。同时，有临床研究证明，异丙基肾上腺素和室性起搏器也可有效终止尖端扭转型室速。

（潘　建、陆远强）

第三节 心室停搏／无脉搏性心电活动

一、心室停搏

（一）心室停搏（Ventricular Asystole）代表整个心室心电活动的消失。由于不存在电除极，也就不存在心室收缩活动，当然就不可能有心排血量。究其原因，可能是原发性的，也可能是由于 VF 或无脉搏心电活动的终末期后果。在完全性房室传导阻滞时，如无次级（逸搏）起搏点，就会产生心室停搏。VF 有时可表现为一条直线，类似心室停搏，通过在两个相互垂直的导联上表现是否一致可鉴别。波形细小的 VF 与心室停搏很难区别。如觉得 VF 可能性大，可先予以除颤治疗。

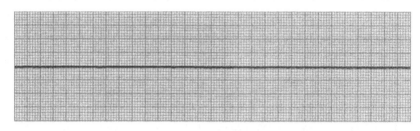

图 10-10　心室停搏

（二）心室停搏心电图表现（图 10-10）有以下特征：

1. 完全不存在心室心电活动。

2. 有时可见到 P 波。

3. 在极少数情况下，可出现十分不规则且频率极慢的室性逸搏（濒死性搏动）。即使有这种搏动，但不可能产生心排血量。

4. 如果心电图上出现无任何规律可言的"QRS综合波"，而患者有脉搏且一般情况稳定，则有可能为导线脱落，连接错误或定准错误等人为外界干扰所致，应予检查并纠正。

二、无脉搏性心电活动（Pulseless Electrical Activity，PEA）

（一）心电图虽有正常形态 QRS 波，但在任何部位都不能扪及大动脉搏动。这是除了 VF 和无脉 VT 之外的又一种有心电活动，但不能产生心排血量或脉搏的情况，需要立即进行心肺复苏处理。

（二）PEA 是针对病因不同且心电图表现也不一样的一组心律失常。这些心律失常包括：心电机械分离、假性心电机械分离、室性自主节律、室性逸搏节律、除颤后的室性自主节律、严重心动过缓等。对于上述所有这些心律失常的处理，其核心问题是：这些心律失常往往都由一些特殊的病因引起。对于这些病因，如果能及时识别并及时正确处理，上述心律失常往往是可逆的；反之，如果不存在明确的病因，或找不到明确的病因，仅仅心肺复苏，可能预后极差。

（三）可引起无脉搏心电活动的情况详见表10-1。

对于每一个 PEA 患者，除了进行心肺复苏外，首要的任务就是寻找可能的病因，而且应考虑到两个方面：不止一个病因，而是几个病因同时存在；或查不到任何明确的病因。

表 10-1 可引起无脉搏心电活动的一些原因 5H5T

病因	诊断线索	处理要点
低血容量	病史、颈静脉塌陷	补充血容量
低氧血症	发绀、气道和呼吸评估、血气分析	开放气道、通气、给氧
心脏压塞	病史（创伤、肾衰）、CPR 时无脉搏产生、颈静脉怒张、低血压、心动过速、脉压变小、突然心率变慢	心包穿刺
张力性气胸	病史（创伤、哮喘、呼吸机使用、COPD）、CPR 时无脉搏、颈静脉怒张、气管向对侧移位	减压（针头、胸导管）
低温	产生意外低温病史，测定核心体温	详见特殊情况下心肺复苏
大块肺栓塞	病史、CPR 时无脉搏、颈静脉怒张	肺动脉造影、外科除血栓、溶栓疗法
药物过量（三环类、洋地黄、β 阻滞剂、钙通道阻滞剂）	服药病史、心动过缓、瞳孔大小、神经系统检查	药物筛选（明确种类）、ABC 评估和处理，利用各种方法清除药物、活性炭、乳果糖
高钾血症	病史（肾衰、糖尿病、透析、药物）	氯化钙（立即）、胰岛素—葡萄糖—碳酸氢钠三联、透析
严重酸中毒	原先存在对碳酸氢钠治疗有效的酸中毒、肾衰	碳酸氢钠、过度通气
急性大面积心肌梗死	病史、心电图、心肌酶谱	详见急性心肌梗死治疗

三、心室停搏 / 无脉搏性心电活动的处理

（一）心室停搏的患者预后极差。一般来说，心室停搏为心脏功能衰竭的终末阶段或是心搏骤停未能成功复苏的结果。偶尔，心室停搏可能是由于进行性传导系统功能紊乱和心动过缓的结果。在某些情况下，如能在心室停搏之前就采取相应预防治疗措施，尚可挽救患者的生命。由于心室停搏的预后极差，且有时与室性细颤或"隐性室颤"不易鉴别，故其诊断必须在 2 个相互垂直的导联上加以证实；如仍不能鉴别，应按室颤处理。

（二）心室停搏 / 无脉搏性心电活动的具体处理步骤：详见"附录：ACLS 流程图"中的"流程图 1——成人心搏骤停流程图（2020）"。

由于以上两种致命性心律失常的病因和治疗接近，因此，它们的处理也相似，除颤似乎没有益处，救治措施主要是有效的、持续的 CPR 和治疗病因或伴发因素。施救者应当尽快给予肾上腺素，并在合适的条件下建立高级气道管理，按压频率在 100 ~ 120 次 /分，通气频率为 10 次 / 分，每 2 分钟更换按压者以保证高质量胸外心脏按压。同时，注意不要因为建立高级气道和静脉 / 骨内通道而中断 CPR 过程，保证整个抢救过程中心脏按压分数大于 80%。检查呼吸与脉搏，仍为 PEA 或心室停搏，重复 CPR，继续 3 ~ 5 分钟给予肾上腺素，应在检查心律后立即给药，同时不要干扰 CPR。给药后重复 5 个循环的 CPR，再检查呼吸与脉搏，如无变化重复 CPR。若存在可电击心律，给予电击。存在规则心律时，并触摸脉搏，若无则继续 CPR；如果自主循环恢复（ROSC），进行复苏后治疗。

（潘建、陆远强）

第十一章　严重心律失常

第一节　概　述

一、心血管急危重情况

呼吸循环方面存在严重疾病的患者，虽未处于"完全"的心搏骤停，但如不能及时诊断和处理，可能会在短期内发生心搏骤停。因此，必须善于发现和正确处理这一类严重心律失常，这些情况主要包括：

1. 严重的，但非立即致命的心律失常。这包括"太快""太慢"或"太乱"的心律失常。
2. 急性心肌梗死，尤其有严重并发症时。
3. 低血压、急性肺水肿、心源性休克。

二、心血管急危重症情况的处理

在上述心血管急危重症情况下，一旦确定患者尚未完全处于心搏骤停，所有情况都应予以处理。

1. 如患者有大动脉搏动，处理的关键在于保持气道通畅，必要时行气管插管。在气道通畅的前提下，维持正常通气并保证氧合，必要时使用呼吸机辅助通气。
2. 要学会并在实践中将以下三项操作当成一项完整的、不可分割的急救措施来记忆和实施：给氧—开通静脉通路—监护。
3. 对于气道、呼吸情况、血氧饱和度、心率、心律、血压等要进行持续性的监测和评估。
4. 获取病史。
5. 进行初步的和进一步的全身系统且有重点的体格检查。
6. 常规进行 12 导联心电图检查，最好在进行心电监护之前进行；这对有胸痛主诉的患者尤其重要。

三、治疗

通过采集病史、体格检查、12 导联心电图，以及其他必要的辅助检查，其目的都是寻找那些极易或即将导致心搏骤停的临床情况。最为重要和常见的是严重的心律失常、急性心肌梗死、肺水肿或休克。上述情况的病因、病理生理过程都相当复杂，其全面的治疗也相当复杂，但这些都不是本课程讨论范围。

提出一种治疗流程图，其目的有三个：其一，提供考虑问题的方法；其二，提供各种可供选择的治疗的可能性；其三，作为教学的工具，便于讲解。在具体患者身上，医师要经过自己的思考，不要机械地照搬流程图的步骤。流程图好比一本烹调书。光有烹调书是不够的，更要有擅于应用烹调书的好厨师。况且，上述情况并不总是单独存在的，而是往往有重叠，即同时存在的。例如：有 15% 左右的急性心肌梗死的患者并发心源性休克。图 11-1 显示在某些患者的某些病程阶段，可同时存在几种病理情况。

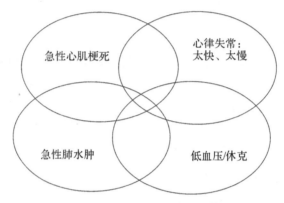

图 11-1　极易或即将导致心搏骤停的病理情况示意图

在图 11-1 正中央的一小块区域表示着最为严重和危险的情况，即急性心肌梗死导致心源性休克（或低血压）、急性肺水肿（或急性左心衰竭）和严重的心律失常同时存在。图 11-1 也提醒医务人员，不要只注意心率、心律、血压、心电图，而是应时时刻刻注意患者的整体情况。

四、心律失常的分类

从事急诊和重症监护的医护人员当然要学习掌握和不断深化识别心律失常的知识和能力。但在急诊和监护领域，可以将心律失常用最简单的方法分成两大类：导致心搏骤停的致命性心律失常和非致命的严重的心律失常。

在心肺复苏课程中是否要讲非致命性心律失常有争论。然而，临床经验显示，某些非致命性心律失常其实质为心搏骤停的前兆，必须及时识别和处理。而且，对于急诊和重症监护的医护人员，可以简化记忆两种非致命性心律失常：心率太慢（就心电图而言，人为地规定，慢于 60 次/分）和心率太快（超过 100 次/分）。何谓太慢？何谓太快？其实回答这个问题的本质不在心率本身，而在于心率问题是否导致患者的血流动力学改变，是否使患者产生症状和体征。要反复强调的是，治疗患者不应仅根据心率、心律，而应根据患者的全部临床资料。

（潘建、杨云梅）

第二节 心动过速

在本课程中，心动过速包括窦性心动过速、室上性心动过速（又分阵发性和非阵发性室上性过速）、QRS波增宽（室性或室上性）的心动过速、心房颤动、心房扑动、室性心动过速。

一、心电图识别及病因

（一）心房颤动（Atrial Fibrillation，AF）

1. 心电图特征（图11-2、图11-3）

（1）心率：心房率太快，在未治疗患者通常可达 160～180 次/分。

（2）节律：心房律不规则；心室律不规则，不仅QRS波快慢不规则，且振幅和形态也不规则；假如有明显的房颤波，而室律绝对规整，则肯定有其他异常情况如Ⅲ°房室传导阻滞（AVB）或结性加速性心律（图11-4）。这两者都常出现于洋地黄中毒的情况。

（3）正常窦性P波消失，代之以毫无规律可言的房颤波即小f波。

（4）QRS波正常，除非合并有室内差异传导。

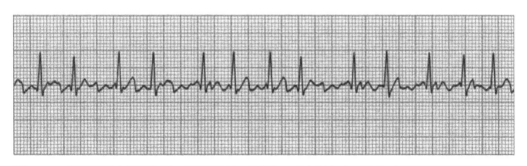

图 11-2　快速房颤（未治疗者）（正常窦性P波消失，代之以大小、形态、快慢均不规则的房颤波，通过房室结下传的冲动不规则，从而使室律也不规则）

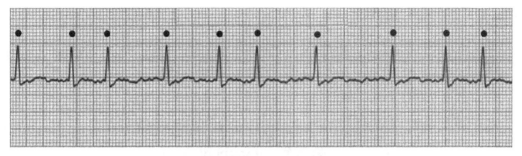

图 11-3　心房颤动（经治疗后室率基本控制）

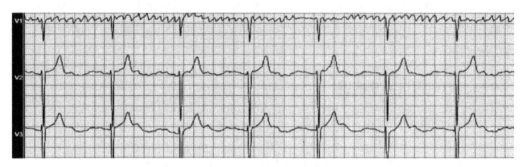

图 11-4　心房颤动伴完全性 AVB（标准导联上有房颤波，室律规整，42 次 / 分）

2. 病因

病态窦房结综合征（Sick Sinus Syndrome，SSS）、心衰、低氧血症、心房内压力升高、心包炎等，都可并发 Af，其中以急性缺血性心脏病左心衰时，左房压力升高最为常见。患者大多具有基础心脏疾病，但有时难于发现，尤其对那些阵发性发作的房颤患者。

（二）心房扑动（Atrial Flutter，AF）

1. 心电图特征（图 11-5、图 11-6）

（1）心房率：一般在 220 ～ 350 次 / 分。

（2）节律：心房节律规则。如果房室传导阻滞程度固定不变（通常 2∶1，有时 1∶1），则心室节律规则。如果阻滞程度经常变化，则心室律不规则。

（3）P 波：正常窦性 P 波消失，代之以房扑波（F 波），其外形呈锯齿状，在 II、III、AVF 最为典型和清楚。通常以 2∶1 进行传导，有时为 1∶1 传导。1∶1 传导时 F 波可能难以发现，应用迷走神经兴奋的方法使房室结（AVN）传导阻滞程度暂时性加重时，可使 F 波显露。

（4）P-R 间期，通常规则，有时也可不规则。

（5）QRS 波：通常正常。如有室内差异传导，QRS 则增宽，通常表现为右束支阻滞波形。

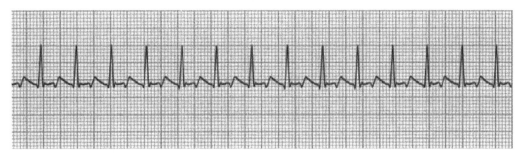

图 11-5 房扑（AF）

（房率 300 次 / 分，节律规则；房室之间 2 ：1 传导，室律规则，室率 150 次 / 分）

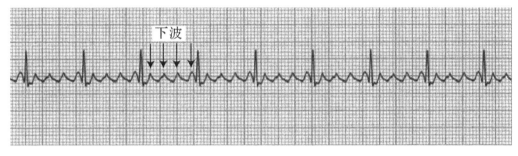

图 11-6 房扑（AF）

（房律规则，房室之间传导比例 4 ：1，故室律规则）

2. 病因

极大多数患者有器质性心脏病，尤其二尖瓣或三尖瓣病变、急性或慢性肺心病、冠心病等。极少数为洋地黄中毒的表现。房室传导比例一般比较固定为 2 ：1 传导；但由于 AVN 病变，迷走神经张力改变，某些药物如洋地黄、异搏定等，可因为出现高度房室传导阻滞而发生 3：1 或 4：1 传导或传导比例不断变化。

（三）室上性心动过速（Supraventricular Tachycardia）

1. 室上性心动过速的几种情况

（1）阵发性室上性心动过速（Paroxysmal Supraventricular Tachycardia，PSVT）；

（2）非阵发性房性心动过速（Nonparoxysmal Atrial Tachycardia）；

（3）多源性房性心动过速（Multifocal Atrial Tachycardia）；

（4）非阵发性结性加速性心动过速（Nonparoxysmal Junctional Accelerated Tachycardia）；

（5）心房颤动（Af）；

（6）心房扑动（AF）。

2. PSVT

（1）PSVT 心电图特征（图 11-7）：

①心率：房率通常在 140 ～ 220 次 / 分。

②节律：房律规则，室律在房室 1:1 传导时规则，此时一般房率应在 200 次 / 分以下。在非阵发性心动过速时，一般存在 2:1 传导，同时经常合并高度 AVB。

③ P 波：P 波常与 T 波融合重叠而无法辨认。如能发现 P 波，则与窦性 P 波有所不同，但在非阵发性室上性心动过速时，与窦性 P 波可以十分相似。

④ PR 间期：可能正常，也可延长。

⑤ QRS 波：通常正常，如有束支阻滞或室内差异传导存在，QRS 增宽。

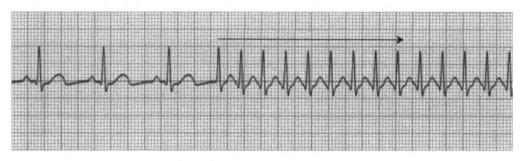

图 11-7　阵发性室上性心动过速（PSVT）

（2）病因：PSVT 的特征是室上性心动过速突然发生，持续数秒或数小时不等。可自行突然中止，也可通过刺激迷走神经兴奋而突然中止。其发生机制涉及折返，折返可发生在房室结或旁路，极少发生在窦房结。对于无任何其他器质性的心脏疾病的年轻人，通常可耐受 PSVT 的快速心率。对于老年人，或那些合并心脏疾病，尤其冠心病或二尖瓣、主动脉瓣病变的患者，就有可能因快速心率诱发或加重心肌缺血、心肌梗死、心力衰竭或心源性肺水肿。

3. 非阵发性房性心动过速

该种类型心律失常主要由洋地黄中毒等原因引起，所以最重要的是纠正原发病因。在非洋地黄化的患者中，阵发性房性心动过速通常为 1:1 传导，而非阵发性房性心动过速通常为 2:1 传导或高度 AVB。该型心律失常的 P 波与窦性 P 波极为相似。心室律是否规则，取决于房室传导阻滞程度是否恒定。

4. 伴有 QRS 波宽大畸形的心动过速

临床医师在区别该种心律失常是室速还是室上性心动过速合并室内差异传导时往往产生困难，故通常不把这种鉴别包括在 ACLS 课程内。然而两者鉴别的临床重要性是显而易见的。VT 是极有可能致命的心律失常，因而需要立即进行处理；而室上性心动过速通常危险性较小，按一般急诊处理即可。应当记住：遇到伴有 QRS 波增宽的、快速而规则的心动过速时，如果无根据地优先假定其为室上速伴室内差异传导，给予异搏定一类的药物，有时将会产生灾难性的后果，因为该种心律失常之中常有很大一部分实际上是室速。

在 ACLS 课程中，应作为一条规则来记住：伴 QRS 波增宽的心动过速就是室速，除非有明确证据证明不是室速。

二、心动过速的处理

（一）心动过速的处理流程

心动过程的处理流程详见"附录：ACLS 流程图"中的"流程图 3——心动过速治疗流程图"。

（二）心动过速处理注意事项

1. 在应用治疗流程图时，首先要提出两个问题：①患者的症状和体征是否由心动过速引起的？②患者的心动过速是否由这些症状和体征引起的？这两个问题实际上是一个问题的两个方面，都十分重要。举例来说，心动过速可引起胸痛。此时，治疗心动过速即可缓解胸痛；反之，心肌梗死时，可由缺血性胸痛反射性引起心动过速。此时，缓解疼痛即可使心率减慢或恢复正常心率。由此可见，对于心动过速的基本原因的诊断是十分重要的。

2. 对于伴有严重症状和体征的心动过速患者，首选的治疗措施是同步直流电复律，详见"附录：ACLS 流程图"中的"流程图 7——电复律治疗流程图"。对于某些特殊类型的心律失常，也可试用某些特效、安全的药物，但药物应用不应是延缓电复律的借口，要熟练掌握同步直流电复律的指征和操作。

3. 同步直流电复律具体操作步骤：

（1）术前给药，选择适当药物。

（2）打开除颤仪开关。

（3）接连监护仪，监测患者心律。

（4）按下"同步"按钮，确保同步功能生效。

（5）检查同步功能，即在 R 波上显示放电标志。

（6）如 R 波不明显，应加以调整导联位置或增加 R 波振幅。

（7）选择首次能量。

（8）放置导电糊于电极板。

（9）放置电极板于患者胸前（胸骨—心尖），并涂抹均匀。

（10）向所有在场人员明确宣布："充电，请离开！"

（11）按下右手所持电极板（心尖部）充电按钮。

（12）充电完毕之后，大声而清楚地重复三次："注意，往后站！""注意，不要接触床和患者！""注意，开始放电！"

显然，也包括你自己在内，不要接触患者、床和与患者连接的器具；不要忘记其他正在抢救患者的医务人员以及家属。

（13）施加 10 ～ 12 公斤的压力于电极板。

（14）同时按下"放电"按钮。

（15）查看监护仪。如果心动过速依旧，按流程图所示依次增加复律能量。每一次同步电复律操作之后，都需要重新设置同步模式，这是因为大多数除颤仪一经同步电复律之后马上回到非同步模式，而这一特征是仪器优点之一。因为一旦复律时发生 VF，可立即进行非同步除颤。

4. 其他注意点

（1）不稳定情况必须是由心动过速引起。其症状和体征可能包括：胸痛、呼吸困难、意识水平下降、低血压、休克、肺充血、充血性心力衰竭、急性心肌梗死。

（2）凡有颈动脉部位血管杂音者，禁用颈动脉窦按摩。有缺血性心脏病者，避免应用冰水浸泡脸部。

（3）QRS 波增宽的心动过速如果已经确定为 PSVT，同时血压正常 / 或升高，可使用异搏定进行处理。否则，异搏定的应用应十分慎重。

（4）在应用异搏定之后，应十分慎重，最好避免再应用 β - 受体阻滞剂。

（三）关于 Af 和 AF 的处理

1. 患者如果病情平稳或无任何症状和其他体征，可暂不处理，严密观察是最好办法。

2. 如果 Af 或 AF 的患者同时有严重症状和体征，则应立即准备同步电复律。

3. 应当仔细考虑可能发生 Af 或 AF 的急诊情况：急性心肌梗死、低氧血症、肺栓塞、电解质紊乱、药物中毒（尤其是地高辛或奎尼丁）或甲亢等。凡有上述情况，都应入院，并进行病因治疗。

4. 即使患者的血流动力学状态稳定，对于心室率很快的 Af 或 AF 仍应给予足够重视，对于 Af 尤应如此。因为 Af 伴快速室率更加易于诱发或加重血流动力学改变。对于该类患者，首要的目标是减慢心室率而不是试图恢复正常窦性节律。常有的情况是，一旦用药物控制了心室率，随之就会恢复到正常窦性节律。如果未能转复，则可开始用特殊药物进行药物转复。

5. 用于控制 Af 和 AF 心室率的药物可选择：钙通道阻滞剂如地尔硫卓、异搏定，β - 受体阻滞剂如倍他乐克、心得安。目前多数专家比较倾向于胺碘酮和 / 或地尔硫卓为首选。

6.Af 或 AF 伴快速室率同时又有心衰存在，地高辛仍为首选。

7. 作为药物转复的选择，多数专家倾向于胺碘酮和 / 或地尔硫卓。然而，最安全的转复方法是同步电复律。

8. 应记住：千万不要在静脉注射异搏定之后马上接着静脉注射倍他乐克（其两药应用时间间隔不得少于 30 分钟）。如两药同时应用，可发生严重心动过缓甚至心室停顿。

9. 当房颤持续数日之后，就有可能发生心房内血栓形成；在非急诊情况下，在转复之前可给予抗凝治疗一段时间较为安全。AF 患者不需抗凝治疗。

10. 刺激迷走神经的措施不仅可以作为治疗措施，而且可作为 AF 鉴别诊断措施，因为可使原来不清楚和不明显的房扑波变得更清楚和明显。

（四）PSVT 的治疗

1. 窦性心动过速、VT、非阵发性室上性心动过速和 PSVT 之间的区别有时十分困难，然而十分重要。在 ACLS 课程中，流程图中提供一个简单而实用的处理原则和方法：①不论何种心动过速，如伴有严重症状和体征，立即准备电复律；②心动过速的 QRS 波如果增宽，其处理原则与 VT 相同。

2. PSVT 治疗关键是打断心房—房室结—心室之间的折返环。刺激迷走神经，增加迷走神经兴奋可减慢房室结处的传导速度，从而中断折返。医生甚至患者都有自己所喜欢用的刺激迷走神经的各种方法。这些方法包括：颈动脉按摩、摒气、脸部浸泡在冰水中、剧烈咳嗽、放置鼻胃管、用压舌板或自己的手指刺激舌根和咽喉部，压迫眼球、蹲坐或直膝弯腰、抗休克裤下肢充气、仰卧垂头体位、直肠手指环形按摩等。对于那些长期、反复发作的 PSVT 患者，自己往往学会用最简单有效的办法来中止 PSVT 发作。压迫眼球法应弃用，因有可能发生严重的并发症——视网膜剥离。颈动脉窦按摩应在心电监护下进行，并避免在老年人中应用。已有不少报道，颈动脉窦按摩可发生脑栓塞、脑血栓形成、晕厥发作、窦性停搏、心室停顿、加重 AVB、在洋地黄中毒患者中出现反常心动过速等并发症。颈动脉窦按摩每次持续时间不应超过 5～10 秒。先按摩右侧，可重复几次，如无效再换至左侧，绝对不应两侧同时按摩。

3. 腺苷不仅是转复 PSVT 成正常窦性心律的最有效药物之一，而且副作用小，不会引起异搏定那样的血压下降，且半衰期极短，是目前最为安全的转复 PSVT 的药物。而且，即使在不能鉴别是 PSVT 和 VT 时也可应用。因此，血流动力学稳定的 PSVT，腺苷应作首选。然而，腺苷并不能取代异搏定，因为转复后的复发率比用异搏定复律后要高得多。因此，建议首先用腺苷转复，可重复 2～3 次，然后如果 QRS 波仍然为室上性，且血压正常平稳，可接下来应用异搏定，重复 2 次。用腺苷转复 PSVT 的成功率取决于应用方法：首先是要将剂量 6mg 快速（3～5 秒之内）静脉内推注，然后用 20mL 液体快速注入；如无效，在间隔 1～2 分钟之内即应将 12mg（2 支）快速（3～5 秒内）静脉推注。当快速静脉推注腺苷时，患者可同时感受到类似于心绞痛一样的胸痛。监护仪显示，在转复之前出现数秒钟的心室停顿，接着恢复成正常窦性心律。单用腺苷对 PSVT 的转复成功率仅为 50%～60%。

4. 异搏定（Verapamil）。应用异搏定静脉注射速度远远慢于腺苷。对于老年人或患者血压在正常下限水平时，建议用 2～4mg 在 3～4 分钟之内注入。假如 PSVT 依旧或转复后复发，而血压基本正常，在第一剂之后 15～30 分钟，可给予第二剂，剂量为 5～10mg。异搏定使用的副作用有血压下降；一旦血压下降并有症状，可采用 Trendelenburg 体位即仰卧、垂头位，补液，缓慢静脉注射氯化钙（0.5～1.0g/ 次）。很多医生在应用异搏定之前 5 ～ 10 分钟先静脉输注氯化钙，但此并不作为一种常规。对于长期服用 β－受体阻滞剂的患者，应用异搏定应十分小心，一旦患者出现血流动力学不稳定的症状和体征，应当立即进行同步电复律。

5. 当患者对于上述所有治疗措施都无反应，不能转复时，医生应当根据自己的临床判断，选择以下治疗：钙通道阻滞剂、β－受体阻滞剂、地高辛、胺碘酮或同步电复律、超速起搏等。

（五）QRS 增宽的 PSVT 和 QRS 波增宽类型未定的心动过速的处理注意点

VT 患者给予异搏定治疗可能导致致命性后果。异搏定在房颤或预激综合征患者中有加快心率和降低血压的副作用，也有由此导致死亡的报道。因此，除非已经肯定为室上性来源，不要对 QRS 增宽的心动过速予以异搏定治疗。

（潘建、杨云梅）

第三节　心动过缓

一、心电图识别及病因

（一）窦性心动过缓

1. 心电图特征（图 11-8）

（1）窦性 P 波。P 波在 Ⅰ、Ⅱ 和 AVF 导联直立，且形态正常。

（2）P-R 间期正常。P 波与 QRS 综合波关系正常。

（3）QRS 综合波为室上性。

（4）节律规则。

（5）心率小于 60 次／分。

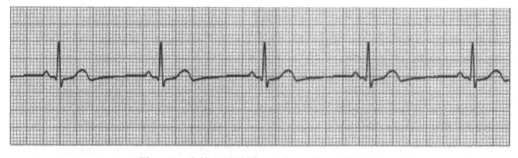

图 11-8　窦性心动过缓，心率 48 次，节律规则

2. 原因

窦房结发放冲动频率减慢，从而使心房除极频率减慢。其原因有窦房结本身病变、迷走神经兴奋性增加，以及某些药物作用（如洋地黄、心得安、异搏定等）。

（二）房室传导阻滞

房室传导阻滞（Atrio-Ventricular Block，AVB）指心房与心室之间的正常传导发生延迟或中断。

其原因有：①传导系统病变（钙化、纤维化、坏死）；②传导系统的某一部分不应期延长（如服用洋地黄时房室结不应期延长等）；③室上性除极周期过短，心房频率过快，超过正常房室结传导范围（例如房扑时，心房频率 300 次 / 分，但房室结只允许传导 150 次 / 分，就发生 2 : 1 的 AVB）。

AVB 可按两种方法进行分类：①根据阻滞程度：A. Ⅰ° AVB；B. Ⅱ° AVB；C. Ⅲ° AVB；②根据阻滞部位：A. 房室结；B. 结下：a. 希氏束；b. 束支。这两种分类方法结合起来更具有临床应用价值。

1. Ⅰ° AVB

是指冲动由心房传至心室的过程中只不过发生时间上的延迟。这种传导的延迟一般发生在房室结水平，但也可发生在房室结以下。

Ⅰ° AVB 如不伴有任何临床症状，一般是不需任何治疗的。其心电图特征为，如图 11-9 所示。

（1）室上性 QRS 波。

（2）节律规则。

（3）窦性 P 波。每一个 P 波之后均有一个 QRS 波跟随。

（4）P-R 间期延长，超过 0.20 秒，P-R 间期通常固定，但有时有变化。

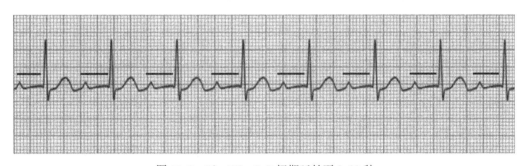

图 11-9 Ⅰ° AVB，P-R 间期延长至 0.28 秒

2. Ⅱ° AVB（Wenchebach，文氏Ⅰ型）

该型传导阻滞几乎总是发生在 AVN 水平（极少在希氏束或束支水平）。其原因常常是由于迷走神经张力增高或药物作用（洋地黄、心得安、异搏定等）。通常为暂时性、

一过性的,且被阻滞下传的P波通常为单个,其预后良好。除非有明显症状和体征存在,一般不需要特殊治疗。医护人员应将注意力集中在寻找其发生的基础原因上。

其心电图特征如图11-10所示。

(1)正常形态的室上性QRS波。

(2)心房率不受影响。由于个别冲动未下传至心室,故心室率少于心房率。

(3)心房节律正常、规则;心室节律不规则。在R波脱落之前的R-R间期进行性缩短,包括未下传的P波在内的RR间期小于正常RR间期的2倍。

(4)P波形态正常。每个P波之后都跟随有QRS波直至有一个QRS波脱落。

(5)P-R间期:P-R间期进行性延长直至一个P波被阻滞不下传,如此重复出现。

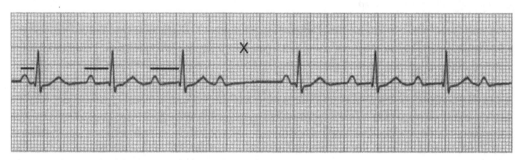

图11-10　II°AVB文氏型(心房节律基本规则;心室节律不规则,因每到第4个P波时其后无QRS波跟随;注意在未下传的P波之前P-R间期进行性延长;4个P波只有3个传至心室,以4:3传导表示;QRS波正常)

3. II° AVB(莫氏II型,Mobitz II)

该型II° AVB常发生于束支水平,有时在希氏束水平,总之极大多数在AVN以下水平。其原因通常是传导系统的器质性病变,极少是由于迷走神经张力增加或药物影响。故预后差,且很可能发展为完全性AVB。

其心电图特征如图11-11所示。

(1)QRS波:当阻滞水平在希氏束时,QRS波可正常;当阻滞部位在束支时(一侧束支—左或右—完全阻滞,另一侧束支—右或左—间歇性完全阻滞),QRS波表现为束支阻滞波形。

(2)心率:心房率不受影响;心室率显然会少于心房。

(3)心律:心房节律通常规则,室律常不规则,这是由于QRS波的脱落,而且有时是不规则的脱落。

(4)P波:形态正常,除了那些未下传的P波,其余P波之后均跟随有QRS波。

(5)P-R间期:P-R间期可能正常,也可能延长,但在一条心电图纸上P-R间期是固定的。在未下传的P波之后第一个P-R间期可能比较短。

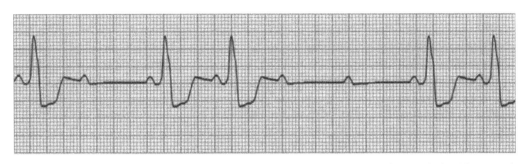

图 11-11　莫氏 II 型 II° AVB（三个窦性心跳之后跟随二个未下传的 P 波；P-R 间期固定；QRS 波增宽）

4.完全性房室传导阻滞（III° AVB）

是指心房与心室之间传导完全中断。心房率等于或快于心室率，两者之间没有任何联系。其阻滞部位可在 AVN、希氏束或束支。这种鉴别不仅具有学术上的意义，且对于估计病因，预测预后，治疗措施制订都具有重要意义。当 III° AVB 阻滞部位在 AVN 时，房室交界区的二级起搏点将使心室除极起搏。该二级起搏点在希氏束分支之前，因此，心室除极顺序正常，QRS 波正常。心室率一般在 40～60 次/分，且比较稳定。其原因有迷走神经张力升高（尤在下壁—膈面急性心肌梗死时）、药物中毒（洋地黄、普萘洛尔），或 AVN 器质性损害。带有结性逸搏节律的 III° AVB 往往是暂时性的，其预后也较好。当传导阻滞发生在房室结以下时，通常两侧束支都受累及，传导系统病变往往比较广泛，且多为冠状动脉硬化所致，而不会是迷走神经兴奋或药物毒副作用。此时的逸搏起搏点只能在阻滞部位以下的心室内。该种起搏点频率在 40 次/分以下，且产生 QRS 波波形宽大畸形，该种室性逸搏节律十分不稳定，常可发生心室停顿。

III° AVB 心电图特征如图 11-12、图 11-13 所示。

（1）QRS 波：当阻滞部位在 AVN 或希氏束时，QRS 波形态正常；当阻滞部位在束支水平时，QRS 波宽大畸形。

（2）P 波：正常或轻度异常（房性 P 波）。

（3）心率：房率不受影响；室率慢于房率；阻滞部位在房室结内时，室率可达 40～60 次/分；阻滞部位在房室结以下时，室率慢于 40 次/分。

（4）节律：房律通常不变，当然也可有其本身的房性心律失常如房颤。室率通常规则。

（5）P-R 间期：既然心房和心室各自被不同的起搏点所控制而除极，相互之间毫无关系，故 P-R 间期也毫无规律而变化。

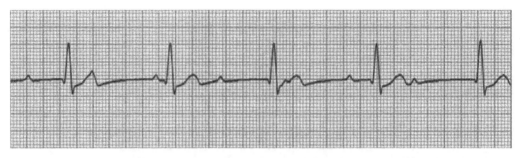

图 11-12　III°AVB（房律轻度不规则，为窦性心律不齐；室律规整，但心室率较慢，为50次／分；P-R 间期不固定，表示 P 波与 QRS 无固定关系；QRS 波为室上性，表示阻滞部位在房室结水平）

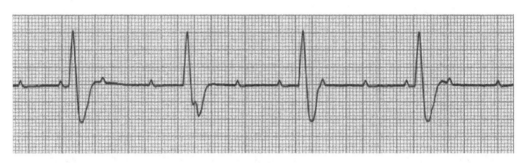

图 11-13　III°AVB（心房节律与心室节律无任何关系；心室节律规则，但室率慢，44次／分；QRS 增宽，表示阻滞部位在束支，而起搏点则在束支远端的心室）

5. 结性逸搏心律

房室结具有起搏功能。在正常情况下，其固有的起搏频率在 40～60 次／分，此时的 R-R 间期在 1.0～1.5 秒。在正常情况下，窦房结作为一级起搏点，其起搏频率快于房室结，故后者的起搏功能不显示。假如房室结在 1.0～1.5 秒的时间内不被窦房结的冲动除极，房室结就可能自己发出冲动。如果是偶然的情况，称之为结性逸搏；如果该种情况在一段时间内持续如此，称之为结性逸搏性心律。发生的原因不外乎窦房结器质性病变或洋地黄中毒或低血钾影响窦房结功能，或者是窦房结与房室结之间传导阻滞，故其治疗主要应针对病因。

其心电图特征为：

（1）QRS 波正常。

（2）心室率：一般在 40～60 次／分。

（3）节律：心室节律规整。

（4）P 波：在 II、III、AVF 导联，可见倒置的 P 波，称之为逆行 P 波。P 波可在 QRS 波之前、与 QRS 重叠或在 QRS 波之后。当窦性 P 波频率等于或慢于结性 P 波频率时，则发生房室分离。

（5）P-R 间期：在多数情况下有变化，P-R 间期通常都小于正常的从窦房结下传的心动的 P-R 间期。

（6）QRS 波宽度通常正常，在有室内差异传导时可增宽。

二、心动过缓的处理

（一）心动过缓的处理流程

详见"附录：ACLS 流程图"中的"流程图 2——心动过缓治疗流程图"。

（二）心动过缓治疗的注意点

1. 无论是治疗心动过速还是治疗心动过缓，都应记住：治疗的对象是患者，而不仅仅是心律失常。除了心律失常外，还要注意患者全部情况即症状和体征，以及引起心律失常的原因。同样是Ⅲ° AVB，急性心肌梗死所致者较其他原因更为常见且严重。

2. 心动过缓定为心率 < 60 次 / 分。然而很多正常人，尤其运动员心率常 < 60 次 / 分，因此，还必须了解另外一个概念，即相对性心动过缓。如患者的心率为 65 次 / 分，其收缩压为 80mmHg，相对于血压而言，65 次 / 分的心率太慢。

3. 对于心动过缓的治疗，医生应提出以下问题，并作出明确回答。

（1）缓慢的心率是否导致患者病情加重或恶化？

（2）有哪些具体的症状和体征？

（3）这些症状体征是否与心动过缓有关？

4. 在确定具体的心动过缓类型之前或同时，即应开始进行一般性、常规性治疗和处理，如前所叙。一旦明确了心动过缓的具体类型和其引起的血流动力学改变即严重症状和体征，即予以阿托品、经皮体外心脏起搏（TCP）或多巴胺、肾上腺素滴注。

5. 应当根据具体的患者、具体的临床情况、病情的严重程度来决定上述三种治疗措施的应用顺序，是单独应用还是同时联合应用，具体的剂量和用法。

（1）如果患者由于心动过缓引起的症状和体征仅属轻度，开始时可单独应用阿托品 1.0mg，静脉注射，每 3～5 分钟间隔重复一次，直至总量达 3mg。

（2）多巴胺的起始剂量为 $5\mu g \cdot kg^{-1} \cdot min^{-1}$，但如果患者伴有明显的低血压，应迅速增加剂量；而如果患者一开始就有严重的症状和体征，增加多巴胺剂量至 $20\mu g \cdot kg^{-1} \cdot min^{-1}$ 时，症状和体征仍无改善，可以从一开始就给予或尽快更换成肾上腺素静脉滴注。

（3）当治疗效果不佳时，应当想到其他引起症状和体征的原因，如心肌功能不全或血容量不足，并进行病因治疗。

（4）右室心肌梗死或下壁心肌梗死患者中，有一部分患者有低血压和相对性心动过缓，但此时的低血压主要的不是由于心动过缓，而是由于低血容量。此时，补充血容量是最为关键的治疗措施。

（5）经皮体外心脏起搏（TCP）在治疗所有伴有症状和体征的心动过缓患者时属一线方案。在症状和体征都十分严重或病情不平稳时，应当首先应用 TCP 或与阿托品同时应用。在患者对阿托品无反应或效果不佳时，且阻滞部位在希氏束以下时都应及时使用TCP。目前大多数除颤/监护仪都同时具备经皮体外起搏功能；而且其操作技术比经静脉心内起搏简单，只需加以短期训练即可学会。

TCP较经静脉心脏起搏有几个优点。首先，能很快开始，不需长时间准备。其次，可在床边进行，不需到放射科，不需其他特殊设备，如荧光屏、压力感受器等。然而，TCP也有不少不足之处。首先，常常起搏失败。其次，很多患者不能耐受起搏电流对皮肤的刺激，尤其产生剧烈疼痛和肌肉强直性收缩；对于这些患者的这些情况，可适当通过静脉途径应用止痛剂或镇静剂或两者合用。

（6）儿茶酚胺应用问题：

①多巴胺：为 α-受体、β 受体和多巴胺受体兴奋剂。其作用在很大程度上与剂量用法有关。

小剂量：$1 \sim 5\mu g/$（kg·min），在该剂量时主要兴奋多巴胺受体，使肾、肠系膜和脑血管扩张。

中剂量：$5 \sim 10\mu g/$（kg·min），在该剂量时，主要兴奋 β1 和 α-受体，使心肌收缩力增加，心排量增加，血压上升。对于有症状或血压下降的心动过缓，建议剂量从 $5\mu g/$（kg·min）开始。

大剂量：$10 \sim 20\mu g/$（kg·min），在此剂量下，多巴胺显示其 α-受体兴奋作用，使外周动、静脉血管收缩。该种剂量适用于休克和症状体征十分显著的低血压。

②肾上腺素：对于严重心动过缓伴低血压患者，可从一开始就给予肾上腺素静脉滴注，该类患者通常十分危重，极易发生 PEA 或心室停顿，对于后两者，静脉注射肾上腺素为首选。其具体制备：1.0mg 肾上腺素加到 5% 葡萄糖溶液中至 50mL，然后以每分钟 $1 \sim 2\mu g$ 速度静脉滴注。

③异丙肾上腺素：因其使心肌氧耗增加及扩张外周血管，在治疗伴有症状体征的严重的心动过缓时，该药即使应用，也应十分小心，一般都采用小剂量。其制备和用法与肾上腺素相同。

（潘建、杨云梅）

第十二章　呼吸系统突发事件及处理

第一节　急性呼吸窘迫综合征

一、概述

急性呼吸窘迫综合征（Acute Respiratory Distress Syndrome，ARDS）是指由心源性以外的各种肺内、外致病因素所导致的急性、进行性、缺氧性呼吸衰竭。1967 年，Ashbaugh 研究小组首次在 Lancet 上描述并报道了成人急性呼吸窘迫（acute respiratory distress in adult），概括介绍了该类综合征患者的特点：急性呼吸困难、顽固性低氧血症、双肺弥漫性浸润性阴影、肺和胸膜的顺应性降低。1992 年，欧美危重病以及呼吸病专家在美国召开了 ARDS 联席会议，认为 ARDS 并非仅发生于成人，也可发生于儿童。因此，ARDS 中的 "A" 由成人（adult）改为急性（acute），同时明确全身炎症反应综合征（Systemic Inflammatory Response Syndrome，SIRS）是导致急性肺损伤等其他器官功能障碍的根本原因。2011 年，欧洲危重症协会专家小组在德国柏林主持修订了 ARDS 诊断标准（ARDS 柏林定义），正式发表在 2012 年的《美国医学会杂志》（*JAMA*）上。尽管自首次报道以来，ARDS 的定义、发病机制和诊治策略的研究均取得了很大的进展，但目前其发病率及病死率仍然较高。对 1994—2006 年间发表的 72 个 ARDS 临床研究进行荟萃分析发现，ARDS 患者的病死率为 43%。近年来暴发的甲型流感（H1N1、H5N1、H7N9 等）、严重急性呼吸综合征（SARS）、新型冠状病毒肺炎（COVID-19）等疾病均可引起 ARDS，由于其传染性强、病死率高，严重影响了人们的生活健康，引起了世界各国卫生部门和危重医学的关注。

二、病因

多种危险因素可诱发 ARDS，通常分为肺部或全身疾病 / 损伤。其中肺炎是最常见的危险因素，肺炎与吸入性肺炎的相关死亡率最高，而创伤性 ARDS 相关死亡率最低。

1.肺部疾病或损伤因素

严重肺部感染、吸入性肺炎（胃内容物、有毒气体、高或低浓度氧、淡水或海水等）、肺或者胸部挫伤、肺栓塞等。

2. 全身疾病或损伤因素

脓毒症、休克、严重的非胸部创伤、重症急性胰腺炎、大量输血（液）、体外循环、代谢紊乱、弥散性血管内凝血（DIC）、药物中毒或过量以及妊娠并发症（羊水栓塞、胎盘早剥、子痫）等。

机械通气管理不当是 ARDS 发展和恶化的重要因素。呼吸机诱导的肺损伤（Ventilator-Induced Lung Injury，VILI）可能发生自以下几种机制：肺过度膨胀导致的容积伤或压力过高导致的气压伤，肺泡的重复开放和闭合导致的剪切伤，以及潜在的氧中毒。这些过程也会诱导过度的全身炎症反应，导致肺外器官衰竭。

三、病理生理和发病机制

从病理形态学角度，在原发性疾病发生后，炎性肺泡损伤的发生可分为三个连续且部分重叠的阶段：渗出期、增生期和纤维化期。

渗出期：免疫细胞介导的肺泡上皮—间质—内皮复合体的渗透性屏障（呼吸膜）被破坏，致使血浆、血浆蛋白和细胞成分相继涌入肺间质和肺泡腔，形成肺水肿。经典的 ARDS 被认为是中性粒细胞驱动的疾病，然而，实验数据表明肺泡中性粒细胞增多可以在不增加肺泡通透性的情况下发生。此外，固有免疫细胞（包括巨噬细胞和血小板）和适应性免疫细胞在 ARDS 发病中的作用越来越受到重视。进一步的中性粒细胞和巨噬细胞浸润增强了初次损伤的力度。产生的炎症渗出物与肺泡表面活性物质相互作用，最初引起呼吸功能障碍，此后随着上皮损伤的进展，肺泡表面活性物质减少，致使肺泡扩张受限。肺上皮离子通道的损害导致渗透力削弱，不足以将肺泡内水肿液回流至肺间质。上述损伤加上透明膜的形成以及肺顺应性降低，导致了气体弥散受限。肺泡血管的损伤伴随着血管通透性增加与血管张力的变化（血管收缩和血管舒张）及微血栓的形成，同时肺动脉压力增加导致右心室后负荷增加。右心室的功能障碍可能因机械通气和液体过负荷而进一步加重。肺泡上皮和内皮损伤同时存在严重通气/血流比例的失调和缺氧性肺血管收缩的丧失，最终导致顽固性低氧血症。

增生期：标志着修复开始，主要表现为Ⅱ型肺泡细胞大量增生，并随后分化成Ⅰ型肺泡细胞。功能性上皮细胞层的再生容许渗出液进入间质进行清除，残余碎片则被炎性细胞清除。血管张力开始恢复正常，微血栓得以清除，肺动脉高压减轻。随着修复的继续，分流减少，配合着更好的肺力学和肺顺应性恢复后氧合功能逐渐改善。

纤维化期：发展时间不一致，包括在损伤早期形成的肺泡胶原蛋白清除失败，以及囊性改变的发展，从而限制肺功能的恢复。

弥漫性肺泡损伤（Diffuse Alveolar Damage，DAD）（即透明膜形成）被认为是 ARDS 的特征性病理表现，可以通过肺活检或尸检进行证实。然而，DAD 也不是特异性的，也可发生在不符合 ARDS 标准的情况下。此外，许多符合 ARDS 诊断标准的患者并没有 DAD。

ARDS 存在不同临床类型，例如，相比于肺外损伤因素，肺部损伤所致 ARDS 患者肺实变更多，而肺泡萎陷及间质水肿更少。近期有一些研究提出关于 ARDS 亚型的描述，是根据不同治疗反应和临床结局所做出的临床和生物学特征分类；比如高炎症亚型患者出现更为严重的代谢性酸中毒、更高的血管活性药物需求和更高的死亡率，以及对高 PEEP 有更好的反应。临床亚型的分类更有助于 ARDS 病理生理机制的研究，并可能对个体化治疗的发展产生促进作用。

ARDS 发病机制错综复杂，至今尚未完全阐明。大量的动物实验和临床研究发现全身和肺内炎性细胞的持续激活、炎症介质 / 抗炎症介质的失平衡及凝血功能的紊乱在 ARDS 发病过程中发挥了重要作用。

四、临床表现

ARDS 临床表现可以有很大差别，取决于潜在疾病和受累器官的数目与类型。常具有以下特征：发病迅速，呼吸窘迫，难以纠正的低氧血症，死腔 / 潮气比值（V_D/V_T）增加和重力依赖性肺水肿的影像学改变。

患者通常先有可导致 ARDS 原发病的病史和相应临床表现，如严重创伤、休克、胃内容物误吸、严重肺部感染等。在原发疾病发生后的 12 ～ 72 小时内出现呼吸窘迫，偶可长达 5 天。ARDS 的初始症状和体征易被原发疾病所掩盖，被误认为是原发病的病情加重。随着 ARDS 的发展，患者的呼吸窘迫和呼吸急促迅速加重，主要表现为气急和呼吸增快。呼吸频率在 25 ～ 50 次 / 分，其严重程度与基础呼吸频率和肺损伤的严重程度有关。ARDS 患者也可见到用力呼吸增加（表现为吸气时肋间肌的收缩和辅助呼吸肌的应用）。此外，心动过速、发绀、烦躁不安等体征也常常出现。肺部检查无明显特异性，但明显的气道阻塞或呼气时间延长并不常见。

ARDS 呼吸功能特征性改变为严重氧合功能障碍，动脉血氧分压降低。随着肺泡上皮和内皮损伤加重，肺间质特别是肺泡渗出引起的动—静脉分流效应，出现难以纠正的低氧血症。

死腔 / 潮气比值不断增加是 ARDS 早期的特征，这一比值 ≥ 0.60 时可能与更严重的肺损伤有关。

在 ARDS 早期，肺毛细血管膜通透性一致增高，可引起血管内液体甚至有形成分渗出到血管外，呈非重力依赖性影像学变化。高分辨 CT（hight-resolution computed tomography，HRCT）可发现局限于肺间质时的渗出。随着病程进展，当渗出突破肺泡上皮防线进入肺泡内，会引起双肺斑片状阴影。由于重力依赖性作用，渗出液易坠积在下垂的肺区域（仰卧时主要在背部），HRCT 可发现片状阴影主要位于下垂肺区。这一特点有助于与肺部感染性疾病相鉴别，但很难与心源性肺水肿区分，因为充血性心力衰竭引起的高静水压性肺水肿可完全模仿 ARDS 的体位性影像学变化。

五、实验室检查

1. 氧合指数

氧合指数（PaO_2/FiO_2）是诊断 ARDS 的主要依据之一，已经建立人工气道的患者容易测定且准确，未建立人工气道者应用面罩给予纯氧测定的结果也常有一定误差。

2. 测定肺毛细血管屏障功能

检测肺血管通透性（PVP）是发现肺损伤的可靠方法。检测血管内液外流量即可定性甚至半定量地推测肺毛细血管屏障的完整性，为诊断和鉴别诊断提供重要帮助。

（1）肺水肿液蛋白和血浆蛋白浓度的比值　该比值的测定为临床上鉴别高渗透性和高压性的肺水肿提供重要的参考依据。测定方法为将 14～18F 导管楔入肺段或亚段支气管内，不能前进时再用尽可能低的负压（通常为 50cmH$_2$O 左右）吸引肺水肿液体至集液器内。可通过改变患者体位，使导管对应的支气管高于导管端口，靠重力帮助液体流出。标本内的气道分泌物（如黏液和脓液）应用纱布滤过丢弃。同时结合血液标本，分别测定肺水肿液体和血浆中蛋白浓度并计算两者比值。

ARDS 时由于肺毛细血管屏障功能的受损，血浆和血浆蛋白甚至细胞会不同程度地渗入肺泡内，因此肺水肿液中的蛋白比正常情况下明显升高，ARDS 时肺泡水肿液蛋白与血浆蛋白的比值 > 0.7；如果两者比值 < 0.6 则不支持 ARDS 的诊断，考虑高静水压性肺水肿如心源性肺水肿可能；如果介于 0.6～0.7，通常提示肺损伤性肺水肿和心源性肺水肿并存。

（2）血管外肺水指数（EVLWI）和肺毛细血管通透性指数（PVPI）的测定　通过脉搏指示剂连续心排血量（PiCCO）监测技术，可根据热稀释曲线计算 EVLWI 和 PVPI。EVLWI 反映肺水肿的严重程度，PVPI 反映肺毛细血管的损伤程度和通透性，EVLWI 和 PVPI 不仅有助于 ARDS 的诊断和病情评估，也可用来鉴别肺水肿类型。高静水压性肺水肿 EVLWI 明显增加，PVPI 正常或降低；而 ARDS 引起的高通透性肺水肿，除 EVLWI 增加外，PVPI 也明显升高。若以 EVLWI ≥ 10ml/kg 和 PVPI > 3 为临界值，则可以显著提高 ARDS 诊断的敏感度和特异度。

（3）经胸壁超声检查，ARDS 患者肺内出现充血、水肿、局部陷闭，肺组织中含气含水量发生变化并分布不均，超声的气体和液体界面上出现反复反射，形成 ARDS 比较有特征性的"彗星尾征"。该方法可动态观察患者肺内水肿程度和范围变化。

3. 损伤标志物

内皮细胞损伤（如内皮素、vW 因子抗原）、上皮细胞损伤（如涎液化糖链抗原）的标志物以及细胞因子（如 TNF-α、IL-1β、IL-6、IL-8、IL-10、HMGB1、可溶性细胞间黏附分子 -1、可溶性肿瘤坏死因子 I 受体）与 ARDS 发病和预后有关，可提供部分参考。

六、诊断和鉴别诊断

2011 年，欧洲危重症协会专家小组在德国柏林主持修订了 ARDS 诊断标准（ARDS 柏林定义）。柏林定义对 1994 年欧美共识会议（AECC）诊断标准进行了修正（表 12-1）。

表 12-1　ARDS 柏林的诊断标准

指标	数值
起病时间	从已知临床损害，以及新发或加重呼吸系统症状至符合诊断标准时间，≤ 7 天
胸部影像学 [a]	双侧浸润影，不能完全用积液、大叶 / 肺不张或结节来解释
肺水肿原因	无法用心力衰竭或液体过度负荷完全解释的呼吸衰竭。如无相关危险因素，需行客观检查（如超声心动图）以排除高静水压性肺水肿
氧合情况 [b]	轻度 [c]：200mmHg ＜ PaO_2/FiO_2 ≤ 300mmHg，伴 PEEP 或 CPAP ≥ 5cmH$_2$O 中度：100mmHg ＜ PaO_2/FiO_2 ≤ 200mmHg，伴 PEEP ≥ 5cmH$_2$O 重度：PaO_2/FiO_2 ≤ 100mmHg，伴 PEEP ≥ 5cmH$_2$O

注：a 胸部影像学包括胸片或 CT；b 如果海拔超过 1000m，PaO_2/FiO_2 值需用公式校正，校正后 $PaO_2/FiO_2=PaO_2/FiO_2$*（当地大气压 /760）；c 轻度组可用无创通气时输送的持续气道正压。CPAP：持续性气道正压；PEEP：呼气末正压；PaO_2：动脉氧分压；FiO_2：吸入氧浓度；1mmHg=0.133kPa；1cmH$_2$O=0.098kPa。

七、治疗与管理

ARDS 的治疗可分为特异性及支持性治疗，处理潜在的病因也是必要的。特异性治疗包括维持气体交换和基于基本病理生理改变的治疗。支持性治疗包括镇静、活动、营养和预防静脉血栓栓塞。

（一）去除病因

去除病因在 ARDS 的防治中占有重要地位。对可能迅速导致 ARDS 的基础疾病应积极采取各种治疗措施，如脓毒症，除了清除感染灶外，应及早开始经验性抗生素治疗；对于病毒感染，要早期使用抗病毒药物；创伤、骨折等应及时处理；休克应迅速纠正。同时还需加强呼吸道卫生，减少院内感染率，如有效地进行呼吸道湿化，物理排痰，鼓励患者咳嗽等。此外，还有部分直接和间接的肺损伤原因是可以治疗和避免的，如避免大量输血、输液和积极早期诊断和治疗原发病，避免高浓度吸氧，保护性机械通气也有助于预防机械通气相关性肺损伤。

（二）ARDS 患者的液体管理

应有效防治血管内静水压力升高，以减少肺水肿和改善肺功能，并采取积极措施加速肺水肿消散。因此，合理的策略是在保持适当系统灌注压的前提下保持低水平的有效血管内容量，即液体负平衡策略。但对于休克尤其是脓毒性休克的患者如果在恢复血管内容量后不能保持系统灌注，应使用血管加压药物治疗来保证重要器官灌注并保持氧运输正常化。此外，维持心输出量对于 ARDS 患者氧气的传输极其重要，尤其是使用机械通气或 PEEP 的患者（机械通气或 PEEP 可抑制心输出量）。可通过置入有创血流动力学监测或肺动脉导管监测心输出量及充盈压，指导容量管理。

（三）维持有效的气体交换

1. 提高吸氧浓度（FiO_2）

提高 FiO_2 可以纠正低通气—血流比值所致的中度缺氧，也可改善低氧血症。但是，因为 ARDS 患者的低氧血症是肺泡内渗出和肺不张所引起的分流样效应，仅仅提高吸氧浓度起到的作用有限，需应用机械通气加 PEEP 治疗。PEEP 改善肺功能的机制是增加功能残气量，使萎陷的肺泡重新启用。

2. 机械通气

机械通气是救治 ARDS 患者的关键医疗措施，合理的机械通气治疗策略可以显著降低病死率。2016 年，中华医学会呼吸病学分会呼吸危重症医学学组依据国内外最新的研究进展，制定了《急性呼吸窘迫综合征患者机械通气指南（试行）》。推荐意见如下：

（1）通气模式的选择：可根据个人经验选择容量控制通气（VCV）或压力控制通气（PCV）。

（2）肌松药的使用：对早期中重度 ARDS 患者（$PaO_2/FiO_2 < 150mmHg$）进行机械通气时可短时间（< 48 小时）使用肌松药。

（3）实施肺保护性通气策略：限制潮气量 $\leq$ 7mL/kg 和平台压 $\leq$ 30cmH_2O。

（4）PEEP 水平选择：对中重度 ARDS 患者早期可采用较高 PEEP（> 12cmH_2O）治疗。

（5）设置 FiO_2：调节 FiO_2 水平维持 ARDS 患者 SpO_2 88% ～ 95% 和 PaO_2 55 ～ 80mmHg。

（6）肺复张手法的实施：肺复张是指通过短暂地增加肺泡压和跨肺压以复张萎陷肺泡，从而达到显著改善氧合功能的一种方法。指南建议对中重度 ARDS 患者实施肺复张手法。

（7）俯卧位通气：目前主要用于治疗早期重度 ARDS（$PaO_2/FiO_2 < 100mmHg$），尤其对于 PEEP 水平 > 10cmH_2O 的患者。俯卧位通气时，采用肺保护性通气策略可显著减少呼吸机相关肺损伤的发生。

（8）无创正压通气治疗（NPPV）：对无禁忌证的轻度 ARDS 患者，可应用 NPPV 治疗。但需早期识别 NPPV 治疗 ARDS 失败的高危因素。

（9）体外膜氧合（ECMO）：建议对重度 ARDS 患者机械通气联合 ECMO 治疗。对于重度 ARDS 患者，目前 ECMO 是传统治疗措施失败后的最终补救措施。建议给予新型甲型 H1N1 流感所致重度 ARDS 患者机械通气联合 ECMO 治疗。

（10）不推荐常规措施：体外 CO_2 清除技术、高频振荡通气、吸入 NO 治疗。

（四）抗炎治疗

ARDS 是一种炎症性肺损伤，使用糖皮质激素治疗能抑制炎症和纤维化。但目前证据表明，中小剂量的糖皮质激素有可能降低脓毒性休克和 ARDS 的发生率和病死率，而大剂量的糖皮质激素治疗可能增加感染的风险。推荐在 ARDS 起病 14 天以前开始应用甲泼尼龙，起始剂量为 $1 \sim 1.5mg/(kg \cdot d)$。

（五）支持治疗

1. 营养治疗

ARDS 的营养衰竭是机体高代谢与营养缺乏共同作用的结果。经胃肠道补充营养能更好地保持胃肠黏膜正常功能，避免肠道黏膜细胞萎缩，支持胃肠道保持正常的菌落分布和组成，维持胃肠屏障，防止外来细菌生长和肠道细菌移位。通过免疫营养来调节炎症反应，即给予免疫增强饮食剂如鱼肝油、谷氨酰胺、硒、维生素和其他抗氧化剂有很大的前景，早期研究表明上述方法对 ARDS 有益，但随机对照试验暂无依据。

2. 镇静和活动

目前没有直接对 ARDS 患者最佳镇静药物选择或镇静深度的研究。一般来说，患者应轻度镇静，强调镇痛，并应尽可能避免苯二氮䓬类药物的应用。机械通气患者的早期深度镇静与死亡增加有关，早期活动能改善 ARDS 机械通气患者的结局。

3. 防治静脉血栓栓塞

ARDS 患者为静脉血栓栓塞的高危患者，对于无出血高危因素的患者，应予以预防性抗凝治疗（物理或药物治疗）。

主要参考文献：

[1] 林果为，王吉耀，葛均波.实用内科学：第 15 版 [M].北京：人民卫生出版社，2017.

[2] Sweeney RM, McAuley DF. Acute respiratory distress syndrome[J]. Lancet, 2016, 388(10058): 2416-2430.

[3] ARDS Definition Task Force, Ranieri VM, Rubenfeld GD, Thompson BT, Ferguson ND, Caldwell E, Fan E, Camporota L, Slutsky AS. Acute respiratory distress syndrome: the Berlin Definition[J]. JAMA, 2012, 307(23): 2526-2533.

[4] 中华医学会呼吸病学分会呼吸危重症医学学组.急性呼吸窘迫综合征患者机械通气指南（试行）[J].中华医学杂志，2016, 96(6): 404-424.

（王浩如、宋振举）

第二节　急性肺栓塞

一、概述

急性肺栓塞（Pulmonary Eembolism，PE）是指全身静脉系统的栓子经静脉系统回流到右心，阻塞肺动脉及其分支，引起的以急性肺循环障碍为基础的一组疾病或临床综合征的总称，而这些栓子可能是血栓、脂肪、羊水、肿瘤和空气等。其中，由血栓引起的肺栓塞称为肺血栓栓塞症（Pulmonary Thrombo Embolism，PTE），至少占95%，是最为常见的类型。引起PTE的血栓主要来源于下肢深静脉血栓（Deep Venous Thrombosis，DVT）。PTE和DVT合称为静脉血栓栓塞（Venous Thrombo Embolism，VTE），是VTE在不同部位、不同阶段的两种临床表现形式。本节主要讨论急性肺血栓栓塞。

肺动脉发生栓塞后，血栓不溶、机化、肺血管重构致血管狭窄或闭塞，导致肺血管阻力（PVR）增加，肺动脉压力进行性增高，最终可引起右心室肥厚和右心衰竭，称为慢性血栓栓塞性肺动脉高压（CTEPH）。由于肺组织有肺动脉和支气管动脉双重血管滋养，以及肺泡直接供氧，因此不太可能完全缺氧坏死，极少情况会出现其支配区的肺组织因血流受阻或中断而发生坏死，进而出现肺梗死。

二、流行病学

急性肺栓塞是全球第三大常见的心血管病死原因，仅次于冠心病和卒中，其年发病率为（39～115）人/10万人。国内近年来的研究显示肺栓塞的诊断率逐年提高，这可能与检测手段的进步有关，但更为可能的是临床医师对肺栓塞的诊断意识和水平提高所致。来自国内60家大型医院的统计资料显示，住院患者中PTE的比例从1997年的0.26‰上升到2008年的1.45‰。而随着对PTE认识和诊治水平的提高，我国急性PTE住院病死率逐年下降，由1997年的25.1%降至2008年的8.7%。

三、危险因素

任何可以导致静脉血流淤滞、血管内皮损伤和血液高凝状态的因素（Virchow三要素）均为VTE的危险因素，包括遗传性和获得性两类。

1.遗传性因素。由遗传变异引起，常以反复发生的动、静脉血栓形成为主要临床表现。包括：抗凝血酶/蛋白C/蛋白S缺乏，LeidenV因子升高，活性蛋白C抵抗，凝血酶原基因突变，异常纤维蛋白原血症，纤维蛋白溶酶原缺乏症，高脂蛋白，低组织因子旁路抑制因子，同型半胱氨酸及凝血因子Ⅷ、Ⅸ和Ⅺ升高，纤维蛋白素原、凝血酶激活的纤维蛋白溶解抑制剂升高等。＜50岁的患者如无明显诱因反复发生VTE或呈家族性发病倾向，需警惕易栓症的存在。

2.获得性因素。是指后天获得的易发生VTE的多种病理生理异常，多为暂时性的或可逆性的。如高龄、制动、手术、创伤、急性内科疾病（如心肌梗死、心力衰竭、呼吸衰竭、感染等）、某些慢性疾病（如抗磷脂综合征、肾病综合征、炎性肠病、骨髓增殖性疾病等）、妊娠和产褥期、口服避孕药、激素替代治疗、肥胖、中心静脉插管，阻塞性睡眠呼吸暂停综合征、白塞病等；恶性肿瘤是 VTE 重要的风险因素，但其中胰腺、颅脑、肺、卵巢及血液系统恶性肿瘤被认为具有更高的 VTE 风险，且肿瘤活动期 VTE 风险增加。

四、病理与病理生理改变

PTE 栓子可以来源于下腔静脉路径、上腔静脉路径或右心腔。其中大部分来源于下肢深静脉，多数情况下 PTE 继发于 DVT，约 70% 的 PTE 患者可在下肢发现 DVT；而在近端 DVT 患者中，通常有 50% 的患者存在症状性或无症状性 PTE。随着颈内静脉、锁骨下静脉置管和静脉内化疗的增多，来源于上腔静脉路径的血栓也较前有增多趋势。PTE 的血栓栓塞可以是单一部位的，也可以是多部位的。病理检查发现多部位或双侧性的血栓栓塞更常见。右肺受累多于左肺，下叶受累多于上叶。

1. 血流动力学改变

超过 30% ~ 50% 的肺动脉及其分支发生栓塞时，血流动力学的改变会日益明显。因机械阻塞作用、神经体液因素（血栓素 A2 和 5-羟色胺的释放）和低氧所引起的肺动脉收缩，最先出现的改变为肺血管阻力（PVR）增加，导致右心室后负荷增加，肺动脉压力升高。右心扩大致室间隔左移，使左心室功能受损，继而导致心输出量降低，造成体循环低血压和血流动力学不稳定。冠状动脉灌注压下降，特别是右心室内膜下心肌处于低灌注状态。

2. 呼吸功能受损

主要导致肺泡死腔增大、通气血流比例失调、肺不张等。心输出量降低导致混合静脉血氧饱和度下降。栓塞部位肺血流减少，肺泡死腔量增大；肺内血流重新分布，而未阻塞血管灌注增加，通气血流比例失调而致低氧血症。部分患者因右心房压力增加，而出现卵圆孔再开放，产生右向左分流，导致严重的低氧血症。远端小栓子可造成局部的出血性肺不张，引起局部肺泡出血，表现为咯血，并可伴发胸膜炎和胸腔积液。总的来说，临床上患者多发生不同程度的低氧血症、低碳酸血症和呼吸性碱中毒。

3. 慢性血栓栓塞性肺动脉高压（CTEPH）

部分急性 PTE 经治疗后血栓不能完全溶解，血栓机化，肺动脉内膜发生慢性炎症并增厚，发展为慢性 PTE。慢性 PTE 的另一个主要原因为 DVT 多次脱落，反复栓塞肺动脉，血栓机化同时伴随不同程度血管重构、原位血栓形成，导致管腔狭窄或闭塞，肺血管阻力和肺动脉压力逐步升高，形成 CTEPH。多种影响因素如低氧血症、血管活性物质（包括内源性血管收缩因子和炎性细胞因子）释放可加重这一过程，右心后负荷进一步加重，最终导致右心衰竭。

五、临床表现

急性肺栓塞患者的临床症状与体征都是非特异性的。典型的肺栓塞"三联症"包括呼吸困难、胸痛及咯血，但临床上该三联症出现的并不多。此外，常见的症状还包括咳嗽、晕厥等。晕厥可以是唯一首发症状，多表现为一过性意识丧失。如果是休克引起的晕厥一般提示预后不良，部分患者可以发生猝死。部分患者可出现烦躁不安、惊恐和濒死感，往往提示栓塞面积较大，预后差。容易忽视的是约一半的患者出现深静脉血栓（DVT）的症状即单纯下肢肿痛。由于急性肺栓塞的临床症状与栓塞范围及心肺基础功能等相关，故临床上也存在一定比例的患者并无明显症状。

急性肺栓塞常见的体征包括发热、呼吸浅快、心率增加及发绀等。病情严重时多为烦躁不安、端坐呼吸，严重者可出现休克、四肢湿冷。少数患者肺部可闻及哮鸣音和干湿啰音。心脏检查：肺动脉听诊区第二心音亢进（P2 ＞ A2），三尖瓣区收缩期反流性杂音，心尖上翘。如继发右心负荷增加可有明显的体循环淤血表现，如颈静脉充盈、搏动，肝脏增大，肝颈静脉回流征阳性及下肢浮肿等。严重的肺动脉高压合并右心功能不全时还可出现心包积液。因肺栓塞常继发于下肢深静脉血栓栓塞，故还要注意双下肢是否存在深静脉血栓栓塞所致的肿胀、压痛、僵硬、色素沉着或是浅静脉曲张等。

六、实验室检查和辅助检查

（一）疑诊相关检查

1. 血浆 D- 二聚体

血浆 D- 二聚体是交联纤维蛋白在纤溶系统作用下产生的可溶性降解产物，为特异性继发性纤溶标志物。血栓形成时因血栓纤维蛋白溶解导致 D- 二聚体浓度升高，对急性 PTE 的诊断敏感度超过 90%，对于低度或中度临床可能性患者具有较高的阴性预测价值，若 D- 二聚体含量 ＜ 500μg/L，可基本排除急性 PTE。但 D- 二聚体的诊断特异性不高，恶性肿瘤、炎症、出血、创伤、手术和组织坏死等情况可引起血浆 D- 二聚体水平升高，因此其对诊断 PTE 的阳性预测价值较低，不能用于确诊。随着年龄增大，血浆 D- 二聚体正常值也越高，以年龄调整临界值 [＞ 50 岁患者为年龄（岁）× 10μg/L] 可以提高 D- 二聚体对老年患者的诊断特异度。

2. 动脉血气分析

急性 PTE 常表现为低氧血症、低碳酸血症和肺泡—动脉血氧分压差（$P_{A-a}O_2$）增大。但部分患者的结果可以是正常的。

3. 血浆肌钙蛋白

包括心肌肌钙蛋白 I（cTNI）及心肌肌钙蛋白 T（cTNT），是评价心肌损伤的指标。急性 PTE 并发右心功能不全时可引起肌钙蛋白升高，且其升高水平越高，说明心肌损伤程度越严重。目前认为肌钙蛋白升高提示急性 PTE 患者预后不良。

4.脑钠肽（BNP）和 N-末端脑钠肽前体（NT-proBNP）

是心室肌细胞在心室扩张或压力负荷增加时合成和分泌的心源性激素。急性 PTE 患者右心室后负荷增加，故血 BNP 和 NT-proBNP 水平升高。该指标升高可反映右心功能不全及血流动力学紊乱严重程度，也可用于评估急性 PTE 的预后。

5.心电图

大多为非特异性改变。较常见的有 V1 ～ V4 的 T 波改变和 ST 段异常；部分病例可出现典型改变为 $S_1Q_{III}T_{III}$ 征（即 I 导联 S 波加深，III 导联出现 Q/q 波及 T 波倒置）；以及完全或不完全右束支传导阻滞、肺型 P 波、电轴右偏和顺钟向转位等。随病程的发展演变心电图呈动态变化。

6.超声心动图

超声心动图（超声）在提示 PTE 诊断和排除其他心血管疾病方面有重要价值。超声检查可发现右心室后负荷过重征象，包括出现右心室扩大、右心室游离壁运动减低、室间隔平直、三尖瓣反流速度增快、三尖瓣收缩期位移减低等。在少数患者，可发现右心系统（包括右心房、右心室及肺动脉主干）血栓，同时临床表现符合 PTE，即可诊断 PTE。床旁超声在血流动力学不稳定的疑似急性 PTE 中有诊断及排除诊断价值。如果超声显示无右心室负荷过重或功能不全征象，则排除 PTE 诊断，应寻找其他导致血流动力学不稳定的原因。此外该检查可作为 PTE 危险分层重要依据。

7.胸部 X 线片

PTE 患者常有异常表现：区域性肺血管纹理变细、稀疏或消失，肺野透亮度增加，肺野局部浸润性阴影，尖端指向肺门的楔形阴影，肺不张或膨胀不全，右下肺动脉干增宽或伴截断征，肺动脉段膨隆以及右心室扩大征，患侧横膈抬高，胸腔积液等。但以上表现均缺乏特异性，仅凭胸部 X 线片不能确诊或排除 PTE。

（二）确诊相关影像学检查

PTE 的确诊检查包括 CT 肺动脉造影（CT pulmonary angiogram，CTPA）、核素肺通气 / 灌注（V/Q）显像、磁共振肺动脉造影（Magnetic Resonance Pulmonary Angiography，MRPA）、肺动脉造影等，DVT 确诊影像学检查包括加压静脉超声（compression venous ultrasonography，CUS）、CT 静脉造影（CT Venography，CTV）、核素静脉显像、静脉造影等。

1.PTE 的确诊检查

（1）CTPA　可直观显示肺动脉内血栓形态、部位及血管堵塞程度，对 PTE 诊断的敏感度和特异度均较高，且无创、便捷，目前是确诊 PTE 的首选检查方法。能发现段以上肺动脉内栓子，甚至可发现深静脉栓子。直接征象：肺动脉内充盈缺损，部分或完全包围在不透光的血流之间（轨道征），或呈完全充盈缺损，远端血管不显影；间接征象：肺野楔形密度增高影，条带状的高密度区或盘状肺不张，中心肺动脉扩张及远端血管分支减少或消失等。CTPA 可同时显示肺及肺外的其他胸部病变，具有重要的诊断和鉴别诊断价值，但肾功能不全和造影剂过敏者慎用。

（2）V/Q 显像　是 PTE 重要的诊断方法。典型表现为肺灌注显像多发的肺段性放射性分布减低或缺损，而同期的肺通气显像和胸部 X 线检查正常。但是许多疾病可以同时影响患者的肺通气和血流状况，致使 V/Q 显像在结果判定上较为复杂。V/Q 显像辐射剂量低，示踪剂使用少，较少引起过敏反应，故可优先应用于临床可能性低的门诊患者、年轻患者（尤其是女性患者）、妊娠、对造影剂过敏、严重的肾功能不全者。

（3）MRPA　对段以上肺动脉内栓子诊断的敏感度和特异度均较高。MRPA 无 X 线辐射，不使用含碘造影剂，故适用于肾功能严重受损、对碘造影剂过敏或妊娠患者。但 MRPA 对仪器和技术要求高，检查时间长。

（4）肺动脉造影　选择性肺动脉造影是诊断急性 PTE 的"金标准"，兼具较高的敏感度与特异度。其缺点是有创性检查，可发生严重并发症甚至致命，主要在无创影像学检查结果不明确时使用。

2. DVT 的确诊检查

（1）加压静脉超声（CUS）　通过直接观察血栓、探头压迫观察或挤压远侧肢体试验和多普勒血流探测等技术，可发现 95% 以上的近端下肢静脉内血栓。静脉不能被压陷或静脉腔内无血流信号为 DVT 的特定征象和诊断依据。CUS 具有无创及可重复性，基本已取代静脉造影成为 DVT 首选的诊断技术。

（2）CT 静脉造影（CTV）　CTPA 联合 CTV 可同时完成，仅需注射一次造影剂，为 PTE 及 DVT 的诊断尤其是盆腔及髂静脉血栓的诊断提供依据。但同时进行 CTPA 和 CTV 检查的放射剂量明显增多，需权衡利弊。

（3）磁共振静脉造影（MRV）　MRPA 联合 MRV 检查，可提高 MRI 对 PTE 的诊断敏感性，但却增加了技术难度。

（4）静脉造影　为诊断 DVT 的"金标准"，可显示静脉堵塞的部位、范围、程度，同时可显示侧支循环和静脉功能状态，其诊断的敏感度和特异度接近 100%。在临床高度疑诊 DVT 而超声检查不能确诊时，应考虑行静脉造影。但该检查属于有创检查，应严格掌握其适应证。

（三）求因相关检查

已确诊 PTE 的患者应进行求因相关检查，其中，对于疑似遗传缺陷患者，应先做病史和家族史的初筛。初筛主要评估指标包括：血栓发生年龄 < 50 岁、少见的栓塞部位、特发性 VTE、妊娠相关 VTE、口服避孕药相关 VTE 以及华法令治疗相关的血栓栓塞等；家族史包括：≥ 2 个父系或母系的家族成员发生有（无）诱因的 VTE。

相关指标检查包括：抗凝蛋白、抗磷脂综合征相关检测以及易栓症相关基因检测等。其中抗磷脂综合征实验室检查应包括狼疮抗凝物、抗心磷脂抗体和抗 β_2 糖蛋白 1 抗体。临床上需要进行抗磷脂综合征相关检测的患者包括：< 50 岁的无明显诱因的 VTE 和无法

解释的动脉血栓栓塞、少见部位发生血栓形成、习惯性流产、血栓形成或病理妊娠合并自身免疫性疾病（系统性红斑狼疮、类风湿关节炎、免疫相关性血小板减少症和自身免疫性溶血性贫血），部分患者可见活化部分凝血活酶时间（activated partial thromboplastin time，APTT）延长。

七、诊断策略

急性肺栓塞的诊断需要结合病史、血栓高危因素、临床症状及影像学检查等多方面综合结果。急性肺栓塞的早期发现十分重要，可提高抢救成功率，而提高诊断率的首要条件为临床医师对本病的认识。目前急性 PTE 的诊断与处理主要基于疑诊、确诊、求因、危险分层的策略。

1. 急诊室肺栓塞排除标准

肺栓塞排除标准（Pulmonary Embolism Rule-out Criteria，PERC），指年龄 < 50 岁，脉搏 < 100 次 / 分，动脉血氧饱和度（SaO_2）> 94%，无单侧下肢肿胀，无咯血，近期无外伤或手术史，既往无静脉血栓栓塞史，未使用口服激素。如患者符合上述 8 种情况可安全排除肺栓塞，从而避免过度使用肺栓塞的诊断检查。但这一标准目前仅适用于急诊室就诊患者。

2. 疑诊及临床可能性评估

对于疑诊肺栓塞的患者，可将患者的临床表现与 VTE 的诱发因素相结合，进行肺栓塞可能性评估，以提高疑似肺栓塞诊断的正确性。目前最常用的评估表包括简化 Wells 评分、修订版 Geneva 评分量表等（表 12-2）。

表 12-2　PTE 临床可能性评分表

简化 Wells 评分	计分	修订版 Geneva 评分	计分
PTE 或 DVT 病史	1	PTE 或 DVT 病史	1
4 周内制动或手术	1	1 个月内手术或骨折	1
活动性肿瘤	1	活动性肿瘤	1
心率（次 / 分）		心率（次 / 分）	
≥ 100	1	75 ～ 94	1
咯血	1	≥ 95	2
DVT 症状或体征	1	咯血	1
其他鉴别诊断的可能性低于 PTE	1	单侧下肢疼痛	1
		下肢深静脉触痛及单侧	1
临床可能性		下肢水肿	

续表

简化 Wells 评分	计分	修订版 Geneva 评分	计分
低度可能	0 ～ 1	年龄＞ 65 岁	1
高度可能	≥ 2	临床可能性	
		低度可能	0 ～ 2
		高度可能	≥ 3

注：PTE 是肺血栓栓塞症；DVT 是深静脉血栓形成。

在临床评估的基础上可联合 D- 二聚体检测进一步筛查急性 PTE。临床评估低度可能的患者，如 D- 二聚体检测（需根据年龄修正临界值）阴性，可基本排除急性 PTE；如 D- 二聚体检测阳性，建议行确诊检查。临床评估高度可能的患者，建议直接行确诊检查。

3. 确诊

疑诊急性 PTE 的患者，根据是否合并血流动力学障碍采取不同的诊断策略。

（1）血流动力学不稳定的 PTE 疑诊患者：如条件允许，建议完善 CTPA 检查以明确诊断或排除 PTE；如不具备进行 CTPA 检查的条件，建议进行床旁超声心动图检查，如发现右心室负荷增加和（或）发现肺动脉或右心腔内血栓证据，在排除其他疾病可能性后，建议按照 PTE 进行治疗。同时进行肢体超声检查，如发现 DVT 的证据，则 VTE 诊断成立，并可启动治疗。在临床情况稳定后进行 CTPA 等确诊检查进一步明确诊断。

（2）血流动力学稳定的 PTE 疑诊患者：推荐将 CTPA 作为首选的确诊检查手段；如果存在 CTPA 检查相对禁忌（如造影剂过敏、肾功能不全、妊娠等），可选择其他影像学确诊检查，包括 V/Q 显像、MRPA 等。

4. 求因

确诊急性 PTE 的患者，需积极寻找相关的危险因素，包括可逆的危险因素（如手术、创伤、骨折、急性内科疾病等）、潜在疾病因素（如恶性肿瘤、抗磷脂综合征、炎性肠病、肾病综合征等）。年龄＜ 50 岁或家族性 VTE，且无可逆诱发因素的急性 PTE 患者，建议进行易栓症筛查。

5. 危险分层

PTE 危险分层主要基于患者血流动力学状态、心肌损伤标志物及右心室功能等指标进行综合评估，便于病情严重程度评价和采取个体化的治疗方案。血流动力学不稳定的 PTE 患者为高危；血流动力学稳定的 PTE 患者，根据是否合并右心功能不全和心肌损伤标志物异常可分为中危和低危。

（1）高危 PTE：以休克和低血压为主要表现，即体循环收缩压＜ 90mmHg，或较基础值下降幅度≥ 40mmHg，持续 15 分钟以上。应需除外新发生的心律失常、低血容量或感染所致的血压下降。还有一种高危的临床表现形式为需要心肺复苏的心脏骤停。

（2）中危 PTE：血流动力学稳定，但存在右心功能不全的影像学证据和（或）心肌损伤标志物升高。根据病情严重程度，进行再分层。中高危：右心功能不全和心肌损伤标志物升高同时存在；中低危：单纯存在右心功能不全或心肌损伤标志物升高。

右心功能不全的影像学诊断标准：超声心动图表现：①右心室扩张（右心室舒张末期内径/左心室舒张末期内径＞1.0 或 0.9）；②右心室游离壁运动幅度减低；③三尖瓣反流速度增快；④三尖瓣环收缩期位移减低（＜17mm）。CTPA 检查可发现：四腔心层面发现的右心室扩张。

心肌损伤标志物包括 BNP、NT-proBNP、肌钙蛋白。其升高与 PTE 短期预后显著相关。

（3）低危 PTE：血流动力学稳定，不存在右心功能不全和心肌损伤标志物升高。

此外，2014 欧洲心脏病学会（European Society of Cardiology，ESC）制订的急性 PTE 指南中将肺栓塞严重指数（Pulmonary Embolism Severity Index，PESI）评分及其简化版本（Simplified PESI）纳入危险分层，作为划分中危和低危的标准，主要用于评估患者的预后，决定患者是否可考虑早期出院，临床可作为参考。

八、治疗

（一）一般治疗

对高度疑诊或确诊急性 PTE 患者应进行血压、心率、呼吸等生命体征的连续监测。血气分析、心电图也应该动态随访。同时给予积极的呼吸与循环支持。

1. 呼吸支持治疗

急性 PTE 患者多发生低氧血症与低碳酸血症，应使用经鼻导管或面罩氧疗。如出现严重的低氧血症必须机械通气时，应采取低潮气量（6～8mL/kg）使吸气末平台压 ＜ 30mmH$_2$O，因为机械通气引起的胸腔内正压可使静脉回流减少，加重右心衰竭。应尽量避免行气管切开，以免在抗凝或溶栓过程中发生局部大出血。

2. 血流动力学支持治疗

对于高危 PTE 患者，必须进行血流动力学监测。为了维持有效的血流动力学，血管活性药物的应用是至关重要的。去甲肾上腺素仅限于急性 PTE 合并低血压的患者，可以改善右心功能，提高体循环血压，改善右心冠脉的灌注。多巴酚丁胺以及多巴胺可用于心指数较低的急性 PTE 患者。肾上腺素也可用于急性 PTE 合并休克的患者。

3. 其他支持治疗

镇静、镇痛治疗，控制体温、咳嗽等症状，通便治疗，降低耗氧量。对于中低危急性 PTE 患者，若血流动力学稳定，在充分抗凝的基础上，建议尽早下床活动。

（二）抗凝治疗

抗凝治疗是急性 PTE 的标准治疗方法，能够改善症状，可以有效地防止血栓再形成和复发，同时促进机体自身纤溶机制溶解已形成的血栓。一旦明确急性 PTE，宜尽早启动抗凝治疗。目前指南推荐临床上最常用的抗凝药物主要分为胃肠外和口服两大类。

1. 胃肠外抗凝药物

（1）普通肝素（Unfractionated heparin, UFH）：首选静脉给药，先给予 2000 ～ 5000U 或按 80U/kg 静脉注射，继之以 18U/（kg·h）持续静脉泵入。在开始治疗后的最初 24 小时内每 4 ～ 6 小时监测活化部分凝血酶时间（APTT），根据 APTT 调整剂量，使 APTT 在 24 小时之内达到并维持于正常值的 1.5 ～ 2.5 倍。达标后每天监测 APTT 一次。UFH 也可采用皮下注射方式给药。一般先给予静脉注射负荷量 2000U ～ 5000U，然后按照 250U/kg 剂量每 12 小时皮下注射 1 次，调节注射剂量使 APTT 在注射后的 6 ～ 8 小时达到治疗水平。

UFH 可能会引起肝素诱导的血小板减少症（HIT），对于 HIT 高风险患者，建议在应用 UFH 过程中，检测血小板计数。如果血小板计数下降＞基础值的 50%，和（或）出现动静脉血栓的征象，应停用 UFH，并改用非肝素类抗凝药（如阿加曲班和比伐卢定）。

（2）低分子肝素（LMWH）：是短链的 UFH，对于 II a 因子无作用，抑制 Xa 因子活性，其皮下注射吸收良好、生物利用度超过 90%、半衰期长、出血风险低、无须常规监测凝血指标，因此使用方便。其剂量必须根据体重来计算。由于 LMWH 经肾脏清除，故肾功能不全者慎用。对严重肾功能衰竭者（肌酐清除率＜ 30mL/min），建议应用静脉 UFH。应用 LMWH 的疗程超过 7 天时，应注意监测血小板计数。

（3）磺达肝癸钠：为选择性 Xa 因子抑制剂，通过与抗凝血酶特异性结合，介导对 Xa 因子的抑制作用。磺达肝癸钠应根据体重给药，每日一次皮下注射，无须监测。肾功能不全患者应慎用。

初始抗凝治疗通常指确诊急性 PTE 的前 5 ～ 14 天的抗凝治疗。与 UFH 相比，LMWH 和磺达肝癸钠发生大出血或者 HIT 的风险较低，故首选用于 PTE 患者的初始抗凝治疗。而 UFH 半衰期较短，抗凝易于监测，且鱼精蛋白可以快速逆转其作用，因此对于需要进行再灌注治疗或有严重肾功能衰竭、严重肥胖的患者，推荐应用 UFH。

非肝素类抗凝药，包括阿加曲班（精氨酸衍生的小分子肽）和比伐卢定（直接凝血酶抑制剂），两者可应用于 HIT 或怀疑 HIT 的患者。

2. 口服抗凝药物

（1）华法林：胃肠外初始抗凝治疗启动后，应根据临床情况及时转换为口服长期抗凝药物。最常用的是华法林，首剂 3mg ～ 5mg 口服，维持量根据国际标准化比值（INR）调整，治疗目标推荐 INR 维持在 2 和 3 之间。华法林的主要并发症为出血，可用维生素 K 拮抗。

（2）新型口服抗凝药（NOACs）：目前主要包括直接 Xa 因子抑制剂与直接 II a 因子抑制剂。直接 Xa 因子抑制剂的代表药物是利伐沙班、阿哌沙班和依度沙班等。直接凝血酶抑制剂的代表药物是达比加群酯。由于目前国内尚缺乏 NOACs 特异性拮抗剂，因此患者一旦发生出血事件，应立即停药，可考虑给予凝血酶原复合物、新鲜冰冻血浆等。

3. 抗凝建议及疗程

临床高度疑诊急性 PTE，若无出血风险，在等待诊断结果过程中，建议开始应用胃肠外抗凝治疗，包括静脉泵入 UFH、皮下注射 LMWH 或磺达肝癸钠等。对于急性高危 PTE 患者，首选 UFH 进行初始抗凝治疗，以便于及时转换到溶栓治疗。

抗凝治疗的标准疗程为至少 3 个月。有明确可逆性危险因素的急性 PTE，在 3 个月抗凝治疗后，如危险因素去除，建议停用抗凝治疗。部分患者在 3 个月的抗凝治疗后，血栓危险因素持续存在，为降低其复发率，需要继续进行抗凝治疗。通常将 3 个月以后的抗凝治疗称为延展期抗凝治疗。延长抗凝疗程会带来出血的风险，故需充分考虑其获益 / 风险比，如复发风险显著超过出血风险，则需延长抗凝治疗时间。

（三）溶栓治疗

溶栓治疗可以迅速溶解部分或全部血栓，恢复肺组织再灌注，减小肺动脉阻力，降低肺动脉压，改善右心室功能，并可显著改善血流动力学，减少急性高危 PTE 患者的病死率和复发率。溶栓的时间窗一般定为 14 天以内，但鉴于可能存在血栓的动态形成过程，对溶栓的时间窗不作严格规定。

对伴有休克或血流动力学不稳定的急性高危 PTE 患者，如无溶栓禁忌，则推荐进行溶栓治疗。急性中高危 PTE 患者，建议先给予抗凝治疗，并密切观察病情变化；患者一旦出现临床恶化表现，如出现低血压、休克，或出现心肺功能恶化，导致症状加重、生命体征恶化、组织缺氧、严重低氧血症、心肌损伤标志物升高等，且无溶栓禁忌，建议加用溶栓治疗。

溶栓治疗应尽可能在确诊前提下慎重进行，用药前应充分评估出血风险，签署知情同意书，必要时做好输血准备。对于急性高危 PTE 患者，在溶栓治疗前如需初始抗凝治疗，推荐首选普通肝素。溶栓治疗的禁忌证分为绝对禁忌证和相对禁忌证（表 12-3），但对于致命性高危 PTE，绝对禁忌证也可看做相对禁忌证。

表 12-3　溶栓禁忌证

绝对禁忌证	相对禁忌证
结构性颅内疾病	收缩压＞ 180mmHg
出血性脑卒中病史	舒张压＞ 110mmHg
3 个月内缺血性脑卒中	近期非颅内出血
活动性出血	近期侵入性操作
近期脑或脊髓手术	近期手术
近期头部骨折性外伤或头部损伤	3 个月以上缺血性脑卒中
出血倾向（自发性出血）	口服抗凝治疗（如华法令）

续表

绝对禁忌证	相对禁忌证
	创伤性心肺复苏
	心包炎或心包积液
	糖尿病视网膜病变
	妊娠
	年龄＞75岁

目前常用的溶栓药物包括尿激酶、链激酶和重组组织型纤溶酶原激活剂（rt-PA）。以下为常用的溶栓方案（表12-4）。rt-PA可能对血栓有更快的溶解作用，低剂量溶栓（50mg rt-PA）具有良好的临床疗效且安全性高。

表 12-4　急性肺栓塞溶栓方案

药物	方案
尿激酶	（1）快速给药：2万U/kg持续静脉滴注2小时； （2）负荷量4400U/kg，静脉注射10分钟，随后2200U/kg/h持续静脉滴注12小时
链激酶	（1）快速给药：150万U，持续静脉滴注2小时； （2）负荷量25万U，静脉注射30分钟，随后10万U/h持续静脉滴注12～24小时
rt-PA	50mg持续静脉滴注2小时

注：rt-PA：重组组织型纤溶酶原激活剂。

溶栓治疗结束后，应每2～4小时测定1次APTT，当其水平＜正常值的2倍，即应重新开始规范的抗凝治疗。考虑到溶栓相关的出血风险，溶栓治疗结束后，可先应用普通肝素（UFH）抗凝，再切换到低分子肝素（LMWH）、磺达肝癸钠或利伐沙班等更为安全。

对于急性高危PTE患者，在有溶栓禁忌证的情况下，如条件允许，建议选择介入治疗或手术治疗。

（四）介入治疗

急性高危PTE或伴临床恶化的中危PTE患者，若有肺动脉主干或主要分支血栓，并存在高出血风险或溶栓禁忌，或经溶栓、积极的内科治疗无效，在具备介入专业技术和条件的情况下，可行经皮导管介入治疗。包括：经导管碎解和抽吸血栓，或同时进行局部小剂量溶栓。治疗目的是清除阻塞肺动脉的栓子，以利于恢复右心功能并改善症状和生存率。

对于有抗凝禁忌的急性PTE患者，为防止下肢深静脉大块血栓再次脱落阻塞肺动脉，可考虑放置下腔静脉可回收滤器，通常在2周之内取出。一般不考虑永久应用下腔静脉可回收滤器。对于已经接受抗凝治疗的急性DVT或PTE，不推荐常规放置下腔静脉可回收滤器。

（五）手术治疗

肺动脉血栓切除术对于有溶栓治疗禁忌、溶栓或介入治疗失败、其他内科治疗无效的急性高危PTE患者是一种有价值的替代补救治疗选择。

对于顽固性低氧、循环不稳定的高危PTE患者，在准备行手术之前，可尝试体外膜肺氧合（ECMO）治疗以加强生命支持。

主要参考文献：

[1] 林果为，王吉耀，葛均波．实用内科学：第15版[M].北京：人民卫生出版社，2017.

[2] 中华医学会呼吸病学分会肺栓塞与肺血管病学组等．肺血栓栓塞症诊治与预防指南[J].中华医学杂志，2018, 98(14):

[3] Konstantinides SV, Meyer G, Becattini C, et al. 2019 ESC Guidelines for the diagnosis and management of acute pulmonary embolism developed in collaboration with the European Respiratory Society (ERS)[J]. Eur Heart J, 2020, 41(4): 543-603.

[4] Ortel TL, Neumann I, Ageno W, et al. American Society of Hematology 2020 guidelines for management of venous thromboembolism: treatment of deep vein thrombosis and pulmonary embolism[J]. Blood Adv, 2020, 4(19): 4693-4738.

（王浩如、宋振举）

第三节　急性上呼吸道梗阻

一、概述

上呼吸道指鼻至气管隆突一段的传导性呼吸道，包括鼻、咽、喉及气管等。通常以胸腔入口（体表标志为胸骨上切迹）为标志，分为胸腔外上呼吸道和胸腔内上呼吸道两部分。上呼吸道疾病最常见和最具特征性的症状是上呼吸道梗阻。

急性上呼吸道梗阻是所有临床医师都可能遇到的、最紧急和潜在致命危险的急症之一。完全气道阻塞只要持续 4～6 分钟，就可导致患者不可逆的脑损害。迅速地判断，果断地采取措施恢复患者的氧合和通气功能可有效地预防不可逆性脑损害或心搏骤停。在临床环境中，急性上呼吸道梗阻的情况往往非常复杂，要求临床医师需要了解导致该类疾病的诸多病因（感染性、炎症、外伤性、机械性和医源性），并拥有确保危险气道合理快速处置的技术能力，每例急性上呼吸道梗阻的患者都有其特异性。

二、解剖学特征

上呼吸道的解剖结构如下图（图 12-1）。

鼻或鼻咽部的肿块或阻塞可能会导致气道窄迫，但大多数情况下并不会引起气道阻塞，因为只需张口呼吸就可以改善这种程度的阻塞。口咽（包括软腭、腭扁桃体、咽后壁和舌根）、喉咽（下咽部）及喉部（包括声门上，声门部和声门下）水平的阻塞可能会导致急性上呼吸道梗阻。最常见的气道阻塞部位是声门上喉部及喉咽，其次是声门或真声带。在成人，声门为上呼吸道最狭窄的部位，各种原因引起的声带水肿易造成声门的明显梗阻。

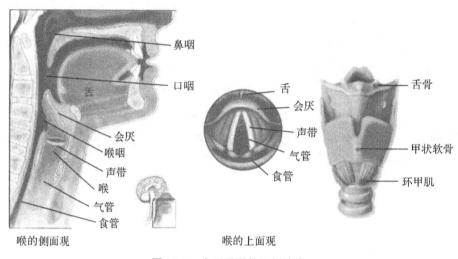

喉的侧面观　　　　喉的上面观

图 12-1　上呼吸道的解剖结构

三、病因

阻塞的部位和病因不同，临床表现和处理方法也不一样，故基于解剖学理论对急性上呼吸道梗阻病因进行分类最为实用（表 12-5）。在众多病因中，比较常见和值得临床重视的有：①气道壁的病变，如炎症、肿瘤、脓肿、外伤等；②气道腔内病变，如异物、气道黏液栓或痰栓等；③气道外部压迫，如甲状腺肿、食管异物对气道的压迫、上腔静脉阻塞引起的血管性压迫等；④功能性障碍，如气管软化、舌后坠、声带功能紊乱引起的功能性喘鸣、阻塞性睡眠呼吸暂停综合征等；⑤医源性疾病，如人工气道（气管插管或气管切开后）的并发症，口腔、咽喉手术后并发症，药物引起的血管性水肿等。其中，感染和炎症导致的急性上呼吸道梗阻最为常见。

表 12-5　基于解剖学的急性上呼吸道梗阻病因分类*

解剖学结构	病因
鼻部	鼻阻塞：新生儿先天性后鼻孔闭锁、儿童期增殖体肥大、鼻腔异物或肿瘤、鼻息肉、肥大性鼻炎、鼻窦炎
咽部 　鼻咽部 　口咽部 　喉咽部	 鼻咽部巨大息肉或肿瘤 化脓性腮腺炎、扁桃体增生或扁桃体周围脓肿、路德维希咽峡炎 舌病变：巨舌、舌下血肿、舌蜂窝织炎、昏迷或全麻所致舌后坠 咽后或咽旁脓肿 会厌炎、会厌脓肿、过多勺状会厌壁
喉部 　声门上 　声门部 　声门下或气管	 急性喉炎、声门上炎、血管性水肿、肿瘤、异物等 医源性（双侧声带麻痹）、肿瘤、异物等 异物、声门下狭窄、肿瘤（外部或内在的）、气管软化、气管受压、来自气管导管的黏液栓或痰栓、急性气管炎

注：*吸入性和创伤性（穿透性或钝性）伤害可在任何部位上影响气道结构。

四、病理生理

胸外的上呼吸道处于大气压下，胸内部分则在胸内压作用之下。气管内外两侧的压力差为跨壁压。当气管外压大于胸内压，跨壁压为正值，呼吸道则趋于闭合；当跨壁压为负值时，即气管内压大于气管外压，呼吸道通畅。上呼吸道梗阻主要使患者肺泡通气减少，弥散功能则多正常。上呼吸道梗阻的位置、程度和性质以及呼气或吸气相压力的变化，引起患者出现不同的病理生理改变，产生吸气气流受限，呼气气流受抑或两者均受限。临床上，根据其气道阻塞程度分为完全性和不完全性梗阻两种，根据阻塞部位可大致分为胸腔外和胸腔内上呼吸道梗阻，根据阻塞病变的性质可分为固定型和可变型上呼吸道梗阻等。

1.可变型胸外上呼吸道梗阻

可变型梗阻是指梗阻部位气管内腔大小可因气管内外压力改变而变化的上呼吸道梗阻，见于气管软化及声带麻痹等疾病的患者。正常情况下，胸外上呼吸道外周的压力在整个呼吸周期内均为大气压，吸气时由于呼吸道内压降低，引起跨壁压增大，其作用方向为由管外向管内，导致胸外上呼吸道倾向于缩小。存在可变型胸外上呼吸道梗阻的患者，当其用力吸气时，由于 Venturi 效应和湍流导致梗阻远端的呼吸道压力显著降低，跨壁压明显增大，引起阻塞部位呼吸道口径进一步缩小，出现吸气气流严重受阻；相反，当其用力呼气时，气管内压力增大，由于跨壁压降低，其阻塞程度可有所减轻。动态流量—容积环（F-V 环）表现为吸气流速受限而呈现吸气平台，但呼气流速受限轻则不出现平台，甚或呈现正常图形（表 12-6）。

2. 可变型胸内上呼吸道梗阻

见于胸内呼吸道的气管软化及肿瘤患者。由于胸内上呼吸道周围的压力与胸内压接近，管腔外压（胸内压）与管腔内压相比为负压，跨壁压的作用方向由管腔内向管腔外，导致胸内呼吸道倾向于扩张。当患者用力呼气时，Venturi 效应和湍流可使梗阻近端的呼吸道压力降低，亦引起梗阻部位呼吸道口径进一步缩小，从而出现呼气气流严重受阻，但吸气时气流受阻程度减轻。F-V 环表现为呼气流速受限，但吸气流速受限较轻，甚或呈现正常图形（表 12-6）。

3. 固定型上呼吸道梗阻

是指上呼吸道梗阻病变部位僵硬固定，呼吸时跨壁压的改变不能引起梗阻部位的呼吸道口径变化，见于气管狭窄和甲状腺肿瘤患者。这类患者，其吸气和呼气时气流均明显受限且程度相近，F-V 环的吸气流速和呼气流速均呈现平台（表 12-6）。

表 12-6 上呼吸道不同阻塞部位及病变性质引起的流量—容积（F-V）环的不同改变

UAO* 类型	F-V 环	简要解释
正常		/
可变胸外型		吸气时肺膨胀，压迫胸外气道，因此胸外型 UAO 主要表现为吸气流速下降
可变胸内型		吸气时肺塌陷，压迫胸内气道，因此胸内型 UAO 主要表现为吸气流速下降

UAO* 类型	F-V 环	简要解释
固定型	Flow (L/sec) TLC RV Volume(L)	支气管本身病变，吸气呼气流速均下降

注：*UAO: Upper airway abstruction 上呼吸道梗阻。

五、临床表现

急性上呼吸道梗阻起病急骤，病情严重，甚至导致窒息而死亡，临床上应迅速识别其症状和体征，如大汗淋漓、呼吸困难、发绀等。上呼吸道梗阻的症状和体征与梗阻的程度和性质有关。急性完全性上呼吸道梗阻的体征常常是很明显的，患者通常出现不能呼吸、说话和咳嗽，严重气流受阻。急性食物窒息患者表情会异常痛苦，用手紧抓自己喉部，烦躁不安、惊恐、强烈的用力呼吸、发绀、意识丧失时呼吸减弱，如不迅速缓解阻塞，2～5分钟内可导致死亡。意识丧失是严重低氧血症和高碳酸血症的晚期表现，心率缓慢和低血压是心脏停搏的预兆。临床上所见的大多数上呼吸道梗阻为不完全梗阻，主要特异性体征为吸气性喘鸣，伴胸壁和肋间肌的强力收缩。喘鸣多在颈部明显，肺部亦可闻及但较弱，用力吸气可引起喘鸣明显加重。出现喘鸣提示梗阻较为严重，此时呼吸道内径往往小于5mm。儿童出现犬吠样咳嗽，特别是在夜间，多提示为喉支气管炎，而流涎、吞咽困难、发热而无咳嗽则多见于严重的会厌炎。呼吸困难可分为吸气性、呼气性和混合性呼吸困难。吸气性呼吸困难表现为吸气时间延长，吸气费力和三凹征，常提示上呼吸道梗阻。支气管痉挛或气管旁压迫则多呈呼气性呼吸困难。气管内异物或肿瘤随异物或肿瘤的部位以及在气道内形成活瓣的方向，可引起吸气、呼气或双相呼吸困难。

慢性上呼吸道梗阻早期一般无任何表现，往往在梗阻较严重时开始出现非特异性症状，如刺激性干咳、气喘和呼吸困难。少数患者夜间出现打鼾，并可因呼吸困难加重而数次惊醒，表现为睡眠呼吸暂停综合征。

六、实验室和辅助检查

1. 内镜检查

喉镜或纤维支气管镜检查可直接观察到上呼吸道，了解声带、气管环的变化及呼吸过程中病变的动态特征，气道狭窄是否由腔内堵塞或外压所致，并可对病变行钳取活检或刷片做细胞学检查，故对诊断具有决定性作用。但对于严重呼吸困难者不宜进行。

2. 肺功能检查

是诊断上呼吸道梗阻的常用方法。可变型胸外上呼吸道梗阻的 F-V 环表现为吸气流速明显受限而呈现吸气平台，呼气流速则基本正常，故 FEF50% / FIF50% > 1；可变型胸内上呼吸道梗阻的 F–V 环表现为呼气流速明显受限而呈现呼气平台，FEF50% / FIF50% < 1；固定型上呼吸道梗阻时，其 F–V 环表现为吸气和呼气流速均明显下降，且程度相当，呈现为一矩形，FEF50% / FIF50%=1。但肺功能检查对于有急性呼吸窘迫的患者不能进行，且对上呼吸道梗阻的敏感性不高。

3. 影像学检查

（1）X 线片：颈部平片对渗出性气管炎、呼吸道异物及无名动脉压迫所致的上呼吸道梗阻具有较高的敏感性，但对喉或气管软化的敏感性较差。吸气相颈部平片对喉气管炎和会厌炎具有鉴别价值。胸部正侧位 X 线平片可作为筛选性检查，观察有无气管移位、受压、异物或血管异常（如主动脉瘤等）。

（2）CT 与 MRI：可以评估梗阻处病变的大小和形态，呼吸道狭窄的程度及其与气道壁的关系，以及病变周围组织的情况。MRI 因没有 X 线损伤且不必注射造影剂，故上呼吸道梗阻的患儿可优先采用。

4. 血气分析

急性上呼吸道梗阻主要表现为患者肺泡通气减少，弥散功能则多属正常。因此血气分析的结果是以氧分压下降、二氧化碳分压升高的 II 型呼吸衰竭表现为主。

七、诊断和鉴别诊断

如患者既往有呼吸道损伤病史；突然出现气促、呼吸困难为主的症状，无法用哮喘、COPD 或心力衰竭解释；经激素及支气管扩张剂治疗无效；肺功能检查示最大呼气流速、最大通气量下降、肺活量不变，则可诊断为上呼吸道梗阻。引起急性上呼吸道梗阻的病因很多，需仔细询问病史，纤维支气管镜检查可直接看到狭窄气道周围表现，对鉴别诊断有一定的帮助。

对上呼吸道梗阻的诊断，包括确定梗阻的部位和病因。对意识丧失的患者，气道阻塞的最初体征是不能用球囊面罩来通气，或推下颌动作不能打开气道。对神志清楚患者，呼吸困难、喘鸣、声音改变、打鼾、吞咽困难、吞咽痛和颈或面部肿胀均提示有不完全气道阻塞或即将发生完全性气道阻塞的体征，发绀是晚期体征。

八、治疗

对于急性上呼吸道梗阻，治疗的最基本原则为：及时建立通畅的气道、纠正缺氧、改善通气、解除呼吸道梗阻，挽救患者生命。

对不完全上呼吸道梗阻的患者，如病情稳定，可给予吸氧，静脉补液和在氧饱和度监测的情况下，进行一系列检查，如喉镜、纤支镜、CT 等影像学检查及肺功能检查，以明确病因进行积极治疗；如病情不稳定，可在初始治疗的同时密切观察病情，待病情稳定后进行检查；如在观察中病情加重，则应先采取保持气道通畅的措施。对完全性上呼吸道梗阻患者，应首先保持气道通畅，待病情稳定后再进行检查。

1. 基本措施

提供氧疗，密切监测患者呼吸情况及生命体征，给予心电监护和氧饱和度监测。意识障碍或无力咳痰者应加强气道吸引，及时清除上呼吸道的痰、黏液或食物、胃反流物，刺激或鼓励患者咳嗽。昏迷、舌后坠、喉上呼吸道阻塞者可插入口咽通气管。如病情恶化，呼吸困难加重，可在局麻或全麻下行气管插管或气管切开。对基本治疗无效、全身情况差者应尽早建立人工气道，以免发生窒息或心力衰竭。

2. 气管插管或气管切开术

气管插管或切开可建立有效的人工呼吸道，为保持呼吸道通畅和维持有效呼吸提供条件，可明显降低患者的病死率。对于喉水肿、喉痉挛、功能性声带功能失调、吸入性损伤、咽峡炎、会厌炎、喉和气管肿瘤等，可考虑进行气管切开或插管。但是，气管插管或切开本身亦可引起上呼吸道梗阻，故对接受这类治疗的患者更应密切观察。

3. 困难气道的管理流程

（1）困难气道概念

①急诊困难气道：接受过系统培训的急诊医师，在面罩通气或气管插管时遇到困难，或两者兼有的一种临床情况。

②困难气管插管：直接喉镜经过 2 次努力后仍不能看到声带的任何部分即为困难喉镜暴露。无论存在或不存在气道病理改变，需要 2 次以上尝试气管插管则为困难气管插管。

③紧急气道：只要存在困难面罩通气，无论是否合并困难气管插管，均属紧急气道，患者极易陷入缺氧状态。

（2）困难气道的管理流程

在非紧急气道的情况下，面罩通气保持氧合，优先选择可视喉镜下尝试气管插管。如遇困难气管插管，遵循"优先维持通气与氧合"原则，切记盲目多次尝试，可考虑置入声门上气道装置（如喉罩）或寻求有经验的医师来支援。如存在困难面罩通气，且气管插管失败，需立即行环甲膜穿刺／切开术或快速经皮气管切开术。

4. 上呼吸道异物梗阻的救治

对诊断明确的急性上呼吸道异物梗阻的患者需立即使用手法急救：首先使用牙垫或开口器开启口腔，并清除口腔内异物；以压舌板或食指刺激咽部，同时以 Heimlich 手法使患者上腹部腹压急速增加，可排除一些呼吸道内异物；对清醒可直立的患者，施救者可从患者后面抱住其上腹部，右手握拳，拇指指向剑突下方，左手紧压右拳，急速地向上向内重压数次（图 12-2）；对于仰卧的患者，施救者可面向患者，跪于其两腿两侧，上身前倾，右手握拳置于剑突下方，左手置于右手之上，急速向下向前重压上腹部（图 12-3）。在手法急救无法解除梗阻时，需及时行气管镜或喉镜下去除异物。

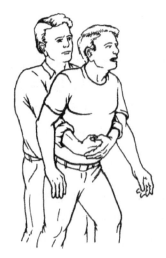

图 12-2　海姆立克手法（清醒的患者）

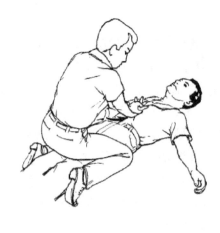

图 12-3　海姆立克手法（仰卧的患者）

5. 药物治疗

对于喉或气管痉挛所致的急性上呼吸道梗阻或是炎症疾病引起的黏膜水肿具有较好疗效。对这类上呼吸道梗阻有效的药物主要为肾上腺素和糖皮质激素，多次雾化吸入效果好。

6. 原发病的治疗

针对病因采取不同的治疗方法，如细菌感染则应用抗生素，过敏反应所致应使用抗过敏药物，气道痉挛可应用舒张气道和平喘药物。对于气道的占位性病变，可经气管镜或喉镜行激光、光敏、冷冻、透热（高频电刀）疗法，气道腔内的恶性肿瘤可行腔内放疗，气道受压可放置内支架。有手术适应证者可选择外科手术治疗。

主要参考文献：

[1] 俞森洋. 呼吸危重病学 [M]. 北京：中国协和医科大学出版社，2008.

[2] 中国急诊气道管理协作组. 急诊气道管理共识 [J]. 中华急诊医学杂志，2016，25(6): 705-708.

[3] Eskander A, Almeida J, Irish J C. Acute Upper Airway Obstruction[J]. New England Journal of Medicine, 2019, 381(20): 1940-1949.

（王浩如、宋振举）

第四节　大咯血

咯血是指喉以下呼吸道和肺部的出血，血液随咳嗽经口咯出。咯血不仅为呼吸系统疾病的常见症状之一，同时也见于循环、血液和其他系统的疾病。咯血的临床过程难以预料，初始的少量痰中带血有时却可以是大量致命性咯血的先兆。大咯血是呼吸系统急危重症，可造成气道阻塞，因窒息和顽固性低氧血症而导致患者死亡。

一、咯血量的判断和危险性评估

大咯血的定义尚无普遍公认标准，往往依赖于对咯出血液的定量估计。通常规定 24 小时内咯血大于 500mL（或 1 次咯血量 100mL 以上）为大量咯血，100～500mL 为中等量咯血，小于 100mL 为小量咯血。有时单次咯血量大于 100mL 提示可能源于大血管破裂或动脉瘤破裂。准确估计咯血量有时是很困难的，一方面，咯血时血中可能会混有痰液或唾液；另一方面，患者咯血量并不一定等于其肺内真正的出血量，有时部分甚至大部分出血淤滞于肺内，如弥漫性肺泡出血就是这样。因此，大咯血可被认为是任何危及生命的咯血量以及可能导致气道阻塞和窒息的任何咯血量。

除了咯血量还应考虑咯血的持续时间、咯血的频度以及机体的状况，综合考虑咯血的预后和危险性。如果咯血后发生窒息，不能及时发现和实施有效抢救，患者则可能几分钟内突然死亡。窒息是大咯血致死的主要原因，此外还有因出血量过多导致失血性休克。

危及生命的大咯血通常与下列因素有关：

1. 单次咯血量；

2. 咯血时患者高度紧张、焦虑、恐惧，不敢咳嗽；

3. 反复咯血引起支气管痉挛，血液凝块淤积在气管、支气管内堵塞呼吸道；

4. 长期慢性咯血导致混合性感染，慢性纤维空洞性肺结核及毁损肺会导致呼吸衰竭；

5. 不合理地应用镇咳药物抑制了咳嗽反射；

6. 老年、体弱致咳嗽反射减弱；

7. 反复咯血导致休克的患者，因无力将血咳出，容易造成窒息死亡；

8. 咯血最严重的并发症是气道阻塞窒息，其次还有肺不张、失血性休克、感染播散和继发性感染等。

二、病因

咯血病因复杂，根据解剖部位可将主要病因分成三部分，即呼吸系统疾病、循环系统疾病和其他疾病引起的肺内改变。在我国，最常见的原因是支气管扩张、肺结核、支气管肺癌、肺脓肿。其中青少年多见于肺结核和支气管扩张，老年人则多见于肺结核和支气管肺癌。大咯血多见于支气管扩张、空洞型肺结核、风湿性心脏病二尖瓣狭窄及心源性肺水肿。

1. 呼吸系统疾病

（1）肺结核：咯血最常见的原因。约半数以上的结核患者有咯血症状，此外还合并慢性咳嗽、咳痰、乏力、纳差等。病变的位置多为两上肺野。

（2）支气管扩张：为成年人最常见的咯血原因之一。常伴有长期的咳嗽、咳黄脓痰，病变多位于两下肺。反复细菌感染，尤其是金黄色葡萄球菌、铜绿假单胞菌等感染导致支气管动脉肥厚、扭曲、动脉瘤形成及体循环—肺循环血管吻合或动脉瘘形成等。以上动脉破裂可造成大量、快速且致命的大咯血。

（3）支气管肺癌：为中老年患者常见的咯血原因，特别是吸烟人群。早期症状为咳嗽、咳痰、胸痛和咯血。咯血的量与肿瘤累及范围相关，中央气道腔内肿瘤及肿瘤空洞形成者发生大咯血概率较高。

（4）肺部感染：各种类型的病原体引起的肺部感染均可引起咯血。其中真菌感染导致的大咯血比例在逐渐增加，尤其是在空洞性肺疾病或伴有明显免疫抑制的患者中常见。空洞形成合并霉菌感染大多为曲霉菌，空洞周围往往会环绕有扩张的支气管动脉或肋间动脉，极易破裂发生大咯血。

（5）慢性支气管炎：患者既往常有明确的咳嗽、咳痰病史，一般为痰中带少量血。

（6）其他：过敏性肺炎、肺曲霉病、肺栓塞、尘肺、支气管异物、肺血管畸形等都会引起咯血发作。

2. 循环系统疾病

引起肺动脉高压的循环系统疾病均可引起咯血，如急性左心衰、二尖瓣狭窄、先天性心脏病等。咯血的量不大，主要为痰中带血。心脏超声常可明确诊断。

3. 其他疾病

药物和毒物相关性咯血如抗甲状腺药物、抗凝药物、抗血小板药、非甾体类抗炎药物及灭鼠药等。血液系统疾病如血小板减少性紫癜、白血病、血友病等；传染病如流行性出血热、肺吸虫病等；风湿性疾病如系统性红斑狼疮、ANCA 相关性肺小血管炎、结节性多动脉炎，白塞综合征等；以及尿毒症、肺出血肾炎综合征和呼吸道内子宫内膜异位症等。

此外，医源性有创检查和治疗所致咯血也需临床高度注意，如经皮肺活检、支气管镜下组织活检、介入治疗（射频消融治疗、应用血管内皮生长因子抑制剂治疗肺癌等）。

三、病理生理和发病机制

肺的血供为双重供应：一是来自压力相对较低的肺动脉，二是压力较高的支气管动脉。肺动脉将静脉血输送到肺实质，在肺泡壁完成气体交换。而支气管动脉来自体循环，血流量大约是左心室输出量的1%，是给气道组织提供营养和形成肺动脉的滋养支。大约90% 的咯血主要来源于支气管动脉，其余来自肺动脉循环以及其他来源：如非支气管动脉的体循环、肺静脉、支气管静脉和毛细血管等。

咯血的发生机制与病因有关。气管和支气管内的肿瘤或炎症破坏了支气管的黏膜或病灶处的毛细血管，使得黏膜下的血管破裂或毛细血管通透性增加，可引起少量咯血；病变侵蚀小血管引起血管破溃可造成中等量的咯血；如病变进一步发展造成小动脉、小静脉和曲张的黏膜下静脉破裂，或因为广泛炎症导致的毛细血管通透性增加，可表现为大咯血。

循环系统的疾病引起咯血的机制略有不同。其主要是因为肺毛细血管压力升高，当肺毛细血管的压力超过血浆胶体渗透压时，液体即从毛细血管漏到肺间质、肺泡甚至气道内，引起肺水肿，从而并发咯血的症状。

血液系统疾病引起的咯血主要是由于原发性或继发性血小板的质和量发生变化，从而导致凝血功能障碍。血管炎等自身免疫性疾病，常为血管直接遭到破坏所致，如累及支气管或肺血管即可出现咯血。有创检查和治疗损伤了肺或支气管动脉血管，可导致咯血。

四、诊断

咯血患者的正确治疗，取决于正确的诊断。因此需要临床医生详细询问病史、全面体检，结合必要的实验室检查和辅助检查，并排除各种假性咯血。

（一）临床表现

1. 病史及症状

（1）首先明确是否为咯血，需排除鼻腔、牙龈和上消化道出血。口鼻咽部出血可在口腔或鼻咽部见到明显出血点，出血量不大，有时合并前鼻孔出血。上消化道出血常见于胃、十二指肠的出血，出血量大，会引起血压下降、四肢湿冷等休克症状，有时还可合并黑便。消化道出血的血液颜色多为暗红色，可混有食物。咯血常合并呼吸道其他症状，如咳嗽、咳痰等，咯血的血液颜色多为鲜红色，常有泡沫，可混有痰液。

（2）咯血量、次数和时间：大量咯血常发生于肺结核空洞、支气管扩张和慢性肺脓肿等疾病以及二尖瓣重度狭窄；痰中带血持续数周或数个月应警惕肺癌，慢性支气管炎患者剧烈咳嗽时可偶有血性痰。是否为初次或反复多次咯血，对于反复咯血者应追问是否有呼吸系统疾病（如肺结核和支气管扩张）和心源性疾病的病史。

（3）咯血的颜色及性状：咯血表现为粉红色泡沫痰，多为毛细血管内红细胞渗出所致，常见于左心衰竭肺水肿；咯血丝或血块提示小血管破裂，多见于肺结核、肺癌等；大叶性肺炎可见铁锈色痰，肺炎克雷伯杆菌肺炎可见砖红色胶冻样血痰，肺淤血者咯血一般为暗红色，肺血栓栓塞时常咳黏稠暗红色血痰。

（4）起病缓急：起病急多考虑肺炎、传染性疾病。慢性起病病程长、多次咯血，多考虑肺结核空洞、支气管扩张、心血管疾病等。

（5）伴随症状：咯血伴有急性发热者常见于肺炎或急性传染病，如流行性出血热；长期低热、盗汗、消瘦的咯血患者，应考虑肺结核；咯血、发热同时伴有咳嗽、咳大量脓痰，多见于肺脓肿；反复咳嗽、咳脓痰，不伴有发热，多见于支气管扩张。

此外，不同病因引起的咯血还可能合并胸痛、呛咳、呼吸困难、关节肌肉痛、皮肤瘀斑、血尿或少尿等症状。

除上述病史外，临床评估中应注意患者的年龄、性别和吸烟史，基础疾病和个人生活史以及发病诱因。

2. 体格检查

体格检查时应认真记录提示大咯血来源于何侧肺的相关体征，并应当注意充血性心力衰竭或恶性肿瘤的表现。胸部检查应注意听诊，有无湿啰音、哮鸣音、肺部血管杂音，有无心脏杂音等。口鼻咽喉部检查以排除声门上部位出血。此外，还需进行浅表淋巴结检查，观察有无贫血、杵状指、黏膜或皮下出血、体重有无减轻等。

（二）实验室和辅助检查

1. 实验室检查

对咯血的患者进行血常规、凝血功能等检测，有助于血液系统疾病和出血性疾病的诊断，外周血白细胞计数及中性粒细胞增高可提示感染性疾病；降钙素原升高常支持细菌性感染；红细胞沉降率、抗结核抗体及 T-SPOT 等检测有助于结核病的诊断；肺部肿瘤标记物的检测有助于肺癌的诊断；自身抗体、类风湿因子、抗中性粒细胞胞浆抗体等免疫指标有助于风湿性疾病和自身免疫相关疾病引起的咯血的诊断；此外，还需进行痰液检查（痰涂片、痰培养、痰找抗酸杆菌、痰找脱落细胞等）、尿常规及肾功能、D- 二聚体、脑钠肽等指标检测。

2. 辅助检查

（1）胸部影像学检查

怀疑咯血为肺源性则需要进一步行胸部影像学检查，如胸部 X 线、胸部 CT 等。胸部 X 线检查是一项重要的初始评估工具，可以发现咯血的病因和部位。咯血患者均应进行胸部 X 线检查并拍摄正侧位片，以了解肺内出血病变的部位、性质和可能的原因，但其假阴性率高达 20% ～ 40%。从胸部 X 线片上可以发现肺部肿瘤或咯血后引起的肺不张、肺结核、肺炎、曲霉球。严重的左心衰竭或二尖瓣狭窄，胸部 X 线片上也可有相应的征象。胸部 CT 扫描是咯血最重要的影像学检查方法，其敏感性高于胸片。增强扫描可发现肺栓塞、动静脉畸形或动脉瘤、肺癌等。CT 增强显影有不同的时相，不同的目的应选用不同的时相。此外，CT 还有助于判断出血来源于哪一侧肺。对胸部影像学检查发现肺部病灶的患者应进行经皮肺活检或纤维支气管镜肺活检，并行痰液培养。

（2）支气管镜检查

支气管镜检查可以快速准确诊断出血的原因和部位，并且可以直视气道中出血的部位。镜下观察还可发现气管和支气管黏膜的非特异性溃疡，以及黏膜下层静脉曲张、肺结核病灶、肿瘤等病变，并可进一步进行病原体和病理组织学检查。另外在气管镜检查中可在出血灶支气管进行冰盐水灌洗或球囊扩张来止血。对于咯血者应尽早考虑支气管镜检查，在确保患者生命安全的前提下快速进行支气管镜检查具有诊断和治疗的双重意义。但是大咯血患者在气管镜检查中，视野容易受影响，尤其是病灶在远端支气管时。应用气管镜的另一个不足之处是气管镜检查或灌洗可引起支气管黏膜刺激，可能发生再次咯血。

（3）支气管动脉造影

当患者咯血量较大，临床上疑有支气管动脉受累时可考虑进行此项检查，如发现支气管动脉异常，可同时进行支气管动脉栓塞手术。

（4）其他辅助检查

如怀疑是循环或其他系统引起的咯血，则可进行心电图、超声心动图、骨髓穿刺等检查。

（三）临床诊断思路

1.首先明确是咯血而不是口鼻腔出血或上消化道出血（呕血）。

2.确定咯血量及生命体征。要尽快确定是否为大咯血和是否需要立即进行抢救，短时间内快速、大量咯血危及生命时需要紧急处理。需要警惕的是无明显咯血，但肺内却持续出血且蓄积于肺泡内，即所谓弥漫性肺泡出血者，则危害更大。

3.需要进一步确定是肺源性出血还是肺外或全身性疾病引起的咯血。高度重视肺源性出血中容易发生大咯血甚至导致死亡的疾病，包括支气管扩张、空洞型肺结核、癌性空洞内血管破裂、肺动静脉瘘、肺动脉高压、肺栓塞。肺外的病因中要特别注意风湿性心脏病二尖瓣狭窄引起的大咯血。全身性疾病中要警惕钩端螺旋体病、流行性出血热引起的咯血。血液系统疾病中要注意白血病、血小板减少性紫癜、再生障碍性贫血引起的咯血。此外还应特别关注的潜在原因主要是弥漫性肺泡出血，其病因常有韦格纳肉芽肿、肺变应性肉芽肿性血管炎、肺出血肾炎综合征、系统性红斑狼疮和结节性多动脉炎等。

4.注意询问有无应用抗凝药物及灭鼠药物，是否为药物和毒物引起的咯血。

5.诊断中的重点和要点是务必尽快确定或排除以下几种情况：

（1）可以造成大咯血危及生命的疾病：支气管扩张、空洞型肺结核、肺癌性空洞、风湿性心脏病二尖瓣狭窄等。

（2）具有传染性的疾病：痰菌阳性的肺结核、流行性出血热、钩端螺旋体病等。

（3）预后不良的恶性肿瘤，如支气管肺癌、白血病等。

五、治疗

咯血总的治疗原则为根据患者病情严重程度和病因确定相应的治疗措施，包括止血、病因治疗、预防咯血引起的窒息及失血性休克等。大咯血治疗的首要目标是保持气道通畅和迅速控制出血，其次才是治疗原发病，达到消除咯血病因，治愈疾病的目的。

1. 保持气道通畅，预防窒息

咯血患者应尽可能卧床休息，大咯血患者更要绝对卧床，就地抢救，避免不必要搬动，以免加重出血。出血部位明确者应采取头高、患侧卧位，以避免血液误吸或堵塞健侧气道。出血部位不明或呼吸困难者可取半卧位，缺氧者给予吸氧。原则上咯血患者不用镇咳药物，鼓励患者将血痰咳出。详细记录咯血量，观察有无新鲜出血。频繁剧烈咳嗽后发生咯血者，可酌情给予轻度镇咳剂，如小剂量可待因或含有可待因的复方制剂（如止咳糖浆）或右美沙芬。禁用吗啡等中枢性镇咳药，以免抑制咳嗽反射，从而导致血块堵塞气道造成窒息。安慰患者以消除紧张焦虑情绪，必要时给予小剂量镇静剂，如地西泮，但心肺功能不全或全身衰竭咳嗽无力者禁用。保持大便通畅，避免因用力排便加重出血。患者的饮食以流质或半流质饮食为主，大咯血期间应禁食，禁食期间应给予足够的热量，以保持体力。

对于已发生失血性休克、窒息、先兆窒息或存在低氧血症者，应给予氧疗，保持呼吸道通畅，防止症状加重，密切观察患者的血压、脉搏、呼吸、体温和尿量等重要生命体征及咯血量，注意水电解质平衡。同时做好抢救窒息的各项准备工作，床旁备好吸引器、气管插管和呼吸机、呼吸球囊等设备。迅速建立静脉通路，使用止血药物及补充血容量，并做好输血准备。

此外，如果咯血是由药物或毒物引起的，应尽快停用抗凝药物，及时给予拮抗药物，必要时洗胃，进行血液透析及血滤治疗。

2. 止血药物治疗

（1）垂体后叶素：对大量咯血的患者，首选垂体后叶素治疗。它具有收缩小动脉和毛细血管的作用，使肺内血流量减少，降低肺循环压力，从而使咯血停止。首剂 5 ～ 10U 静脉缓慢推注。如咯血仍控制不住可用 10 ～ 20U 静脉滴注维持，直至咯血停止 1 ～ 2 天后停用。垂体后叶素使用时需严格掌握药物的剂量和滴速，密切观察不良反应，常见的有头痛、面色苍白、出虚汗、心悸、胸闷、恶心、腹痛、血压升高等。如出现上述不良反应，应及时减慢输注速度，并给予相应处理。因垂体后叶素的收缩血管作用在冠状动脉同样有效，故会引起冠脉剧烈收缩，导致心肌相对缺血，严重时会产生心肌梗死，对于老年患者及患有冠心病、动脉粥样硬化等心、脑血管疾病者慎用。在使用垂体后叶素时，需严密监测血压，如出现血压过高则需调整使用剂量。

（2）酚妥拉明：是短效 α- 受体阻滞剂，目前已被使用于临床治疗大咯血。其机制为直接舒张血管平滑肌，降低肺血管压力，使血液重新分配回体循环，使肺部局部血液量减少，尤其适合于高血压合并咯血的患者。其常见副作用为低血压，故在使用时需监测血压并应补充血容量。

（3）一般止血药：在使用垂体后叶素、酚妥拉明的同时，尚可使用血凝酶、维生素 K_1、止血芳酸、止血敏等止血药物。但由于临床上咯血多由支气管动脉或肺动脉血管破裂所致，故咯血的药物选择以垂体后叶素及血管扩张剂为主，其他止血药物只能作为辅助治疗措施。止血药物的使用应注意个体化，特别是应注意患者咯血的发生机制及合并症。

3. 输血：大量咯血造成血流动力学不稳定，收缩压低于 90mmHg 以下者或血红蛋白明显降低者应考虑输血。如果患者存在凝血异常可考虑给予新鲜冰冻血浆或重组凝血因子Ⅶ a，如果患者血小板减少也可以考虑单纯补充血小板。

4. 抗感染治疗：存在肺部感染的患者应同时给予抗感染治疗。

5. 非药物治疗

（1）支气管动脉栓塞治疗（BAE）：这是一种较好的治疗方法，目前已广泛用于大咯血的治疗。通常应用于常规治疗无法控制的大咯血或因心肺功能不全不宜开胸手术者。栓塞治疗通常在选择性支气管动脉造影确定出血部位的同时进行。必须注意的是如果脊髓动脉是从出血的支气管动脉发出时，此项治疗是禁忌证，因为这样有可能造成脊髓损伤和截瘫。如果在支气管动脉栓塞后仍有咯血，需要考虑肺动脉出血可能，最多见的是侵蚀性假性动脉瘤、肺脓肿、肺动脉畸形和动脉破裂，此时需要进行肺动脉造影，一旦明确诊断需要做相应的动脉栓塞治疗。支气管动脉栓塞治疗咯血的效果迅速而可靠，但有一定的复发率。复发咯血的原因包括：不完全栓塞，异常血管再生或栓塞血管再通。

（2）经支气管镜治疗：尽管大咯血时进行支气管镜操作可能有加重咯血的危险，但在必要时仍不失为有效的诊断治疗措施。其优点为可以清除气道内的积血，防治窒息、肺不张和吸入性肺炎等并发症，并能发现出血部位有助于诊断，在直视下对于出血部位进行局部药物治疗或其他方法止血，效果明显。因此，对于持续性咯血、诊断及出血部位不明者、常规治疗无效、或有窒息先兆者，如没有严重心肺功能障碍、极度衰竭等禁忌证时，可考虑在咯血暂时缓解期间进行此项检查，既可明确出血部位又可局部止血。支气管镜操作前应做好充分的救治准备，应保证气道的畅通，最好建立可靠的人工气道。操作中尽可能避免诱发咳嗽。

（3）手术治疗：对于反复大咯血经积极保守治疗无效，24 小时内咯血量超过 1500mL，或一次咯血量达到 500mL，有引起窒息先兆而出血部位明确且没有手术禁忌证者，可考虑急诊手术止血。手术的禁忌证包括双肺广泛性弥漫性病变、出血部位不明确、凝血功能障碍者，以及全身情况或心肺功能差不能耐受手术者。手术时机最好选择在咯血间歇期以减少手术并发症。

6. 大咯血的抢救

致命性咯血是指频繁或大量咯血引起血液在气管内积聚，严重时可引起气管阻塞而发生窒息，病死率很高。对于此类患者需立即进行急救，保持呼吸道通畅是抢救的第一原则。

（1）识别窒息的危险因素：①患者心肺功能不全，体质衰弱，咳嗽力量不足；②气管和支气管移位，使支气管引流障碍；③精神过度紧张等原因，导致声门或支气管痉挛；④咯血后，误用大量镇静、止咳剂，使血不易咳出，阻塞支气管而发生窒息。

（2）危重咯血的表现：患者咯血突然增多，如满口血痰，甚至满口血液、连续咳嗽并咯出血液，或胸闷难忍、烦躁、大汗淋漓、端坐呼吸等提示大咯血。

（3）识别窒息症状：当患者突然两眼凝视、表情呆滞，甚至神志不清；咯血突然不畅、停止，或见暗红色血块，或仅从鼻、口流出少量暗红色血液，随即张口瞪目；咯血中突然呼吸加快，出现三凹征、一侧肺呼吸音减弱消失等，均提示发生窒息。

（4）紧急处理：当表现为危重咯血，应争分夺秒，综合处理，严防窒息发生。主要措施如下：①体位引流：将患者取头低脚高俯卧位，拍背，助手托起患者下颌使头部后仰，同时取下义齿，尽快清理口腔内积血，然后经鼻插入粗导管，接吸引器强力吸引，保持呼吸道通畅，并有效给氧；也可使用 Heimlich 手法清除患者气道的积血。②气管插管：若患者持续大咯血，窒息的危险性很大，应考虑将有侧孔的 8～8.5 号气管内导管插入气管内，边进边抽吸，直至气管隆突，将血液吸出（必要时用支气管镜吸血），直至窒息缓解。在持续大量出血时，如知道病变部位，可将气管内导管在支气管镜引导下直接插入健侧，以保护健侧肺部，免受血液溢入，保障气体交换，然后再做栓塞治疗。③气管镜：推荐使用硬质气管镜，有利于保持气道通畅，便于吸出血液。如无此器械，亦可用纤维支气管镜。在镜下可用气囊压迫、热止血、激光止血及使用止血药物。④支气管动脉栓塞治疗：可作为紧急治疗，亦可做选择性治疗。对于大咯血或顽固性咯血者可先行支气管动脉造影，再行支气管动脉插管，注入栓塞剂进行支气管动脉栓塞。

主要参考文献：

[1] 何权瀛，林江涛，王广发 . 咯血诊治专家共识 [J]. 中国呼吸与危重监护杂志，2020(1): 1-11.

[2] 金发光 . 大咯血诊疗规范 [J]. 中华肺部疾病杂志（电子版），2019，12(1): 1-8.

[3] 杨鲸蓉，曾志勇，吴波 . 咯血的诊断与治疗进展 [J]. 临床肺科杂志，2016，21(6): 1117-1120.

[4] 俞森洋 . 呼吸危重病学 [M]. 北京：中国协和医科大学出版社，2008.

（王浩如、宋振举）

第五节　重症哮喘

一、概论

支气管哮喘（bronchial asthma，简称哮喘）是由多种细胞（如嗜酸性粒细胞、肥大细胞、T 淋巴细胞、中性粒细胞、气道上皮细胞等）和细胞组分参与的以慢性气道炎症为特征的异质性疾病。这种慢性炎症导致气道高反应性的产生，通常出现广泛多变的呼气气流受限，并引起反复发作的喘息、气促、胸闷或咳嗽等症状和病史。呼吸道症状和强度可随时间而变化。重症哮喘（severe asthma）属于呼吸系统急危重症，表现为控制水平差，严重影响患者生活质量，是哮喘致残、致死的主要原因。

二、定义

根据 2014 年欧洲呼吸学会 / 美国胸科学会（ESR/ATS）指南及国内最新专家共识，将重症哮喘定义为：在过去的一年中，需要使用全球哮喘防治创议（GINA）建议的第 4 级或第 5 级哮喘药物治疗，才能够维持控制或即使在上述治疗下仍表现为"未控制"哮喘。

重症哮喘分为两种情况：一种为第 4 级治疗能够维持控制，但降级治疗会失去控制，称为单纯重症哮喘；另一种为第 4 级治疗不能维持控制，而需要采用第 5 级治疗，称为重症难治性哮喘。

在 2021 年最新 GINA 指南中，考虑到阶梯治疗各个阶段的推荐治疗方案会随时间改变，因此重症哮喘定义不再与阶梯治疗相联系，而直接定义为：指需要大剂量 ICS（吸入性糖皮质激素）+LABA（长效 β2 受体激动剂）进行维持治疗或即使使用大剂量 ICS+LABA 仍不能得到有效控制的哮喘。

三、流行病学

2014 年 ERS/ATS 指南指出，重症哮喘占哮喘患者的 5% ～ 10%。中国哮喘患病和发病危险因素的流行病学调查（CARE）结果显示，我国 14 岁及以上青少年和成人哮喘患病率为 1.24%，其中重症哮喘占 5.99%。

四、病因

哮喘的发生既受宿主因素影响，又受环境因素的影响。

（一）宿主因素

1. 遗传

哮喘是一种有明显家族聚集倾向的多基因遗传性疾病，其基因遗传特征可归纳为：①外显不全；②遗传异质化；③多基因遗传；④协同作用。重症哮喘亦存在遗传易感性。全基因组关联分析对识别和验证决定重症哮喘易感性的基因突变和基因多态性具有重要作用，了解这些突变基因的功能生物学特征有助于发现疾病表型的生物学靶点及新型治疗药物。

2. 特应性

特应性患者气道嗜酸性粒细胞、T 淋巴细胞升高明显，非特应性患者与中性粒细胞升高相关。

3. 气道高反应性

见后"发病机制"详述。

4. 性别和种族

种族不是决定因素，可能与诊断和治疗差异有关；男性多为早期发作型，女性多为晚期发作型，即年龄小于15岁的男孩和年龄至少为30岁的妇女先后出现两个发病高峰。

5. 肥胖

超重、惯于久坐、少活动、长时间逗留在室内，增加个体暴露于家中过敏原的危险性。

（二）环境因素

1. 变应原

尘螨是最常见的、危害最大的变应原，常见的有4种，即屋尘螨、粉尘螨、宇尘螨和多毛螨。屋尘螨是持续潮湿气候最主要的螨虫。真菌是存在于室内空气中的变应原之一，常见的有青霉、曲霉、交链孢菌等。蟑螂是亚洲国家常见的室内变应原。花粉和草粉是最常见的引起哮喘的室外变应原。

2. 职业性变应原

常见的变应原有谷物粉、面粉、动物皮毛、木材、丝、麻、木棉、饲料、蘑菇、松香、活性染料等。

3. 食物及药物添加剂

牛奶、鸡蛋、鱼、虾等食物可作为变应原引起Ⅰ型变态反应导致哮喘发作。阿司匹林和一些非皮质激素类抗炎药是药物所致哮喘的主要变应原。普萘洛尔、新斯的明等可抑制交感神经、增强副交感神经作用的药物常可引起非特异性过敏反应导致哮喘。某些生物制品引发的哮喘发作属于特异性过敏反应。

4. 感染

哮喘的形成与发作与反复呼吸道感染有关，尤其是呼吸道病毒感染。与成人哮喘有关的病毒以鼻病毒和流感病毒为主；与儿童哮喘发作关系密切的病毒则包括呼吸道合胞病毒、副流感病毒、腺病毒和鼻病毒。

5. 烟草暴露、空气、环境污染

大气中如二氧化硫（SO_2）、臭氧、可吸入颗粒物（PM2.5）、氮氧化物等可致支气管收缩、一过性气道反应性增高，并能增强对变应原的反应。香烟的烟雾是室内促发因素的主要来源，是一种重要的哮喘促发因子。

6. 其他

精神因素，剧烈运动，妊娠期、月经期妇女激素水平的变化及非特异性刺激如吸入冷空气等均可导致哮喘发作。

（三）影响哮喘控制的其他因素

影响哮喘控制的因素很多，除了上述相关环境因素外，还包括依从性和共患疾病等。

1. 患者依从性差

这是影响哮喘控制的最重要和最常见的原因之一，主要表现为：①担心激素不良反应而拒绝吸入 ICS 治疗；②不能正确使用药物吸入装置；③不能客观、正确地评估和监测自己的病情，症状好转则自行减量服药或停药；④不能定期来医院复诊；⑤擅自采用所谓能"根治"哮喘的"验方"。

2. 共患疾病

与重症哮喘相关的共患疾病包括：上呼吸道感染、鼻炎—鼻窦炎/鼻息肉、声带功能失调、阻塞性睡眠呼吸暂停低通气综合征、内分泌因素和疾病、胃食管反流、心理因素，如个性特征、感知症状能力、焦虑及抑郁等。

五、发病机制和病理生理

（一）哮喘的发病机制

1. 免疫性炎症

分为 IgE 介导的、T 淋巴细胞依赖的炎症途径与非 IgE 介导的、T 淋巴细胞依赖的炎症途径两种。前者根据效应发生时间和持续时间可分为早期相反应（引起速发型哮喘反应）和晚期相反应（引起迟发型哮喘反应）；后者主要是迟发型变态反应。炎症细胞、炎症介质和细胞因子的相互作用是维持气道炎症反应的基础，复杂的细胞因子网络通过增强或诱导细胞间作用或控制细胞对炎症介质的反应。

2. 气道重塑

气道壁损伤和修复的重复循环可引起气道壁结构改变，即气道重塑，包括上皮损伤、杯状细胞增生、黏液腺肥大和黏液性化生、上皮下纤维化、成纤维细胞增殖和活化、基底膜增厚、细胞外基质（ECM）蛋白沉积、平滑肌增生和肥大、血管生成等病理特征。

3. 气道高反应性（AHR）

指气道对正常不引起或仅引起轻度应答反应的刺激物出现过度的气道收缩反应，是哮喘患者的共同病理生理特征。气道炎症是导致气道高反应性最重要的机制，气道上皮损伤与炎症介质和细胞因子的参与为主要原因。但需注意的是，出现气道高反应者并非都是支气管哮喘，如长期吸烟、接触臭氧、病毒性上呼吸道感染、慢性阻塞性肺疾病等情况下也可出现气道高反应性。

4. 神经因素

支气管的自主神经支配包括胆碱能神经、肾上腺能神经和非肾上腺非胆碱能（NANC）肺内感觉神经系统。支气管哮喘与 β 肾上腺素能受体功能低下和迷走神经张力亢进有关，同时与抑制性 NANC 神经系统（i-NANC）/兴奋性 NANC 神经系统（e-NANC）失衡有关。此外，肺内感觉神经系统和肺神经内分泌细胞（PNECs）可能通过一些共有的化学信息分子（如神经肽）及其受体成为相互间联系的桥梁和信息传递通道，构成复杂的神经—内分泌网络。

（二）重症哮喘的病理生理学特征

1. 气道炎症异质性更加明显

重症哮喘气道炎症分为嗜酸粒细胞性、中性粒细胞性、混合粒细胞性和少炎症细胞性。与轻中度哮喘患者相比，重症哮喘患者诱导痰中嗜酸粒细胞及中性粒细胞数量升高更为明显，且 IL—4、IL—5、IL—13 等 Th2 型细胞因子的表达水平明显增加。肥大细胞在气道平滑肌中的浸润是重症哮喘的重要病理特征之一，这可能是哮喘难以控制及气道反应性增高的重要因素。

2. 气道重塑更为显著

气道结构性细胞（如上皮细胞、平滑肌细胞等）在重症哮喘气道重塑中发挥着重要作用，可通过释放如表皮生长因子（EGF）、TGF-β、角化生长因子、成纤维细胞生长因子（FGF）、血管内皮生长因子（VEGF）等细胞因子、趋化因子及生长因子参与气道炎症与气道重塑，引起持续性气流受限并加重气道高反应性。与轻中度哮喘相比，重症哮喘的气道重塑出现更早，也更为严重，其上皮层及平滑肌层明显增厚，其外周血中可分化为肌成纤维细胞的成纤维细胞数量也明显高于一般哮喘患者。

3. 重症哮喘的发生与遗传因素相关

全基因组关联分析对识别和验证决定重症哮喘易感性的基因突变和基因多态性具有重要作用。IL-4 受体 α 的单核苷酸多态性与持续性气道炎症、重症哮喘急性加重及黏膜下肥大细胞浸润有关。IL-6 受体突变与肺功能降低和哮喘严重程度相关。重症或难治性哮喘的发生机制可能与遗传药理学相关，使部分患者对哮喘治疗的反应性发生改变或下降。

4. 糖皮质激素敏感性降低

重症哮喘常表现为糖皮质激素反应性降低，使用糖皮质激素治疗后临床症状无明显改善且外周血或痰中嗜酸粒细胞无明显减少。其机制与糖皮质激素受体（GR）核转位、GR 配体结合亲和力激活 GRβ 表达、组蛋白去乙酰化酶（HDAC）激活 p38 丝裂原活化蛋白激酶（MAPK）以及 MAPK 磷酸酶 -1 有关。

六、临床表型

由于不同患者临床特征及药物治疗反应性存在差异，区分不同的哮喘临床表型，有助于重症哮喘个体化治疗。根据 2017 年《重症哮喘诊断与处理中国专家共识》，重症哮喘的临床表型可分为五种：早发过敏性哮喘、晚发持续嗜酸粒细胞炎症性哮喘、频繁急性发作性哮喘、持续气流受限性哮喘、肥胖相关性哮喘。各型具体特征，见如表 12-7 所示。

表 12-7 重症哮喘的临床特征及其可能的标志物和对激素治疗的反应性

临床表型	临床特征	可能的标志物	激素治疗反应性
早发过敏性哮喘	儿童、早发起病 过敏性疾病病史及家族史 皮肤点刺试验阳性 肺部感染病史	Th2 炎症因子、诱导痰嗜酸粒细胞、FeNO、血清 IgE 及骨膜蛋白水平升高	糖皮质激素治疗敏感
晚发持续嗜酸粒细胞炎症性哮喘	成人、晚发起病 起病时往往病情严重 会合并存在鼻窦炎、鼻息肉病史	IL-5、IL-13、FeNO 等水平升高	糖皮质激素治疗反应不佳
频繁急性发作性哮喘	吸烟 哮喘控制水平更差 生活质量更低 肺功能损害更快	升高的 FeNO,痰嗜酸粒细胞水平	更多糖皮质激素使用
持续气流受限性哮喘	男性、多于成年起病 吸烟、职业接触等环境暴露 FEV$_1$ 基线水平低 频繁急性发作而缺少 ICS 治疗 慢性黏膜高分泌状态	持续的血、痰嗜酸粒细胞炎症 痰液中高骨膜蛋白水平	更多激素使用,包括口服糖皮质激素
肥胖相关性哮喘	FVC 下降 更容易合并湿疹、胃食管反流 少有鼻息肉病史	血清总 IgE 下降	全身激素、日需短效 β$_2$ 受体激动剂依赖

注: Th: 辅助 T 细胞; FeNO: 呼出气一氧化氮; IL: 白细胞介素; IgE: 免疫球蛋白 E; FEV$_1$: 第一秒用力呼气容积; ICS: 吸入糖皮质激素; FVC: 用力肺活量

　　其中一种临床表型即频繁急性发作性哮喘,此类表型就是以往提到的脆性哮喘,一般分为两种类型。Ⅰ型一般是指在尽管应用大剂量 ICS 但仍存在较大的呼气峰流速变异率(PEFR > 40%),常见于 15～55 岁女性患者,多有过敏疾病病史及皮肤点刺试验阳性。Ⅱ型一般是指在哮喘控制良好的情况下,无明显先兆,突然急性发作,并迅速进展、威胁生命。深入识别这两类哮喘患者,在有效判断哮喘急性发作风险及哮喘患者教育,如避免过敏原接触、掌握基本急救措施等方面具有重要意义。

七、诊断和评估

(一)诊断标准

1.典型哮喘的临床症状和体征:①反复发作性喘息、气促,伴或不伴胸闷或咳嗽,夜间及晨间多发,常与接触变应原、冷空气、物理或化学性刺激以及上呼吸道感染、运动等有关；②发作时及部分未控制的慢性持续性哮喘，双肺可闻及散在或弥漫性哮鸣音，呼气相延长；③上述症状和体征可经治疗缓解或自行缓解。

2.可变气流受限的客观检查：①支气管舒张试验阳性（吸入支气管舒张剂后，FEV_1 增加 > 12%，且 FEV_1 绝对值增加 > 200ml）；或抗炎治疗 4 周后与基线值比较，FEV_1 增加 > 12%，且 FEV_1 绝对值增加 > 200ml（除外呼吸道感染）。②支气管激发试验阳性；一般应用吸入激发剂为乙酰甲胆碱或组胺，通常以吸入激发剂后 FEV_1 下降 ≥ 20%，判断结果为阳性，提示存在气道高反应性。③呼气流量峰值（peak expiratory flow，PEF）平均每日昼夜变异率（至少连续 7 天每日 PEF 昼夜变异率之和/总天数 7）> 10%，或 PEF 周变异率｛（2 周内最高 PEF 值 - 最低 PEF 值）/ [（2 周内最高 PEF 值 + 最低 PEF）× 1/2] × 100%｝> 20%。

符合上述症状和体征，同时具备气流受限客观检查中的任一条，并排除其他疾病所引起的喘息、气促、胸闷及咳嗽，可以诊断为哮喘。

其中，重症哮喘未控制的常见特征为：①症状控制差：哮喘控制问卷（ACQ）评分 > 1.5，哮喘控制测试（ACT）评分 < 20，或符合 GINA 定义的未控制；②频繁急性发作：前一年需要 2 次或以上连续使用全身性激素（每次 3 天以上）；③严重急性发作：前一年至少 1 次住院、进入 ICU 或需要机械通气；④持续性气流受限：尽管给予充分的支气管舒张剂治疗，仍存在持续的气流受限（FEV_1 占预计值 % < 80%，FEV_1/FVC < 正常值下限）；⑤高剂量 ICS 或全身性激素（或其他生物制剂）可以维持控制，但只要减量哮喘就会加重。

此外，临床上还存在着无喘息症状也无哮鸣音的不典型哮喘，患者仅表现为反复咳嗽、胸闷或其他呼吸道症状。此类哮喘包括咳嗽变异性哮喘、胸闷变异性哮喘和隐匿性哮喘。

（二）分期

根据临床表现，哮喘可分为急性发作期、慢性持续期和临床控制期。哮喘急性发作是指喘息、气促、咳嗽、胸闷等症状突然发生，或原有症状加重，并以呼气流量降低为其特征，常因接触变应原、刺激物或呼吸道感染诱发。慢性持续期是指每周均不同频度和（或）不同程度地出现喘息、气促、胸闷、咳嗽等症状。临床控制期是指患者无喘息、气促、胸闷、咳嗽等症状 4 周以上，1 年内无急性发作，肺功能正常。

（三）分级

1.严重程度分级：根据达到哮喘控制所采用的治疗级别来进行分级。轻度哮喘：经过第 1 级、第 2 级治疗能达到完全控制者；中度哮喘：经过第 3 级治疗能达到完全控制者；重度症哮喘：需要第 4 级或第 5 级治疗才能达到完全控制，或者即使经过第 4 级或第 5 级治疗仍不能达到控制者。

2.急性发作时的分级（表 12-8）：在哮喘急性发作时，病情严重程度轻重不一，可在数小时或数天内出现，偶尔可在数分钟内即危及生命，故应对病情做出正确评估，以便给予及时有效的紧急治疗。

表 12-8 哮喘急性发作时病情严重程度分级

临床特点	轻度	中度	重度	危重
气短	步行、上楼时	稍事活动	休息时	休息时，明显
体位	可平卧	喜坐位	端坐呼吸	端坐呼吸或平卧
讲话方式	连续成句	单句	单词	不能讲话
精神状态	可有焦虑，尚安静	时有焦虑或烦躁	常有焦虑、烦躁	嗜睡或意识模糊
出汗	无	有	大汗淋漓	大汗淋漓
呼吸频率	轻度增加	增加	常＞30 次 / 分	常＞30 次 / 分
辅助呼吸肌活动及三凹征	常无	可有	常有	胸腹矛盾呼吸
哮鸣音	散在，呼吸末期	响亮、弥散	响亮、弥散	减弱、乃至无
脉率（次 / 分）	＜ 100	100 ～ 120	＞ 120	脉率变慢或不规则
奇脉	无，＜ 10mmHg	可有，10 ～ 25mmHg	常有，10 ～ 25mmHg	无，提示呼吸肌疲劳
最初支气管舒张剂治疗后 PEF 占预计值 % 或个人最佳值 %	＞80%	60% ～ 80%	＜ 60% 或 100L/min 或作用时间 ＜ 2 小时	无法完成检测
PaO_2（吸空气，mmHg）	正常	≥ 60	＜ 60	＜ 60
$PaCO_2$（mmHg）	＜ 45	≤ 45	＞ 45	＞ 45
SaO_2（吸空气，%）	＞ 95	91 ～ 95	≤ 90	≤ 90
pH 值	正常	正常	正常或降低	减低

注：只要符合某一严重程度的指标≥ 4 项，即可提示为该级别的急性发作。

（四）哮喘的评估

在明确哮喘诊断及是否属于重症哮喘的评估外，还需明确共存疾病和危险因素，以及区分哮喘的表型。

评估的主要方法包括：了解症状、肺功能检测、哮喘控制测试（ACT）、呼出气一氧化氮（NO）、痰嗜酸性粒细胞计数、外周血嗜酸性粒细胞计数、血清总 IgE 和过敏原特异性 IgE 以及过敏原检测。

八、鉴别诊断

1. 急性左心衰

急性左心衰患者除气急外还有一系列心衰症状群，包括端坐呼吸、咳大量粉红色泡沫痰、满肺湿啰音等。胸片可见明显肺瘀血表现，有助于鉴别。

2. COPD 急性发作

COPD 患者急性发作时常表现为呼吸困难，与哮喘发作类似，且部分患者可合并哮喘，故较难鉴别。此时可先予诊断性治疗，哮喘患者使用激素及支气管扩张剂疗效好，而 COPD 患者则效果一般。

3. 上呼吸道梗阻

上呼吸道梗阻患者可产生固定的、局限性哮鸣音，需与哮喘鉴别。影像学检查及纤维支气管镜可明确诊断。

4. 嗜酸性粒细胞肉芽肿性多血管炎、变应性支气管肺曲霉病等疾病，以上这些疾病在临床上都可以表现有哮喘样症状。

九、治疗

（一）教育与管理

教育的目的是提高患者对治疗的依从性，使其熟练掌握吸入装置使用技巧，并提高自我管理水平。

（二）环境控制

环境控制包括有效减少或避免变应原，减少或避免空气中有害刺激因子，以及戒烟。

（三）心理治疗

心理治疗包括认知重建、疏导疗法和家庭心理疗法，以及加用抗焦虑或抗抑郁药物等药物疗法。

（四）药物治疗

1. 糖皮质激素：重症哮喘患者常需要同时给予高剂量 ICS 和口服激素治疗。

2. β_2 受体激动剂：许多重症哮喘患者尽管接受 ICS 联合短效 β_2 受体激动剂（SABA）和 / 或长效 β_2 受体激动剂（LABA）治疗，仍存在持续的慢性气流阻塞。在联合 LABA 的基础上逐步增加 ICS 剂量可能进一步改善哮喘的控制。

3. 抗胆碱能药物：短效抗胆碱药（SAMA）异丙托溴铵气雾剂可减轻重症哮喘患者的气喘症状，并能减少因 β_2 受体激动剂过量使用所致的震颤和心悸等不良反应。对于已经应用中高剂量 ICS 伴（或不伴）LABA 的重症哮喘患者，长效抗胆碱药（LAMA）噻托溴铵可减少气体陷闭，减少急性加重，改善肺功能。

4. 茶碱：对于重症哮喘患者，茶碱联合 ICS 治疗可使哮喘容易控制。

5. 白三烯调节剂：ICS 联合白三烯调节剂对改善肺功能具有一定疗效。

6. 免疫抑制剂和抗代谢药物：包括甲氨蝶呤、静脉注射免疫球蛋白、氨苯砜、秋水仙碱、羟氯喹和环孢素 A 等。

7. 其他药物：甲磺司特是一种选择性 Th2 细胞因子抑制剂，可抑制 IL-4、IL-5 的产生和 IgE 的合成，减少嗜酸粒细胞浸润，减轻气道高反应性。抗真菌药对于伴过敏性支气管肺曲霉病（ABPA）反复发作的重症哮喘患者，可减少急性发作风险和改善症状。

（五）生物靶向药物

已经上市的治疗哮喘的生物靶向药物包括抗 IgE 单克隆抗体、抗 IL-5 单克隆抗体、抗 IL-5 受体单克隆抗体和抗 IL-4 受体单克隆抗体，这些药物主要用于重症哮喘患者的治疗。

（六）支气管热成形术（bronchial thermoplasty，BT）

这是一项在支气管镜下进行的非药物治疗技术，能够减少气道平滑肌的数量、降低气道平滑肌收缩力、改善哮喘控制水平、提高患者生活质量，并减少药物的使用。

对于已经规范使用了 GINA 第 4 级或第 5 级治疗方案半年或更长时间治疗后，仍然不能达到良好控制的哮喘患者；或者已经规范使用 GINA 第 4 级或第 5 级治疗方案后，虽然可以维持哮喘控制，但在降级治疗中（尤其是口服激素减量时）反复失去控制的患者可以考虑 BT 的治疗。

十、哮喘急性发作期的处理

哮喘急性发作是指患者喘息、气促、胸闷、咳嗽等症状在短时间内出现或迅速加重，肺功能恶化，需要给予额外的缓解药物进行治疗的情况。哮喘发作时肺功能恶化以呼气流量降低为特征，通过比较 PEF 或 FEV_1 与发作前的变化可以量化哮喘发作的严重程度。

哮喘发作的程度轻重不一，病情发展的速度也有不同，可以在数小时或数天内出现，偶尔可在数分钟内危及生命。重度哮喘发作有时也会发生在轻度或控制良好的哮喘患者。因此，识别具有哮喘相关死亡高危因素的患者非常重要，这些患者出现急性发作时应当尽早至医院就诊。高危患者包括：①曾经有过气管插管和机械通气濒于致死性哮喘的病史；②在过去 1 年中因为哮喘发作而住院或急诊；③正在使用或最近刚刚停用口服激素；④目前未使用吸入激素；⑤过分依赖 SABA，特别是每 4 个月使用沙丁胺醇（或等效药物）超过 1 支的患者；⑥有心理疾病或社会心理问题，包括使用镇静剂；⑦对哮喘治疗依从性差；⑧有食物过敏史。

（一）轻中度哮喘发作的处理

轻中度哮喘发作可在家庭中自我处理，包括使用 SABA 缓解哮喘症状，并应同时增加控制药物（如 ICS）的剂量，或者加用口服激素。若患者在家中自我处理后症状无明显缓解，或者症状持续加重，应立即至医院就诊。反复使用吸入性 SABA 是治疗急性发作最有效的方法。SABA 初始治疗反应不佳或在控制药物治疗基础上发生急性发作的患者，可加用口服激素或雾化吸入激素治疗。

（二）中重度哮喘急性发作的处理

中重度急性发作的患者应该按照上述的哮喘发作的自我处理方法进行自我处理，同时尽快到医院就诊。

1. 急诊室或医院内的处理：①支气管舒张剂的应用：首选吸入 SABA 治疗。给药方式可用压力定量气雾剂经储雾器给药，或使用 SABA 的雾化溶液经喷射雾化装置给药。初始治疗阶段，推荐间断（每 20 分钟）或连续雾化给药，随后根据需要间断给药（每 4 小时 1 次）。对中重度哮喘急性发作或经 SABA 治疗效果不佳的患者可采用 SABA 联合 SAMA 雾化溶液吸入治疗。重度患者还可以联合静脉滴注茶碱类药物治疗。②全身激素的应用：中重度哮喘急性发作应尽早使用全身激素。首选口服激素，推荐用法：泼尼松 $0.5 \sim 1.0$mg/kg 或等效的其他激素。严重的急性发作患者或不宜口服激素的患者，可以静脉给药。推荐用法：甲泼尼龙 $80 \sim 160$mg/d，或氢化可的松 $400 \sim 1\,000$mg/d 分次给药。地塞米松因半衰期较长，对肾上腺皮质功能抑制作用较强，一般不推荐使用。③氧疗：对有低氧血症（氧饱和度 $< 90\%$）和呼吸困难的患者可给予控制性氧疗，使患者的氧饱和度维持在 $93\% \sim 95\%$。④其他：大多数哮喘急性发作并非由细菌感染引起，应严格控制抗菌药物使用指征，除非有明确的细菌感染的证据，如发热、脓性痰及肺炎的影像学依据等。

2. 急性重度和危重哮喘的处理：急性重度和危重哮喘患者经过上述药物治疗，若临床症状和肺功能无改善甚至继续恶化，应及时转入 ICU，给予机械通气治疗，其指征主要包括：意识改变、呼吸肌疲劳、$PaCO_2 \geq 45$mmHg 等。对部分意识清醒及配合的患者可使用经鼻高流量氧疗、经鼻（面）罩无创机械通气治疗，若无改善，则尽早行气管插管机械通气。药物处理同前所述。为了使有创机械通气安全有效，通常会使用镇静药物与肌肉松弛剂。常用药物有地西泮、咪达唑仑、丙泊酚、维库溴铵等。此外，使用呼吸机配备的雾化装置为危重哮喘患者雾化吸入支气管舒张药物已被证明有较好的疗效。

3. 治疗评估和后续处理：经初始足量的支气管舒张剂和激素治疗后，如果病情继续恶化需要进行再评估，考虑是否需要转入 ICU 治疗。初始治疗症状显著改善，PEF 或 FEV_1 占预计值恢复到个人最佳值 60% 以上者可回家继续治疗，PEF 或 FEV_1 占预计值为 $40\% \sim 60\%$ 者应在监护下回到家庭或社区医院继续治疗。患者缓解后出院时，应当检查患者治疗依从性是否良好、是否能正确使用吸入药物装置，找出急性发作的诱因，并给患者制订详细的长期治疗计划，适当予以指导和示范，并密切监护、长期随访。

参考文献：

[1] 周新，沈华浩，等 . 支气管哮喘防治指南（2020 年版）[J]. 中华结核和呼吸杂志，2020，43(12):26.

[2] 林江涛，等 . 重症哮喘诊断与处理中国专家共识 [J]. 中华结核和呼吸杂志，2017(40): 829.

[3] Holguin F, Cardet J C, Chung K F, et al. Management of severe asthma: a European Respiratory Society/American Thoracic Society guideline [J]. Russian Pulmonology, 2021, 31(3): 272-295.

[4] Reddel H K, Bacharier L B, Bateman E D, et al. Global Initiative for Asthma (GINA) Strategy 2021 - Executive summary and rationale for key changes. The Journal of Allergy and Clinical Immunology: In Practice, 2022 Jan; 10(1s): S1-S18.

[5] 俞森洋 . 危重型哮喘的诊断和治疗 [J]. 解放军保健医学杂志，2007, 9(2): 67-74.

（王浩如、宋振举）

第十三章 脑血管疾病

第一节 概 述

脑血管疾病（Cerebrovascular Disease，CVD）是指各种类型的脑血管病变，及其所引起的脑部疾病。脑卒中（stroke）则是指急性起病的脑血管性临床事件，表现为迅速出现的局限性或弥漫性脑功能缺失征象。

作为神经系统的常见病和多发病，CVD目前还是人类三大死亡疾病之一。脑卒中的发病率、患病率和死亡率随年龄增长而增加，发病与环境因素、饮食习惯和气候等因素有关，男性发病率高于女性。在我国，总体上呈现北高南低、西高东低的特征。

临床上，脑血管疾病的分类方法大致包括：①按照神经功能缺失症状的持续时间，将不足24小时者称为短暂性脑缺血发作（Transient Ischemic Attack，TIA），超过24小时者称为脑卒中；②依据病情严重程度，分为小卒中（minor stroke）、大卒中（major stroke）和静息性卒中（silent stroke）；③依据病理性质，分为缺血性卒中（ischemic stroke）和出血性卒中（hemorrhagic stroke），前者又称为脑梗死，包括脑血栓形成和脑栓塞，后者包括脑出血和蛛网膜下腔出血。

一、脑的功能解剖和生理学特点

（一）脑的血液供应系统

1. 动脉系统

包括颈内动脉系统和椎—基底动脉系统。

（1）颈内动脉系统（又称前循环）：起自颈总动脉，主要有眼动脉（主要供应眼部血液）、脉络前动脉（供应纹状体、海马体、外侧膝状体、大脑脚、乳头体和灰结节等）、后交通动脉（与椎—基底动脉系统连接组成Willis环）、大脑前动脉和大脑中动脉。大脑前动脉皮层支主要供应大脑半球内侧面前3/4及额顶叶背侧面上1/4部皮质及皮质下白质，深穿支则主要供应内囊前肢及部分膝部、尾状核、豆状核前部等。大脑中动脉主要供应大脑半球背外侧面的2/3，包括额叶、顶叶、颞叶和岛叶，内囊膝部和后肢前2/3，壳核、苍白球、尾状核。

（2）椎—基底动脉系统（又称后循环）：由锁骨下动脉发出，经第1颈椎至第6颈椎的横突孔入颅，在脑桥下缘汇合成基底动脉。椎动脉的分支包括脊髓后动脉、脊髓前动脉、延髓动脉、小脑后下动脉；基底动脉的分支有小脑前下动脉、脑桥支、内听动脉、小脑上动脉和大脑后动脉；大脑后动脉是基底动脉终末支，有皮层支（颞下动脉、距状动脉和顶枕动脉）、深穿支（丘脑穿通动脉、丘脑膝状体动脉和中脑支）、脉络膜后动脉。该系统供应大脑半球后 2/5 部分、丘脑、脑干和小脑的血液。

颈内动脉和椎—基底动脉通过几组吻合支相互沟通，如颈内动脉与颈外动脉系统、椎动脉与锁骨下动脉、大脑前中后动脉之间形成丰富的侧支循环，其中最重要的是脑底动脉环（Willis 环）；它通过前交通动脉连接两侧大脑前动脉，后交通动脉连接颈内动脉与大脑后动脉，从而在脑底部形成环状吻合，使两侧大脑半球及一侧大脑半球的前、后部分有充分的侧支循环，参与脑血流供应的调节。

2. 脑的静脉系统

由脑静脉和静脉窦组成。大脑浅静脉分为三组：大脑上静脉汇集大脑皮质的大部分血流注入上矢状窦；大脑中静脉汇集大脑外侧沟附近的血液注入海绵窦；大脑下静脉汇集大脑半球外侧面下部和底部的血液注入海绵窦和大脑大静脉。大脑深静脉主要为大脑大静脉（Galen 静脉）。大脑大静脉汇集大脑半球白质、基底节、间脑及脑室脉络丛等处的静脉血注入直窦。下矢状窦接受大脑镰静脉注入直窦。深浅两组静脉的血液经乙状窦由颈内静脉出颅，上矢状窦、下矢状窦、直窦、海绵窦、横窦和乙状窦是颅内主要的静脉窦。

（二）脑血液调节和病理生理

1. 脑能量代谢

正常成人的脑代谢极为旺盛，血液供应非常丰富，脑组织耗氧量占全身耗氧量的 20% ～ 30%。能量来源主要依赖于葡萄糖的有氧代谢，几乎无能量储备。因此，脑组织对缺血、缺氧性损害十分敏感，氧分压明显下降或血流量明显减少都会出现脑功能的严重损害。

2. 脑血液循环调节和病理生理

正常情况下，脑血流量（Cerebral Blood Flow，CBF）具有自动调节作用，CBF 与脑灌注压呈正比，与脑血管阻力呈反比。在缺血或缺氧的病理状态下，脑血管的自动调节机制紊乱，出现缺血区内充血和过度灌注或脑内盗血现象；脑灰质的血流量远高于白质，出现急性缺血时大脑灰质易发生出血性脑梗死，而白质易发生缺血性脑梗死；不同部位的脑组织对缺血、缺氧性损害存在敏感性差异，导致不同部位的病理损害程度不一样。

二、CVD 的病因

CVD 可以是单一因素致病，也可由多种病因联合所致。常见的病因如下。

1. 血管壁病变

以高血压性动脉硬化和动脉粥样硬化所致的血管损害最常见，其次为结核、梅毒、结缔组织疾病或钩端螺旋体等所致的动脉炎，先天性血管病（如动脉瘤、血管畸形和先天性狭窄）和脑血管损伤（如外伤、颅脑手术、插入导管、穿刺等）所致的血管损害，其他有药物、毒物、恶性肿瘤等所致的血管损害等。

2. 心脏病和血流动力学改变

高血压、低血压或血压的急骤波动，心功能障碍、传导阻滞、风湿性或非风湿性瓣膜病、心肌病及各种心律失常，尤其是心房纤颤。

3. 血液成分和血液流变学改变

各种原因所致的高黏血症，如脱水、红细胞增多症、高纤维蛋白原血症和白血病等；凝血机制异常，特别是应用抗凝剂、服用避孕药物和弥散性血管内凝血等。

4. 其他因素

空气、脂肪、癌细胞和寄生虫等栓子，脑血管受压、外伤、痉挛等。

5. 部分 CVD 患者的病因不明。

三、CVD 的危险因素

许多因素与脑卒中的发生及发展有密切关系，主要有以下一些。

1. 高血压

是最重要和独立的脑卒中危险因素，收缩压或 / 和舒张压增高与脑卒中发病率的增加具有线性关系，控制高血压可显著降低脑卒中的发病率。

2. 心脏病

如心瓣膜疾病、非风湿性心房纤颤、冠心病、心肌梗死、二尖瓣脱垂、心脏黏液瘤和各种原因所致的心力衰竭等都是确定的脑卒中危险因素，有效防治可降低 CVD 事件（特别是 TIA 和缺血性脑卒中）的发生率。

3. 糖尿病

是脑卒中重要的危险因素。与一般人群比较，糖尿病或糖耐量异常患者发生脑卒中的可能性可成倍增加。血糖增高可进一步加重卒中后的脑损害。

4. TIA 和脑卒中史

也是脑卒中的危险因素。TIA 发作愈频繁，脑卒中发生的危险性愈高，有卒中史的 CVD 患者复发率比一般人群高约 4 倍。

5. 吸烟和酗酒

均是脑卒中重要的危险因素。卒中的危险性与吸烟量及持续时间正相关。长期酗酒者脑卒中的发病率是一般人群的 4 ～ 5 倍，特别是增加出血性卒中的危险。

6. 高脂血症

高胆固醇血症，特别是低密度脂蛋白水平增加，与缺血性脑卒中的发生有关；但是血胆固醇水平降低可增加脑出血的危险性。

7. 其他

包括体力活动减少、饮食（如高摄盐量及肉类、动物油的高摄入）、超重、滥用药物、口服避孕药、感染、眼底动脉硬化、无症状性颈动脉杂音、血液病及血液流变学异常所致的血栓前状态，或血黏度增加等与脑卒中的发生有关。

以上危险因素都是可以干预的，通过有效干预可以降低脑卒中的发病率和死亡率，也有一些危险因素，如高龄、性别、种族、气候和卒中家族史等是无法干预的。

四、脑卒中的预防

脑卒中的预防包括一级预防和二级预防。前者是指对有脑卒中倾向，但尚无脑卒中病史的个体预防；后者是指对已有脑卒中或 TIA 病史的个体再发脑卒中的预防。一级或二级预防都能明显降低脑卒中或 TIA 的发生率。在脑卒中的预防中，除了对危险因素进行非药物性调整外，主要的预防性药物有阿司匹林、氯吡格雷和华法林（warfarin）等。

（潘剑威）

第二节　短暂性脑缺血发作

短暂性脑缺血发作（TIA）是指局部脑组织短暂性供血障碍所导致的供血区局灶性神经功能缺失症状，每次持续数分钟至 1 小时，不超过 24 小时即完全恢复，可反复发作。

一、病因及发病机制

病因尚不完全清楚，但发病与动脉粥样硬化、动脉狭窄、心脏病、血液成分和血液流变学变化等多种因素有关。主要学说如下。

1. 微栓塞学说

栓子主要来源于颈内动脉系统动脉硬化斑块的脱落和其狭窄处发生溃疡时的附壁血栓等。微栓子阻塞小动脉后出现缺血症状，当栓子破碎或溶解移向远端时，血流恢复，症状消失。

2. 脑血管痉挛学说

脑动脉硬化狭窄处形成血液湍流，刺激管壁发生血管痉挛。间接证据为钙拮抗剂能够有效治疗部分 TIA。

3. 血液成分、血液流变学改变

真性红细胞增多症、血小板增多症、白血病、异常蛋白血症和贫血等某些血液系统疾病，以及各种原因所致的高凝状态、低血压和心律失常等所致的血液流变学改变等都可引起 TIA。

4. 其他

如脑血管炎、脑外盗血综合征和颈椎病所致的椎动脉受压等。

二、临床表现

TIA 的临床特点为：①好发于中老年人（50～70岁），男性多于女性。②发病突然，历时短暂，一次发作持续数秒至 24 小时，多限于 5～20 分钟。③症状恢复完全，一般不留神经功能缺损。④可反复发作，每次发作的症状相对较恒定，椎—基底动脉系统的 TIA 较颈动脉系统多见。

1. 颈内动脉系统 TIA 的表现

常见症状是发作性偏侧或单肢不完全偏瘫，可伴有对侧面部轻瘫；特征性症状有病变侧单眼一过性黑矇或视觉障碍合并有对侧偏瘫及感觉障碍，或者病变侧 Horner 征合并对侧偏瘫；主侧半球受累可出现失语症。其他可能出现的症状有：对侧偏身麻木或感觉减退，对侧同向性偏盲，较少见。

2. 椎—基底动脉系统 TIA 的表现

最常见症状为眩晕伴恶心、呕吐，平衡失调，偶可有耳鸣；特征性症状有猝倒发作（drop attack）、短暂性全面性遗忘症（transient global amnesia，TGA）和双眼发作性视力障碍。猝倒发作表现为迅速转头或仰头时患者出现双下肢突然失去张力而跌倒，无意识丧失，常可很快自行站起，系下部脑干网状结构缺血所致；TGA 是指患者突然出现短时间记忆丧失，对时间、地点定向障碍，持续数分钟至数十分钟，患者对此有自知力，谈话、书写和计算能力保持良好，是大脑后动脉颞支缺血所致；双眼发作性视力障碍是指暂时性皮质盲，因双侧大脑后动脉距状支缺血而致枕叶视皮层受累引起。其他可能出现的症状有复视、构音和 / 或吞咽障碍、共济失调、意识障碍伴或不伴瞳孔缩小、一侧或双侧面和口周麻木、交叉性感觉障碍和交叉性瘫痪等。

3. 辅助检查

脑电图（EEG）、CT 或 MRI 检查大多正常，部分病例可见脑内有小的梗死灶或缺血灶；彩色经颅多普勒（TCD）、CTA、MRA 或 DSA 可见血管狭窄、动脉粥样硬化斑；TCD 微栓子监测适合发作频繁的 TIA 患者。血常规和生化检查等有助于发现其他危险因素等。

三、诊断及鉴别诊断

1. 诊断

由于 TIA 持续时间短暂，绝大多数 TIA 患者就诊时症状已完全消失，故诊断主要依靠病史。为了预防以后再发或避免脑梗死发生，查找病因、进行治疗十分重要，因此在详细询问病史和体检的同时，应当对大多数患者进行必要的辅助检查。

TIA 最常见的临床症状是运动障碍，如果只出现部分肢体或一侧面部感觉障碍、视觉丧失或失语发作等，应慎重对待诊断；不属于 TIA 的症状有：①不伴有后循环（椎—基底动脉系）障碍其他体征的意识丧失；②强直性及 / 或阵挛性痉挛发作；③躯体多年持续进展性症状；④闪光暗点。

2. 鉴别诊断

（1）部分性癫痫：特别是单纯感觉性部分发作，持续时间短暂，仅数秒至数分钟，常自一处开始、逐渐向周围扩展，多有 EEG 异常。部分性癫痫多为症状性，CT/MRI 检查有助于发现脑内局灶性病变。

（2）梅尼埃病（Meniere disease）：表现为发作性眩晕、恶心、呕吐，与椎—基底动脉 TIA 相似，但每次发作持续时间长，多超过 24 小时，伴有耳鸣、耳阻塞感或听力减退等症状。除眼球震颤外，无其他神经系统定位体征，且发病年龄多较轻。

（3）心脏疾病：阿—斯（Adams Stokes）综合征或其他严重心律失常等，可导致阵发性全脑供血下降，出现头昏、晕厥和意识丧失，但常无神经系统局灶性症状和体征。心电图、超声心动图检查等常有异常发现。

四、治疗

TIA 通常是完全性卒中的重要危险因素，尤其是在短时间内频繁发作者，应作为神经科的急症处理。治疗主要是通过查找和消除病因，以预防 TIA 复发或者完全性卒中的发生。

1. 病因治疗

一旦发现明确病因，应尽可能针对其进行治疗。治疗高血压、糖尿病、高脂血症、血液系统疾病和心律失常等。对颈动脉粥样硬化斑块造成显著狭窄（＞70%）并有反复 TIA 者，可考虑手术治疗（动脉内膜切除术）或介入治疗（动脉腔内支架术）。

2. 预防性药物治疗

（1）抗血小板聚集剂：可减少微栓子发生，减少 TIA 复发。可选用阿司匹林，50～325mg/d，餐后服用；氯吡格雷，75mg/d，可单独应用或与双嘧达莫（Dipyridamole）联合应用。由于这些药物需要长时间服用，故应监测其不良反应，如服用氯吡格雷后出现皮炎和腹泻，还应在治疗前 3 个月反复检查白细胞计数，避免出现严重的白细胞减少等。

（2）抗凝药物：用于频繁发作、程度严重的 TIA，特别是颈内动脉系统 TIA，比抗血小板药物效果好，可起预防脑卒中的作用。若短期内频繁发作，可选用低分子肝素，4100IU，每日 2 次，腹壁皮下注射，较安全；也可选择华法林（苄丙酮香豆素钠），2～4mg/d（剂量宜个体化），口服。如有出血倾向、溃疡、严重高血压和肝肾疾病等慎用或者禁用。抗凝疗法的确切疗效仍在进一步评估之中。

（3）其他可试用的还有：中医中药多用活血化瘀和通经活络的药物。脑血管扩张剂如脉栓通，以及扩容药物如低分子右旋糖酐等。

3. 脑保护治疗

对于频繁发作的 TIA，神经影像学检查显示有缺血或脑梗死病灶者，可给予钙拮抗剂如尼莫地平和西比灵等治疗。

五、预后

未经治疗或治疗无效的病例，约 1/3 发展为脑梗死，1/3 继续发作，1/3 可自行缓解。

（潘剑威）

第三节　脑梗死

脑梗死（Cerebral Infarction，CI）又称缺血性脑卒中（cerebral ischemic stroke，CIS），是指由于脑部血液供应障碍，缺血、缺氧引起的局限性脑组织坏死软化，是脑血管疾病中最常见的类型。临床常见的类型有脑血栓形成、腔隙性梗死和脑栓塞等。

一、脑血栓形成

脑血栓形成（Cerebral Thrombosis，CT）是 CI 中最常见的类型，通常指供应脑的动脉因动脉粥样硬化及各类动脉炎等使管腔狭窄、闭塞，或在狭窄的基础上进而形成血栓，造成脑局部急性血流中断，发生脑组织缺血缺氧、软化坏死，出现相应的神经系统症状和体征。

（一）病因及发病机制

1. 动脉管腔狭窄和血栓形成

最常见的是动脉粥样硬化斑块，且常伴有高血压；其次为结缔组织疾病、结核性、细菌性、病毒性和螺旋体感染等导致的动脉壁炎症，变态反应性动脉炎，药源性（可卡因、安非他明等）动脉炎等。由红细胞增多症、血小板增多症、血栓栓塞性血小板减少性紫癜、弥散性血管内凝血、镰状细胞性贫血等血液系统疾病引起者较少见。此外，脑淀粉样血管病、Moyamoya 病、肌纤维发育不良、Binswanger 病和颅内外夹层动脉瘤等，均可导致管腔狭窄和血栓形成。由于动脉粥样硬化好发于大血管的分叉处和弯曲处，故脑血栓形成常见于大脑中动脉、颈内动脉的虹吸部和起始部、椎动脉和基底动脉中下段等。由于脑动脉存在自身调节机制和丰富的侧支循环，管腔狭窄通常在 80% 以上时才对脑血流量造成显著影响。逐渐发生的动脉粥样硬化斑块一般无临床症状，只有在此基础上出现各种原因导致的血供进一步减少或血栓形成，才表现出急性缺血症状。

2. 血管痉挛

见于蛛网膜下腔出血、偏头痛、颅脑外伤和子痫等患者。

3. 病因未明

少数患者往往难以确定脑梗死的原因，其发生可能与来源不明的微栓子或某些高凝状态等有关。

（二）病理

约 4/5 的脑梗死发生于颈内动脉系统，1/5 发生于椎—基底动脉系统。

脑缺血的病理过程大致分为：

（1）超早期（1～6 小时）：病变脑组织可见部分血管内皮细胞、神经细胞和星形胶质细胞肿胀，线粒体肿胀空化。

（2）急性期（6～24 小时）：缺血区脑组织苍白伴轻度肿胀，神经细胞、星形胶质细胞和血管内皮细胞呈明显缺血性改变。

（3）坏死期（24～48 小时）：可见大量神经细胞消失，胶质细胞坏死，炎性细胞浸润等。

（4）软化期（3 天～3 周）：病变区液化变软。

（5）恢复期（3～4 周后）：液化坏死的脑组织被吞噬清除，胶质细胞增生，毛细血管增多。通常小病灶形成胶质瘢痕，大病灶形成脑卒中囊，此期可持续数月至 2 年。如梗死区再灌流时继发出血称为出血性梗死。

（三）病理生理

通常，阻断脑血流 30 秒钟即发生脑代谢改变，1 分钟后神经元功能活动停止，缺血超过 5 分钟后即可发生脑缺血核心区梗死。轻度缺血时表现为某些神经元丧失，严重缺血时各种神经元均可死亡，完全持续性缺血时缺血区内各种神经元、胶质细胞和内皮细胞均坏死。

急性脑梗死是由缺血核心区及其周围的半暗带（penumbra）组成。核心区通常由于快速、严重缺血导致脑细胞死亡，为不可逆性；而缺血半暗带因有侧支循环代偿作用，尚有大量可存活的神经元，如果在一个有效时间即再灌注时间窗（time window）范围内，脑血流能够及时再通，损伤仍为可逆的，反过来如果超过了时间窗的时限，即使脑血流再通，脑损伤可继续加剧，此现象又称之为再灌注损伤（reperfusion damage）。目前认为，再灌损伤主要是由"瀑布式"自由基连锁反应、神经细胞内钙超载和兴奋性氨基酸细胞毒性作用等综合作用导致神经细胞损伤。

缺血半暗带和再灌注损伤理论，把急性脑梗死的临床治疗提高到一个崭新的水平，即强调把抢救缺血半暗带的超早期治疗和减轻再灌注损伤的脑保护措施有机结合在一起的综合治疗。目前普遍把脑缺血的时间窗定为 6 小时之内。

（四）病理类型

动脉粥样硬化性脑梗死可分为以下几类。

1. 大面积脑梗死

通常是颈内动脉主干、大脑中动脉主干（图 13-1）或皮层支的完全性卒中，表现为病灶对侧完全性偏瘫、偏身感觉障碍及向病灶对侧的凝视障碍，可伴有头痛和意识障碍，并呈进行性加重。

2. 分水岭脑梗死（Cerebral Watershed Infarction, CWSI）

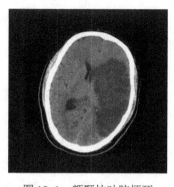

图 13-1　额颞枕叶脑梗死

是指相邻血管供血区之间即边缘带（border zone）的局部缺血。分水岭梗死一般由血流动力学障碍所致，典型者发生于颈内动脉严重狭窄或闭塞的基础上伴有全身血压降低时，亦可由心源性或动脉源性栓塞引起。临床症状较轻，多无意识障碍，恢复较快。结合 CT 等神经影像学检查结果，CWSI 常可分为以下类型：①皮质前型：表现为以上肢为主的中枢性偏瘫及偏身感觉障碍，一般无面舌瘫，可有情感障碍、强握反射和局灶性癫痫；主侧半球病变可出现运动性失语；双侧病变出现四肢瘫、智能障碍或痴呆；是大脑前与大脑中动脉供血区的分水岭梗死，病灶位于额中回，可沿前后中央回上部呈带状前后走行，可直达顶上小叶。②皮质后型：偏盲最常见，多以下象限盲为主；可有皮质性感觉障碍，偏瘫轻微或无；可有情感淡漠、记忆力减退和 Gerstmann 综合征（角回受损），主侧病变出现认字困难和感觉性失语；非主侧偶见体象障碍。病灶位于顶、枕、颞交界区，是大脑中与大脑后动脉，或大脑前、中、后动脉皮质间的分水岭区。③皮质下型：表现为纯运动性轻偏瘫或和感觉障碍、不自主运动等，是大脑前、中、后动脉皮层支与深穿支间或大脑前动脉回返支（Heubner 动脉）与大脑中动脉的豆纹动脉间的分水岭区梗死，病灶位于大脑深部白质、壳核、尾状核等处。

3. 出血性脑梗死（hemorrhagic infarct）

是指脑梗死区内动脉缺血坏死后的继发出血或血液渗漏，常发生于大面积脑梗死之后（图 13-2）。

4. 多发性脑梗死（multiple infarct）

是指两个或两个以上不同的供血系统脑血管闭塞引起的梗死，多为反复发生脑梗死的后果。

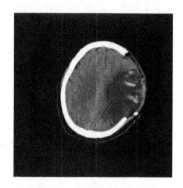

图 13-2　脑梗死出血转化

（五）临床表现

1. 一般特点

由动脉粥样硬化所致者以老年人多见，常伴有高血压、冠心病或糖尿病，由动脉炎或血管畸形等所致者则以中青年多见。常在安静或休息状态下起病，部分病例发病前有 TIA 史。多数患者的神经系统症状在发病后数小时或 1～2 天内达到高峰。除脑干梗死和大面积梗死外，大多数患者意识清楚，生命体征稳定。

2. 临床类型

依据症状和体征的发展过程分为：

（1）完全性卒中（complete stroke）：指起病6小时内神经功能缺失症状即达高峰者，多病情重，甚至昏迷。

（2）进展性卒中（progressive stroke）：指发病后神经功能缺失症状在48小时内逐渐进展或呈阶梯式加重。

（3）可逆性缺血性神经功能缺失（Reversible Ischemic Neurological Deficit，RIND）：指发病后神经缺失症状较轻，一般持续24～72小时才恢复，最长可持续3周，不留后遗症。

3. 脑梗死的临床综合征

（1）颈内动脉闭塞综合征：临床表现复杂多样。在眼动脉分出之前闭塞时，临床上可无症状，或表现为TIA、进展型或完全型卒中，常见症状为对侧偏瘫、偏身感觉障碍，主侧半球受累可有失语症；眼动脉缺血可造成病灶侧单眼一过性黑矇和Horner征（因颈上交感神经节纤维受损），偶为永久性视力障碍，检查可发现颈动脉搏动减弱，眼或颈部血管杂音；大脑中动脉或大脑中、前动脉缺血可出现对侧偏瘫、偏身感觉障碍和偏盲等；主侧半球受累可有失语症，非主侧半球受累可出现体象障碍，亦可出现晕厥发作或痴呆。

（2）大脑中动脉闭塞综合征：

主干闭塞：①三偏症状，病灶对侧中枢性面舌瘫及偏瘫、偏身感觉障碍和同向性偏盲；上下肢瘫痪程度基本相等；②可有不同程度的意识障碍；③主侧半球受累可出现失语症，非主侧半球受累出现体象障碍。

皮层支闭塞：支配眶额部、额部、中央回、中央回前及顶前部等区域的分支闭塞时，可出现病灶对侧偏瘫和感觉缺失，面部及上肢重于下肢，运动性失语（Broca失语，主侧半球）和体象障碍（非主侧半球）；支配颞极及颞枕部，颞叶前、中、后部等区域的分支闭塞时，常出现感觉性失语（Wernicke失语）、命名性失语和行为障碍等，而无偏瘫症状。

深穿支闭塞：①对侧中枢性上下肢均等性偏瘫，可伴有面舌瘫；②对侧偏身感觉障碍，有时可伴有对侧同向性偏盲；③主侧半球病变可出现皮质下失语。

（3）大脑前动脉闭塞综合征：发生于前交通支之前可无任何症状。发生于前交通支之后可有：①对侧中枢性下肢远端为主的运动和感觉障碍（额叶内侧缺血），尿潴留或尿急（旁中央小叶受损）；②深穿支闭塞时导致内囊前肢和尾状核缺血，出现对侧中枢性面舌瘫和上肢近端轻瘫；③精神障碍如淡漠、反应迟钝、欣快、共济失调、始动障碍和缄默等（额极与胼胝体受累），常有强握与吸吮反射（额叶病变）；④主侧半球病变可见上肢失用或Broca失语。

（4）大脑后动脉闭塞综合征：

主干闭塞：对侧偏盲、偏瘫及偏身感觉障碍（较轻），丘脑综合征，主侧半球病变可有失语、失读、失写、失认等症状。

皮层支闭塞：①因侧支循环丰富而很少出现症状，仔细检查可见对侧同向性偏盲或象限盲，而黄斑视力保存（黄斑回避现象）；两侧病变可有皮质盲；②主侧颞下动脉闭塞可有视觉及颜色失认；③顶枕动脉闭塞可见对侧偏盲，或光幻觉痫性发作，主侧病损可有命名性失语；距状动脉闭塞出现对侧偏盲或象限盲。

深穿支闭塞：①丘脑穿通动脉闭塞产生红核丘脑综合征，即病灶侧小脑性共济失调、意向性震颤、舞蹈样不自主运动，对侧感觉障碍；②丘脑膝状体动脉闭塞可见丘脑综合征：可见对侧以深感觉为主的感觉障碍、自发性疼痛、感觉过度、轻偏瘫、共济失调、舞蹈手足徐动症以及震颤等锥体外系症状；③中脑支闭塞出现 Weber 综合征：同侧动眼神经瘫痪，对侧中枢性偏瘫；或 Benedit 综合征：同侧动眼神经瘫痪，对侧不自主运动。

后脉络膜动脉闭塞：主要表现对侧象限盲，偶见。

（5）椎—基底动脉闭塞综合征：

主干闭塞：常因病情危重而死亡，表现为眩晕、呕吐、共济失调、瞳孔缩小、四肢瘫痪、肺水肿、消化道出血、昏迷、高热等。

基底动脉尖综合征：基底动脉顶端分出两对小脑上动脉和大脑后动脉，供应中脑、丘脑、小脑上部、颞叶内侧及枕叶。闭塞后可表现为：①眼球运动障碍和瞳孔改变：一侧或双侧动眼神经部分或完全麻痹、脑桥麻痹性外斜视（一个半综合征），瞳孔光反应迟钝而调节反应存在；②一过性至持续数天的意识障碍；③对侧偏盲或皮质盲；④严重的记忆障碍（颞叶内侧受累）。如有脑卒中危险因素的中老年患者突然发生意识障碍，伴有瞳孔改变、动眼神经麻痹等脑干症状和皮质盲或偏盲等枕叶症状，但是无明显运动和感觉障碍，应考虑该综合征可能，同时出现严重记忆障碍则更支持该诊断，CT 及 MRI 见中脑、双侧丘脑、枕叶、颞叶等多处病灶即可确诊。

中脑支闭塞：出现 Weber 综合征、Benedit 综合征；脑桥支闭塞出现 Millard-Gubler 综合征（外展、面神经麻痹，对侧肢体瘫痪）、Foville 综合征（同侧凝视麻痹、周围性面瘫，对侧偏瘫）。

（6）小脑后下动脉闭塞综合征或延髓背外侧（Wallenberg）综合征：是脑干梗死中最常见类型。主要表现：①眩晕、呕吐、眼球震颤（前庭神经核）；②交叉性感觉障碍（三叉神经脊束核及对侧交叉的脊髓丘脑束受损）；③同侧 Horner 征（交感神经下行纤维受损）；④吞咽困难和声音嘶哑（舌咽、迷走神经受损）；⑤同侧小脑性共济失调（绳状体或小脑受损）。由于小脑后下动脉的解剖变异较多，临床症状复杂化，常有不典型的临床表现。

双侧脑桥基底部梗死出现闭锁综合征（locked-in syndrome）：患者意识清楚，不能讲话和吞咽，四肢完全瘫痪，仅能以眼球上下运动来表达自己的意愿。

（7）小脑梗死：由小脑上动脉、小脑后下动脉、小脑前下动脉等闭塞所致，常有眩晕、恶心、呕吐、眼球震颤、共济失调、站立不稳和肌张力降低等，严重时可有脑干受压及颅内压增高症状。

（六）辅助检查

1. 颅脑 CT

发病 24 ～ 48 小时后多可显示与闭塞血管供血区一致的低密度梗死灶，大面积梗死灶时可见占位效应；发病后 24 小时、特别是 6 小时内 CT 结果多无明显异常发现；如梗死灶较小或脑干和小脑梗死时 CT 检查多显示不佳。出血性脑梗死时，颅脑 CT 呈混杂密度改变。

2. 颅脑 MRI

与 CT 相比，MRI 具有显示脑梗死病灶时间早、范围清晰、检出率高等优点，尤其是能及早发现大脑半球、脑干和小脑各区域内不同面积的梗死灶。通常脑梗死数小时内，病灶区即有长 T_1、长 T_2 等 MRI 信号改变；出血性梗死区则为长 T_1、长 T_2 信号中混杂有短 T_1 和短 T_2 信号改变。功能性 MRI 如弥散加权 MRI 对早期缺血发现的敏感性非常高，发病后半小时即可显示长 T_1、长 T_2 信号改变。

3. 血管造影

DSA 或 MRA 可发现血管狭窄和闭塞的部位，对动脉炎、Moyamoya 病、动脉瘤和血管畸形等有一定的诊断价值。

4. 脑脊液检查

临床及影像学检查已经确诊为脑梗死者，则不需进行脑脊液检查。通常脑脊液压力、常规及生化检查正常，大面积脑梗死压力可增高，出血性脑梗死时可见有红细胞。

5. 其他

经颅多普勒（TCD）可发现颈动脉及颈内动脉狭窄、动脉粥样硬化斑块、局部血流异常或血栓形成等。超声心动图检查有助于发现心脏疾病，如附壁血栓、心房黏液瘤和二尖瓣脱垂。脑电图和脑电地形图检查用于脑梗死与其他疾病的鉴别诊断。SPECT 和 / 或 PET 在显示早期脑梗死部位和程度，局部脑血流、氧和葡萄糖代谢改变，以及监测确定缺血半暗带等方面有一定价值，但由于价格昂贵和操作复杂等，无法广泛应用于脑梗死的诊断。

（七）诊断及鉴别诊断

1. 诊断要点

①发病年龄多较高；②病前有动脉粥样硬化、高血压、糖尿病、心脏病或 TIA 发作史；③多在安静状态下起病，常在醒后出现能用某一脑血管综合征解释的局灶性症状和体征；④数小时或更长时间内症状逐渐加重；⑤大多数患者意识清楚；⑥ CT 检查早期多正常，或排除脑出血、脑肿瘤卒中和炎症性疾病等；⑦颅脑 MRI 检查更有助于早期明确诊断。

2. 须与下列疾病进行鉴别

（1）脑出血：典型脑出血如情绪激动或活动时起病，出现神经系统局灶性症状和体征的同时，伴有头痛、呕吐等颅内压增高症状和不同程度的意识障碍等，不难鉴别。但是大面积脑梗死与脑出血，轻度脑出血与脑血栓形成的临床表现颇为相似，极易混淆，往往需要做颅脑 CT 才能明确诊断（表 13-1）。

表 13-1　脑梗死与脑出血的鉴别要点

	脑梗死	脑出血
发病年龄	多在 60 岁以上	多在 60 岁以下
起病状态	安静状态或睡眠中	活动中
起病速度	数小时或 1 ～ 2 天达到高峰	数十分钟至数小时症状达到高峰
高血压史	较少	较多
全脑症状	轻或无	头痛、呕吐、嗜睡、打哈欠等
颅内压增高症状	通常较轻或无	较重
意识障碍	通常较轻或无	较重
神经体征	多为非均等性偏瘫（中动脉主干或皮层支）	多为均等性偏瘫（内囊）
颅脑 CT	脑实质内低密度病灶	脑实质内高密度病灶
脑脊液	无色透明	血性（洗肉水样）

（2）脑栓塞：起病急骤，一般缺血症状较重，常有心脏病史如风湿性心脏病、冠心病、心肌梗死、亚急性细菌性心内膜炎，特别是合并有心房纤颤史。

（3）颅内占位病变：某些硬膜下血肿、颅内肿瘤、脑脓肿等也可呈卒中样发病，出现偏瘫等症状，需与脑梗死相鉴别。如病史中有颅内高压征象，特别发现有视乳头水肿，结合 CT/MRI 检查不难鉴别。

（八）治疗

急性期应遵循以下原则：①强调超早期治疗：由于相当多的脑梗死患者被送到医院急诊时已经超过 6 小时，从而失去了挽救脑缺血半暗带内受损神经元的机会，因此首先要提高全民的急救意识，认识到目前脑卒中的最佳治疗时机是在有效时间窗范围内，超早期溶栓治疗手段对患者的康复有特殊重要价值；②为减轻再灌注损伤进行脑保护治疗；③基于脑梗死的类型不同、就诊时间不一样和和临床症状的多样性等，要重视采取个体化治疗原则；④整体化策略：治疗上要兼顾脑梗死与心脏等器官功能的相互影响，积极防治并发症，有条件者尽早开始进行康复治疗；⑤发现并尽可能消除脑卒中发生的危险因素等。

1. 一般治疗

是其他各项治疗的基础，对急性期防止并发症和促进恢复期的功能康复等均有重要意义。

（1）卧床休息，防治呼吸道感染和褥疮形成，保证水和电解质平衡；起病 24～48 小时后仍不能自行进食者，应给予鼻饲营养。

（2）有意识障碍或呼吸道感染者，应保持呼吸道畅通、吸氧，必要时行气管切开，不主张应用抗生素来预防肺炎、尿路感染和褥疮的发生。长期卧床患者可给予低分子肝素，4100 U，1～2 次/d，皮下注射，预防肺栓塞和深静脉血栓形成。如有痫性发作应及时控制。

（3）脑梗死早期不主张降压处理，如发病后 24～48 小时患者血压高于 200/120 mmHg，伴有心肾功能不全者，可考虑给予降压药治疗，如卡托普利（Captopril）等。血糖水平宜控制在 6～9mmol/L，过高或过低均会加重缺血性脑损伤，如＞10mmol/L 宜给予胰岛素治疗；预防致死性心律失常和猝死。

（4）防治脑水肿：用于脑梗死面积大且病情严重时，尤其在发病后 2～5 天时的脑水肿高峰期，常伴有颅内高压、意识障碍和影像学提示有中线移位等。常用 20% 的甘露醇 125～250mL，静脉滴注，每 6～8 小时一次，连用 7～10 天，心、肾功能不良者慎用或禁用；也可选用速尿或人体白蛋白针剂加强脱水治疗。

2. 超早期静脉溶栓治疗

通过血栓溶解，使梗死区的血流灌注迅速恢复，以挽救缺血半暗区内受损的神经元。对于绝大多数患者，溶栓时间应控制在起病 6 小时内。

（1）常用的溶栓药物：尿激酶、链激酶、重组的组织型纤溶酶原激活剂（recombinant tissue plasminogen activator，rt-PA）。① rt-PA 是选择性纤维蛋白溶解剂，与血栓纤维蛋白结合成复合体后增强了与纤溶酶原的亲和力，使纤溶作用仅限于血栓形成部位，因此，有较高的安全性和有效性，每次剂量为 0.9mg/kg，总量小于 90mg，宜在发病后 4.5 小时内进行，是目前国内外应用最多的一种。②尿激酶：常用剂量 25 万～100 万 U，加入 5% 葡萄糖或生理盐水中，静脉滴注，持续 30 分钟～2 小时，一般发病后 6 小时内进行，具体剂量则根据病情变化决定。

（2）适应证：标准尚未完全统一，主要参考指标应包括：①年龄＜75 岁；②无意识障碍，但椎—基底动脉系统血栓形成因预后极差，故即使昏迷较深也可考虑；③发病在 6 小时内，进展性卒中可延长至 12 小时；④治疗前收缩压＜200mmHg 或舒张压＜120mmHg；⑤ CT 排除颅内出血，且本次病损的低密度梗死灶尚未出现，证明确为超早期；⑥排除 TIA（其症状和体征绝大多数持续不足 1 小时）；⑦无出血性疾病及出血素质；⑧患者或家属同意。

（3）主要并发症：包括脑梗死病灶继发出血、再灌注损伤和再通后的再闭塞等。

3. 抗凝治疗

主要是防止血栓继续扩展和新血栓形成，适用于进展性卒中、短期应用防止溶栓治疗后的再闭塞，常用药物有肝素、低分子肝素及华法林等。治疗期间应监测凝血时间和凝血酶原时间，防止可能发生的出血并发症。

4. 脑保护治疗

主要是保护超早期缺血性损害的神经元和减轻随后出现的再灌注损伤，可选择的药物有钙离子通道阻滞剂、镁离子、抗兴奋性氨基酸递质、自由基清除剂如维生素 E 和 C、巴比妥类和亚低温等疗法，还可试用单唾液酸四己糖神经节苷脂钠等神经细胞营养剂。影响能量代谢的药物如 ATP、细胞色素 C、胞二磷胆碱、辅酶 A、辅酶 Q10 等在改善细胞代谢的同时，有可能增加受损神经元的耗氧，最终结果有待进一步观察。

5. 降纤治疗

通过降解血纤维蛋白原，增强纤溶系统活性，抑制血栓形成，可供选择的药物有巴曲酶（Batroxobin）、降纤酶（Defibrase）、安克洛酶（Ancrod）等；发病后 3 小时内给予安克洛酶可改善患者预后。

6. 抗血小板聚集治疗

发病后 48 小时内给予阿司匹林 100～300mg/d，可降低死亡率和复发率。但对溶栓和抗凝治疗的患者不可同时应用，以免增加出血的风险。

7. 其他

急性期缺血部位的血管呈麻痹状态及过度灌流，血管扩张剂可导致脑内盗血及加重脑水肿，因此，至少不主张血管扩张剂用于中等程度以上脑梗死患者。中医药方法一直作为脑梗死的治疗手段之一被广泛应用，有些药物还在开发和评价之中。

8. 外科治疗

对于大血管闭塞患者，发病在 24 小时内可考虑血管内介入治疗，包括动脉机械取栓、血管内抽吸技术以及超选择性动脉溶栓。对于血管狭窄，需要行血管内球囊扩张术或支架成形术。对于大面积脑梗死有中线移位或有脑疝征象者，宜行去大骨瓣减压治疗。颈动脉内膜切除术、颅内外动脉吻合术等对部分急性脑梗死患者的治疗或预防再发有一定疗效。

9. 康复治疗

通过对患者进行体能和技能训练，改善神经功能恢复，降低致残率，有条件时应尽早进行。

10. 预防性治疗

对已明确的脑卒中危险因素应尽早给予干预治疗。抗血小板聚集剂如阿司匹林、噻氯匹定有确定的预防作用。阿司匹林的剂量可用 50～100mg/d，氯吡格雷（波立维）剂量为 75mg/d。有胃溃疡及出血倾向者慎用。

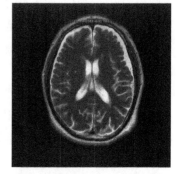

二、腔隙性梗死

腔隙性梗死（lacunar infarct）是指以高血压性小动脉硬化为主要病因所引起的大脑半球深部白质及脑干的缺血性微梗死，约占脑梗死的 20%。Fisher 通过对其病因、病理和临床表现等进行全面系统的研究，归纳出 21 种腔隙

基底节区腔隙性脑梗死

综合征。近年来，随着 CT 和 MRI 等神经影像学的发展，该病的临床诊断已成为可能。

（一）病因及发病机制

大致归纳为：①高血压造成小动脉和微小动脉壁的脂质透明变性，进而出现管腔闭塞并产生微梗死病变，其中舒张压增高是多发性腔隙性梗死的主要病因；②动脉粥样硬化形成的微栓子阻塞深穿支动脉导致腔隙性梗死，其中颈动脉系统颅外段动脉粥样硬化病变是微栓子的最常见来源；③血流动力学异常如血压突然下降可使已严重狭窄的动脉远端出现血流明显下降而致病；④其他如心脏病和霉菌性动脉瘤形成的栓子，细胞、纤维蛋白和胆固醇栓子、空气栓子等均可阻塞小动脉而致梗死灶；⑤血液异常如红细胞增多症、血小板增多症和高凝状态也可能影响发病。

（二）病理

腔隙性梗死灶直径一般为 0.2 ～ 15mm，呈不规则的圆形、卵圆形、狭长形，腔隙为腔洞样软化灶，内有纤细的结缔组织小梁等。病变血管直径多为 100 ～ 200μm 的深穿支，故多分布于基底节区、放射冠、丘脑和脑干，尤以基底节区发病率最高；大脑、小脑皮质及胼胝体也偶可见到。病变血管有小动脉透明变性、玻璃样脂肪变或坏死、小动脉硬化等。

（三）临床表现

1.一般特点

好发于 40 岁以上的中老年人，常伴有高血压，男性多于女性；多为急性发病，少数为亚急性或逐渐起病；白天活动中发病者占大多数；临床症状较轻、预后较好，不伴有头痛、颅内压增高和意识障碍等症状。

2.常见的临床类型

（1）纯运动性轻偏瘫（Pure Motor Hemiparesis，PMH）：最常见，约占 60%，表现轻偏瘫而无感觉障碍、视野缺损和失语；脑干的 PMH 无眩晕、耳鸣、眼震、复视及小脑性共济失调。多在 2 周内开始恢复。病灶位于内囊后肢、脑桥基底或大脑脚。

PMH 有 7 种少见的变异型：①合并运动性失语：病灶在内囊膝部、后肢及邻近的放射冠白质，系豆纹动脉闭塞所致，临床易误诊为动脉粥样硬化性脑梗死，颅脑 CT 可以鉴别。②无面瘫的 PMH：病初可有轻度眩晕、舌麻、舌肌无力等症状，为一侧延髓锥体微梗死，系椎动脉或深穿支闭塞所致。③合并水平凝视麻痹：病灶为脑桥下部旁中线动脉闭塞累及脑桥旁正中网状结构，引起短暂的一个半综合征。④ Weber 综合征：病灶在大脑脚中部，累及动眼神经传出纤维。⑤合并外展神经交叉瘫：病灶在脑桥下部旁中线区，累及外展神经出脑干纤维。⑥伴有急性发作的精神混乱、注意力、记忆力障碍：病灶在内囊前肢及后肢前部，破坏了丘脑至额叶联系纤维。⑦闭锁综合征：为双侧 PMH，由双侧内囊或脑桥的皮质脊髓束受损所致。

（2）纯感觉性卒中（Pure Sensory Stroke，PSS）：较常见，约占10%。表现为对侧偏身或局部感觉异常或丧失，多为主观感觉体验，少有感觉缺失体征；如感觉异常仅位于面口部和手部者称口手综合征。病灶位于丘脑腹后核、内囊后肢、放射冠后部等，通常为大脑后动脉的丘脑穿通支闭塞所致。

（3）共济失调性轻偏瘫（Ataxic-Hemiparesis，AH）：共济失调和无力症状下肢重于上肢，面部最轻，伴有锥体束征；共济失调不能完全用无力来解释。病变可位于四个部位：放射冠和半卵圆中心、内囊后肢及偏上处、丘脑伴内囊后肢受损、脑桥基底部上1/3与下2/3交界处。

（4）构音障碍—手笨拙综合征（Dysarthric-Clumsy Hand Syndrome，DCHS）：约占20%。起病突然，发病后症状即达高峰，病变对侧中枢性面舌瘫、伴有严重构音障碍和吞咽困难、同侧手轻度无力及精神动作笨拙，书写时易发现，指鼻试验不准，行走时轻度平衡障碍。病变在脑桥基底部上1/3与下2/3交界处，也可见于内囊最上部的膝部病变。

（5）感觉运动性卒中（Sensorimotor Stroke，SMS）：以偏身感觉障碍起病，再出现轻偏瘫。病灶在丘脑腹后核及邻近的内囊后肢，是丘脑膝状体动脉分支或脉络膜后动脉丘脑支闭塞所致。

（6）腔隙状态（lacunar state）：多发性腔隙累及双侧锥体束，出现严重精神障碍、痴呆、假性球麻痹、双侧锥体束征、类帕金森综合征和两便失禁等；但并非所有的多发性腔隙性梗死都是腔隙状态。

本病一次发作后通常在2周内恢复，但是反复发作产生多发性梗死灶时，容易出现假性球麻痹、痴呆、帕金森综合征等。典型者依据上述分型和症状特点，临床诊断不难，但仍需要有颅脑CT/MRI的检查结果加以证实。

腔隙性脑梗死还需与小量脑出血、囊虫病、Moyamoya病、脑脓肿、脱髓鞘病和转移瘤等相鉴别，必要时可对患者行脑脊液、MRA或DSA等检查。

（四）治疗和预后

急性期治疗与脑血栓相近，重点在于预防本病复发。措施包括：①有效控制高血压病和延缓脑动脉硬化是预防本病的关键；②应用阿司匹林或氯吡格雷等可减少复发；③尼莫地平、氟桂利嗪等钙离子拮抗剂可减少血管痉挛，有助于降低腔隙性梗死的复发率；④急性期可适当应用扩血管药物以改善缺血部位脑组织的血液供应，促进神经功能恢复；⑤治疗其他危险因素如吸烟、糖尿病、高脂血症等；⑥禁用抗凝剂以免发生高血压性脑出血。

该病预后良好，死亡率及致残率较低，但易复发。

三、脑栓塞

脑栓塞（cerebral embolism），也称为栓塞性脑梗死（embolic infarction），是指各种

栓子随血流进入颅内动脉系统造成管腔急性闭塞，引起相应供血区脑组织缺血坏死及脑功能障碍，约占脑梗死的15%。

（一）病因

栓子来源大致分为三大类。

1. 心源性

最常见，占脑栓塞的60%～75%。慢性心房纤颤所占比例最高，其他主要来源有风湿性心瓣膜病（尤其是二尖瓣狭窄合并心房颤动）、心内膜炎赘生物及附壁血栓脱落等。心肌梗死、心房黏液瘤、心脏导管或手术（瓣膜置换及心脏移植）、二尖瓣脱垂和钙化、先天性心脏病房室间隔缺损来自静脉的反常栓子也是栓塞的来源。

2. 非心源性

主动脉弓及其大血管的动脉粥样硬化斑块或附着物的脱落、肺静脉血栓或血凝块、骨折或手术时脂肪栓和气栓、血管内治疗时的血凝块或血栓脱落、癌细胞、寄生虫卵等；颈动脉纤维肌肉发育不良患者因节段性非动脉粥样硬化性血管病变，也可发生脑栓塞；肺部感染、败血症可引起感染性栓塞，肾病综合征高凝状态亦可发生脑栓塞。

3. 来源不明

约15%的脑栓塞不能查明栓子来源。

（二）病理

脑栓塞最常见于颈内动脉系统，特别是大脑中动脉，椎—基底动脉系统的栓塞少见。脑栓塞的病理改变与脑血栓形成基本相同，但易于反复发作，出血性脑梗死则更为常见；突然发生的脑栓塞易伴发脑血管痉挛，常导致比非栓塞性脑梗死更为严重而又广泛的脑缺血损伤和脑水肿。栓子具有可移动性、多数且易破碎，或可能带有细菌等特点，造成脑梗死常可为多灶性，或可伴发脑炎、脑脓肿、局限性动脉炎和细菌性动脉瘤等；脂肪和空气栓子多引起脑内多发性小栓塞，寄生虫性栓子在栓塞部位可发现虫体或虫卵。脑梗死同时伴有躯体其他部位如肺、脾、肾、肠系膜、皮肤、巩膜等的栓塞，可以支持脑栓塞的诊断。

（三）临床表现

一般特点：任何年龄均可发病，但风湿性心脏病致病者以青壮年多见，冠心病及大动脉病致病者以中老年为多。安静和活动状态下均可发病。起病急骤，症状多在数秒至数分钟内发展到高峰，是脑卒中发病最急者；多表现为完全性卒中，个别病例因栓塞反复发生可在数天内呈阶梯样加重，或因逆行性血栓形成、继发出血等造成症状一度好转或稳定后又出现病情进展；多数患者意识清楚或仅有轻度意识模糊，但不少患者因栓塞位于颈内动脉、大脑中动脉主干以及椎—基底动脉等造成大面积脑栓塞，起病时就出现严重的意识障碍，脑水肿高峰期和颅内压增高以及感染并发症等常使昏迷程度进一步加深；快速起病和栓塞部位远端的血管痉挛易造成脑电活动紊乱和癫痫发作，发作形式有部分性发作和全面性发作。

约 4/5 脑栓塞累及前循环，多为大脑中动脉主干及其分支，表现偏瘫、单瘫、失语、偏身感觉障碍和偏盲等；偏瘫多以面部和上肢为重，下肢较轻。约 1/5 发生在后循环，表现为眩晕、复视、共济失调、交叉瘫、四肢瘫、发音及吞咽困难、偏盲或皮层盲等。

大多数患者可发现栓子来源的证据，如风湿性心脏病、冠心病、严重心律失常、心脏手术、长骨骨折或手术后等；部分病例可有皮肤、球结膜、肺、肾、脾、肠系膜等部位栓塞后造成的临床症状和体征，肺栓塞常有气急、发绀、胸痛、咯血和胸膜摩擦音等，肾栓塞常有腰痛、血尿等，其他如皮肤出血点或瘀斑、球结膜出血、腹痛、便血等均不可忽视。

（四）辅助检查

颅脑 CT/MRI 可用于确定梗死的部位、范围、单发还是多发、以及是否有出血性梗死等。多数继发出血性梗死患者临床症状无明显加重，一旦出现，对抗凝等治疗方案却有一定影响，故应定期、特别是在发病早期复查颅脑 CT，以便及时发现。CTA/MRA 还可发现栓塞血管的部位和狭窄程度等。颈动脉超声检查可发现颈动脉管腔狭窄和斑块。栓塞侧脑电图可有局限性慢波增多。胸部 X 线检查有助于发现肺部感染、肺栓塞和癌肿等。心电图检查应列为常规，可发现心肌梗死、风心病、心律失常、冠状动脉供血不足和心肌炎的证据。超声心动图（经胸和经食道超声）检查有时可发现心源性栓子的存在。

脑脊液压力大多正常，大面积栓塞时可增高；出血性梗死者脑脊液呈血性或镜下可见红细胞；感染性脑栓塞脑脊液白细胞增高，一般可达 200×10^6/L，偶可更高，早期以中性粒细胞为主，晚期淋巴细胞为主；脂肪栓塞者脑脊液可见脂肪球。

（五）诊断和鉴别诊断

根据骤然起病、一过性意识障碍、偏瘫、失语、抽搐发作等局灶性症状，结合有心脏病史或其他造成栓子来源的疾病，诊断不难；对年轻患者更加容易做出诊断。如果同时发生其他脏器栓塞，心电图异常均有助于诊断。应注意与脑血栓形成、脑出血鉴别。

（六）治疗

强调标本兼治，即同时治疗脑栓塞和引起脑栓塞的原发疾病。脑栓塞的治疗原则与脑血栓接近，但重点在于通过改善脑循环、减轻脑水肿和保护脑组织等措施，减少梗塞范围；由于脑栓塞有很高的复发率，因此需要有效的预防措施，应根据原发疾病的不同选择相应的治疗方案。

由于存在严重的脑血管痉挛，部分心源性脑栓塞患者发病最初的 2～3 小时内，用较强的血管扩张剂如罂粟碱静脉滴注或吸入亚硝酸异戊酯，可收到满意疗效；亦可选择烟胺羟丙茶碱（脉栓通）等治疗发病 1 周内的轻中度脑梗死患者。大面积脑栓塞和小脑梗死可发生严重的脑水肿，继发脑疝，应积极进行脱水降颅压治疗，必要时进行去大骨瓣减压术，但对于心源性脑栓塞患者，应注意甘露醇等脱水剂对心脏可能造成的不利影响。

对心源性脑栓塞患者，为了促进血栓溶解、防止心内形成新的血栓或栓塞血管发生逆行血栓，需要进行抗凝及抗血小板治疗。由于抗凝药物具有一定的出血危险性以及个体对其敏感性和耐受性差异很大，治疗中要严格掌握适应证、定期监测凝血功能，并随时调整剂量。除去抗凝药物的一般性禁忌证，由亚急性细菌性心内膜炎引起的脑栓塞或抗凝过程中 CT 发现有出血性梗死等均属抗凝禁忌。适宜的抗凝治疗能显著降低心源性脑栓塞患者的复发并改善长期预后。作为对原发疾病治疗的一部分，心源性脑栓塞患者还应卧床休息数周，以减少栓子脱落，并积极治疗细菌性心内膜炎、纠正心律失常、防治心力衰竭。符合适应证的房颤患者可采用药物或电复律；部分患者在适当时机可进行心脏外科手术以彻底根除栓子来源。

对于气栓的处理，患者宜采取头低位、左侧卧位。如系减压病，应立即做高压氧治疗以减少气栓的发生。气栓常引起痫性发作，应进行抗痫治疗。脂肪栓的处理可用肝素 10 ～ 50mg，6 ～ 8 小时一次，或 5% 碳酸钠注射液 250mL 静脉滴注，每日 2 次，或用氢化可的松静脉滴注，以促进脂肪颗粒溶解。感染性栓塞需选用有效足量的抗生素进行抗感染治疗。

（七）预后

急性期死亡率为 5% ～ 15%，多死于严重脑水肿、脑疝、肺部感染和心力衰竭，心肌梗死所致的脑栓塞预后较差，大面积脑干梗死的死亡率极高，存活者多遗留严重的后遗症。栓塞发生后神经功能障碍很快开始恢复者预后较好，可能是由于栓塞部位血管痉挛已经解除或栓子破碎后移向远端。如栓子来源不消除，多数患者可复发，再发的死亡率更高。10% ～ 20% 脑栓塞患者在病后 10 天内可能会再次发生栓塞，故应尽早进行预防治疗。

（潘剑威）

第四节　脑出血

脑出血（Intracerebral Hemorrhage，ICH）是指原发性非外伤性脑实质内出血，占全部脑卒中 20% ～ 30%，死亡率高。

一、病因

绝大多数 ICH 是由高血压合并小动脉硬化引起，其他病因包括动脉瘤、动静脉畸形、脑淀粉样血管病变、脑动脉炎、梗死性脑出血、抗凝或溶栓治疗、Moyamoya 病、夹层动脉瘤、血液病（白血病、再生障碍性贫血、血小板减少性紫癜、血友病、红细胞增多症和镰状细胞病等），以及原发或转移性肿瘤等。

二、发病机制

虽然高血压是 ICH 的最常见原因，但发病机制并不完全清楚。目前大多认为，长期高血压可导致脑内小动脉或深穿支动脉硬化、血管壁纤维素样坏死或脂质透明变性，形成小动脉瘤或夹层动脉瘤；当血压骤然升高时出现病变血管破裂出血或血液自血管壁渗出，血液进入脑组织形成血肿。另一种可能的机制是，高血压可引起远端小血管痉挛，造成管壁缺氧坏死等，从而导致出血。脑内动脉壁的中层肌细胞及外膜结缔组织均少，且缺乏外弹力层，这种壁薄的结构特点可能是 ICH 比其他脏器出血发生率高的重要原因。此外，在豆纹动脉与大脑中动脉近端呈直角的解剖结构和长期高压血流冲击的双重影响下，深穿支动脉的硬化程度更加严重和突出、更易发生粟粒状动脉瘤，也因此成为 ICH 的最好发部位，其外侧支还常被称为出血动脉。

一次出血时间通常不超过 30 分钟，但资料显示约 20% ～ 40% 的 ICH 患者在病后 24 小时内血肿仍在继续扩大，大量出血可直接造成患者死亡。多发性 ICH 少见，通常继发于血液病、脑淀粉样血管病、血管炎、新生物或窦静脉闭塞性疾病。

三、病理

70% ～ 80% 的高血压 ICH 发生在基底节的壳核及内囊区，其次为脑叶、脑干及小脑齿状核区，各占约 10%。尸检时外观常见明显动脉粥样硬化或脑深穿支粟粒状动脉瘤，非高血压性 ICH 则无动脉硬化表现；出血侧半球膨隆肿胀、脑沟变窄，有时蛛网膜下腔可见少量积血；颞叶海马与小脑扁桃体处常可见脑疝痕迹。

病理检查可见：①多为单发出血灶，一般在 2 ～ 8cm 左右，多灶性出血少见。②壳核出血向内发展常损伤内囊，出血量大时可破入侧脑室；丘脑出血常破入第三脑室或侧脑室，向外可损伤内囊；脑桥或小脑出血则可直接破入蛛网膜下腔或第四脑室；原发性脑室出血因出血量不同可侵入部分脑室或全部脑室。③血肿周围脑组织受压，水肿明显；血肿较大时引起脑组织和脑室移位和变形，如幕上半球的较大血肿可向下挤压下丘脑和脑干，使之变形移位和继发出血，重者出现小脑幕疝；下丘脑和脑干等中线结构下移可形成中心疝；如颅内压增高极明显或小脑大量出血易发生枕大孔疝，这些都是导致 ICH 死亡的直接原因。

急性期出血灶中心充满血液或紫色葡萄浆状血块，周围是坏死脑组织和瘀点状出血性软化带；急性期过后，血块溶解，含铁血黄素和坏死脑组织被吞噬细胞清除，胶质增生，小的出血灶形成胶质瘢痕，大的出血灶形成脑卒中囊。

四、临床表现

1. 一般特点

最常见于 50 岁以上的高血压患者。通常在情绪激动和活动时发生，男性略多见，冬春季发病较多。病前大多无预兆，少数患者可有头痛、头晕、肢体麻木等前驱症状。突然发病，常在数分钟到数小时内达到高峰，表现为偏瘫、失语和偏身感觉障碍等局灶症状的同时，常伴有头痛、恶心呕吐等颅内高压症状和显著的血压升高，重者可在数分钟内转入意识模糊或昏迷。

2. 基底节区出血

约占全部 ICH 的 70%，其中壳核出血最为常见（图 13-3），约占 60%，丘脑出血占 10%。依据出血部位与内囊的关系，通常可分为：外侧型，即出血位于壳核、带状核和外囊附近；内侧型，即出血位于内囊内侧和丘脑附近。临床上还可按症状将出血分为轻、重两型，或者按照解剖结构结合临床特点进行分型。在相互关系上，壳核出血属于内囊外侧型，丘脑出血则属于内囊内侧型。

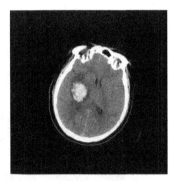

图 13-3　基底节区脑出血

（1）轻型：多为壳核出血，出血量一般少于 30mL，为豆纹动脉尤其是其外侧支破裂所致；或为丘脑少量出血，出血量仅数毫升，由丘脑膝状动脉和丘脑穿通动脉破裂所致。患者多突然头痛、恶心呕吐，意识清楚或轻度障碍，出血灶对侧出现不同程度的中枢型偏瘫和面舌瘫，也可出现偏身感觉缺失和偏盲（即三偏征），双眼球可向病灶侧凝视，主侧半球受累可有失语。如有上下肢瘫痪呈均匀一致、深感觉障碍明显和凝视鼻尖等症状，提示为丘脑出血。

（2）重型：主要是壳核大量出血，出血量为 30 ~ 160mL，可破入脑室；部分为丘脑大量出血，血肿侵入内囊或者破入脑室。发病突然，严重意识障碍，鼾声呼吸，频繁呕吐胃内容物或咖啡样液体（应激性溃疡所致），双眼向病灶侧凝视或固定于中央位置，丘脑出血时双眼常向内或内下方凝视鼻尖，如出现双侧瞳孔不等大或出血侧开始散大，提示小脑幕疝形成。局灶体征有出血对侧偏瘫，肌张力下降，痛觉刺激瘫痪侧肢体时无反应，病理发射阳性。若病情进一步发展，大量血液破入脑室或脑干和丘脑下部损伤，可出现去脑强直或四肢迟缓性瘫痪、中枢性高热或体温过低等，最后死于枕大孔疝。

（3）尾状核头出血：少见。临床表现与蛛网膜下腔出血相似，多仅有头痛、呕吐和脑膜刺激征而无明显瘫痪，或有对侧中枢性面舌瘫，颅脑 CT 检查可确诊。

3. 脑桥出血

约占 ICH 的 10%，出血灶多位于脑桥基底与被盖部之间，由基底动脉脑桥支破裂所致。少量出血时患者可意识清楚，表现为交叉性瘫痪或共济失调性偏瘫，双眼向病灶对侧凝视，预后较好；大量出血（血肿 > 5 mL）多累及双侧被盖和基底部，常破入第四脑室，患者迅即进入昏迷、四肢多呈迟缓性瘫痪，或少数患者出现去脑强直、双侧针尖样瞳孔、中枢性高热（持续 39℃ 以上）、呕吐咖啡样胃内容物、呼吸不规则等，多在 48 小时内死亡。

4. 中脑出血

罕见。轻症表现为一侧或双侧动眼神经不全瘫痪或 Weber 综合征；重症表现为深昏迷、四肢弛缓性瘫痪，可迅速死亡。CT 及 MRI 检查可明确诊断（图 13-4）。

5. 小脑出血

约占 ICH 的 10%，多由小脑齿状核动脉破裂所致（图 13-5）。常见的临床特点是突然起病、眩晕、频繁呕吐、枕部疼痛、眼球震颤、病变侧共济失调和无肢体瘫痪等；发病初期大多意识清楚或有轻度意识障碍，如病情进一步加重或出血量大，病情迅速进展，出现昏迷加重及脑干受压征象，可有瞳孔缩小、对光反应减弱、面神经麻痹、两眼凝视病灶对侧、肢体瘫痪及病理反射等；晚期出现瞳孔散大、中枢性呼吸障碍，最后死于枕大孔疝。暴发型则常突然昏迷，在数小时内迅速死亡。

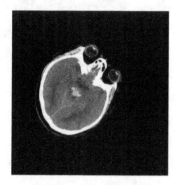 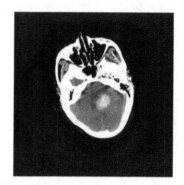

图 13-4　中脑出血　　　　　　　　　　　图 13-5　小脑出血

6. 脑叶出血

约占 ICH 的 10%，常由脑动静脉畸形、Moyamoya 病、血管淀粉样变、肿瘤等所致。出血部位以顶叶最常见，其他依次为颞、枕、额叶，也有多发脑叶出血。常表现头痛、呕吐、脑膜刺激征及出血脑叶的局灶定位症状，如额叶出血可有偏瘫、Broca 失语、摸索和强握等症状；顶叶可有偏身感觉障碍、构像障碍；颞叶有 Wernicke 失语、精神症状；枕叶有视野缺损等。发病即昏迷者较少见；部分病例缺乏脑叶的定位症状。颅脑 CT 检查有助于确诊（图 13-6）。

7. 脑室出血

约占 ICH 的 3% ~ 5%，分原发与继发两种（图 13-7）。继发性脑室出血是指脑实质出血破入脑室者；原发性脑室出血是指脑室内脉络丛动脉血液直流入脑室或室管膜下动脉破裂出血破入脑室者。多数原发性脑室出血的患者出血量较少，常表现为头痛、呕吐、脑膜刺激征，一般无意识障碍及局灶性神经缺损症状，血性脑脊液，酷似蛛网膜下腔出血，可完全恢复，预后良好；大量脑室出血常起病急骤，迅速出现昏迷、频繁呕吐、针尖样瞳孔、双眼分离斜视或眼球浮动、四肢迟缓性瘫痪或去脑强直发作等，病情危重，多迅速死亡。

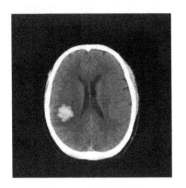
图 13-6　颞叶出血

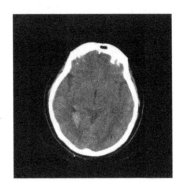
图 13-7　侧脑室三角区出血

五、辅助检查

1. CT 检查

临床疑诊 ICH 的首选检查。脑出血发病后 CT 立即显示出圆形或卵圆形均匀高密度区，边界清楚；还可明确血肿部位、大小、形态、是否破入脑室或脑组织移位、脑水肿程度以及是否伴有梗阻性脑积水等，有助于确诊及指导治疗。如遇病情进展应进行 CT 动态观察。脑室大量积血呈高密度铸型和脑室扩大。1 周后血肿周围有环形增强，血肿吸收后呈低密度或囊性变。严重贫血患者，出血灶可呈等或稍低密度改变。

2. MRI 检查

对脑干出血的诊断优于 CT，但急性期对幕上及小脑出血的价值不如 CT；病程 4 ～ 5 周后 CT 不能辨认脑出血时，MRI 仍可明确分辨，故可区别陈旧性 ICH 和脑梗死。MRI 较 CT 更易发现脑血管畸形、血管瘤及肿瘤等出血原因。

3. DSA

怀疑脑血管畸形、Moyamoya 病、血管炎等应行 DSA 检查以明确诊断或行介入治疗。

4. 脑脊液检查

因有诱发脑疝的危险，宜少用。脑脊液多呈洗肉水样均匀血性；疑诊 ICH 但有明显颅内压增高表现、瞳孔改变或怀疑小脑出血时，禁行腰穿。

5. 其他检查

血、尿、便常规及肝肾功能、凝血功能、心电图检查均属必要。外周血白细胞、血糖、尿素氮等可短暂升高。

六、诊断和鉴别诊断

1. 诊断

50 岁以上中老年高血压患者在活动或情绪激动时突然发病，迅速出现偏瘫、失语等局灶性神经缺失症状，应首先考虑 ICH 诊断，如伴有颅内高压症状则支持 ICH 诊断；颅脑 CT 检查可提供 ICH 的直接证据。

2. 鉴别诊断

通常需要与脑梗死和蛛网膜下腔出血之间进行鉴别；对于发病突然、迅速昏迷且局灶体征不明显者，应注意与引起昏迷的全身性中毒性疾病如酒精、药物、一氧化碳，及代谢性疾病如糖尿病、低血糖、肝性昏迷、尿毒症等进行鉴别，详细询问病史和体检、结合相关实验室检查可明确诊断；外伤性颅内血肿（特别是硬膜下血肿）多有外伤史，颅脑 CT 可发现血肿。

七、治疗

急性期以防止继续出血、减轻脑水肿和颅内高压以及防治并发症为主要目标。

（一）内科治疗

1. 主张就近治疗、尽量避免搬动；应保持安静，卧床休息，减少探视；保持呼吸道畅通，及时清理呼吸道分泌物，吸氧；如有高热，则积极降温治疗；加强护理，保持肢体的功能位；有意识障碍、消化道出血，宜禁食 24～48 小时，然后酌情安放胃管鼻饲以保证营养和维持水、电解质平衡；定时翻身、拍背，防止肺炎、褥疮；烦躁不安者或癫痫者，应用镇静、止痉药；头部降温，降低颅内新陈代谢，减轻脑水肿及颅内高压。

2. 脱水降颅压、控制脑水肿

出血后脑水肿约在 48 小时达到高峰，维持 3～5 日后逐渐消退，其间可使颅内压增高或形成脑疝，故应积极控制治疗。常选用：

（1）20% 甘露醇：125～250mL，每 6～8 小时一次，疗程 7～10 日；冠心病、心肌梗死、心力衰竭和肾功能不全者宜慎用。

（2）利尿剂：速尿较常用，与甘露醇合用可增强脱水效果，每次 20～40mg，每日 2～4 次，静脉注射。

（3）10% 复方甘油溶液：宜在症状较轻或重症的病情好转期使用，10% 复方甘油溶液 250～500mL，每日 1 次，静脉滴注，3～6 小时滴完。用量过大或输液过快时易发生溶血。

（4）20% 白蛋白：50～100mL，每日 1 次，静脉滴注，对低蛋白血症患者更适用。

（5）糖皮质激素：通常用药后 12～36 小时才显示抗脑水肿作用，但易并发感染、促进上消化道应激性溃疡、影响血压和血糖的控制，故不主张常规使用。

3. 控制高血压

ICH 后血压升高是维持有效脑灌注压所必需的，当颅内压下降时血压也会随之下降，因此通常可不使用降压药。如收缩压在 180 ～ 230mmHg 或舒张压 105 ～ 140mmHg，宜口服降压药；收缩压小于 180mmHg 或舒张压在 105mmHg 以内，可观察而不用降压药。急性期过后血压持续升高者，应系统抗高血压治疗。急性期血压骤然下降，提示病情危重，应及时给予多巴胺、阿拉明等。

4.并发症的防治

（1）感染：如无感染证据，通常可不使用抗生素；并发肺部感染或尿路感染者，可先根据经验选用抗生素治疗，随后根据痰培养、尿培养或者血培养以及药物敏感试验结果来进一步调整；同时，加强口腔和气道护理，痰多不易咳出者可及时行气管插管或者切开术，尿潴留者行留置尿管时应进行膀胱冲洗。

（2）应激性溃疡：预防可用 H2 受体阻滞剂或质子泵抑制剂，一旦出血应按上消化道出血的常规进行治疗，同时应注意补液或输血以维持正常血容量。

（3）抗利尿激素分泌异常综合征（SIADH）：可加重脑水肿。此时，应限制水摄入量在 800 ～ 1000mL/d，补钠 9 ～ 12g/d；低钠血症宜缓慢纠正，否则可导致脑桥中央髓鞘溶解症。

（4）痫性发作：以全面性发作为主，频繁发作者可静脉缓慢推注安定 10 ～ 20mg，或苯妥英钠 15 ～ 20mg/kg，控制发作，不需长期治疗。

（5）中枢性高热：物理降温为主，效果不佳时，可用多巴胺能受体激动剂如溴隐亭 3.75mg/d，逐渐加量至 7.5 ～ 15.0mg/d，分次服用；也可用硝苯呋海因 0.8 ～ 2.5mg/kg，肌肉或静脉给药，每 6 ～ 12 小时 1 次，缓解后用 100mg，每日 2 次。

（6）下肢深静脉血栓形成：可通过被动活动或抬高瘫痪肢体等措施进行预防。一旦发生，可给予低分子肝素，4100 IU，皮下注射，每日 2 次。

（二）外科治疗

少量 ICH 多采用内科保守治疗。如出血量大或 CT 证实血肿继续扩大，应及时手术治疗。手术适应证有：①小脑半球出血＞ 10mL 或血肿直径＞ 3cm、蚓部出血＞ 6mL，或血肿破入第四脑室或脑池受压消失者；②脑室出血致梗阻性脑积水；③丘脑出血量大于 10mL，壳核出血量＞ 30mL，或颅内压明显升高、保守治疗无效的重症患者。脑桥出血一般不宜手术。禁忌证主要是年龄太大、生命体征不稳定、心肝肾等重要脏器有明显功能障碍者。

常用的手术方法有：①开颅血肿清除术；②钻孔扩大骨窗血肿清除术；③锥孔穿刺血肿吸除术；④立体定向血肿引流术；⑤脑室引流术：用于脑室出血治疗。

（三）康复治疗

ICH 后，只要患者的生命体征平衡，病情稳定，停止进展，康复治疗宜尽早进行。患者如有抑郁情绪，及时给予药物治疗和心理支持，如氟西汀 10 ～ 20mg 口服，每日 1 次。

八、预后

出血量大、全身情况差和并发症严重者，死亡率高，一般 ICH 死亡率为 30% ～ 40%。

脑干出血死亡率约70%，大脑半球约占20%。存活者致残率高达70%左右，仅部分患者可恢复工作。

（潘剑威）

第五节　蛛网膜下腔出血

蛛网膜下腔出血（Subarachnoid Hemorrhage，SAH）是指各种原因造成血液流入蛛网膜下腔的统称，临床上分为原发性和继发性两种。原发性SAH是指各种原因引起软脑膜血管破裂，血液直接流入蛛网膜下腔者。如是由于脑实质内、脑室出血，硬膜外或硬膜下血管破裂等血液穿破脑组织流入蛛网膜下腔者，称为继发性SAH；也有外伤造成者称为外伤性SAH。SAH约占急性脑卒中的10%，占出血性脑卒中的20%。本节只介绍原发性SAH。

一、病因

SAH的病因很多。先天性动脉瘤最常见，占50% ～ 80%；其次为脑血管畸形和高血压动脉硬化性动脉瘤，其他还可见于脑底异常血管网（Moyamoya病）、霉菌性动脉瘤、颅内肿瘤、结缔组织病、脑血管炎、血液病及凝血障碍性疾病、妊娠并发症、颅内静脉系统血栓、可卡因和安非他明滥用及抗凝治疗并发症等。此外，原因不明者占10%。

二、发病机制和病理

脑动脉瘤好发于动脉分叉部，80% ～ 90%见于颅底Willis环前部，特别是颈内动脉与后交通动脉、大脑前动脉与前交通动脉分叉处最为多见，认为与先天性发育缺陷和遗传有关。由于Willis环动脉分叉处血管壁内弹力层和肌层发育先天缺失，外加长期血流涡流冲击、随年龄增长出现的动脉壁粥样硬化和血压增高等多种因素影响，动脉壁弹性和强度逐渐减弱，管壁薄弱部分逐渐向外膨胀突出而形成囊状动脉瘤，一般单发，10% ～ 20%为多发。动脉瘤虽为先天性，但通常在青年时才发展，发病率随年龄变大而增加，其中约一半患者出现症状在40岁以后；有颅内动脉瘤家族史、常染色体显性遗传多囊肾患者发病率高于一般人群。动脉瘤直径 < 3mm以下一般不破裂，直径5 ～ 7mm的动脉瘤破裂的危险度非常高，有临床症状发生者则更加危险。动脉瘤破裂的好发部位依次为颈内动脉及分叉部、大脑前动脉及前交通动脉、大脑中动脉及分支、椎基底动脉及分支。

脑血管畸形多为动静脉畸形，是胚胎期发育异常形成的畸形血管团，管壁发育不全、极薄弱而易于破裂。此外，动脉炎或肿瘤等通常可直接侵蚀血管壁造成出血。

蛛网膜下腔的血液主要沉积在脑底部和脊髓的各脑池中呈紫红色，如桥小脑角池、环池、小脑延髓池等；出血量大时可见血凝块覆盖在颅底的血管、神经和脑表面，也可穿破脑底面进入第三脑室和侧脑室。前交通动脉瘤破裂时，血液可穿破脑底面进入第五脑室（透明中隔腔）及侧脑室，血量多时可充满全部脑室。颅底大量积血和 / 或脑室内积血常使脑脊液循环受阻，30% ～ 70% 患者早期即出现急性梗阻性脑积水、脑室扩张，随着血液吸收，脑室可逐渐恢复正常。脑实质内有广泛白质水肿，皮质可见多发的缺血病灶等改变。

血液进入蛛网膜下腔后，可出现一系列与临床密切相关的病理生理过程，常有：①血液流入蛛网膜下腔使颅内体积增加，引起颅内压增高，严重者可发生脑疝。②急性阻塞性脑积水，由血液沉积在颅底或脑室发生凝固，造成回流受阻而引起。③化学性脑膜炎：血液进入蛛网膜下腔后直接刺激血管，或血细胞崩解后释放出各种活性物质，导致化学性脑膜炎，使颅内压进一步升高。④下丘脑功能紊乱：血液成分或急性高颅压可直接刺激下丘脑引起自主神经功能或内分泌紊乱，引起急性心肌缺血、心律失常、血糖升高和发热等。⑤交通性脑积水：血红蛋白和含铁血黄素沉积于蛛网膜颗粒造成脑脊液回流受阻，出现急性交通性脑积水；或在少数患者引起蛛网膜颗粒粘连，影响脑脊液吸收，出现正常颅压脑积水。⑥血液释放的血管性活物质，如氧合血红蛋白（Oxy-Hb）、5- 羟色胺（5-HT）、血栓烷 A2（TXA2）、组织胺等刺激血管和脑膜，可引起血管痉挛，严重者发生脑梗死。

三、临床表现

1. 症状和体征

任何年龄均可发病。动脉瘤破裂者好发于 40 ～ 70 岁，女性多于男性；血管畸形者多见于青少年，无性别差异。

约 1/3 的患者动脉瘤破裂前数日或数周可有头痛、恶心、呕吐等"警告性渗漏"症状；起病时多有剧烈运动、过劳、激动、用力、排便、咳嗽、饮酒等明显诱因。最常见的临床表现是突然发生剧烈头痛、呕吐、面色苍白和全身冷汗等；约半数以上患者出现意识障碍，以一过性意识不清为主，重者则昏迷；少数患者有头昏、眩晕、项背部或下肢疼痛、畏光等，或可出现烦躁不安、欣快、谵妄、幻觉及定向力障碍等精神症状，2 ～ 3 周后多自行消失。绝大多数病例发病后数小时内出现脑膜刺激征，以颈项强直最明显，Kernig 征、Brudzinski 征均呈阳性，有时脑膜刺激征是 SAH 唯一的临床表现。约 25% 的患者眼底检查可见玻璃体膜下片块状出血，发病 1 小时内即可出现，是急性高颅压、眼静脉回流受阻所致，是诊断 SAH 的有力证据，出血量过大则可导致血液侵入玻璃体内引起视力障碍；10% ～ 20% 患者可见视乳头水肿。少数患者可有脑神经瘫痪、轻偏瘫、感觉障碍、共济失调和痫性发作等，早期为出血破入脑实质和脑水肿所致，晚期则是由血管痉挛引起。如出现一侧动眼神经麻痹，提示为该侧后交通动脉瘤破裂所致。

60 岁以上老年 SAH 患者表现常不典型，起病较缓慢，头痛、脑膜刺激征不显著，而表现为精神症状或意识障碍，常出现有心脏损害的心电图改变，肺部感染、消化道出血和泌尿道感染等并发症容易出现。

SAH 发病后数日可有低热，属于出血后的吸收热，体温一般不超过 39℃。

2. 主要并发症

（1）再出血：是 SAH 致命的并发症。表现为症状、体征复现或加重，颅脑 CT 或脑脊液检查有新的出血。SAH 后 1 个月内再出血危险性最大，2 周内再发率约占再发病例的 50% ~ 80%。

（2）脑血管痉挛（Cerebrovascular Spasm，CVS）：是致残和致死的重要原因；早发性见于出血后，持续数十分钟至数小时缓解；迟发性见于出血后 4 ~ 15 日，7 ~ 10 日为高峰期；可出现意识障碍、偏瘫等症状，CT 可见脑内梗死灶。

（3）脑积水（hydrocephalus）：急性梗阻性脑积水多发生于发病后 1 周内。轻者表现为嗜睡、近事记忆受损，外展神经麻痹、下肢腱反射亢进等；重者出现或意识障碍加重，可因脑疝形成而死亡；交通性脑积水发生在病后 2 ~ 4 周，表现为智力下降、双下肢活动和大小便控制障碍。

（4）其他：5% ~ 10% 患者可有继发性癫痫发作；5% ~ 30% 患者可发生抗利尿激素分泌失调综合征；部分患者可出现上消化道出血或发热等。

四、辅助检查

1. 颅脑 CT

因快速、安全、敏感，常作为确诊 SAH 的首选方法。CT 检查可见脑池、脑沟和外侧裂中有高密度影，大量出血时脑室、脑池呈"铸型"样改变，或在脑实质内出现血肿；还可以及时发现脑血管痉挛引起的脑梗死和阻塞性脑积水。CT 增强扫描有时可以显示大的动脉瘤和脑血管畸形。颅脑 CT 还可以用于对患者病情进行动态观察。但出血量少且病变在后颅凹或贫血的患者，CT 容易漏诊。

2. 脑脊液检查

腰穿检查见均匀一致血性脑脊液是诊断 SAH 的重要依据。如 CT 已经证实 SAH，则腰穿检查通常不需进行。脑脊液检查常见蛋白含量增加，糖和氯化物水平多正常；最初脑脊液中红、白细胞数比例与外周血一致（700∶1），后因无菌性炎性反应出现白细胞数增加和糖含量轻度降低。发病 12 小时后可出现黄变，如无再出血，2 ~ 3 周后脑脊液中红细胞和黄变现象消失。腰椎穿刺有诱发重症病例脑疝形成的危险，只是在无条件做 CT 检查或 CT 检查无阳性发现而临床又高度疑诊 SAH 时才考虑进行。有严重意识障碍、视乳头水肿者，腰穿前应先脱水治疗。

3. 数字减影血管造影（DSA）、磁共振血管成像（MRA）和 CT 血管成像（CTA）等显影技术可确定动脉瘤或血管畸形的位置、数量、侧支循环和血管痉挛情况等；还可发现引起 SAH 的其他病因，如烟雾病、血管性肿瘤等，为 SAH 的病因诊断提供可靠的证据并指导治疗。DSA 首次阴性的患者 2 周后再行检查，约 5% 可发现动脉瘤。若仍为阴性，应考虑颅内夹层动脉瘤、硬膜动静脉畸形、出血性疾病或颈脊髓出血等可能。

4. MRI

SAH 急性期通常不采用 MRI，因噪音太大可能诱发再出血。

5. 实验室检查

血常规、凝血功能、肝功能及免疫学等检查有助于寻找出血的其他原因。

五、诊断及鉴别诊断

突然发生的剧烈头痛、恶心、呕吐和脑膜刺激征阳性的患者，无局灶性神经缺损体征，伴有或不伴有意识障碍，可诊断本病；如脑脊液呈均匀一致血性，压力增高，眼底检查发现玻璃体膜下出血则可临床确诊。同时，常规进行颅脑 CT 检查证实临床诊断，并进行病因学诊断。

SAH 须与以下疾病相鉴别。

1. 脑出血

深昏迷时与 SAH 不易鉴别，脑出血多有高血压，伴有偏瘫、失语等局灶性症状和体征。原发性脑室出血、小脑出血和尾状核头出血等因无明显肢体瘫痪易与 SAH 混淆，仔细的神经系统检查、颅脑 CT 和 DSA 检查可鉴别（表 13-2）。

表 13-2　SAH 与脑出血的鉴别要点

	SAH	脑出血
发病年龄	中青年多见	多见于 50～65 岁
常见病因	动脉瘤、血管畸形多见	高血压及脑动脉粥样硬化
起病状态	活动、情绪激动	活动、情绪激动
起病速度	急骤，数分钟症状达到高峰	数十分钟至数小时达到高峰
血压	多正常，或可增高	多明显增高
头痛	极常见，剧烈	常见
昏迷	见于重症患者，为短暂性	见于重症患者，为持续性
神经体征	颈项强直、Kernig 征等脑膜刺激征	偏瘫、偏身感觉障碍及失语等神经功能缺失
颅脑 CT	脑池、脑室及蛛网膜下腔内高密度影	脑实质内高密度病灶
脑脊液	血性（均匀一致）	血性（洗肉水样）

2. 颅内感染

各种类型的脑膜炎如结核性、真菌性、细菌性和病毒性脑膜炎等，均有头痛、呕吐和脑膜刺激征或意识障碍，但常先有发热，脑脊液检查提示感染而非出血可以鉴别。SAH发病 1～2 周后，脑脊液黄变，白细胞增加，也应注意与结核性脑膜炎鉴别。

3. 部分老年人 SAH 起病缓慢、以精神症状为主或表现意识障碍和脑实质损害症状较重，头痛、颈项强直等脑膜刺激征不明显，容易漏诊或误诊，应注意询问病史及体格检查，颅脑 CT 或脑脊液检查可明确诊断。

六、治疗和预后

SAH 的治疗原则是控制继续出血、防治迟发性脑血管痉挛、去除病因和防止复发。

（一）内科治疗

1. 一般处理

SAH 患者应住院治疗及监护，须绝对卧床 4～6 周，头部稍抬高，病房保持安静、舒适和暗光，避免一切可引起血压及颅压增高的诱因，如用力排便、咳嗽、情绪激动和劳累等；头痛、情绪激动和烦躁不安者，适当给予止痛镇静药如颅痛定、安定和鲁米那等；保持大便通畅可用缓泻剂和大便软化剂（如麻仁丸等）；对于意识障碍者，应密切观察病情，留置导尿管，注意营养支持，防止并发症；有肢体抽搐时，应及时用抗癫痫药物控制；静脉补液应予等渗晶体液以防发生低钠血症和低血容量。

2. 降颅压治疗

SAH 可引起脑水肿及颅内压升高，严重者出现脑疝，应积极进行脱水降颅压治疗，可用 20% 甘露醇、速尿、白蛋白等。若病情危重或有脑疝症状出现时，可行颞下减压术和脑室引流，以挽救患者生命。

3. 防治再出血

用抗纤维蛋白溶解药抑制纤维蛋白溶解酶原的形成，防止动脉瘤破裂口血块溶解引起再出血。常用药物：①止血芳酸（PAMBA）：0.2～0.4g，缓慢静脉滴注，每日 2 次；②止血环酸（氨甲环酸）：为止血芳酸的衍生物，抗血纤维蛋白溶酶的效价比比止血芳酸略强；每次 250～500mg 加入 5% 葡萄糖中静脉滴注，每日 1～2 次。此外，根据病情还可加用止血敏、安络血、维生素 K 等。

4. 防治迟发性血管痉挛

钙通道拮抗剂（calcium channel antagonists）可减轻血管痉挛引起的意识障碍或降低脑梗死并发症。急性期尽早应用尼莫地平 0.5～2mg/kg·h，静脉维持 7～14 日，其后改口服 20～40mg，每日 3 次，疗程为 7 日；或西比灵（盐酸氟桂嗪），每次 5～10mg，每日 1 次，连用 3 周以上；也可使用法舒地尔，每次 30mg 以 100mL 生理盐水或葡萄糖注射液稀释后静脉点滴，每次静脉滴注时间为 30 分钟，每日 2～3 次。

5.脑脊液置换疗法

可腰穿释放脑脊液，每次缓慢放出 10 ～ 20mL，每周 2 次，可降低颅内压、降低迟发性血管痉挛和正常颅压脑积水的发生率。但有诱发脑疝、颅内感染、再出血的危险。

（二）手术治疗

手术治疗是止血和去除病因以及预防再出血的可靠方法，如确诊为动脉瘤，应尽可能进行早期手术，尤其是对动脉瘤不大、病变分级较轻的患者，但出血 7 ～ 10 日后手术效果明显较差。

一般选取 Hunt 分级 Ⅰ～Ⅲ 级的患者。动脉瘤可选用瘤颈夹闭术、瘤壁加固术、动脉瘤孤立术、瘤内填塞术、动脉瘤切除术等。对动—静脉畸形力争行全切除术，供血动脉结扎术只是一种姑息疗法或作为巨大脑血管畸形切除术的前期手术；血管内介入包括可脱性球囊栓塞术或可脱性铂金微弹簧圈栓塞术治疗动脉瘤；采用超选择性导管技术治疗栓塞脑血管畸形，以及 γ - 刀治疗脑血管畸形也可获得较好疗效。如患者合并急性脑积水，意识障碍加深，可行脑室分流术。

（三）预后

临床上常采用 Hunt 和 Hess 分级法（表 13-3）来确定手术时机和预后判断。Ⅰ～Ⅱ级患者预后佳、Ⅳ～Ⅴ级患者预后差、Ⅲ级患者预后位于两者之间。通常动脉瘤所致首次出血约 25% 死亡，第二次出血死亡率在 50% 以上。脑血管畸形和动脉硬化引起者，预后较好。

表 13-3　动脉瘤患者临床状态 Hunt 和 Hess 分级

分类	标准
0 级	未破裂动脉瘤
Ⅰ级	无症状或轻微头痛、轻度颈项强直
Ⅱ级	中—重度头痛、脑膜刺激征、脑神经麻痹
Ⅲ级	嗜睡、意识混浊、轻度局灶神经症状
Ⅳ级	昏迷、中或重度偏瘫、有早期去脑强直或自主神经功能紊乱
Ⅴ级	深昏迷、去大脑强直、濒死状态

（潘剑威）

主要参考文献：

[1] I. C. Hostettler, D J. Seiffge, D J. Werring. Intracerebral hemorrhage: an update on diagnosis and treatment [J]. Expert Rev Neurother. 2019(7): 679-694.

[2] J. M. Fein, Brain energetics and circulatory control after subarachnoid hemorrhage, J Neurosurg. 5 (1976) 498-507.

[3] L. E. R. Simmatis, S. H. Scott; A Y. Jin, The Impact of Transient Ischemic Attack (TIA) on Brain and Behavior [J], Front Behav Neurosci. 2019(44).

[4] N. R. Evans, J M. Tarkin, J R. Buscombe, H S. Markus, J H F. Rudd; E A Warburton, PET imaging of the neurovascular interface in cerebrovascular disease, Nat Rev Neurol, 2017(11): 676-688.

[5] S. D. Makin, S. Turpin, M S. Dennis; J M. Wardlaw, Cognitive impairment after lacunar stroke: systematic review and meta-analysis of incidence, prevalence and comparison with other stroke subtypes [J]. J Neurol Neurosurg Psychiatry, 8 (2013) 893-900.

[6] 黄清海，杨鹏飞 . 中国动脉瘤性蛛网膜下腔出血诊疗指导规范 [J]. 中国脑血管病杂志，2016(7): 384-392.

[7] 路彦伟 . 脑梗死发病率与性别、年龄及并发症的关系探讨 [J]. 临床合理用药杂志，2010(06): 50-51.

[8] 张茂林 . 心源性脑栓塞的诊断及防治进展 [J]. 现代诊断与治疗，2016(14): 2579-2581.

[9] 中国急性缺血性脑卒中早期血管内介入诊疗指南 2018[J]. 中华神经科杂志，2018(51): 683-691.

第十四章 麻醉风险

第一节 概 述

　　麻醉是指用药物或其他方法使患者的感觉尤其是痛觉暂时丧失的方法，以使手术等过程更顺利进行。临床麻醉的基本任务包括对患者的麻醉前评估，对患者术中及其他诊疗过程中痛觉及不适的消除，对患者内环境稳态的监测及维持，为患者的安全保驾护航。但是，各种麻醉药物或麻醉方法除了会影响患者意识、改变疼痛及认知程度外，也会干扰患者的正常生理功能，如心率、血压、呼吸等。患者在麻醉状态下，机体对外界的反应常呈过度增强或显著抑制状态，自主调节功能部分或完全丧失，自我保护能力减弱，很容易因各种因素而致残甚至死亡。因此，临床麻醉存在着一定程度的风险性。麻醉的风险来自麻醉并发症和麻醉意外，前者是指由麻醉引起的、不希望发生的组织损伤或病态反应；后者是指麻醉期间由于麻醉操作、药物的特殊作用、手术不良刺激（如神经反射）以及患者自身存在的病理生理改变等因素，导致一些意外的险情，重者甚至会发生死亡。麻醉的实施应包括实施对象（患者）、实施者（麻醉医师）和其间的中介物（麻醉药物、麻醉仪器和麻醉设备等），其中任何一个环节的障碍都有可能造成意外或并发症，三者中麻醉医师处于中心地位，这也意味着麻醉医师职责重大。因此，了解各种情况下的危险因素，分析意外事故的发生原因，采取预防措施，及时发现和处理早期征兆，可以规避众多意外或并发症的发生，并可将其对患者的损害降至最低程度。

一、麻醉风险的常见原因

　　麻醉风险最严重的后果是导致患者死亡，造成麻醉死亡的常见原因包括低氧血症、低血容量、严重心律失常、药物过量、误吸、麻醉准备不充分和处理不当等。据报道，其中70%麻醉风险事件系人为因素和机械故障所致，其中至少有50%可以避免发生。麻醉风险的发生有其病理基础和诱发因素，其原因可从以下几个方面阐述。

　　（一）常见原因
　　1.患者本身因素
　　（1）年龄：如小儿或老年患者的麻醉意外发生率均较高于年轻人。

（2）肥胖：肥胖患者术后病死率及并发症率显著高于非肥胖患者，如对于上腹部手术、肥胖者术后病死率较非肥胖者增加 2.5 倍。

（3）产妇：与产妇有关的死亡因素包括心跳骤停、气管插管困难、胃内容物误吸、脑缺氧等。

（4）基础合并症：如患者合并冠心病、心力衰竭或嗜铬细胞瘤时，在麻醉和手术中处理不当极易引发麻醉风险事件。

2. 麻醉因素

（1）麻醉时机选择不当：如严重水、电解质和酸碱平衡紊乱未予纠正，心肌梗死后 6 个月内行择期手术。

（2）麻醉前准备不充分：如麻醉前对于困难气道者未能正确评估；麻醉机钠石灰失效而未及时更换导致患者二氧化碳蓄积。

（3）麻醉药物使用不当，甚至误用：如将琥珀酰胆碱用于高钾血症和烧伤患者。

（4）麻醉操作不当：如气管插管时导管误入食管或进入单侧支气管，行颈内静脉穿刺置管时误入动脉或胸腔形成血肿或产生气胸。

（5）麻醉管理不当：如全麻药、肌松药或镇痛药用药后通气不足；气管导管扭折或被血、痰堵塞或接头脱落等；严重的输血、输液反应处理不及时；术后拔管时机不当或肌松药拮抗不当发生再筒箭毒化以致患者呼吸抑制甚至停止。

（6）麻醉设备机械故障：麻醉呼吸机失常、呼吸活瓣失灵，监测仪参数失误，喉镜灯头不亮以及电器设备漏电等。

3. 手术因素

（1）手术体位：如坐位行颅脑手术时空气经术野进入静脉可导致空气栓塞，全麻下突然改变体位致循环功能紊乱或气管导管滑脱。

（2）手术操作：如浅麻醉下眼心反射被手术操作牵动激发，术中牵拉或压迫大血管导致血流动力学急剧变化等。

4. 难以预知的因素：如恶性高热、肺栓塞等。

二、预防策略

1. 完善术前准备：术前充分评估患者病情，设计完善的麻醉方案，熟悉手术步骤、仪器设备及麻醉技术，准备各种抢救药品及设备。

2. 加强术中监测：完善的麻醉监测和正确使用麻醉监测仪器/设备不仅能够提高麻醉质量，而且能够降低麻醉风险。美国麻醉医师协会（ASA）于 1986 年 10 月 21 日正式公布的术中监测标准，随后经多次修改，于 2010 年 10 月 20 日颁布了修改后的最新监测标准（表 14-1），并于 2020 年 12 月 13 日重申，2018 年《美国麻省总医院麻醉手册》（第九版）也提出麻醉监测的要求（表 14-2）。然而，在进行监测时也不可完全依赖监测仪器、设备，应结合自身的观察对患者作出实时综合判断。

3. 做好应急准备：时刻做好准备，以应对随时可能发生的麻醉危急情况，制订和随时修改处理方案，防患于未然。在对症治疗的同时，积极寻找病因，进行病因治疗。

4. 加强与同事的沟通合作：合作是保证安全和防止及缓解危急情况的关键，资深上级医师应及时给予低年资麻醉医生指导和帮助。

5. 总结经验和教训：在麻醉风险事件发生后，应及时总结经验，吸取教训，改进麻醉操作及管理技术，避免同类事故的再次发生。

6. 规范住院医生继续教育制度：随着新药、新技术及新设备在临床麻醉中的引进和应用，应加强麻醉医生的继续教育工作。

表 14-1 美国麻醉医师协会（ASA）麻醉监测标准（2010 年颁布，2020 年重申）

监测标准		内容与要求
标准 1		在任何麻醉管理过程中，包括全身麻醉、局部麻醉以及监护性麻醉，要求有执业资格的麻醉人员必须自始至终不离开岗位
标准 2		在任何麻醉期间，均应连续监测患者的氧合、通气、循环及体温等项目
氧合	目标	保证氧气吸入，血氧含量正常
	方法	（1）吸入气体：在每次使用麻醉机进行全身麻醉时，患者呼吸系统中的氧气浓度应由一个氧气分析仪测量，该氧气分析仪应配置有低氧浓度限制报警器
		（2）血氧含量：在所有麻醉过程中，必须使用定量方法评估患者血氧水平，如脉搏血氧监护仪。*当使用脉搏血氧监护仪时，麻醉医生或麻醉护理团队人员应可判断所听到的可变性脉搏音和低阈值警报音。*紧急状态下，通过评估患者皮肤指甲颜色定性判断患者血氧水平时，需要在充足的光照和暴露下进行
通气	目标	在所有麻醉过程中保证充足通气
	方法	（1）所有全麻患者必须连续评估其通气是否充分，定性临床指标包括：胸廓运动、呼吸囊运动、呼吸音听诊，应该连续监测呼气末二氧化碳浓度，强烈建议监测呼出气容量
		（2）气管导管或喉罩插管患者必须采用呼气末二氧化碳的监测，以确认气管导管或喉罩的位置是否正确，从气管导管或喉罩插入开始，到拔管（喉罩）或转到麻醉后监护室为止，必须进行连续性呼气末二氧化碳定量监测与分析，并应确定呼气末二氧化碳监测报警功能正常使用
		（3）当由呼吸机进行控制呼吸时，必须有设备可连续监测呼吸机各部位的连接状态，并使机器报警功能处于正常工作状态
		（4）在区域麻醉（无镇静）或局麻（无镇静）中，应通过对临床体征进行持续性定性监测来评估患者通气是否充足；在中度或深度镇静期间，应通过对临床体征进行持续性定性监测和呼气末二氧化碳监测来评估患者通气是否充足

续表

监测标准		内容与要求
循环	目标	确保所有患者麻醉期间循环功能正常
	方法	（1）所有全麻患者从麻醉开始准备到麻醉结束后离开，应进行全程连续性心电图监测
		（2）所有全麻患者必须有动脉血压和心率监测，至少每5分钟进行一次测定
		（3）每一个全麻患者，除了上述监测外，还必须采用下列方法之一来补充评估循环状态，包括：脉搏触诊、心脏听诊、有创动脉测压、外周脉搏超声监测、脉搏容积描记仪或脉搏氧饱和度监测仪监测等
体温	目标	在所有麻醉期间辅助维持患者正常体温
	方法	所有麻醉患者，当预计可能发生或怀疑存在、或确认存在体温明显改变时，必须监测体温

表 14-2　美国麻省总医院麻醉手册第九版麻醉监测新标准（2018 年）

监测标准	内容与要求
标准监测	麻醉医师一直处于手术等现场，并采用标准监测以保持患者机体重要器官功能正常。
监测内容	A.全麻监测标准：氧合（氧分析仪、脉搏氧饱和度仪）、通气（呼气末二氧化碳分钟通气量等监测）、循环（心电图、动脉血压、器官灌注水平评估）、必要时监测体温。
	B.麻醉监护和局麻期间监测标准：包括氧合（脉搏氧饱和度仪）、通气（呼吸次数）、循环（心电图、血压、器官灌注水平评估），必要时监测体温。
	C.必要时，须采用以下监测：有创动脉压监测、中心静脉压监测、心脏超声监测、神经肌肉传递功能监测，以及中枢神经系统监测。

（程宝莉）

第二节　全身麻醉期间严重并发症

第一部分　呼吸系统并发症

一、喉痉挛

（一）病因

各种致咽部迷走神经兴奋，使该部位应激性增高，进而引发声门闭合反射增强的因素，常见的如下：

1. 麻醉药物：硫喷妥钠是引起喉痉挛的常用全身麻醉药。

2. 浅麻醉时异物或诊疗操作对气道的刺激：包括刺激性异物如气道分泌物、呕吐物、血液等及某些诊疗操作如吸痰、喉镜检查等刺激气道。

（二）临床表现

喉痉挛临床表现可分为轻、中、重三度。

1. 轻度：假声带挛缩，声门变窄，仅吸气时出现喉鸣。

2. 中度：真、假声带均发生挛缩，但声门未完全关闭，吸气和呼气时都出现喉鸣音。

3. 重度：咽喉部肌肉全部痉挛，声门紧闭，气道完全梗阻，听不到任何呼吸音，患者很快呈发绀状态。

（三）处理

1. 轻度喉痉挛：在解除局部刺激后会自行缓解。

2. 中度喉痉挛：需面罩加压吸氧。

3. 重度喉痉挛：可用粗针头行环甲膜穿刺，或静脉注射琥珀酰胆碱 50mg 迅速解除痉挛，然后立即加压吸氧并行气管内插管及人工通气。

二、支气管痉挛

（一）病因

1. 既往病史：既往有哮喘或慢性呼吸道炎症病史，迷走神经张力高，支气管平滑肌处于过度敏感状态。

2. 麻醉药物：如硫喷妥钠、吗啡、筒箭毒等。非去极化肌松药阿曲库铵的超量使用或注射速度过快均能诱发肥大细胞释放组织胺，引起支气管痉挛。

3. 麻醉和手术操作刺激：引起反射性支气管痉挛，如导管插入过深刺激隆突等。

4. 异物误吸：包括呕吐、反流及异常过量分泌物误吸至下呼吸道也可诱发局限性或弥漫性支气管痉挛。

（二）临床表现

1. 清醒患者出现呼吸加快和呼气性呼吸困难，表现为呼气艰难而迟缓，呼气期延长。

2. 麻醉患者因气道阻力增高而难于进行肺通气。

3. 两肺可闻及特征性哮鸣音。

4. 胸内压力明显升高，可导致静脉回流受阻，心排血量减少和严重低血压。

（三）处理

1. 吸氧：根据具体情况实行有效的辅助或控制呼吸，尽快缓解低氧和二氧化碳蓄积的状况。

2. 找出诱因，消除诱发因素：如对浅麻醉下刺激诱发的喉痉挛需加深麻醉深度、对导管易位者注意及时调整气管导管的位置等。

3. 避免使用易诱发支气管痉挛的药物：推荐使用丙泊酚、维库溴铵等。

4. 解痉药物的应用：如氢化可的松 100mg 或地塞米松 5mg 静脉注射；缓慢静脉推注 1 ～ 3mg/kg 氨茶碱；雾化吸入支气管解痉药物如沙丁胺醇（舒喘宁，100μg/ 喷，每次 1 ～ 2 喷）。

三、反流、误吸及吸入性肺炎

（一）病因

1. 常见于饱食后、腹内压增高（如肠梗阻、产妇）、创伤、休克、高颅压及昏迷患者。

2. 全麻导致气道反射抑制，使患者易产生误吸。

3. 麻醉和手术可使胃肠道蠕动减弱，加之插管前面罩正压给氧通气，胃内残留大量积气和积液。

4. 药物对食管括约肌功能的影响，如阿托品和格隆溴铵对括约肌有松弛作用，吗啡、哌替啶则可降低括约肌的压力。

（二）临床表现

依据误吸的胃内容物的性质和容量的不同区分，主要的并发症有以下几类：

1. 急性呼吸道梗阻：无论固体或液体的胃内容物，均可引起气道机械性梗阻而造成缺氧和高碳酸血症。

2. 吸入性酸肺综合征（Mendelson 综合征）：此综合征首先由 Mendelson 于 1946 年加以描述，意指在误吸发生不久或 2 ～ 4 小时后出现哮喘样综合征，患者表现为发绀、心动过速、支气管痉挛和呼吸困难。听诊时可在受累的肺野听到哮鸣音或啰音。

3. 吸入性肺不张：大量吸入异物可使气道在瞬间出现堵塞，而使患者通气完全无法进行，其后果严重。若异物只堵塞支气管，支气管分泌物的增多也可使不完全性梗阻成为完全性梗阻，远侧肺泡气被吸收后发生肺不张。

4. 吸入性肺炎：气道梗阻和肺不张均可导致肺内感染。

（三）处理

1. 若患者未行气管插管时发生呕吐或反流，应取头低足高位以减少胃内容物被动流入气管。将患者头偏向一侧，吸净上呼吸道反流物后，可行气管内插管及呼吸支持。

2. 如果有明显误吸，应行支气管镜检查。

3. 应用抗生素与否存在争论，对于既往健康的误吸患者，可以不应用抗生素。

4. 应用甾体类药物治疗误吸无帮助。

四、气胸

（一）病因

1.患者罹患肺大泡自发性破裂或存在钝性、穿透性胸部伤。

2.麻醉和手术操作，如上腹部和腹膜后手术中损伤胸膜，颈内静脉穿刺和锁骨上路臂丛神经阻滞时刺破胸膜。

3.正压通气中应用高气压和高容量，造成气压伤和肺泡破裂。

4.胸腔引流管引流障碍。

（二）临床表现

临床表现取决于空气进入胸腔的速度和积存气量的多寡，以及肺受压的程度。

1.轻者可无症状。

2.若1/5以上的肺组织丧失通气功能，患者可出现呼吸急促和困难，发绀和心动过速等症状。重症患者可出现休克、精神恍惚等。

3.体检可见患者呼吸幅度减小，胸部触诊可感知语音震颤，听诊呼吸音降低或消失，部分患者可见皮下气肿和纵隔气肿。

4.胸部X线检查可明确诊断。

（三）处理

1.呼吸困难症状明显者，经锁骨中线第2或第3肋间穿刺抽气。抽气后症状仍未缓解或需要进行多次抽气者，则行胸腔闭式引流。

2.积极预防肺部感染。

五、急性肺栓塞

（一）病因

1.血栓栓塞：多源于盆腔和下肢的深静脉系统。发生血栓的易感因素包括淤滞、高凝状态和血管壁损伤。多发于妊娠、创伤、肿瘤、长时间卧床和血管炎患者。

2.脂肪栓塞：多发生于长骨、骨盆或肋骨骨折或术后。

3.空气栓塞：多发生在颈、胸、脊髓内手术时损伤大静脉，因静脉腔负压而使空气吸入，坐位手术（如颅后窝手术）更易于发生空气栓塞。

4.羊水栓塞：常见于急产或剖腹产手术时，羊水进入母体血液循环，临床所见者症状多属险恶，出现急性呼吸窘迫继而出现循环衰竭。

（二）临床表现

症状轻重虽然与栓子大小、栓塞范围有关，但不一定呈正比，往往与原有心、肺疾病的代偿能力密切相关。血栓、脂肪栓塞症状多在翻身、体位变动后出现。

1.急性呼吸困难、咳嗽和胸痛；缺氧、血氧饱和度下降。

2.心动过速为最常见的或是唯一的体征。心脏听诊可闻肺动脉第二心音亢进，偶尔在肺动脉瓣区可听到收缩期或持续性杂音，可伴有血压下降。

3.典型的心电图表现是电轴右偏，肺性 P 波，快速性心房颤动和心肌供血障碍。注意正常心电图并不能排除肺栓塞的可能。

4.胸部 X 线检查，可见肺门充血、纹理增厚、右心扩大，若行肺动脉造影可见肺动脉充盈缺损。

5.实验室检查常可测得血清乳酸脱氢酶和胆红素增高，而丙氨酸氨基转移酶正常。脂肪栓塞患者在尿、痰内可发现脂肪颗粒，但尿中发现更有意义。

（三）处理

1.对急性大面积肺栓塞的治疗原则是进行液体复苏、支持和纠正呼吸与循环衰竭。主要方法包括吸氧、镇痛，控制心力衰竭和心律失常，抗休克和抗凝治疗。

2.胸外心脏挤压术可致栓子破碎而分散至远端小血管，从而可改善血流。有的患者可在体外循环下进行肺内栓子切除术。

3.空气栓塞时应立即将患者置于左侧卧位，使空气滞留于右心房内，防止气栓阻塞肺动脉，再通过心脏机械活动使气泡成为泡沫状而逐渐进入肺循环；也可经颈内静脉插入右心导管将空气抽出。通过高压氧舱治疗，以促进气体尽快吸收并改善症状。

六、急性肺不张

（一）病因

1.术中发生急性肺不张的危险因素：①围手术期患者存在急性呼吸道感染。②呼吸道急、慢性梗阻或慢性气管炎患者。③吸烟、肥胖或合并呼吸肌功能障碍的老年患者。④中枢性或梗阻性睡眠—呼吸暂停综合征患者。

2.手术后发生急性肺不张的危险因素：①呼吸道分泌物多，且引流或排除不畅。②胸部或上腹部大手术患者。③外科手术切口疼痛。④镇痛药应用不当或应用具中枢神经系统抑制的药物。

（二）临床表现

1.小区域的肺不张，一般临床无明显的症状或体征，易被忽略。

2.急性大面积肺不张时，患者可突发气急、咳嗽、发绀，以及急性循环功能障碍。

3.肺底部或背部可出现小水泡音，呼吸音和语颤消失。

4.气道梗阻性肺不张，通过 X 线检查多可确诊。

（三）治疗

1.积极鼓励患者咳嗽排痰，或通过适当方法诱导其发生呛咳。

2.施行纤维支气管镜检查，既可明确梗阻的部位和病因，也可进行分泌物的吸引和异物的钳取。

3.若患者存在明显低氧血症,可用机械性正压通气($FiO_2 \leqslant 0.6$),附以呼气末正压通气,有助于肺泡的复张。

4.其他方法如雾化吸入、祛痰药、支气管扩张药和糖皮质激素等应用有助于改善通气的功能。

5.抗感染治疗,根据痰液细菌培养结果和药敏实验选用有效的抗生素。

第二部分　心血管系统并发症

一、心肌缺血

(一)病因

围手术期发生心肌氧供和氧耗关系失衡时,即可能发生心肌缺血。常见病因有:

1.麻醉应激反应:常发生在麻醉过浅、镇痛不全、患者精神紧张或 / 和恐惧、气管插管和拔管等情况下。

2.术中血压剧烈波动:血压过高或过低均可影响心肌氧供或氧耗。

3.心律失常:麻醉手术中各种病因所致心律加快或减慢等心律失常,极易引起患者发生心肌缺血。

4.缺氧:麻醉期间各种病因所致的缺氧。

5.既往病史:患者术前已存在冠状动脉狭窄或阻塞,术中易发生心肌缺血。

(二)临床表现

1.症状:心肌缺血在清醒的患者表现为胸痛;然而在围手术期,尤其是糖尿病患者,无症状性心肌缺血十分常见。

2.心电图:标准十二导联心电图是最常用的监测围手术期心肌缺血的方法,主要依据 ST 段和 T 波变化诊断,其标准为:① 水平型或下斜型 ST 段于 J 点后 0.06 秒压低 0.1mV 以上,或上斜型 ST 段于 J 点后 0.08 秒压低 0.2mV 以上;② 非 Q 波导联 ST 段抬高 0.15mV 以上。心肌缺血的心电图其他表现有 T 波低平、双向或倒置、Q-T 间期延长、QRS 波增宽等。

3.经食管超声心动图:是监测心肌缺血最早、最敏感的方法。节段性室壁运动异常是心肌缺血和心肌梗死的特异性指标。

4.其他:肺动脉导管及放射性核素测定亦可用于诊断心肌缺血。

(三)处理

1.纠正低氧血症和贫血,最大程度提高心肌氧供。

2.β - 受体阻滞剂(如艾司洛尔 0.5 ～ 1mg/kg 静脉注射)降低心率和心肌收缩力,以降低氧耗。

3. 硝酸甘油以 $0.5\mu g \cdot kg^{-1} \cdot min^{-1}$ 开始静脉滴注，或舌下含服 0.15mg，从而减少氧耗，改善氧供。

4. 在低血压的情况下发生心肌缺血时，需用缩血管药如去氧肾上腺素 $10 \sim 30\mu g/min$ 或去甲肾上腺素 $1 \sim 5\mu g/min$ 以提高灌注压。

5. 心肌缺血导致明显的心排血量降低和低血压时，应用正性肌力药如多巴胺，初始剂量为 $5 \sim 20\mu g \cdot kg^{-1} \cdot min^{-1}$ 或去甲肾上腺素，初始剂量为 $1\mu g \cdot kg^{-1} \cdot min^{-1}$ 开始，根据反应调整剂量。

6. 主动脉内球囊反搏可用于提高心排血量。

7. 肝素化、溶栓疗法、血管成型术和冠脉再通术在某些患者治疗中可以应用。

二、心脏压塞

（一）病因

1. 心包炎症或肿瘤。

2. 主动脉夹层形成。

3. 胸部创伤。

4. 心脏或胸部手术。

5. 中心静脉导管或肺动脉导管穿破心肌。

（二）临床表现

1. 心动过速、低血压、脉压下降、奇脉、颈静脉怒张及心音遥远。

2. 心电图显示电轴交替和弥漫性低电压。

3. 胸片显示心影增大，超声心动图具有诊断意义。

（三）处理

1. 对怀疑有心脏压塞且有血流动力学不稳定的患者，可采用心包穿刺术或立即开胸治疗以缓解心脏压塞。

2. 确保充分的通气和氧供。麻醉期间注意心率的维持，防止填塞解除前心率减慢。

三、围术期心律失常

（一）病因

1. 术前存在的疾病或合并症：如患者术前合并心肺疾病及内分泌疾病（如嗜铬细胞瘤）等。

2. 麻醉用药：如氯胺酮可导致窦性心动过速；局部麻醉药物过量可抑制心脏的兴奋性和传导性，出现心动过缓、房室传导阻滞等。

3. 麻醉操作及外科手术刺激：如气管插管、拔管可引起心动过速；眼球、胆囊、盆腔手术等可反射性引起心率减慢或心律失常。

4.自主神经平衡失调：交感神经或副交感神经活动增强，或两者之间的平衡失调是围术期发生心律失常的常见病因之一。

5.电解质紊乱：如低钾可诱发室性期前收缩、室性心动过速等，高血钾可引起房室传导阻滞甚至心脏停搏。低血镁可引起各种心律失常，以室性心律失常最常见。

6.低温：低温的主要并发症之一就是心律失常，当体温降至30℃以下时可出现各种心律失常，严重者出现完全性房室传导阻滞、心搏停止。

（二）临床表现

由于心律失常的类型等不同，临床表现各异，主要表现为以下几组症状。

1.冠状动脉供血不足的表现：各种心律失常均可引起冠状动脉血流量降低，对冠状动脉功能正常的人，较少引起心肌缺血。但对有冠心病的患者，心律失常则可能诱发或加重心肌缺血，主要表现为心绞痛、气短、周围循环衰竭、急性心力衰竭、急性心肌梗死等。

2.脑动脉供血不足的表现：不同心律失常对脑血流量的影响也不同。脑血管正常者，由心律失常引起的血流动力学障碍常不致造成严重后果。若脑血管发生病变时，则足以导致脑供血不足，其表现为头晕、乏力、视物模糊，甚至失语、瘫痪、昏迷等。

3.肾动脉供血不足的表现：心律失常发生后，肾血流量也发生不同的减少。临床表现由少尿、蛋白尿、氮质血症等。

4.肠系膜动脉供血不足的表现：快速心律失常时，可产生胃肠道缺血的临床表现，如腹胀、腹痛、腹泻，甚至发生肠道出血、溃疡或麻痹。

5.呼吸功能不全的表现：主要为咳嗽、咳痰、呼吸困难、倦怠、乏力等。

（三）处理原则

1.连续动态心电图监测：及时正确诊断各种心律失常，尽可能找出心律失常的发生原因及诱因。

2.纠正心律失常的诱发因素：特别注意麻醉深度、缺氧、二氧化碳蓄积、手术刺激、电解质酸解平衡紊乱、低温、血流动力学不稳定以及术后疼痛等因素。

3.性质严重的心律失常必须立即处理、甚至紧急复苏：如心室颤动、心室扑动、室性心动过速、尖端扭转型室速、频发多源性室性期前收缩早以及Ⅲ度房室传导阻滞等。

4.处理时机：部分心律失常的性质虽非严重，但伴明显血流动力学改变者，应及时处理。若血流动力学尚稳定，则可加强监测，查明病因或诱因后处理。

5.预防复发：在积极终止心律失常发作和力求根治的同时，努力预防心律失常的复发。

6.避免药物副作用：在积极进行心律失常药物治疗的同时，要注意由此引起的治疗的副作用。

四、低血压

（一）病因

1. 麻醉因素：麻醉药引起的血管扩张和心肌抑制作用，围手术期液体管理不当等。

2. 手术因素：手术操作引起的副交感神经兴奋性增强等。

3. 患者因素：术前即存在如低血糖、低血容量、心律失常等。

（二）诊断标准（以下任一）

1. 术中患者血压降低幅度超过麻醉前基础值的 20%。

2. 术中患者收缩压降低至 80mmHg 及以下。

3. 对术前有既往高血压病史的患者，以术中血压下降幅度超过麻醉前基础值的 30% 为标准。

（三）处理

1. 预防措施：麻醉前纠正患者的体液不足、酸碱状态及电解质紊乱等状况。

2. 加强麻醉监护及血流动力学稳定维护：监测患者的血压、血氧等指标，一旦发现低血压，可通过适当减轻麻醉深度、加速液体输入等恢复患者血压水平。

3. 血管活性药物：必要时需及时合理运用血管活性药物维持血压水平。如遇到手术操作牵拉内脏致低血压时，立即提醒外科医师停止手术操作，并可给予麻黄碱等药物提升患者血压及心率水平。

4. 心肺脑复苏：若排除仪器故障等原因，一旦术中患者血压测不到，应立即行胸外心脏按压，开始心肺脑复苏。

五、高血压

（一）病因

1. 麻醉因素：某些麻醉药如氯胺酮等可引起患者血压增高。

2. 手术因素：某些手术操作可引起血压增高，如嗜铬细胞瘤行肿瘤探查时。

3. 患者因素：患者既往有高血压、嗜铬细胞瘤等病史；患者术前精神紧张等。

（二）诊断标准（以下任一）

1. 术中患者血压升高超过麻醉前基础水平的 20%。

2. 术中患者血压升高达到 165/95mmHg。

注意：患者术中血压过高指血压水平超过麻醉前基础水平 30mmHg。

（三）处理

1. 调控麻醉深度：浅麻醉时高血压常可通过适当加深麻醉深度缓解。

2. 血管活性药物：必要时可根据具体情况谨慎选择药物。

第三部分　体温异常

一、体温升高

（一）病因

1.手术室温度湿度过高。

2.术中无菌单覆盖包裹严实，散热受阻。

3.输液反应。

（二）临床表现

当患者中心温度高于37.5℃时即为体温升高。根据口腔温度高低可分为低热（37.5～38℃）、高热（38～41℃）及超高热（＞41℃）。

（三）处理

1.预防处理：控制手术室温度及湿度至适宜水平。

2.物理降温：利用冰袋等措施。

一、体温降低

（一）病因

1.环境因素：手术室气温过低或通风过度。

2.麻醉因素：麻醉药物对于体温调节中枢的抑制作用。

3.输液因素：液体温度过低。

4.手术因素：手术术野长时间暴露等。

（二）临床表现

术中患者中心体温低于36℃。

（三）处理

1.预防处理：维持手术室适宜的温度及通风水平。

2.输液因素：输液前可使用加温装置等

第四部分　术中知晓和苏醒延迟

一、术中知晓

（一）诱因

1.麻醉药用量：某些特殊性情况下，如创伤性低血压时麻醉药用量会被有意地限制，以免引起循环系统的过度抑制。

2. 麻醉药配伍：某些麻醉药配伍使用时，易引起术中知晓发生，如依托咪酯联合芬太尼使用等。

3. 麻醉机故障：如吸入麻醉时麻醉药物实际用量小于设定数值等。

4. 个体差异：部分患者可能由于麻醉史等原因，存在对麻醉药物一定程度的耐受，即麻醉药量按常规已达预期麻醉水平，但患者仍会出现术中知晓的情况等。

（二）诊断

患者在麻醉苏醒后可以回忆起术中所发生的事件，包括术中是否有疼痛、术者间对话等。

（三）处理

1. 预防处理：注意麻醉药物的合理配伍及了解患者既往麻醉手术史等，做好麻醉前评估与准备，同时注意麻醉设备的定期检修与维护。

2. 加强监测：包括患者的基本生命体征，必要时可行脑电双频指数（BIS）监测等。

3. 术后随访：一旦发现术中知晓，注意和患者的沟通，必要时可行心理辅导干预，防止患者心理问题的出现。

二、苏醒延迟

（一）诱因

1. 麻醉药物：常见于麻醉药物用量过大或时程过长。

2. 术中长期处于低温或低血压状态者。

3. 术中意外：如大量出血等可致患者低血压，术中出现脑血管意外致颅内压增高者。

4. 既往病史：术前有脑栓塞等病史者。

（二）诊断

麻醉停止后一个半小时呼唤患者，其仍不能睁眼，对疼痛刺激等仍无反应者。

（三）处理

1. 麻醉药物：注意麻醉药物的使用水平及手术结束前麻醉药物停药的时机，必要时需及时使用拮抗药物。

2. 术中需维持患者体温及血压水平。

3. 术中意外的处理：对于低血压者及时行补液、血管活性药物等处理；对脑血管意外所致的颅高压患者，可行甘露醇脱水，降低颅内压至正常水平。

4. 对于有脑血管疾患既往病史者，需做好脑保护措施及水中血压等指标的监测和维护。

第五部分 恶性高热

〔一〕病因

1. 具有家族遗传性：近年研究发现恶性高热具有家族遗传特点，其遗传方式主要是常染色体显性遗传，罗纳丹受体（Ryanodine Receptor，RYR1）基因异常是大部分恶性高热发生的分子生物学基础，能生产及加工肌肉上的钙离子通道，介导兴奋—收缩耦联和钙离子释放，RYR1 受体基因位于人的第 19 对染色体，故 RYR1 异常是导致恶性高热的重要机制。

2. 药物触发：最常见的是氟烷和琥珀酰胆碱，此外异氟烷、安氟烷、七氟烷、地氟烷、甲氧氟烷、乙醚、环丙烷和三氯乙烯也可触发恶性高热。

3. 骨骼肌疾患：患者或家属患有骨骼肌疾患，如先天性肌强直、营养不良性肌强直、眼睑下垂、脊柱侧弯以及自发性关节脱位等，上述患者手术时要考虑发生恶性高热的可能。

〔二〕临床表现

1. 典型症状是在应用琥珀酰胆碱后出现肌强直，先从面颌肌开始，继而扩展到全身骨骼肌，甚至出现角弓反张，加大琥珀酰胆碱用量反而加重肌肉的强直。

2. 无法解释的呼出气及动脉血二氧化碳异常升高，pH 下降，患者存在混合性酸中毒。

3. 体温急剧升高，每数分钟升高 1℃，很快升至 40℃ 以上。若伴有高代谢征象时，高热是一个决定性的临床指标。

4. 急性循环衰竭的出现，多表现为严重低血压、室性心律失常及肺水肿。

5. 血清钾及肌酸磷酸激酶升高，并有肌红蛋白尿。

6. 国际上公认氟烷—咖啡因骨骼肌体外收缩试验为确诊恶性高热易感者的金标准，其敏感性为 100%，特异性为 85%。

〔三〕处理

1. 停用强效吸入麻醉药和琥珀酰胆碱。

2. 增加每分钟通气量，降低呼气末二氧化碳，更换钠石灰和呼吸回路。

3. 寻求帮助，尽快终止手术。

4. 使用特效药丹曲林，首次静脉注射 3mg/kg，5～10 分钟重复一次，总量可达 10mg/kg；或将丹曲林 1000mg 溶解在 1000mL 甘露醇溶液中静脉滴注，直至肌强直收缩消失，高温下降为止。

5. 积极纠正酸中毒，碳酸氢钠首次剂量 2～4mmol/kg，随后根据血气分析结果调整剂量。

6. 如需要时，治疗心律失常及高血钾。

7. 正性肌力药物维持血压，以及强效利尿剂保护肾功能。

第六部分　过敏或类过敏反应

（一）定义和病因

过敏反应是因抗原与肥大细胞和嗜碱性粒细胞表面的免疫球蛋白E（IgE）结合而引发，导致组胺、白三烯、前列腺素及血小板活性因子等药理活性物质释放。类过敏反应的临床表现与过敏反应相似，但不是由IgE介导，不被抗原预先致敏。

麻醉期间可引起过敏或类过敏反应的麻醉用药，包括阿片类药（吗啡、哌替啶）、静脉麻醉药（硫喷妥钠及异丙酚）、肌松剂（琥珀酰胆碱、维库溴铵及阿曲库铵）、局部麻醉药、血浆扩容剂、鱼精蛋白等。

（二）临床表现

1. 皮肤黏膜反应：最常见如皮肤瘙痒、潮红及荨麻疹。

2. 呼吸系统：呼吸急促、胸部不适、喉水肿、咳嗽、喘息、肺水肿、支气管痉挛及呼吸窘迫等。

3. 循环、神经系统：眩晕、出汗、神志改变、低血压、心动过速及心律失常等。

（三）处理

1. 麻醉中一旦出现过敏或类过敏反应，应立即停止该药的使用，包括血浆代用品、血液制品。

2. 吸氧，保持呼吸道通畅，必要时行人工通气。

3. 氢化可的松 5mg/kg 静脉滴注或地塞米松 10～20mg 静脉注射。

4. 严重过敏者给予肾上腺素 1μg/kg。

5. 若大动脉搏动消失，应立即按心肺复苏处理。

（程宝莉）

第三节　局部麻醉、神经阻滞及椎管内麻醉严重并发症

一、局麻药的毒性反应

（一）病因

1. 单次用药超过最大限定剂量，或虽未过量，但患者体质虚弱，对局麻药的耐受性差。

2. 局麻药误注入血管或注入部位血管丰富致对局麻药吸收过快，短时间内血药浓度升高。

（二）临床表现

1. 中枢神经系统：大脑比心脏对局麻药更敏感，所以局麻药早期中毒症状与中枢神经系统有关。患者可能首先出现舌头麻木、眩晕、耳鸣、精神症状（如多语、烦躁不安或嗜睡）；随着毒性增加，可出现视物模糊、肌肉震颤或抽搐；晚期全身肌肉痉挛抽搐，严重者昏迷。

2. 循环系统：早期表现为循环兴奋；晚期表现为循环抑制，严重者可发生心力衰竭或心搏停止。

3. 呼吸系统：胸闷、气短、呼吸困难，惊厥时出现发绀，严重者呼吸停止。

（三）预防

1. 严格按照局麻药的单次最大限量用药。

2. 高龄、小儿及一般情况较差者应适当减量。

3. 如无禁忌，局麻药中可加入肾上腺素以减慢吸收。

4. 麻醉前应用苯巴比妥类药或苯二氮䓬类药物。

5. 每次注药前必须回抽，防止局麻药误入血管。

（四）处理

1. 立即停止注入局麻药。

2. 早期吸氧，维持呼吸、循环稳定，静脉注射安定 5 ～ 10mg。

3. 抽搐、惊厥者可静脉注射安定或 2.5% 硫喷妥钠 3 ～ 5mL，如仍不能控制抽搐者可静脉注射琥珀胆碱行气管插管控制呼吸。

4. 呼吸循环支持疗法，包括吸氧，辅助呼吸或控制呼吸，输血补液，升压药应用，心肺脑复苏等。

二、异常广泛神经阻滞及全脊髓麻醉

（一）病因

1. 异常广泛神经阻滞的病因：

（1）异常的硬膜外间隙广泛阻滞：在某些病理生理改变下，如下腔静脉回流不畅（足月妊娠或腹部巨大肿块等），硬膜外间隙静脉丛怒张，老年动脉硬化患者因退行性变和椎间孔闭锁，均致硬膜外有效容积减少，常规剂量局麻药注入即可产生广泛阻滞平面。

（2）硬膜下间隙阻滞：由于硬膜下间隙为一潜在间隙，少量的局麻药进入即可在其中广泛阻滞，出现异常的高平面阻滞。

2. 全脊髓麻醉的病因：

局麻药误注入蛛网膜下腔产生全脊髓麻醉。硬膜外阻滞时，穿刺针或硬膜外导管误入蛛网膜下腔而未被及时发现，超过脊麻数倍剂量的局麻药注入蛛网膜下腔，可能导致阻滞平面异常升高或全脊髓麻醉。在臂丛神经、颈丛神经，阻滞时也可能发生。

（二）临床表现

1.异常广泛神经阻滞：阻滞范围广但仍呈节段性，骶神经支配区域、甚至低腰部神经仍保持正常。其特点是广泛阻滞总是延缓发生，多出现在注完首量局麻药后20～30分钟，常有前驱症状如胸闷、呼吸困难、说话无声及烦躁不安，继而发展为通气严重不足，甚至呼吸停止，血压可能大幅度下降或无多大变化。

2.全脊髓麻醉：全部脊神经支配的区域均无痛觉、低血压、意识丧失及出现呼吸停止。其特点为在注药后数分钟内出现，若处理不及时可能发生心搏骤停。

（三）处理要点

维持患者循环及呼吸功能，加速输液速度及使用升压药等，必要时立即行气管插管建立人工通气。

（四）预防

1.预防穿破硬脊膜。

2.强调注入全量局麻药前推注试验剂量，观察5～10分钟有无脊麻表现，改变体位后若须再次注药也应再次推注试验剂量。试验剂量不超过3～5mL。

3.对于具有引起硬膜外广泛阻滞诱因的患者，如足月妊娠、高龄、糖尿病及严重动脉硬化等，应适当减少局麻药的用量。

三、空气栓塞

（一）病因

硬膜外穿刺时利用注气试验判断穿刺针是否进入硬膜外间隙，为空气进入循环提供了途径。另外妊娠期或腹部巨大肿块患者，硬膜外血管增粗，增加血管损伤机会。硬膜外穿刺注气量一般仅为2mL，故不致引起明显症状，若注气量超过10mL，则可能发生严重后果。

（二）临床表现

气体进入椎静脉丛，经静脉进入右心房，心脏收缩将空气搅拌成泡沫，充满右心房，舒张期时进入右心室，气栓量大即足以导致动脉出口部气团阻塞，从而阻碍右心室有效排空，部分泡沫引起肺动脉空气栓塞。常见表现如下：

1.气体交换障碍，缺氧及发绀，继而喘息性呼吸，迅速意识消失，呼吸停止，随后血压剧降，心搏停止。

2.患者处于半卧位时，气栓还可能逆流上升到上腔静脉，或沿椎旁静脉丛上行至大脑。

3.并存房间隔或室间隔缺损或肺静脉异常交通，气栓可进入动脉系统，表现不同的症状。

（1）气团阻塞左心室致心脏无搏出而心跳骤停。

（2）气体进入冠状动脉，先出现心绞痛，继而血压下降，意识丧失，心跳停止。

（3）进入大脑，出现全身强直，阵挛性惊厥。

（三）处理

一旦诊断为静脉气栓，应立即置患者于头低左侧卧位，防止气栓上行入脑，又可使气栓停留在右心房被心搏击碎，避免形成气团阻塞。室缺或房缺患者则应取左侧半俯卧位，使左右冠脉开口处于最低位，防止冠脉气栓。心搏骤停者，胸外心脏按压若 2～3 分钟无效，立即剖胸按压并作心室穿刺抽气。其余复苏措施同其他病因引起的心搏骤停。

四、硬脊膜穿破后头痛和脊麻后头痛

（一）病因

1. 由脑脊液通过硬膜穿刺孔不断丢失，使脑脊液压力降低所致。

2. 性别、年龄及穿刺针的直径等可影响头痛的发生率。女性的发生率高于男性，发生率与年龄呈反比，与穿刺针的直径呈正比。

（二）临床表现

1. 典型症状为直立位头痛，平卧位好转。

2. 疼痛多为枕部、顶部，偶尔也伴有耳鸣、畏光。

（三）治疗

1. 镇静、卧床休息及补液：其中补液目的是增加脑脊液的量，使其生成量多余漏出量，脑脊液的压力可逐渐恢复正常。

2. 静脉和口服咖啡因。

3. 硬膜外生理盐水输注：单次注射生理盐水并不能维持较高的硬膜外腔压力以防止脑脊液外漏，需大剂量（至少 24 小时输注，15～25mL/h）才有效。

4. 硬膜外充血：抽取自体血 10～15mL 注入硬膜外腔，通过硬膜外充填血以封住脊膜的穿刺孔，防止脑脊液外漏。操作时应注意无菌技术。

（程宝莉）

第四节　麻醉设备引发的风险

麻醉设备可能引发麻醉风险并导致麻醉并发症。麻醉设备故障多是操作者的错误使用引起，其次是麻醉装置的失灵。国外的一些调查研究表明，麻醉装置引起的并发症占麻醉总并发症的 2%～30%，其中麻醉通气系统导致的占 60%～86% 或 86% 以上，包括

呼吸系统、挥发罐、呼吸机和通气管道等，而麻醉机本身故障引起的仅占7%。麻醉通气系统的错误多为气体输送装置接口连接错误、连接头滑脱、输送系统错误等，其中人为因素是纯机械因素的3倍以上。因此，麻醉医师应该熟悉麻醉设备，并能迅速准确判断问题出自患者方面还是麻醉设备方面，以便在造成患者伤害前排除设备故障或找到补救方法。麻醉设备的故障有时可能难以及时排除，但麻醉设备引发的患者伤害事故应尽力避免。

一、麻醉设备引起的麻醉风险及其原因

（一）低氧血症

由麻醉设备引发的低氧血症可分为三种情况：①吸入的混合气体中氧含量过低；②呼吸暂停或严重通气不足；③患者肺通气／血流比值失调。

1.低氧性吸入气：指回路中吸入气体氧含量低于21%。常见原因有：新鲜气流管道阻塞；缺氧性气流；流量计不准确；新鲜气流量过低；低压系统漏气；氧压不足；氧源污染等。

2.通气不足：常见原因有气管导管误入食管、窒息、肺泡通气不足。

3.通气／血流比值失调：常见原因有气管导管误入食管及气管导管误入一侧支气管。

（二）高碳酸血症

高碳酸血症的定义为：呼气末二氧化碳分压或动脉血二氧化碳分压升高。在许多情况下，麻醉设备故障也可导致高碳酸血症。

1.CO_2排出量减少，常见原因有呼吸回路漏气、气管导管漏气、麻醉机漏气、呼吸回路管道顺应性差。

2.导管或回路阻塞，常见原因有气管导管阻塞及呼吸回路管道的阻塞。

3.CO_2重复吸入，常见原因有二氧化碳吸收剂失效、呼气阀关闭不全、吸气阀关闭不全。

（三）气道压升高

1.输送高压气体，常见原因有压力调节装置失灵及快速充氧阀开放。

2.气流阻塞。

3.减压不充分，常见原因有可调节性压力排气阀损坏或关闭、呼吸机减压阀失灵、残气清除系统减压阀损坏。

（四）气道压降低

1.输入呼吸回路中的气体压力不足。

2.呼吸回路漏气。

3.呼吸回路连接到负压性气源。

（五）不能提供参数

对患者的基本检测手段包括视诊、听诊、触诊、叩诊。电子监护仪更加强了对患者

的监测，为临床医师提供更为及时、准确、客观的生理参数。但是，不能过分依赖监护仪而忽略基本检测手段，因为监护仪提供的参数在受到干扰时常不准确，如使用电刀对心电监护和脉搏氧饱和度的干扰以及电极导联脱落致心电监护无法正常工作等。

临床医师遇到的最为棘手的问题就是监护仪提供的参数显示在生理范围以内但不准确，而基于这些错误参数作出的判断可能导致不恰当的麻醉管理而可能引起患者不必要的医源性损伤。

二、麻醉设备并发症的预防

尽管现代麻醉设备有先进而安全的设计，但最耐用的麻醉设备也有可能发生故障，可能出现无法预料的情况。由麻醉设备故障引发的患者损害是可以避免的，可用以下方案加以预防。

（一）备用通气设备

麻醉时都应提前备好能给患者提供通气的备用设备，如简易呼吸机或简易呼吸囊。拥有这种备用的设备意味着即使在最糟糕的情况下（如完全停电、缺少气源等），患者仍可用备用的空气或氧气维持通气。

（二）使用前检查

大部分麻醉设备问题都可以在使用前的系统检查中被发现。麻醉机的每个组成部分（高压系统、低压系统、呼吸回路、残气清除系统）、每个安全设备和报警系统都要分别测试，对患者实施麻醉前要证实其处于最好的功能状态。其中麻醉机的检查最重要的部分是：①氧浓度检测仪的校准；②低压回路漏气检查；③循环回路密闭性检查。

（三）维护

麻醉科应有专人对所有麻醉设备有计划有组织地定期检查与维修。训练有素的人员进行例行检查常可以发现设备的隐患，并对检修的结果进行准确记录，这样就可以减少由麻醉设备引发的风险。此外，在同一科室内尽可能统一麻醉机型号，使其标准化，尽量减少由于不熟悉不同品牌或型号麻醉机工作状态而带来的麻醉风险。

（四）使用前培训

1. 使用手册：麻醉医师在使用麻醉机前应认真阅读该种型号麻醉机的说明书。

2. 麻醉设备的学习：作为麻醉医师，熟悉麻醉设备的结构、性能、安全措施和潜在风险是非常必要的。每一个麻醉医师都应该对麻醉设备引发的风险作出准确的判断和及时、正确的处理。

3. 危机训练：麻醉医师利用麻醉模拟器或模拟人练习实施麻醉，可以提高麻醉医师处理危机的能力，将为未来的年轻麻醉工作者提供更为有利的学习环境。

（程宝莉）

主要参考文献:

[1] Bigatello L, Pesenti A. Respiratory Physiology for the Anesthesiologist [J]. Anesthesiology, 2019, 130(6): 1064-1077.

[2] Conrad C, Eltzschig H K. Disease Mechanisms of Perioperative Organ Injury [J]. Anesth Analg, 2020, 131(6): 1730-1750.

[3] Delegates AHo. Standards for Basic Anesthetic Monitoring [J]. 2020

[4] Fleisher L A. Quality Anesthesia: Medicine Measures, Patients Decide [J]. Anesthesiology, 2018, 129(6): 1063-1069.

[5] Heusch G. Critical Issues for the Translation of Cardioprotection [J]. Circ Res, 2017, 120(9): 1477-1486.

[6] Kent C D, Mashour G A, Metzger N A, et al. Psychological impact of unexpected explicit recall of events occurring during surgery performed under sedation, regional anaesthesia, and general anaesthesia: Data from the Anesthesia Awareness Registry [J]. Br J Anaesth, 2013, 110(3): 381-387.

[7] Kim T W, Nemergut M E. Preparation of modern anesthesia workstations for malignant hyperthermia-susceptible patients: A review of past and present practice [J]. Anesthesiology, 2011, 114(1): 205-212.

[8] Martinelli S M, Isaak R S, Schell R M, et al. Learners and Luddites in the Twenty-first Century: Bringing Evidence-based Education to Anesthesiology [J]. Anesthesiology, 2019, 131(4): 908-928.

[9] Myles P S, Leslie K, McNeil J, et al. Bispectral index monitoring to prevent awareness during anaesthesia: The B-Aware randomised controlled trial [J]. Lancet, 2004, 363(9423): 1757-1763.

[10] Pandya A N, Majid S Z, Desai M S. The Origins, Evolution, and Spread of Anesthesia Monitoring Standards: From Boston to Across the World [J]. Anesth Analg, 2021, 132(3): 890-898.

[11] Sessler D I. Temperature monitoring and perioperative thermoregulation [J]. Anesthesiology, 2008, 109(2): 318-338.

[12] Vutskits L, Xie Z. Lasting impact of general anaesthesia on the brain: mechanisms and relevance [J]. Nat Rev Neurosci, 2016, 17(11): 705-717.

第十五章　水、电解质及酸碱平衡紊乱

水、电解质及酸碱平衡紊乱和心肺脑复苏关系十分密切。水、电解质及酸碱平衡的严重紊乱可引起心肺脑功能严重障碍；在心肺脑复苏过程中或复苏后，纠正水、电解质及酸碱平衡紊乱是关系到复苏成败和巩固复苏疗效的重要环节。

第一节　水与电解质平衡

人体进行新陈代谢的过程，实质上是一系列复杂的、相互关联的生物物理和生物化学反应的过程，而且主要是在细胞内进行的，这些反应过程都离不开水。水是体内重要成分，但体内的水不是纯水，而是以体液形式存在。水的容量和分布以及溶解于水中的电解质浓度都由机体的调节功能加以控制，使细胞内和细胞外体液的容量、电解质浓度、渗透压等能够维持在一定的范围内。这就是水与电解质的平衡。

这种平衡是细胞正常代谢所必需的条件，是维持人体生命、维持各脏器生理功能所必需的条件。但是这种平衡可能由于手术、创伤、感染等侵袭或错误的治疗措施而遭到破坏；如果机体无能力进行调节或超过了机体能代偿的程度，便会发生水与电解质紊乱。当然，水与电解质紊乱不等于疾病本身，它是疾病引起的后果或同时伴有的现象。讨论和处理水与电解质平衡紊乱问题，不能脱离原发疾病的诊断和治疗。不过，当疾病发展到一定阶段，水与电解质平衡紊乱甚至可以成为威胁生命的主要因素。

因此，正确理解水与电解质平衡的基本概念和原则，对提高医疗质量，特别是救治危重症患者是十分重要的。

一、概论

（一）体液的容量、分布和化学成分

1.体液的容量

体液是人体的重要组成部分，总体液约占体重的 50% 以上，随年龄、性别和体型肥瘦而存在明显的个体差异。新生儿体液量最高，约占体重的 80%；婴幼儿次之，约占体重的 70%；随着年龄的增长，这一比例逐渐降低。已知肌肉组织含水量高达 75% ~ 80%，而脂肪组织含水量仅 10% ～ 30%，故体液在肥胖的人中所占比重较小。一般而言，男性体液量高于女性，这主要是因为男性机体中肌肉较女性发达，而女性机体脂肪含量较高。

2. 体液的分布

体液可分为细胞内液和细胞外液。其中细胞内液约占总体液的 55%，细胞外液约占 45%。细胞外液可分为细胞间液、血浆和穿细胞液等部分，分别约占总体液的 35%、7.5%、2.5%，具体的分布情况参见表 15-1。按照 Eddman 和 Leibman 的定义，穿细胞液是所有由细胞的转运活动（不仅限于单纯渗出物）而形成的体液总称，包括唾液，胃肠道的分泌液，胸、腹腔液，滑膜腔液，眼内液。正常情况下，穿细胞液的形成和吸收保持着动态平衡。但在大量胸腹水形成，严重的呕吐、腹泻时，体液的容量与分布会发生显著的改变。

表 15-1　体液的分布（成年男性，70 kg）

分布部位		占体重的百分比（%）	占体液百分比（%）
	细胞外液	27.0	45.0
其中：血浆		4.5	7.5
	组织间液	12.0	20.0
	结缔组织与骨	9.0	15.0
	穿细胞液	1.5	2.5
	细胞内液	33.0	55.0
	体液	60.0	100.0

3. 体液的化学成分

正常体液的主要成分为水，并含两大类溶质。一类是无机物：钠、钾、钙、镁、氯、HCO_3^-、HPO_4^{2-} 等电解质，以及 CO_2、O_2 等；另一类是有机物：蛋白质、脂肪、碳水化合物、激素、酶等以及多种代谢产物和废物。正常情况下，细胞内、外的各种成分都是稳定的，经常保持着平衡状态，摄取的和从碳水化合物、脂肪、蛋白质等氧化得到的水分总量必须与从肾、肺、皮肤和胃肠道丢失的水分总量相等，各组织器官的代谢过程方得以正常进行，机体的生命得以延续。

细胞内和细胞外的电解质成分和含量均有差别，但细胞内、外的渗透压是经常保持相等的，处于动态平衡状态，主要靠电解质的活动和交换来维持。

细胞外主要的阳离子钠（Na^+）含量为 142mmol/L，主要阴离子为 Cl^- 和 HCO_3^-；细胞内主要的阳离子为钾（K^+），含量为 140mmol/L。细胞外液的 Na^+ 浓度比细胞内 Na^+ 浓度高 10 倍多，而细胞内液 K^+ 浓度比细胞外液 K^+ 浓度高 20 ～ 30 倍。这种细胞内、外悬殊的差别是由细胞膜、酶、能量代谢等一系列过程来维持的。

（二）渗透压概念

半透膜是渗透压存在的基本条件之一。那种只能由溶剂分子通过而溶质分子不通过的隔膜叫作半透膜。当水和溶液被半透膜分隔时，由于溶液含有一定数目的溶质微粒，对水产生一定的吸引力，可以发现水通过半透膜进入溶液，此现象叫做渗透作用，而这种对水的吸引力就叫作渗透压。由溶液中晶体所产生的渗透压，称晶体渗透压；由溶液中胶体所产生的渗透压，则称胶体渗透压。

当不同的溶液被半透膜分隔时，由于各含有不同的溶质微粒数，水就从溶质微粒少的溶液通过半透膜进入溶质微粒多的溶液内，直到半透膜两侧溶液的溶质微粒浓度相等为止。这种渗透作用对于调节不同体液间隙之间水的分布是很重要的。尽管细胞内、外液电解质组成不同，但这两个体液间隙的总的电解质浓度大致上相等，这是因为将细胞内液与细胞外液分隔开的细胞膜也是一种半透膜，水能够完全通过。当然，人体细胞膜的这种半透膜性质是比较复杂的。

临床上渗透压的单位：毫渗透分子量 / 升（简称毫渗量 / 升，mOsm/L），1mOsm/L 即每升溶液中含有 1 毫克分子量的溶质所产生的对水的吸引力。

细胞外液的渗透压主要靠电解质含量来决定，正常血浆渗透压为 280 ～ 310mOsm/L。

（三）水和电解质的平衡

按体重来计，一般工作量的成人每日需水量为 30 ～ 40ml/kg 体重，50kg 体重者每日需水量很少超过 3000ml。按比例来计，儿童的需水量要大得多，每日需水 50 ～ 90ml/kg 体重。

水排出的途径有四条：①肾脏：每日排出约 1000 ～ 2000ml 尿，最少为 500ml，否则会影响代谢废物的清除，不能维持细胞外液成分的稳定性；②肠道：粪中水分每日 50 ～ 200ml；③皮肤：在气温较低时，每日有 350 ～ 700ml 未被觉察的汗分泌，高温情况下，汗液的排出每日可高达数千毫升；④肺脏：正常人每日呼出水分 250 ～ 350ml。

正常人消化道中每日分泌大量消化液，其中含水量约为血浆量的 1 ～ 2 倍，但几乎全被吸收，只有很少一部分自粪便中排出。因此，如发生大量呕吐或腹泻，丢失水分之多是可想而知的。

虽然血浆和淋巴液仅占细胞外液总量的 1/4，但由于血管和淋巴管分布面积很广，由毛细血管组成的过滤面和吸收面极广，几乎是人体表面积的 3650 倍，且血液和淋巴液流速很快，所以血管和淋巴管内、外水分交换迅速、频繁，有利于气体交换、营养成分的供应和代谢产物的输送。正常情况时，动脉端毛细血管内流体静压超过血浆蛋白渗透压，动脉端毛细血管内的水分流向细胞间质；静脉端毛细血管内流体静压低于血浆蛋白渗透压，水分又自间质透入静脉端的毛细血管内，形成血浆（或淋巴液）与组织间液的交流。但任何影响血管内流体静压或血浆蛋白渗透压的情况都可以破坏正常体液的交流，发生水肿等病理现象。

细胞内、外的水分交流主要取决于细胞内、外电解质含量及渗透压的变化。

水、电解质平衡的正常调节是通过以下四个因素进行的。

（1）下丘脑视上核近旁的渴饮中枢的作用：能调节饮水量。使该中枢兴奋的主要刺激是血浆晶体渗透压的升高，因为高血浆晶体渗透压可使渴饮中枢神经细胞脱水而引起渴感。

（2）抗利尿激素（Antidiuretic Hormone，ADH）的作用：ADH 主要由下丘脑视上核神经细胞分泌，并在垂体后叶储存和释放。促使 ADH 分泌的主要刺激是血浆晶体渗透压的增高和循环血容量的减少。失水时，血容量下降，血浆渗透压升高，通过刺激渗透压受体，ADH 的分泌增多，作用于肾远曲小管及集合管，加强了水分的再吸收，使尿量减少，从而水分丢失。

（3）醛固酮的作用：醛固酮是肾上腺皮质球状带分泌的盐皮质激素，其主要作用是促进远侧肾小管、集合管、肠黏膜等对 Na^+ 的重吸收，同时促进 K^+ 和 H^+ 的排出。随着 Na^+ 的主动重吸收增加，Cl^- 和水的重吸收也相应增加，可见醛固酮具有保水的作用。

醛固酮的分泌主要受肾素 – 血管紧张素 – 醛固酮系统和血浆 Na^+、K^+ 浓度的调节。各种原因使有效血容量降低时，肾小球的牵张感受器及致密斑受刺激而分泌肾素，肾素增多后，血管紧张素Ⅰ、Ⅱ、Ⅲ便相继增多，血管紧张素Ⅱ、Ⅲ都能刺激肾上腺皮质球状带使醛固酮的合成和分泌增多。此外，肾交感神经兴奋、儿茶酚胺分泌增加，也可刺激肾素的分泌。而血浆 K^+ 增高或 Na^+ 降低，均可直接刺激醛固酮的分泌。

（4）心房利钠肽（Atrial Natriuretic Polypeptide，ANP）的作用：ANP 具有强大的利钠、利尿作用。一方面是通过抑制肾髓质集合管对 Na^+ 的重吸收和增加肾血流量、提高肾小球滤过率的直接作用实现的；另一方面，它还通过抑制肾素和醛固酮及 ADH 的分泌，间接发挥其作用。此外，ANP 还有舒张血管和降低血压的作用。急性血容量扩张可促使 ANP 释放入血，从而引起强大的利钠和利尿作用；反之，限制水钠摄入或减少静脉回心血量，则抑制了 ANP 的释放。

由此可见，ADH、肾素 – 血管紧张素 – 醛固酮和 ANP 之间的相互作用，对于精确地调节水、电解质的平衡起着重要的作用。

（四）正常电解质含量、分布和需要量

体液中有四种重要的阳离子：Na^+、K^+、Ca^{2+}、Mg^{2+}，这里只讨论 Na^+、K^+ 和 Mg^{2+}。

1. Na^+

正常人体中，可交换钠的总量为 37～41mmol/kg，其中大部分在细胞外液和骨骼中。Na^+ 是细胞外液中的主要阳离子，只有约 10% 存在于细胞内液中，它是调节体液渗透压和容量的主要离子。

临床上，通常测定的是血清中的钠含量，其正常值平均为 142mmol/L（137～148mmol/L）。正常成人每日需钠量一般为 100～170mmol（6～10g），随气温变化、劳动强度等而变化。钠的吸收主要在胃肠道（大部分在空肠吸收），可能通过 Na^+–K^+ 激活的 ATP 酶系统来进行的。醛固酮或醋酸去羟皮质醇（DOCA）可加强这个运输系统的作用。Na^+ 从尿、汗、粪中排出，其中肾脏是主要的调节器官。

约 2/3 从肾小球滤出的 Na^+ 在近侧肾小管回吸收，小球与小管之间紧密联系配合的机制尚不明了，目前有两种假说：其一为渗透压假说，当肾血流量不变，如肾小球滤过率增加，其后果为滤过部分加大，在肾小球输出小动脉中血容量减少，于是输出小动脉中蛋白质含量增高，肾小管周围渗透压升高，这样近侧肾小管对盐和水的回吸收也加大，始终保持着小球－小管平衡；另一假说认为在视丘下部或间脑分泌一种利钠激素，调节着近侧小管对 Na^+ 的回吸收。虽然已经有相当多的间接证据支持着后一种假说，但是始终没有分离出这种激素。

肾脏回收 Na^+ 的部位还有远侧肾小管和亨利袢。Na^+ 回收的细调在远侧肾小管进行，受醛固酮的影响，而后者分泌受肾素—血管紧张素系统以及 K^+ 平衡的控制。促使肾素分泌的原因是：肾灌注压降低或远侧肾小管的 Na^+ 浓度改变。在亨利袢，Na^+ 的回收可能是继发于 Cl^- 的主动吸收。正常仅约 1% 肾小球滤过的 Na^+ 经尿排出体外。

Na^+ 可以加强神经肌肉和心肌的兴奋性，但由于它是细胞外液中的主要阳离子，因而其主要功能是参与维持和调节渗透压。

2. K^+

正常人体内可交换钾的总量为 34 ～ 45mmol/kg，是用同位素稀释法测定的。其中极大部分（98%）存在于细胞内，为细胞内液的主要阳离子。正常人血清 K^+ 含量平均为 5mmol/L（3.5 ～ 5.5mmol/L）。细胞内含 K^+ 平均 146mmol/L，大部分可以自由渗透。

人体内钾的来源主要为食物，每天究竟需要多少钾还不确定，一般为 3 ～ 4g。

上消化道对 K^+ 的吸收是相当完全的，而在下消化道血浆中的 K^+ 与肠腔中的 Na^+ 交换，通过这个方法，Na^+ 可保存。因此，腹泻、长期服泻药或经常灌肠均可导致大量失钾。正常情况下，K^+ 从尿和汗液中丢失。体内 K^+ 主要由肾脏来调节，肾小球滤过的 K^+ 有 15% 从尿中排出。如服用大量钾剂，尿中排出量可达肾小球滤过的 2 倍以上，说明肾小管有排 K^+ 的能力；因此，尿液中大部分 K^+ 是由肾小管排出的，而不是从肾小球滤液中来的。

从肾小球滤过的，有 60% ～ 80% 被近侧肾小管再吸收而小部分被排出。但在远侧肾小管的下段，由于 Na^+ 的再吸收后造成的电解质梯度导致部分 K^+ 的排出。虽然该处 K^+ 的排出取决于 Na^+ 的再吸收，但是并非单一由 K^+ 与 Na^+ 的等同交换，因为在远侧小管管腔内，还有 H^+ 参与的对 Na^+ 的交换。

在肾脏调节 K^+ 平衡方面，影响排 K^+ 的重要因素还包括肾上腺分泌的醛固酮、远侧肾小管液的流速等。醛固酮可作用于远侧肾小管，可能通过改变小管腔膜对 Na^+ 的通透性，增加腔内 K^+ 与细胞内 Na^+ 交换。醛固酮分泌增多、远端小管液流速增快或流量增多等均导致 K^+ 排出增多。

K^+ 的生理功能有以下几方面：

（1）参与糖、蛋白质和能量代谢：糖原合成时，需要 K^+ 与葡萄糖一同进入细胞，糖原分解时，又从细胞内释出。蛋白质合成时，每克氮约需 K^+3mmol，分解时，则释出 K^+。ATP 形成时，亦需要 K^+ 的参与。

（2）参与维持细胞内、外液的渗透压和酸碱平衡：K^+ 是细胞内的主要阳离子，维持着细胞内液的渗透压。酸中毒时，由于肾脏排 K^+ 量减少，以及 K^+ 从细胞内向外移，所以血 K^+ 往往同时升高；而碱中毒时，情况相反。

（3）维持神经肌肉的兴奋性。

（4）维持心肌功能：心肌细胞膜的电位变化主要动力之一是由于 K^+ 的细胞内、外转移。

3. Mg^{2+}

正常成人体内镁的总量约 500 ~ 1000mmol，其中 50% ~ 60% 存在于骨骼中，其余储存在骨骼肌、心肌、肝、肾、脑等组织细胞内。体内镁总量仅 1% 在细胞外液中，正常平均血清浓度为 1mmol/L（0.7 ~ 1.2mmol/L）。谷类、蔬菜、干果（如花生、栗子等）中，镁含量均很丰富，牛奶、肉、鱼、海产品内镁的含量也不少。正常成人每天摄入镁为 5 ~ 12.5mmol，约 70% 的摄入量从粪便中排出，增加维生素 D 可增加镁的吸收，而钙的摄入增加，镁吸收就减少。

血清镁含量主要由肾调节，约 1/3 的摄入量由尿排出，钙负荷可增加 Mg^{2+} 的排出量。甲状旁腺可加强肾小管对滤液中的 Mg^{2+} 再吸收，甚至可以全部吸收。低镁血症可以增加甲状旁腺素的释出，减少尿的 Mg^{2+} 排出，并升高血清钙含量。但血清镁含量并不能作为镁缺乏的可靠指标，血清镁降低时，镁不一定确实丢失；同样，镁缺乏时，血清镁可能正常。镁的主要作用在于它是激活 ATP 酶和其他多种酶的金属辅酶，尤其在糖原分解过程中，镁起着很重要的作用。镁缺乏可能与洋地黄抑制 ATP 酶起协同作用，其结果为加大细胞内 K^+ 丢失，增加了心肌对洋地黄的敏感性，加大对它的吸收，从而导致非中毒剂量的洋地黄即可诱发中毒。此外，镁缺乏可以加强神经肌肉的兴奋性，故急性低镁血症时，患者常有抽搐等临床表现。

二、水和钠代谢紊乱

在细胞外液中，水和钠的关系非常密切，故一旦发生代谢紊乱，缺水和失钠常同时存在。不同原因引起的水和钠代谢紊乱，在缺水和失钠的程度上会有所不同，既可水和钠按比例丧失，也可缺水少于缺钠，或多于缺钠。因此，脱水可以分为等渗、高渗和低渗三种类型。

前面已提到，Na^+（与相应的阴离子）是维持细胞外液中渗透压的主要因素。水和钠丢失的程度相适应时，细胞外液的渗透压维持在正常范围以内，称为等渗性脱水。如钠离子丢失较水少，钠含量在 150mmol/L 以上，为高渗性脱水（渗透压＞310mmol/L）。如钠离子丢失较水多，其含量在 135mmol/L 以下时，为低渗性脱水（渗透压＜280mmol/

L）。如不考虑水和钠丢失的情况，仅凭血清钠含量是不能得出高渗性和低渗性脱水的结论的，这是由于钠摄入量过多，水并未丢失，血清钠含量也可以升高，反之也如此。因而，必须全面来估计。

临床上，常见的水、钠代谢紊乱可分为下列几种类型。

（一）等渗性脱水

等渗性脱水，又称急性脱水，是指水和钠按其在正常血浆中的浓度比例同时丢失，或即使有时不按比例丢失，但经机体调节后，血钠仍维持在 135～150mmol/L，血浆渗透压仍维持在 280～310mOsm/L 的一类脱水。临床上大多数脱水属于这一类型。

1. 病因

任何等渗液的大量丢失所造成的脱水在短时间内均属于等渗性脱水，引起等渗性脱水的原因很多，最常见的是胃肠道液体的丢失，如呕吐、腹泻、胃肠减压、肠梗阻和各种瘘管引流都可能丧失大量消化液。烧伤，特别是大面积烧伤的早期，水和电解质在烧伤部位及其周围组织大量渗出，其成分基本与细胞外液一致，因此，常导致等渗性脱水。

2. 病理生理变化

等渗性脱水患者血容量与组织间液减少，而细胞内容量变化不大，由于细胞外液大量丢失，有效循环血量不足，通过肾素—血管紧张素系统使醛固酮分泌增加，同时又通过容量感受器使 ADH 分泌增多。醛固酮和 ADH 分别作用于远侧肾小管与集合管，使其对 Na^+ 和水的重吸收加强，对恢复细胞外液容量具有代偿意义。

3. 临床表现

临床上等渗性脱水患者，既有缺水的症状，如口渴、尿少、幻觉、躁动，又有缺钠的症状，如恶心、呕吐、厌食、软弱无力、四肢麻木、痉挛性疼痛、木僵、晕厥、神志淡漠等。当体液在短时间大量迅速丢失达体重的 5%（约为细胞外液的 20%）时，就会出现血容量明显不足的症状，如脉搏细速、四肢湿冷、血压下降等；当体液继续丧失，达体重的 6%～7% 以上时，将会导致周围循环衰竭或休克。休克的微循环障碍必然导致酸性代谢产物的大量产生和积聚，因此常伴有代谢性酸中毒。如果患者丧失的体液主要是胃液，因有 H^+ 的大量丧失，则可伴发代谢性碱中毒。

4. 诊断

依据病史和临床表现常可得出诊断。病史中均有消化液或其他体液的大量丧失。每日的失液量越大，失液持续时间越长，症状就越明显。实验室检查可发现：①血液浓缩现象，包括红细胞计数、血红蛋白量和血细胞比容都有明显的增高；②血清 Na^+ 和 Cl^- 通常无明显降低；③尿比重增高。

5. 治疗原则

在治疗原发病的基础上，补充含钠的等渗液是防治等渗性脱水的基本原则。可静脉滴注平衡盐溶液或等渗盐水，使血容量得到尽快恢复。此外，还应补充每日需要的水量

2000mL 和氯化钠 4.5g。静脉快速输液时，必须监测心血管功能，包括心率、中心静脉压或肺动脉楔压等。

由于等渗盐水中的 Cl⁻ 含量（约 154mmol/L）高于血清 Cl⁻ 含量（约 103mmol/L），大量输入后可导致血 Cl⁻ 过高，产生高氯性酸中毒。因而，使用电解质含量接近血浆的平衡盐溶液，更符合生理要求，目前常用的平衡盐溶液有：乳酸钠和复方氯化钠溶液（1.86% 乳酸钠溶液和复方氯化钠溶液之比为 1:2），碳酸氢钠和等渗盐水溶液（1.25% 碳酸氢钠溶液和等渗盐水之比为 1:2）两种。

在纠正脱水后，排钾量会有所增加，血清 K⁺ 浓度也因细胞外液量的增加而被稀释降低，故应注意预防低钾血症的发生。一般在血容量补充使尿量达 40mL/h 后，补钾即应开始。

（二）低渗性脱水

低渗性脱水，又称慢性脱水或继发性脱水，患者以失钠大于失水、血钠浓度 < 135mmol/L、血浆渗透压 < 280mOsm/L 为基本特征。

1. 病因

①经胃肠道持续大量丢失消化液，这是临床上引起低渗性脱水最常见的原因，大部分消化液接近等渗液，严重腹泻、呕吐、胃肠道引流等丢失大量体液时，水和钠都会大量丢失；此时，若只补充水分或输入葡萄糖溶液则会导致失钠大于失水，而使血浆呈低渗性。②经肾丢失 Na⁺，主要见于急性肾功能衰竭多尿期、慢性肾功能衰竭尿多时、长期使用排钠利尿剂、肾上腺皮质功能减低（Addison 病）、肾小管性酸中毒及糖尿病酸中毒等。此时，肾小管对 Na⁺ 的重吸收显著减少，Na⁺ 从尿中排出增多，导致缺钠。③经皮肤丢失体液，一般情况下，汗液属于低渗液体，但大汗时因汗液在汗腺导管中流速过快，Na⁺ 未被充分吸收，此时汗液中 Na⁺ 浓度增高，甚至接近于细胞外液的浓度；因此，高温下强体力劳动、剧烈运动及高热患者均可因大量出汗而失去 Na⁺ 和水。大面积烧伤、剥脱性皮炎时，大量血浆从皮肤创面渗出，也会引起体液丢失。此外，反复放腹水、胸水也会引起水钠的丢失。上述途径所丢失的主要是等渗液或低渗液，由此直接导致低渗性脱水的较少。临床上往往是在上述情况下，只注意补充水分而未及时补充 Na⁺ 所引起的，故又称继发性脱水。

2. 病理生理变化

低渗性脱水，细胞外液渗透压降低，导致水分向细胞内转移，使本来减少了的细胞外液进一步减少，血容量显著减少，因而心排血量降低，血压下降，严重者可致低血容量性休克。患者在发病早期就容易发生循环衰竭，这是本型脱水的主要特征。在细胞外液的血浆和组织间液这两部分体液中，组织间液减少更突出，这是因为血浆胶体渗透压的作用，使一部分组织间液进入血管内。由于组织间液显著减少，临床上组织脱水的症状更加突出。

低渗性脱水时，血浆渗透压降低，ADH 分泌减少，肾排水较多；同时由于低钠血症，醛固酮分泌增加，使肾小管对 Na^+ 的重吸收增加，因此低渗性脱水的患者早期表现为尿量较多，尿渗透压低，尿液中几乎不含 Na^+；严重脱水时，由于血容量显著减少，通过容量感受器反射性地引起 ADH 释放增多，从而使肾对水的重吸收加强，可出现少尿。

3. 临床表现

低渗性脱水以细胞外液缺失为主，故早期即出现循环障碍；因细胞内水多，故一般均无口渴感；尿量早期多，晚期少。此外，脱水的临床表现还取决于失钠的速度，早期症状可被原发病掩盖，到严重时发生肌肉痉挛、阵发性腹痛、昏迷、休克。而慢性失钠失水者，如慢性肾上腺皮质功能减低、慢性失盐性肾炎等，症状不明显，仅有乏力、体重减轻、血压偏低等症状。

根据低渗性脱水缺钠程度的不同，其临床表现亦不同：

（1）轻度缺钠：每公斤体重缺 NaCl 约 0.5g 或血清 Na^+ 低于 135mmol/L，患者表现为乏力、头晕、淡漠、皮肤弹性降低、手足麻木、尿中 Na^+ 含量减少。

（2）中度缺钠：每公斤体重缺 NaCl 约 0.5～0.8g 或血清 Na^+ 低于 130mmol/L，除上述症状加重外，还出现食欲不振、视力模糊、恶心、呕吐、嗜睡、血压不稳或轻度下降、脉速而细、尿少、尿中无 Na^+ 和 Cl^-。

（3）重度缺钠：每公斤体重缺 NaCl 大于 0.8g 或血清 Na^+ 低于 125mmol/L，除上述症状进一步加重外，还会出现昏睡、昏迷、木僵、肌痉挛性抽痛、腱反射减弱或消失等，常发生血压明显下降、四肢厥冷等休克的表现。由于肾血流量进一步减少，出现少尿，甚至无尿。

4. 诊断

如患者有上述特点的体液丧失病史和临床表现，可初步诊断为低渗性脱水。此外，做进一步检查，包括：①尿液检查：尿比重降低，常在 1.010 以下，尿中 Na^+ 和 Cl^- 通常明显减少；②血清钠测定：血清 Na^+ 低于 135mmol/L，血钠浓度越低，病情越重；③红细胞计数、血红蛋白量、血细胞比容及血尿素氮值均有所增高。

5. 治疗原则

首先，积极防治引起低渗性脱水的原发疾病，尤其要避免使用不恰当的治疗措施。治疗低渗性脱水需根据病情及时补充盐水或高渗盐水，以恢复细胞外液的容量与渗透压。对于轻度缺钠者，一般给予等渗盐水即可；对于重度低渗性脱水者，应首先应用晶体液和／或胶体液（晶体液的用量一般要为胶体液用量的 2～3 倍），以恢复血容量，改善微循环和组织器官的灌流，与此同时，适当地提高细胞外液渗透压，必要时可补充 3%～5% 的高渗盐水。补充高渗盐水的优点在于，它能很快提高细胞外液渗透压，解除脑细胞水肿，同时较为迅速地纠正低钠血症而避免短时间内摄入大量的水；一般应用 5% 氯化钠溶液 200～300ml，但输注高渗盐水时应严格控制速度，每小时不应超过 100～150ml。静脉输液的原则是：输注速度应先快后慢，总输入量应分次完成。每 8～12 小时根据临床表现和监测结果，包括血 Na^+ 和 Cl^- 浓度、血气分析和中心静脉压等，随时调整输液计划。

低渗性脱水总的补钠原则可根据临床表现和血 Na^+ 测定结果来计算，公式如下：

需补充的钠量（mmol/L）＝ [血钠正常值（142mmol/L）－血钠测得值（mmol/L）]×体重（kg）×0.6（女性为 0.5）

一个体重 60kg 的男性患者，如测得血钠浓度为 125mmol/L，则体内需补充的 Na^+ 量为（142-125）×60×0.6 = 612mmol/L。以 17mmol/L 相当于 1g 钠盐计算，应补氯化钠量约为 36g。一般当日先补 1/2 量，即 18g，加上每日正常需要量 4.5g，共计 22.5g，以输注等渗盐水或 5% 葡萄糖盐水 2500 ml 即可基本完成。此外，还应补给日需液体量 2000ml。其余的一半钠可在第二日补给。

必须强调，绝对依靠任何公式决定补钠量是不可取的，公式仅作为补钠安全剂量的估计。

在补充血容量和钠盐后，由于机体的代偿调节功能，合并存在的酸中毒常可自行纠正，一般不需加用碱性药物治疗。如血气分析测定，酸中毒仍未纠正，则可静脉滴注 5% 碳酸氢钠溶液 100～200ml，以后视病情而定。在尿量达到 40ml/h 后，同时应注意补钾。

值得注意的是，低钠血症是临床中最常见的一种电解质紊乱疾病，可以引起一系列临床症状，从轻到重，甚至危及生命。2014 年《欧洲内分泌学杂志》上公布了"低渗性低钠血症的诊断，分类和治疗指南"，指导患者的管理。接下来将根据该指南重点讲述低渗性低钠血症的诊断、分类和治疗。

（1）分类与诊断

低钠血症可有多种分类方式：

1）血钠水平：轻度（血钠 130～135mmol/L）、中度（血钠 125～129mmol/L）和重度（血钠＜125mmol/L）低钠血症；

2）发生时间：大脑通过减少其细胞内渗透活性物质如钾和有机溶质以试图恢复脑容量的过程需 24～48h，因此设定 48h 为急慢性低钠血症的界限，即发生时间＜48h 的急性低钠血症和发生时间≥48h 的慢性低钠血症。如果不能对其分类，除非有临床或病史证据，则应认为属于慢性低钠血症。急性低钠血症可导致与症状性脑水肿快速发展相关的发病率和死亡率增加。慢性低钠血症，即使没有症状，也与许多不良结局相关，包括住院时间延长、步态不稳、跌倒、骨折和骨质流失增加等。

3）症状：中重度（恶心，意识混乱，头痛）；严重（呕吐、呼吸窘迫、嗜睡、癫痫样发作，昏迷 -Glasgow 评分≤8）。

4）有效循环血量：可分为低渗低容量低钠血症、低渗等容量低钠血症和低渗高容量低钠血症。尿渗透压和尿钠浓度可对患者容量进行评估。如果尿渗透压≤100mOsm/kg，可认为机体水摄入相对过量是低渗性低钠血症的原因。如果尿渗透压＞100mOsm/kg，则需进一步确定低钠血症为高血容量、等容量还是低血容量。研究表明，若尿钠浓度≤30mmol/L，可认为有效循环血量降低是低渗性低钠血症的原因；若尿钠浓度＞30mmol/

L，建议评估细胞外液状况和利尿剂的应用情况，以进一步明确低钠血症的可能原因。2014 年欧洲"低渗性低钠血症的诊断、分类和治疗"指南推荐的低钠血症诊断流程见图 15-1。

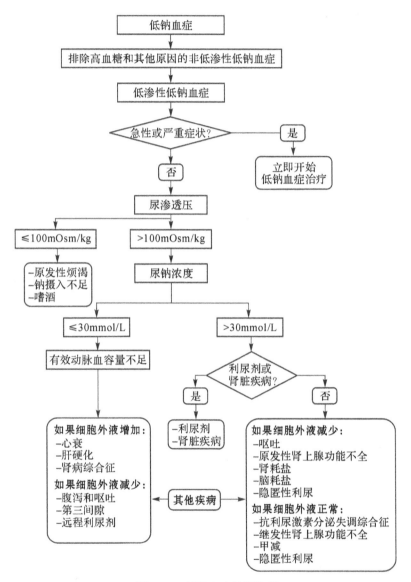

图 15-1　低钠血症诊断流程

（2）治疗

低渗性低钠血症的分类不同，其治疗重点可能会有差异，治疗流程可归纳为图 15-2。

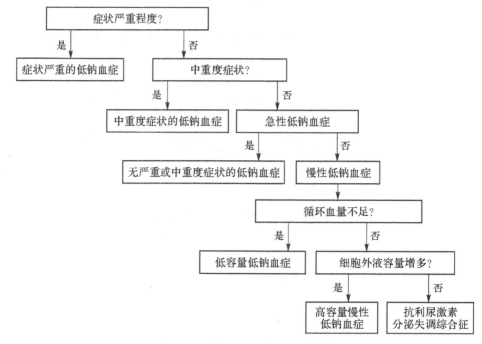

图 15-2　低渗性低钠血症治疗流程

严重低钠血症

1）严重低钠血症患者（慢性或急性）第 1 小时的处理：①推荐立即静脉输注 3% 高渗盐水 150mL，20min 以上；②20min 后检测血钠浓度并在第 2 个 20min 重复静脉输注 3% 高渗盐水 150mL；重复以上治疗 2 次或直到血钠浓度增加 5mmol/L。应该在具有密切生化和临床监测的环境下对有严重症状的低钠血症患者进行治疗。

2）1 小时后血钠升高 5mmol/L、症状改善的继续治疗：①停止输注高渗盐水；②保持静脉通道通畅，输注 0.9% 盐水直到开始针对病因治疗；如果可能，开始特异性诊断治疗，但至少使血钠浓度稳定；③第 1 个 24 小时限制血钠升高超过 10mmol/L，随后每 24 小时血钠升高＜ 8mmol/L，直到血钠达到 130mmol/L；④第 6、12 小时复查血钠浓度，此后每日复查，直到血钠浓度稳定。

3）1 小时后血钠升高 5mmol/L，但症状无改善的治疗：①继续静脉输注 3% 高渗盐水，使血钠浓度每小时增加 1mmol/L；②有下列情形之一者停止输注高渗盐水：症状改善，血钠升高 10mmol/L，血钠达到 130mmol/L；③寻找除低钠血症外，引起症状的原因，若持续 3% 高渗盐水输注，建议每隔 4 小时检测 1 次血钠浓度。

一旦低钠血症得到控制，下一步应查找低钠血症的根本病因。管理严重低钠血症患者时，应制备 3% 盐水备用，以免不时之需或紧急情况下的配制错误；对于体重异常的患者，可考虑 2mL/kg 的 3% 盐水输注，不拘泥于 150mL。不必要求重度低钠血症患者症状立即恢复，脑功能恢复需待时日，且患者镇静剂应用及插管等均影响判断。过度纠正低钠血症可引起渗透性脱髓鞘综合征（ODS），对大脑造成持续性永久性的损害。如果患者同时有低钾血症，纠正低钾血症则可能使血钠增加。

中重度低钠血症

对于中重度低钠血症患者，应立即进行诊断评估，条件允许的话应终止引起低钠血症的所有治疗。补钠措施为：①立即单次输注 3% 盐水（或等量）150mL，20 分钟以上；目标为每 24 小时血钠升高 5mmol/L。应限制第 1 个 24 小时血钠升高 < 10mmol/L，之后每日血钠 < 8mmol/L 直到血钠升至 130mmol/L。②第 1、6、12 小时检测血钠浓度；如果血钠上升而症状无改善，应寻找其他原因。

无中重度症状的急性低钠血症

对于无中重度症状的急性低钠血症，首先确定与以前的检测方法一致，且无标本错误，若条件允许应停止一切可能导致低钠血症的治疗并立即开始诊断评价及病因治疗。如果血钠降低 > 10mmol/L，则单次静脉输注 3% 盐水 150mL；4 小时后使用同样技术检测血钠浓度。

无中重度症状的慢性低钠血症

对于无中重度症状的慢性低钠血症，首先应去除诱因，针对病因治疗。中度或重度低钠血症，第 1 个 24 小时应避免血钠增加 > 10mmol/L，随后每 24 小时 < 8mmol/L，每 6 小时检测血钠浓度直至稳定。对于难以纠正的低钠血症患者，重新考虑诊断，必要时专家会诊。

高血容量低钠血症

对于高容量低钠血症患者应限制液体，防止进一步液体负荷加重。反对应用血管加压素受体拮抗剂。

抗利尿激素分泌失调综合征（SIADH）

抗利尿激素分泌失调综合征（SIADH），又称"抗利尿激素不当综合征（SIAD）"，是低钠血症的原因之一，约占低钠血症病例的 40%。SIADH 的诊断主要是排除诊断（尤其是肾上腺皮质功能不全），其诊断基本标准为：有效血清渗透压 < 275mOsm/kg、在一定水平的有效渗透压下降情况下，尿液渗透压 > 100mOsm/kg、临床血容量正常、饮食中盐和水摄入正常、尿钠浓度 > 30mmol/L，没有肾上腺、甲状腺、垂体或肾功能不全、最近没有使用利尿剂；指南并不建议通过检测抗利尿激素来明确诊断，因为抗利尿激素水平变化很大，诊断价值有限。治疗措施主要是：①一线治疗：限制液体摄入；②二线治疗：每日 0.25 ～ 0.5g/kg 尿素联用低剂量袢利尿剂或口服氯化钠以增加溶质摄入；指南并不推荐锂或地美环素和加压素受体拮抗剂用于 SIADH 治疗。

低血容量低钠血症

对于有效循环血量降低的低钠血症，以 0.5 ～ 1mL · kg^{-1} · h^{-1} 的速度输注 0.9% 盐水或晶体平衡液，以恢复细胞外液容量；如果患者出现血流动力学不稳定，快速液体复苏比快速纠正低钠血症更重要。

治疗中注意事项：

1）尿量突然增加＞100mL/h，提示血钠有快速增加危险，建议每2小时监测血钠。

2）若低容量患者经治疗血容量恢复，血管加压素活性突然被抑制，游离水排出会突然增加，使血钠浓度意外升高。

3）为增加钠摄入，推荐每日摄入 0.25～0.5g/kg 尿素，添加甜味物质改善口味。可制备袋装尿素口服剂：尿素 10g+ 碳酸氢钠 2g+ 柠檬酸 1.5g+ 蔗糖 200mg，溶于 50～100mL 水中。

4）如低钠血症被过快纠正应采取以下措施：①如果第 1 个 24 小时血钠增加幅度＞10mmol/L，第 2 个 24 小时＞8mmol/L，立即采取措施降低血钠，停止补钠治疗；②组织有关专家会诊以讨论是否可以开始在严密尿量和液体平衡监测下以 10ml/kg 的剂量，大于 1 小时的时间输注不含电解质液体（如葡萄糖溶液），以及是否可以静脉注射 2μg 去氨加压素，间隔时间不低于 8 小时。

（三）高渗性脱水

高渗性脱水，又称原发性脱水或口渴性脱水，水丢失多于钠的丢失，血浆渗透压＞320mOsm/L。

1. 病因

包括饮水不足和水丢失过多两方面。

（1）饮水不足：主要见于昏迷，拒食，口腔、咽喉及食管疾病等引起的吞咽困难，是单纯性失水的主要原因；沙漠中迷路及航海中出现的水源断绝导致的疾病也是饮水不足的原因。人体中止进水后，每日丧失的水分约为体重的 2%，而失水量达体重的 15% 左右时，即可导致死亡。

（2）水丢失过多：①经肾大量丢失水分，最典型的例子是尿崩症，尿崩症患者 ADH 分泌不足或肾对 ADH 反应低下，肾重吸收水分减少，排出大量的低渗尿；此外，大量使用高渗性葡萄糖、甘露醇、山梨醇等脱水治疗，长期鼻饲高蛋白饮食，糖尿病患者血糖升高等所致的渗透性利尿均可导致脱水。②经消化道丢失，多见于呕吐、腹泻或肠瘘使大量消化液经胃肠道丢失。③经皮肤丢失，汗液含 Na^+ 5～50mmol/L，属于低渗液，故环境高温、发热、剧烈运动、甲状腺功能亢进等高代谢状态均可因出汗多而丢失大量低渗液。④经呼吸道丢失，各种原因如代谢性酸中毒、脑炎、脑外伤、气管切开、气管插管等所致的通气过度，均可引起从呼吸丢失的水分增多。

在临床实践中，高渗性脱水的原因往往是综合性的，如脑外伤昏迷患者一方面由于饮水不足，另一方面由于人工通气及交感神经兴奋而使水的丢失增加。

2. 病理生理变化

高渗性脱水患者由于失水大于失钠，使细胞外液变为高渗，此时，机体通过一系列代偿反应使细胞外液的高渗状态减轻甚至恢复为等渗状态。由于渗透压梯度的作用，水分从细胞内向细胞外大量转移，导致细胞内液明显减少，而细胞外液容量与渗透压均得到一定程度的恢复。高渗性的细胞外液刺激下丘脑渗透压感受器，一方面兴奋渴感中枢，使患者饮水增加；另一方面促使 ADH 分泌增加，增加肾对水的重吸收，导致少尿与尿比重增高。通过饮水增多、肾排水减少及细胞内液水分向细胞外转移，使细胞外液得到补充，因此，早期或轻度高渗性脱水患者血容量基本正常，血压一般不降低，循环功能变化不大。如果脱水进一步加重，细胞内、外液均减少，血容量不足，循环功能紊乱，甚至可发生低血容量性休克。

某些严重患者细胞外液渗透压显著升高，可导致脑细胞脱水和脑体积缩小，一方面由于脑细胞脱水，导致细胞代谢障碍、功能紊乱，患者出现意识障碍，甚至死亡；另一方面，由于颅骨与脑皮质之间的血管被牵张，引起脑血管扩张淤血，甚至血管破裂而致局部脑出血或蛛网膜下腔出血。

3. 临床表现

高渗性脱水的患者由于失水大于失钠，表现为高钠血症，血清钠浓度高于 150mmol/L，如果患者没有摄入过多食盐的病史，高钠血症是机体脱水的一个可靠证据。

高渗性脱水影响广泛，根据脱水程度不同，有不同的临床表现：

（1）轻度脱水：失水量占体重的 2% 以内，约 1200mL，相当于 24 小时不饮水，主要表现为口渴、尿少、尿比重增高。

（2）中度脱水：失水量占体重的 2% ～ 4%，约为 1200 ～ 2400mL，表现为口渴明显、皮肤干燥、弹性差、眼球下凹、声音嘶哑、全身乏力、尿少显著等。

（3）重度脱水：失水量约占体重的 4% ～ 6%，约 2400 ～ 3600mL，除中度脱水的表现进一步加重外，还表现为烦躁、晕厥，由于脑功能障碍，可出现嗜睡、幻觉等，还可出现脉搏增快、血压下降等循环血容量不足的表现。

（4）极重度脱水：失水量占体重的 6% 以上，此时由于脑组织充血、神经细胞裂解，可出现高热、谵妄、昏迷、休克等危重表现，如不及时抢救，则会引起死亡。

4. 诊断

病史和临床表现有助于高渗性脱水的诊断。异常的实验室检查包括：①尿比重高；②红细胞计数、血红蛋白量、血细胞比容轻度升高；③血清钠浓度升高，在 150mmol/L 以上。

5. 治疗原则

对高渗性脱水的患者，除了积极防治原发病，阻断某些致病因素的持续作用外，首先应当补充足够的水分，如患者不能饮水，则应静脉输入。一般采用 5% 葡萄糖溶液或低渗的 0.45% 氯化钠溶液，补充已丧失的液体。所需补充液体量的估计方法有：

（1）根据临床表现，估计丧失水量占体重的百分比。一般情况下，每丧失体重的 1%，须补液 400 ～ 500mL。

（2）根据血钠浓度计算，公式如下：须补充的水量（mL）＝ [血钠测得值（mmol/L）－血钠正常值（142mmol/L）]× 体重（kg）×4。

为避免输入过量而导致血容量的过分扩张及水中毒，计算所得的补水量不宜在当日一次输入，一般可分在2日内补给。治疗时，应监测患者临床表现和血钠浓度，随时调整输液计划。此外，补液量还应包括每日正常的水需要量2000mL。

应该注意，高渗性脱水实际上也缺钠，只是由于缺水更多，才使血钠浓度升高，故在纠正脱水时，应适当地补充钠，否则可出现低钠血症。如需纠正同时存在的缺钾，可在尿量超过40mL/h后补钾。经上述治疗后若仍存在酸中毒，可酌情给予5%碳酸氢钠溶液。

（四）水中毒

在某些病因作用下，水的摄入大于肾的排出，使大量的水潴留在体内，引起细胞内、外液容量扩大和渗透压降低，并出现一系列的症状和体征者，称为水中毒。

1. 病因

正常人摄入较多的水分后，由于神经内分泌系统和肾的调节作用，可将多余的水分很快地通过肾排出，不致发生水潴留，更不会发生水中毒。但在下列情况下如果摄入水过多，则可导致水中毒。

（1）SIADH：ADH能增高肾集合管和远曲小管上皮细胞对水的通透性，增加肾对水的重吸收，因此凡能引起ADH持续分泌过多的疾病均可使肾排水减少。其中最重要的是SIADH，该综合征患者ADH的持续分泌过多不是由体液渗透压增高或血容量减少等生理刺激所引起的，而是一种病理性的异常分泌。引起SIADH的常见原发病包括：①恶性肿瘤，许多恶性肿瘤组织，如肺燕麦细胞癌、十二指肠癌、胰腺癌、霍奇金病、淋巴肉瘤等可以异位性、自发地合成并分泌ADH或ADH样物质；②肺脏疾病，如严重肺结核、肺炎、肺脓肿、慢性肺部感染及正压呼吸等可伴发SIADH，其机制可能与这些疾病发病时左心房回心血量减少，通过容量感受器的作用使ADH分泌异常增高有关；③中枢神经系统疾病，如脑炎、脑膜炎、脑脓肿、脑外伤、脑肿瘤、脑卒中、蛛网膜下腔出血、格林-巴利综合征、急性精神病、急性间隙性卟啉病等均能刺激内源性ADH的合成与释放。

（2）其他原因所致的ADH分泌增高：除了SIADH外，下列因素也可导致ADH分泌异常增高，例如：①应激反应，手术、创伤、疼痛、惊恐等应激刺激通过大脑皮质-丘脑下部-垂体后叶的活动加强，而使ADH分泌释放增加；②某些药物，如吗啡、氯磺丙脲、环磷酰胺、酰胺咪嗪等药物或是通过刺激ADH释放而使体内ADH作用加强。此外，肾上腺皮质功能减退、甲状腺功能减退、体内有效循环血量不足或心排血量降低时，均可见ADH分泌增加。

（3）肾排水功能障碍：主要见于急、慢性肾功能不全少尿期，肾排尿量显著减少导致水潴留。此外，心功能不全和肝硬化患者，由于肾血流量不足可导致肾排水功能降低。

值得注意的是，临床上所见的水中毒往往是在上述原发病的基础上输入过多的液体，特别是低渗液或葡萄糖溶液而引起的。因此，必须提高对水中毒的认识，尤其是尿少时补液应十分慎重。

2. 病理生理变化

体内水过多时，首先引起细胞外液容量增多，同时由于稀释导致血 Na^+ 浓度降低、渗透压下降，于是细胞外液中的水分大量向细胞内转移，直到细胞内、外液渗透压达到新的平衡。结果细胞内、外液容量均增高而渗透压都降低。

水中毒对机体最大的危害是脑水肿。动物实验表明，当血 Na^+ 降至 125mmol/L 以下时即可引起明显的脑水肿。脑水肿一方面会导致脑细胞代谢与功能紊乱；另一方面使颅内压增高，严重者可出现脑疝而危及生命。

因 ADH 异常增多引起的水中毒，虽然血浆 Na^+ 浓度和血浆渗透压均降低，但由于此时细胞外液（包括血液）容量增高而使醛固酮分泌减少，ADH 增高和醛固酮减少的综合作用使患者排尿量减少，而尿钠和尿渗透压增高，这种反常现象是水中毒的一个重要特点，也是与低渗性脱水相鉴别的主要依据之一。

3. 临床表现

由于细胞内液容量大于细胞外液，水中毒时近 2/3 的水潴留在细胞内，所以轻度水中毒时不仅细胞内液变化不易觉察，组织间液的积聚（水肿）也往往不明显。而且水中毒的严重性不仅与血清 Na^+ 下降的程度有关，更与其下降的速度有关，故临床上急性水中毒的表现及危害性远比慢性水中毒严重。

（1）轻度或慢性水中毒：发病缓慢及轻度的水过多可无临床症状，仅有体重增加。当血浆渗透压低于 250mOsm/L 时，则出现头痛、嗜睡、恶心、呕吐，当病情进一步加重时，血浆渗透压低至 230mOsm/L，血清 Na^+ 低于 110mmol/L 时，患者会有焦虑不安、惊厥、偏瘫、昏迷、腱反射减弱或消失，并出现病理反射。

（2）重症或急性水中毒：患者发病急，血清 Na^+ 浓度常低至 110mmol/L，血浆渗透压低至 230mOsm/L，此时神经精神症状突出，表现为精神失常、定向障碍、共济失调、嗜睡与烦躁交替、谵妄、惊厥、癫痫样发作、昏迷；若并发颅内高压、脑疝，常见剧烈头痛、喷射状呕吐、血压升高、心率变慢、呼吸抑制，甚至呼吸、心搏骤停。

4. 实验室检查

①红细胞计数、血红蛋白量、血细胞比容和血浆蛋白量均降低；②血浆渗透压降低；③红细胞平均容积增加和红细胞平均血红蛋白浓度降低，提示细胞内、外液量均增加。

5. 治疗原则

对于水中毒最重要的是预防，首先应积极防治原发疾病，消除引起水中毒的原因。对于 ADH 分泌增多和肾功能不全尿少的患者，输液量应严加控制。此外，早期发现也很重要，因本症无任何特异性的临床表现，因此在治疗原发病过程中若出现神志或精神改变、嗜睡、极度无力、抽搐、昏迷等表现时，应考虑本症的可能性。

水中毒一经诊断，应立即停止水分的摄入。程度较轻者，在机体排出多余的水分后，水中毒即可解除。程度严重者，除禁水外，还需用利尿剂以促进水分的排出。一般可用渗透性利尿剂，如 20% 甘露醇或 25% 山梨醇（20 分钟内快速静脉滴注），可减轻脑细胞水肿和增加水分排出；也可静脉注射袢利尿剂，如呋塞米（速尿）、托拉塞米（特苏尼）；还可静脉滴注高渗的 3%～5% 氯化钠溶液，以迅速改善体液的低渗状态和减轻脑细胞肿胀，常用量为：5～10mL/kg 体重。一般先按 2mL/kg 体重输入，再根据机体反应的监测情况调整输液量和速度。

此外，对于肾上腺皮质功能减低和甲状腺功能低下者，除上述对症处理外，还应同时补充肾上腺皮质激素或甲状腺素。

三、钾代谢紊乱

钾是机体内最重要的阳离子之一，钾的代谢紊乱在临床上较为常见，大多继发于常见的急、慢性疾病，其临床表现复杂多样，易与某些原发病相混淆，且与酸碱平衡紊乱相互影响。钾的代谢紊乱有低钾血症和高钾血症。

（一）低钾血症

血清钾低于 3.5mmol/L，称为低钾血症。血钾主要反映细胞外液的钾浓度，而机体总钾主要取决于细胞内钾含量，故低钾血症不一定伴有钾缺乏症，但在大多数情况下（除因体内钾分布异常外），低钾血常表示机体总钾量减少。

1. 病因

（1）钾摄入不足：一般饮食都含有丰富的钾，只要能正常进食，机体就很少缺钾。因疾病或手术不能进食的患者若未补钾或补钾不足，就可能因缺钾而使血钾降低。因肾的保钾功能较差，从摄钾减少到排钾减少，约需 2 周才能达到平衡，而在此期间已丧失了不少的钾，而且此后肾仍然排出少量的钾，因此在禁食、厌食和偏食一段时间后容易出现低钾血症。

（2）经消化道失钾：消化液中的钾浓度为血钾浓度的 2～4 倍，因此，频繁呕吐、严重腹泻、胃肠减压、肠瘘、胆瘘等患者，钾随消化液大量丢失并伴有钾摄入不足，故可致严重缺钾和低钾血症。呕吐还可引起代谢性碱中毒和因血容量减少而致醛固酮分泌增多，这也是导致血钾降低的原因。正常情况下粪便中的含钾量不高，仅 8～15mmol/L，但腹泻者的粪便中 K^+ 的浓度可高达 30～50mmol/L。甚至 100mmol/L；粪 K^+ 含量之所以增高，一方面是因为腹泻而使 K^+ 在小肠中吸收减少；另一方面是由于醛固酮分泌增加，结肠分泌钾的作用加强，促进低血钾的发生。典型例子是霍乱患者，每天随大便丢失大量水、钠的同时，失钾可高达 130mmol 以上。

（3）经肾失钾：肾是调节钾代谢的重要器官，病理情况下，也是丢失钾的常见途径之一。观察比较同一日血、尿钾量，是鉴别肾源性或肾外性失钾的重要依据。当血 K^+ < 3.0mmol/L，而尿 K^+ 排出量 > 20mmol/d，多为肾源性失钾；反之，若尿 K^+ 排出量 < 20mmol/d，则多为肾外性失钾，为摄入过少或从胃肠道失钾。

长期使用利尿剂是导致低钾血症的常见原因。呋塞米、托拉塞米和噻嗪类利尿剂通过抑制髓袢升支粗段或远曲小管起始部对 Cl^- 和 Na^+ 的重吸收而产生利尿效应,引起远曲小管内钠含量增多,Na^+-K^+ 交换增多而使尿钾排出增多;渗透性利尿剂则因为远曲小管内尿液流速增快而致尿钾排出增多。

原发性和继发性醛固酮增多症时,肾远曲小管和集合管 Na^+-K^+ 交换增加,因而起排钾保钠的作用;皮质醇也有一定的盐皮质激素的作用,因此,出现 Cushing 综合征时,远曲小管和集合管也因 Na^+-K^+ 交换增加而使排钾增多。

Liddle 综合征是由 Liddle 于 1963 年首先报道而得名的,为一家族性疾病,表现为高血压、低血钾及代谢性碱中毒,但血醛固酮及肾素活性降低,其发病机制仍末阐明,可能是因为一种尚未鉴别的类似盐皮质激素的物质促进 Na^+-K^+ 交换,增加钾的排泄所致,故用醛固酮拮抗剂如螺内酯治疗无效,而用远侧肾小管非竞争性抑制剂如氨苯蝶啶和低钠饮食治疗有一定的效果。

Ⅰ型肾小管性酸中毒时,由于远曲小管排泌 H^+ 障碍,Na^+-H^+ 交换减弱,而 Na^+-K^+ 交换增强,因而尿 K^+ 排出增多;Ⅱ型肾小管性酸中毒,由于近曲小管对 HCO_3^- 重吸收障碍,较多的 HCO_3^- 进入远曲小管,增大了远曲小管内的负电性,而使 K^+ 排泌增多而失钾。

(4)钾分布异常:一些病因可促使细胞外 K^+ 向细胞内大量转移,而使血 K^+ 浓度降低,常见的原因和机制见表 15-2。

表 15-2 钾向细胞内转移引起的低血钾

病因	机制
胰岛素剂量过大	由于糖原及其合成代谢增强,K^+ 被移入细胞内
碱中毒	缓冲时 K^+ 向细胞内转移,多见于代谢性碱中毒
家族性周期性麻痹	发作时在去极化过程中肌细胞对 Na^+ 的通透性增高,K^+ 向细胞内转移,常因饮食过饱、运动或注射胰岛素、葡萄糖诱发
甲状腺性周期性麻痹	Na^+-K^+-ATP 酶↑,肌细胞 Na^+ 通透性↑,常因饮食过饱、运动或注射胰岛素、葡萄糖诱发
β_2- 受体激动剂	Na^+-K^+-ATP 酶活性增高,如哮喘、应激状态等
钡剂	竞争性阻滞细胞膜钾通道
低血钾软病	K^+ 向细胞内转移,如粗制棉籽油中毒

(5)其他:当细胞快速增殖时,如用维生素 B_{12} 或叶酸治疗严重巨细胞性贫血,可因需钾量加大,而摄钾量未相应增高而致低钾;临床上输入大量不含钾的液体,可因血液被稀释而造成低钾血症。

2.临床表现

低钾血症的临床表现不仅和细胞内、外钾缺乏的严重程度相关,更主要的是取决于低血钾的发生速度、持续时间及原发病因。通常血清 K^+ < 3mmol/L 时，开始出现症状；血清 K^+ < 2.5mmol/L 时，症状较严重。在应用利尿剂或肾上腺皮质激素时缓慢形成的低钾血症，临床表现一般很轻。但短时间内大量失钾，则症状突出，甚至引起猝死。

（1）神经肌肉系统：血清 K^+ < 3mmol/L 时可出现肌无力，K^+ < 2.5mmol/L 时出现软瘫，以四肢肌肉受侵最多，严重时累及呼吸肌，出现呼吸困难、吞咽困难；脑神经受累罕见，也可发生痛性痉挛、手足抽搐。周期性麻痹患者可表现为突然坐下或蹲下而站不起来，卧床后不能翻身，偶尔有麻木感。中枢神经系统症状有精神抑郁、嗜睡、表情淡漠，有时出现记忆、定向力丧失、精神错乱。

（2）消化系统：低钾使肠蠕动减弱，轻度低钾仅有食欲不振、轻度腹胀、恶心、呕吐、便秘，严重者可致麻痹性肠梗阻。

（3）心血管系统：心脏受累的主要表现为传导阻滞和节律异常，可出现各型心律失常。典型的心电图改变为早期的 T 波降低、变平或倒置，随后出现 ST 段降低、QT 间期延长和 U 波，但并非每个患者都有心电图改变。缺钾时，由于心肌受累导致心脏扩大，加上伴水钠潴留等因素，可引起心衰发作。严重缺钾时，植物神经功能紊乱可引起末梢血管扩张而出现血压降低。

（4）泌尿系统：慢性低钾可引起缺钾性肾病和肾浓缩功能减退，从而出现多尿、夜尿、尿渗透压降低，而尿多易致口渴；尿检可发现少量蛋白，尿比重降低。

（5）对酸碱平衡的影响：缺钾时，细胞内外 Na^+、K^+ 产生相互转移，通常是 3 个 K^+ 从细胞内向细胞外移，而 2 个 Na^+ 和 1 个 H^+ 进入细胞内，可引起细胞外碱中毒而细胞内酸中毒。严重缺钾时，常出现代谢性碱中毒，同时由于失 Cl^- 和肾保 Cl^- 功能受损，而出现低氯血症；并且由于此时肾小管 Na^+–H^+ 交换增强，有较多的 H^+ 自尿中排出，即出现反常性酸性尿，这是低钾性碱中毒的特点之一。

此外，低钾血症的临床表现有时可以很不明显，特别是患者伴有严重的细胞外液减少时，这时的临床表现主要是缺水、缺钠所致的症状；但当缺水被纠正后，由于钾浓度被进一步稀释，此时即会出现低钾血症的症状。

3. 诊断

根据病史和临床表现即可作出低钾血症的诊断。血清钾低于 3.5mmol/L 有诊断意义；心电图检查可作为辅助性诊断手段。

4. 治疗原则

积极治疗导致低钾血症的原发病。在治疗中，应注意其他电解质、酸碱平衡及心、肾功能。

补钾治疗：临床上判断缺钾的程度很难，虽有根据血清钾测定结果来计算补钾量的方法，但其实用价值很小，通常是采取分次补钾，密切监测，随时调整的方法。

（1）口服法：口服钾盐安全、简便、经济。一般病情较轻或由慢性疾病引起的缺钾者适合此法。首先，应鼓励患者进食含钾丰富的水果、蔬菜和肉类，可大量服果汁、牛奶，亦可口服含钾的药物，如氯化钾片或口服液，每日 3～6g，分 3 次服；如胃肠道反应严重者，可改服 10%～20% 的枸橼酸钾溶液 10mL，每日 3～4 次。

（2）静脉输入法：当血清 K^+ < 2.5mmol/L，特别是神经肌肉功能障碍、心律失常和心电图改变时，应从静脉补钾，以 10% 氯化钾为宜（每克氯化钾相当于 13.4mmol 钾）。静脉补钾虽然作用快，但如使用不当，可造成高钾血症，甚至危及生命，必须慎重。静脉补钾适用于重症或不能口服补钾的缺钾者。输钾的浓度一般不宜超过 40mmol/L（即含 0.3% 氯化钾），最高浓度为 60mmol/L。由于细胞外液的钾总量仅 60mmol，静脉输钾的速度不能过快，以 15mmol/h 以内为宜，重度低钾血症致严重心律失常，尤其是阿—斯综合征、呼吸肌麻痹等情况下，可加快补钾速度，提高输钾浓度，但必须在心电图的监护下进行。如果患者伴有休克，应先输给晶体液和胶体液，尽快恢复其血容量，待尿量超过 40mL/h，再静脉补钾。补钾量通常以每日补钾 40～80mmol，相当于氯化钾 3～6g；对于少数患者，上述补钾量往往无法纠正低钾血症，补充的钾量需递增，每日可高达 100～200mmol。静脉补钾时，禁忌采用 10% 氯化钾直接静脉推注。此外，给钾途径一般采用外周静脉而不是中心静脉。细胞内是缺钾的主要部位，而钾进入细胞内相当缓慢，因此一般病例需补钾 4～6 日，严重者应持续 10～20 日，特别是曾有严重心律失常或阿—斯综合征的患者，不能过早或骤停补钾。对于难治性低钾血症，应考虑是否合并有碱中毒或低镁血症，并作相应的处理。

（二）高钾血症

血清钾 > 5.5mmol/L 时，称为高钾血症，血清钾浓度的增高常反映机体总钾量的增多。高钾血症是临床上重要危重症，许多患者可以无或很少有症状而突发心搏骤停而死亡，故应尽早发现，及时防治。

1. 病因

发生高血钾的常见病因有钾摄入过量、肾排钾障碍和细胞内钾的大量释放。

（1）钾摄入过量：正常人口服较多钾盐后，只引起暂时性的血钾升高，肾能很快将多余的钾排出，因而不会造成大的危害。但如静脉注射高钾溶液如输注大量的库血，使用较大量含钾溶液，如青霉素钾盐（每 100 万单位含钾 1.66mmol），可造成高钾血症。而肾功能减退患者，即使长期食入含钾量较低的食物也可能导致高钾血症。

（2）肾排钾障碍：这是导致高钾血症的最常见、最重要的原因。致使肾排钾障碍的因素很多，主要原因见表 15-3。

急性肾功能衰竭少尿期，当内生肌酐清除率（Ccr）< 10mL/min，常伴有高血钾，除因肾小管流量锐减影响排钾外，由肾功能衰竭所引起的代谢性酸中毒亦加重高钾血症。慢性肾功能衰竭是否发生高钾血症取决于尿量的多少、肾功能代偿状态、细胞坏死因素及钾的摄入量。集合管可能是肾衰时泌钾的主要部位，因而对于主要累及肾髓质的慢性间质性肾炎，即便是轻度的肾功能衰竭，高钾血症的发生率也相当高。

选择性醛固酮过少症为酶缺陷致使醛固酮合成障碍而引起，多见于儿童。临床特点为高血钾、低醛固酮、糖皮质激素分泌正常。低肾素性低醛固酮症则多继发于糖尿病、肾病和间质性肾病等。

假性醛固酮过少症是由于在镰状红细胞贫血、系统性红斑狼疮及某些先天性肾病等发病过程中，肾小管对醛固酮的敏感性下降，多发于儿童。临床上有盐皮质激素不足的表现，如高血钾、钠缺失、低血容量、低血压等，但血浆肾素和醛固酮均增高，补充生理剂量盐皮质激素治疗无效。

表 15-3　肾排钾障碍的发病因素

肾功能不全伴少尿、无尿
急性肾功能衰竭少尿期
慢性肾功能衰竭晚期
慢性间质性肾炎
醛固酮不足
Addison 病
选择性醛固酮减少症
低肾素性醛固酮症
肾素—醛固酮轴抑制剂：心得安、血管紧张素转化酶抑制剂
双侧肾上腺切除
原发性肾小管钾分泌缺陷（假性醛固酮过少症）
镰形细胞病
系统性红斑狼疮
肾移植
高钾性远曲小管性酸中毒（Ⅳ型肾小管性酸中毒）
药物抑制肾小管泌钾
安体舒通
氨苯蝶啶
氨氯吡咪

（3）细胞内钾的大量释出：K^+ 是细胞内主要的阳离子，浓度很高，在一些病理因素作用下，细胞内 K^+ 向细胞外液转移也是造成高钾血症的重要原因。导致细胞内钾大量释出的常见因素见表 15-4。

家族性高血钾性周期性麻痹，又名 Gamstorp 遗传性发作性肌无力症，为常染色体显性遗传，症状为周期性麻痹，发作间隙有肌无力，病情与血钾高低相关，无肾功能不全或肾上腺功能低下。除血 K^+ 升高外，有的患者还伴有血 Ca^+ 降低、肌肉痉挛。该病的发生是由于遗传因素而引起的 Na^+-K^+-ATP 酶结构的缺陷或数量不足，使细胞不能有效地排钠储钾所致。

此外，还应注意，血标本溶血、止血带结扎时间过长等使缺血组织的细胞内 K^+ 释出增多，以及血小板或白细胞过多时，在凝血过程中释 K^+ 增多，可造成"假性高血钾"，在后一情况下，仅血清钾增高，而血浆钾浓度不变。

表 15-4　导致细胞内钾大量释出的常见因素

病因	机制
胰岛素缺乏	细胞内 Na^+ 亲和力降低，使 Na^+-K^+-ATP 酶活性降低
酸中毒	缓冲时 H^+ 与细胞内 K^+ 交换增强转移
β_2- 受体拮抗剂	阻滞 β_2- 受体，抑制 Na^+-K^+-ATP 酶
运动过度	反复发作动作电位使细胞 K^+ 丢失
家族性高血钾周期性麻痹	发作时，去极化过程中 Na^+ 通透性增高
组织损伤、缺氧	细胞膜被破坏或 ATP 不足
洋地黄类药物	抑制 Na^+-K^+-ATP 酶
琥珀酰胆碱	使肌细胞去极化持续延长

2. 临床表现

高钾血症的临床表现不仅取决于血钾升高的程度和速度，而且与其原发疾病和是否伴有其他水盐代谢紊乱有关。早期的症状常被原发疾病掩盖而无特征性表现，因此对少尿、无尿及使用保钾利尿剂的患者，应高度警惕本症的发生。

（1）神经肌肉系统：早期常有肢体麻木感、极度疲乏、肌肉酸痛等表现，也可出现皮肤苍白、湿冷等类似缺血的现象，严重者可出现吞咽、发音及呼吸困难，甚至上行性麻痹、松弛性四肢瘫痪、腱反射消失，通常不累及脑神经支配的肌肉，中枢神经系统可表现为烦躁不安、意识模糊甚至昏迷。

（2）心血管系统：心血管表现是高血钾时机体最突出的表现之一，通常出现心动过缓、心律紊乱、心音变弱、低血压，有时出现心脏扩大，但一般不发生充血性心力衰竭。最具诊断意义的是心电图的变化，典型的心电图改变为早期 T 波高而尖，QT 间期延长，随后出现 QRS 增宽，PR 间期延长。最危险的是高血钾可引起心搏骤停。

（3）其他：高钾血症常引起恶心、呕吐、腹痛等消化道症状，这与高血钾促使神经末梢释放乙酰胆碱有关。高血钾可引起代谢性酸中毒，而此时因肾小管 Na^+-H^+ 交换减弱，尿反而呈碱性。

3. 诊断

有引起高钾血症的患者，当出现无法用原发病解释的临床表现时，应考虑到有高钾血症的可能。血清钾超过 5.5mmol/L 具有诊断意义；心电图检查可作为辅助性诊断手段。

4. 治疗原则

由于高钾血症有导致患者突发心搏骤停的危险，因此高钾血症一经诊断，应积极予以治疗，降低血钾浓度。

（1）积极治疗原发疾病，停用一切含钾的药物和食物，纠正酸中毒。

（2）促使钾向细胞内转移：

①碱性药物静脉应用：造成细胞外液暂时性碱中毒，使钾进入细胞内；钠在细胞外液增加，肾远曲小管钠浓度上升，增加 Na^+-K^+ 交换、使钾从尿排出；细胞外液呈高渗，使细胞外液容量增加，血清钾浓度相对下降。用法：11.2% 乳酸钠或 5% 碳酸氢钠液 60 ~ 100mL 于 5 分钟内静脉注射，观察 10 ~ 15 分钟后，必要时重复 1 次或用上述液体 100 ~ 200mL 静脉滴注，对于心脏传导阻滞严重即将发生停搏或已发生阿—斯综合征者，或同时伴代谢性酸中毒者，更有帮助。

②输注葡萄糖溶液及胰岛素：用 25% 葡萄糖溶液 100 ~ 200mL，每 5g 葡萄糖加正规胰岛素 1U，静脉滴注，可使钾转入细胞内，从而暂时降低血清钾浓度；必要时，每 3 ~ 4 小时可重复应用。

③高渗盐水注射：尤其适用于伴有低血钠者，不仅使钾进入细胞，还有利于其排出。

（3）加速钾的排泄：

①排钾利尿剂：速尿 20 ~ 60mg 加入 50% 葡萄糖 40mL 静脉注射，适用于高血钾伴心衰、水肿，而无肾功能衰竭者。

②肠道排钾：口服阳离子交换树脂 10 ~ 20g，每日 3 ~ 4 次，同时服 25% 山梨醇或 20% 甘露醇 10 ~ 20mL 以导泻，2 小时 1 次，待出现渗透性腹泻时，改为每天 1 ~ 2 次，以使钾离子从大便排出。

③透析疗法：以血液透析最好，腹膜透析次之；用于上述方法仍无法降低血钾浓度时。

（4）对抗心律失常：钙与钾有对抗作用，故可使用钙剂对抗高钾对心肌的毒性作用；常用 10% 葡萄糖酸钙溶液 10 ~ 20mL 以 25% ~ 50% 葡萄糖液等量稀释，缓慢静脉注射；此法可重复使用，也可将 10% 葡萄糖酸钙溶液 30 ~ 40mL 加入静脉输液内滴注。

四、镁代谢紊乱

镁是体内含量占第四位的阳离子，含量仅次于钾、钠、钙，在细胞内仅次于钾，居第二位。正常成人体内镁的总量约 500 ~ 1000mmol，其中 50% ~ 60% 存在于骨骼中，其余储存在骨骼肌、心肌、肝、肾、脑等组织细胞内，仅镁总量的 1% 存在于细胞外液中，正常血清镁浓度为 0.7 ～ 1.2mmol/L。正常的镁代谢对维持机体的物质代谢、神经、肌肉及心脏的正常功能是十分必需的。

（一）低镁血症

血清镁浓度低于 0.7mmol/L，称为低镁血症。血清镁浓度与机体镁缺乏不一定相平行，即镁缺乏时血清镁浓度不一定降低，而低镁血症时总体镁并不一定缺乏；但通常情况下，体内镁缺乏时伴有低镁血症。

饥饿、吸收障碍综合征、长时期的胃肠道消化液丧失（如胃肠减压、肠瘘），是导致镁缺乏的主要原因。其他原因还有长期应用无镁溶液作为静脉输注治疗、肠外营养液中未加适量的镁制剂，以及急性胰腺炎等。

低镁血症时，可表现为神经、肌肉及中枢神经系统功能亢进，其症状可与钙缺乏相似。临床上，低镁血症的常见表现有面容苍白、肌肉震颤、手足搐搦、反射亢进、记忆力下降、易激动等，严重者可出现谵妄、精神失常、定向丧失、幻觉、惊厥、昏迷及心律失常（以心动过速最为常见）等。

若存在诱发因素，又出现上述症状，则应疑有镁缺乏。临床上，镁缺乏者常伴有钾和钙的缺乏；补充钾和钙使低钾血症和低钙血症得以纠正后，如果症状仍未缓解，应考虑镁缺乏或低镁血症的存在。对镁缺乏具有诊断意义的是镁负荷试验：正常人在输注硫酸镁 0.25mmol/kg 后，注入量的 90% 即很快从尿中排出；而在镁缺乏者，注入上述相同量后，输入镁的 40% ～ 80% 被保留在体内，仅少量的镁从尿中排出。

低镁血症时可用氯化镁溶液或硫酸镁溶液静脉补充，一般可按 $0.25mmol \cdot kg^{-1} \cdot d^{-1}$ 的剂量补充。25% 硫酸镁溶液 1mL 含镁 1mmol，60kg 体重者可补充 25% 硫酸镁 15mL。如果患者肾功能正常，而镁缺乏严重时，可按 $1mmol \cdot kg^{-1} \cdot d^{-1}$ 补充镁盐。肠外营养液中应注意添加镁制剂，常用量为每日 6 ～ 7mmol。完全纠正镁缺乏需时较长，故在解除症状后，仍应每日补镁，持续 1 ～ 3 周，一般用量为 5 ～ 10mmol/d。

静脉补充镁制剂的注意事项：①静脉给药时应控制输注速度，不能太快太多，一般 12 小时内不能超过 50mmol，每分钟不能超过 6mmol，肾功能不全者应减半慎用；②镁剂治疗的主要副作用是造成高镁血症，产生呼吸抑制，甚至发生心搏骤停。如果发生这种情况，应立刻停药，进行辅助通气，并缓慢注射钙剂以对抗镁的作用。

（二）高镁血症

血清镁浓度超过 1.2mmol/L，称为高镁血症。由于胃肠及甲状旁腺等调节镁的代谢，一般不易发生高镁血症。

体内高镁血症主要发生在肾功能不全时，偶见于应用硫酸镁治疗子痫的过程中。血镁水平常与血钾浓度相平行，故在肾衰时，需及时监测血钾和血镁水平；烧伤早期、广泛性损伤或外科应激反应、严重细胞外液量不足和严重的酸中毒等，也可引起血清镁浓度增高。

高镁血症的临床表现有乏力、疲倦、腱反射消失和血压下降等。血清镁浓度明显增高时，心脏传导功能可发生障碍，心电图改变与高钾血症相似，可显示 PR 间期延长，QRS 波增宽和 T 波增高。晚期可出现呼吸抑制、嗜睡和昏迷，甚至心肺骤停。

发现高镁血症时，应立即停用镁制剂。常用 10% 葡萄糖酸钙溶液 10～20mL 以 25%～50% 葡萄糖液等量稀释，缓慢静脉注射，以对抗镁对心脏和肌肉的抑制作用；同时积极纠正酸中毒和脱水。若血清镁浓度仍无下降或症状仍不减轻，可采用血液透析治疗。

（冯梦晓、陆远强）

第二节　体液的酸碱平衡

一、酸碱平衡的调节

机体正常的生理活动和代谢功能需要一个酸碱度适宜的体液环境。通常人的体液保持着一定的 H^+ 浓度，亦即保持着一定的 pH（动脉血浆的 pH 为 7.35～7.45）。人体在代谢过程中，不断产生酸性物质，也产生碱性物质，这将使体液中的 H^+ 浓度有所变动。为了使血中的 H^+ 浓度仅在很小的范围内变动，机体通过体液的缓冲系统、肺的呼吸、肾脏的调节和离子交换来完成对酸碱的调节作用。

1. 体液的缓冲系统

血液内主要有三种缓冲系统，均为弱酸和其盐的组合：碳酸盐缓冲系统（HCO_3^-/H_2CO_3）、磷酸盐缓冲系统（NaH_2PO_4/Na_2HPO_4）和蛋白缓冲系统，其中以第一组最重要。HCO_3^- 的正常值平均为 24mmol/L，H_2CO_3 平均为 1.2mmol/L，两者相比值 HCO_3^-/H_2CO_3 = 24/1.2 = 20:1。只要 HCO_3^-/H_2CO_3 的比值保持为 20:1，无论 HCO_3^- 及 H_2CO_3 绝对值高低，血液的 pH 仍然能保持为 7.40 左右。

2. 肺的调节作用

肺的呼吸对酸碱平衡的调节作用主要是通过 CO_2 经肺排出，可使血中 $PaCO_2$ 下降，也即调节了血中的 H_2CO_3。如果机体的呼吸功能失常，本身就可引起酸碱平衡紊乱，也会影响其对酸碱平衡紊乱的代偿能力。

3. 肾脏的调节作用

肾脏在酸碱平衡调节中起着最重要的作用，主要通过以下四种方法进行调节。

（1）$NaHCO_3$ 的重吸收：正常情况下，血液中的 $NaHCO_3$ 经肾小球滤出，而在肾小管重吸收，这个过程主要在近曲小管完成。$NaHCO_3$ 的重吸收是通过 Na^+ 与 H^+ 的交换进行的；肾小管的上皮细胞内，自血液弥散进入的 CO_2 经碳酸酐酶的作用与 H_2O 结合成 H_2CO_3，游离（H^+、HCO_3^-）后产生的 H^+ 与肾小管中的 Na^+ 交换。

（2）排泌可滴定酸：尿内的可滴定酸主要为 NaH_2PO_4/Na_2HPO_4 缓冲组合。正常肾脏的远侧肾小管有酸化尿的功能，是通过排泌 H^+ 与 Na_2HPO_4 的 Na^+ 交换产生 NaH_2PO_4 排出体外来完成。

（3）生成和排泌氨：远侧肾小管细胞能产生氨（NH_3），生成的氨弥散到肾小管滤液中与 H^+ 结合成 NH_4^+，再与滤液中的酸基结合成酸性氨盐 $[NH_4Cl, NH_4H_2PO_4, (NH_4)_2SO_4 等]$ 排出体外。肾脏通过这个机制来排出强酸基，起了调节血液酸碱度的作用。氨的排泌率与尿中 H^+ 浓度成正比。NH_4^+ 与酸基结合成酸性的氨盐时，滤液中的 Na^+、K^+ 等离子则与肾小管中的 HCO_3^- 结合成 $NaHCO_3$、$KHCO_3$ 等，被重吸收至血液中。每排泌一个 NH_3，就带走滤液中的一个 H^+，这样就可以促使肾小管细胞排泌 H^+，也就增加了 Na^+、K^+ 等的重吸收。

（4）离子交换和排泌：肾脏的远侧肾小管同时排泌 H^+ 和 K^+。K^+ 和 H^+ 均可与 Na^+ 进行交换，如 K^+ 排泌增加，H^+ 的排泌就减少，反之如 K^+ 排泌减少，H^+ 排泌就增加；肾脏可通过这一离子交换机制来参与维持体液的酸碱平衡。

4.离子交换

血液中 HCO_3^- 和 Cl^- 均可透过细胞膜自由交换。当 HCO_3^- 进入红细胞量增多时，Cl^- 即被置换而排出；而当 HCO_3^- 从红细胞排出增多时，Cl^- 就多进入红细胞与之交换。这样红细胞血红蛋白就可以多携带 CO_2 至肺泡排出，多余的 Cl^- 可通过肾脏排出。其他如 Na^+、K^+、H^+ 等正离子除在肾小管进行交换外，在肌肉、骨骼细胞中亦能根据体内酸、碱反应的变化而进行交换调节。

体内酸碱平衡的调节，以体液缓冲系统的反应最迅速，几乎立即起反应，将强酸、强碱迅速转变为弱酸、弱碱，但只能起短暂的调节作用。肺的调节略缓慢，其反应较体液缓冲系统慢 10～30 分钟。离子交换再慢些，于 2～4 小时始起作用。肾脏的调节开始最迟，往往需 5～6 小时以后，可是最持久（可达数天），作用亦最强。

二、酸碱平衡紊乱

如果酸碱物质超量负荷，或是调节功能发生障碍，则体液的酸碱平衡状态将被破坏，形成不同形式的酸碱平衡紊乱。临床上把这种酸碱平衡紊乱分为以下几类，现予以分述。

当任何一种酸碱紊乱发生以后，机体都会通过代偿机制以减轻酸碱紊乱，尽量使体液的 pH 恢复至正常范围。机体的这种代偿，可根据其纠正程度分为部分代偿、代偿及过度代偿。实际上机体很难做到完全的代偿。

（一）代谢性酸中毒

代谢性酸中毒是临床上最常见的酸碱平衡紊乱，其特征是血浆 HCO_3^- 原发性减少。

1.病因和机制

代谢性酸中毒发生的原因为体内产酸过多、肾排酸障碍和 HCO_3^- 丢失，最终都导致

HCO_3^- 降低。根据电中性原理，体内必有其他阴离子等量补充 HCO_3^- 的丢失量。如果体内阴离子增多为 Cl^-，则阴离子间隙（Anion Gap，AG）值不变。因此，根据 AG 增高与否，可将代谢性酸中毒分为两类：正常 AG 性代谢性酸中毒或高 AG 性代谢性酸中毒。此外，尚可有 Cl^- 和 AG 都增高的混合性高 AG 高血氯性代谢性酸中毒。代谢性酸中毒的常见病因见表 15-5。

表 15-5　代谢性酸中毒的常见病因

正常阴离子间隙（高氯血症）代谢性酸中毒

　　腹泻

　　瘘管：胆道及胰腺瘘、回肠造口术

　　输尿管结肠吻合术

　　外源性 Cl^- 摄入过多：$CaCl_2$、$MgCl_2$、NH_4Cl、HCl、盐酸精氨酸、考来烯胺等

　　肾小管性酸中毒

　　碳酸酐酶抑制剂：乙酰唑胺

　　盐皮质激素缺乏

阴离子间隙增高（正常血氯）代谢性酸中毒

　　酮症酸中毒：糖尿病、饥饿、酒精中毒等

　　乳酸酸中毒：低氧、休克、心搏骤停等

　　外源性毒物：水杨酸、甲醇、乙二醇等

　　肾功能衰竭

（1）高 AG 性代谢性酸中毒：其特点是 AG 增高，血 Cl^- 浓度正常。其发生机制为：当固定酸产生过多或肾排 H^+ 障碍导致血浆中酸增加时，一方面因中和 H^+ 使血浆 HCO_3^- 浓度降低而形成代谢性酸中毒；另一方面，与有机酸共轭的阴离子在体液中蓄积而导致 AG 增大，血 Cl^- 浓度无变化。

①酮症酸中毒：酮症酸中毒常见于糖尿病、饥饿、酒精中毒和高脂膳食等。糖尿病是酮症酸中毒最常见的原因。由于胰岛素不足，葡萄糖利用减少，脂肪分解加速，使酮体（丙酮、β-羟丁酸和乙酰乙酸）生成明显增加，超过组织的氧化能力和肾排出的最大阈值（$40 \sim 60mg/L$），使血酮体显著增加。

饥饿也可以导致酮症酸中毒。肝贮存的糖原约 100g，供给的热量极为有限；故长时间的饥饿必然导致体内脂肪分解增加，引起酮症酸中毒。但血浆 HCO_3^- 浓度一般不低于 18mmol/L。

过量乙醇亦可导致酮症酸中毒。过量乙醇可以抑制糖原异生作用，增强脂肪分解，促进酮体形成。此时，血中 β - 羟丁酸的比例远远高于乙酰乙酸。

酮体在血浆中释放 H^+，消耗了 HCO_3^-，导致高 AG 性代谢性酸中毒。

②乳酸酸中毒：乳酸是糖酵解的终产物。在无氧条件下，葡萄糖分解为丙酮酸后，在乳酸脱氢酶催化下生成乳酸。也有部分丙酮酸来源于丙氨酸脱氨基。有氧情况下，乳酸也可以再转变为丙酮酸，然后进入三羧酸循环。正常血乳酸浓度为（1.0 ± 0.1）mmol/L，丙酮酸浓度为（0.1 ± 0.01）mmol/L，二者比值为 10∶1。静息状态下，血乳酸浓度达 2.0mmol/L 以上时，即为乳酸酸中毒。

乳酸酸中毒是最重要、最常见的高 AG 性代谢性酸中毒，常见于缺氧或氧利用障碍，如休克、心搏骤停、低氧血症、重症贫血及肝肾功能不全等。严重缺氧使糖酵解加强，丙酮酸还原为乳酸，使血中乳酸 / 丙酮酸比值明显升高。此外，乳酸酸中毒还可见于乙醇中毒、果糖 $-1,6$ 二磷酸酶（糖原异生作用酶）先天性缺乏、糖尿病、肝功能衰竭、白血病等。此时，乳酸在肝中糖原异生作用受阻，或乳酸在肝中利用受抑制而使乳酸浓度升高，尤其是在心搏骤停时，乳酸大量增加，可于 3 分钟内使 pH 降到 7.0 以下。

乳酸酸中毒时，乳酸中的 H^+ 被 HCO_3^- 缓冲，引起等量 HCO_3^- 减少，形成高 AG 性代谢性酸中毒。

③尿毒症性酸中毒：在急、慢性肾功能衰竭时，肾小球滤过率（GFR）降低。当 GFR 降至正常的 25% 以下时，常会出现代谢性酸中毒。由于酸性代谢产物在体内堆积，多有 AG 增高。此外，肾小管对 HCO_3^- 的重吸收减少，排泌 NH_4^+ 也减少。

④摄入毒性物质：水杨酸中毒可因治疗、意外事故和自杀等引起。水杨酸可直接刺激呼吸中枢导致呼吸性碱中毒；同时，过量水杨酸导致高 AG 代谢性酸中毒。

甲醇、乙烯乙二醇和三聚乙醛等进入体内也可引起高 AG 性代谢酸中毒。如甲醇的代谢产物蚁酸，既是酸性物质，也可干扰有氧氧化而致有机酸堆积。

（2）正常 AG 性代谢性酸中毒：此型酸中毒的特征是血浆 HCO_3^- 降低，血 Cl^- 增高；HCO_3^- 减少数由 Cl^- 增高数来补偿，故 AG 值不变。

①消化道丢失 HCO_3^-：见于腹泻、小肠瘘管、胆道瘘管或引流等。胃壁细胞富含碳酸酐酶，使 CO_2 和 H_2O 生成 H_2CO_3，后者再解离为 H^+ 和 HCO_3^-，H^+ 进入胃腔和 Cl^- 形成盐酸，而 HCO_3^- 回到血液，这种现象常见于饭后，称"碱潮"。肠黏膜上皮细胞也含碳酸酐酶，但此处生成的 HCO_3^- 进入肠腔，而 H^+ 返回血流，中和从胃壁重吸收的 HCO_3^-。腹泻时，大量 HCO_3^- 被排出，同时多量 H^+ 进入血液，超过了从胃壁重吸收的 HCO_3^-，从而导致代谢性酸中毒。胆汁、胰液中 HCO_3^- 浓度也很高，分别达 $40 \sim 50$mmol/L；因此，引流会使 HCO_3^- 丢失，血清中 Cl^- 升高以补偿阴离子的不足，发生正常 AG 性代谢性酸中毒。

②输尿管乙状结肠吻合术后，含高 Cl^-、低 HCO_3^- 的尿液在结肠潴留。水和 Cl^- 重吸收入血，肠道细胞分泌 HCO_3^-，造成 HCO_3^- 净丢失，也会导致正常 AG 性代谢性酸中毒。

③肾丢失 HCO_3^-：见于肾小管酸中毒和使用碳酸酐酶抑制剂。

肾小管酸中毒（Renal Tubular Acidosis，RTA）是一组以肾小管排酸障碍为主的疾病，肾小球功能一般正常。它可分4型。Ⅰ型RTA是远端肾小管细胞H^+排泌障碍，尿液不能酸化，其结果是H^+在体内潴留，少量HCO_3^-随尿排出；同时肾排K^+增加，患者常有低钾血症、高血氯性代谢性酸中毒，尿液pH常大于6.0；此型多为遗传缺陷所致。Ⅱ型RTA指近曲小管HCO_3^-重吸收障碍；正常情况下，血浆HCO_3^-在26～28mmol/L时，由肾小球滤出的HCO_3^-全部被肾小管重吸收，其中90%在近曲小管被重吸收。Ⅱ型RTA时，近曲小管上皮细胞重吸收HCO_3^-功能下降；当血浆HCO_3^-在17mmol/L，尚可全部重吸收，超过此值，则随尿排出，故血浆HCO_3^-降低，尿呈碱性。Ⅲ型RTA为Ⅰ-Ⅱ型的混合型。Ⅳ型RTA是由醛固酮分泌不足或对其反应性降低引起的；醛固酮的作用在于促进远端小管泌H^+和泌K^+，同时重吸收Na^+；泌H^+的机制是H^+–ATP酶受到刺激以及重吸收Na^+后造成管腔负电荷增加；因此，醛固酮不足必然导致高钾血症和代谢性酸中毒。

碳酸酐酶抑制剂醋唑磺胺，可抑制近曲小管重吸收HCO_3^-，而Cl^-和Na^+重吸收增加，引起高氯性酸中毒。

④摄入含Cl^-酸，如氯化胺、氯化钙、盐酸精氨酸、盐酸赖氨酸等过多，都可致高氯血症、正常AG性代谢性酸中毒。其中的H^+在体内被HCO_3^-缓冲，Cl^-则留在血中使血氯升高。

大量输入生理盐水也可造成体内HCO_3^-被稀释，且生理盐水中含Cl^-量较高，因而发生高氯血症、正常AG性代谢性酸中毒。

（3）混合性高AG高血氯性代谢性酸中毒：此型酸中毒见于严重腹泻伴有乳酸酸中毒、肾小管酸中毒伴乳酸酸中毒、恢复期糖尿病酮症酸中毒以及腹泻伴有任何高AG性代谢性酸中毒。该型酸中毒表现为HCO_3^-减少，部分由非Cl^-阴离子补充，导致高AG；部分由滞留的Cl^-所替代而致高氯血症。

2. 机体的代偿调节

上述任何原因所致的代谢性酸中毒均直接或间接地使HCO_3^-减少，血浆中H_2CO_3相对过多。机体很快就会出现呼吸代偿反应。H^+浓度的增高刺激呼吸中枢，使呼吸加深加快，加速CO_2的呼出，使$PaCO_2$降低，HCO_3^-/H_2CO_3的比值重新接近20∶1。与此同时，肾小管上皮细胞中的碳酸酐酶和谷氨酰胺酶活性开始增高，增加H^+和NH_3的生成，H^+和NH_3形成NH_4^+后排出，使H^+的排出增加；另外，$NaHCO_3$的重吸收亦增加。但是，这些代偿是相当有限的。

3. 临床表现

轻度代谢性酸中毒可无明显症状。重症患者可有疲乏、眩晕、嗜睡，也可出现腱反射减弱或消失，甚至出现感觉迟钝、烦躁、神志不清或昏迷。最突出的表现是呼吸变得深而快，呼吸肌收缩明显，呼吸频率有时可高达40～50次/分，以后渐不规则，可发生潮式呼吸，呼出气带有酮味。患者面颊潮红，心率加快，血压常偏低。代谢性酸中毒可降低心肌收缩力和周围血管对儿茶酚胺的敏感性，患者容易出现心律失常、急性肾功能不全和休克，且一旦产生则很难救治。

4. 诊断

根据患者有严重腹泻、肠瘘、肾功能不全或休克等的病史，又出现深而快的呼吸，即应怀疑有代谢性酸中毒。进行血气分析可以明确诊断，并可了解代偿情况和酸中毒的严重程度。

通过上述代偿，若 HCO_3^-/H_2CO_3 之比能维持在 20：1，血 pH 仍可在正常范围内，此即为代偿性代谢性酸中毒；此时，血 pH 值可正常，血浆 HCO_3^-、SB、AB 和 CO_2CP 均降低，$PaCO_2$ 也降低。如通过代偿，pH 仍不能维持正常，就发生失代偿性代谢性酸中毒；此时，反映酸碱平衡的指标变化为：血浆 HCO_3^- 显著降低，SB、AB 和 CO_2CP 均显著降低，BB 明显降低，BE 负值增大，$PaCO_2$ 下降。

5. 治疗原则

病因治疗应放在代谢性酸中毒治疗的首位。由于机体可加快肺部通气以排出更多的 CO_2，又能通过肾排出 H^+、保留 Na^+ 及 HCO_3^-，即具有一定的调节酸碱平衡的能力。因此，只要能消除病因，再辅以补充液体、纠正脱水，则较轻的代谢性酸中毒（血浆 HCO_3^- 为 16～18mmol/L）常可自行纠正，不必应用碱性药物，否则反而可能造成代谢性碱中毒。

对于血浆 HCO_3^- 低于 10mmol/L 的重症酸中毒患者，应立即输液和用碱剂进行治疗。目前临床上常用的碱性药物有以下两种：

（1）碳酸氢钠：作用迅速，疗效可靠，常用 5% 的溶液。该溶液进入体液后立即离解为 Na^+ 和 HCO_3^-；HCO_3^- 与体液中 H^+ 结合成 H_2CO_3，再离解成 CO_2 和 H_2O，CO_2 自肺部排出，从而减少体内的 H^+，使酸中毒得以改善。Na^+ 留于体内则可提高细胞外液的渗透压和增加血容量。5% 碳酸氢钠液每 100mL 含有 Na^+ 和 HCO_3^- 各 60mmol。在估计 $NaHCO_3$ 用量时，可按以下公式计算：

HCO_3^- 需要量（mmol）＝[HCO_3^- 正常值（mmol/L）－ HCO_3^- 测得值（mmol/L）]× 体重（kg）× 0.4

一般将计算值的半量在 2～4 小时内输入。但是，公式计算法的实际价值不大。临床上常根据酸中毒的严重程度，补给 5% 碳酸氢钠液的首次剂量在 100～250ml 不等，在应用后 2～4 小时复查血气分析及血清电解质浓度，根据测定结果再决定是否需输给及用量。边治疗边观察，逐步纠正酸中毒，是治疗的基本原则。5% 碳酸氢钠液为高渗性，过快输入可导致高钠血症，使血渗透压升高，应注意避免。

（2）乳酸钠：须在有氧条件下，经肝脏乳酸脱氢酶作用转化为丙酮酸，再经三羧酸循环生成 CO_2 并转为 HCO_3^-，才能发挥它的纠正酸中毒作用。在缺氧、肝功能损害及乳酸性酸中毒等情况下无效，反而可造成不利。临床上用其等量溶液（11.2% 溶液），每毫升含 1mmol 的乳酸钠，补碱量的计算方法与碳酸氢钠相同；一般可先以 5 倍的葡萄糖液或注射用水稀释成 1/6M 的等渗溶液静脉滴注。

代谢性酸中毒治疗中的注意事项：

（1）用碱性药纠正代谢性酸中毒时，碱性药剂量不可过大过快，酸中毒只需部分纠正，不必完全纠正。许多学者都主张"不宜过碱，宁稍偏酸"，这是由于大剂量碳酸氢钠会使氧离曲线左移，组织缺氧；会引起高钠血症、高渗性血液黏度增高、血栓形成和颅内出血；并可能抑制心肌收缩性。一般认为，若将血液 pH 纠正至大于 7.55，死亡率将急剧增加，pH > 7.65，死亡率将达 90%。

（2）纠正乳酸酸中毒时，不宜用乳酸钠，并忌用大量碳酸氢钠，因为乳酸酸中毒是缺氧时线粒体内氧化磷酸化受抑制，无氧酵解增强，丙酮酸产生增多，且丙酮酸不能进一步被氧化而被还原成乳酸，致使血乳酸过度增高所致，一旦缺氧解除，代谢障碍恢复，乳酸盐可被完全代谢成等量的 HCO_3^-，代谢性酸中毒消失。如碳酸氢钠用量过大，可在代谢障碍恢复期发生严重的代谢性碱中毒。

（3）在酸中毒时，离子化的 Ca^{2+} 增多，故即使患者有低钙血症，也可以不出现手足抽搐，但在酸中毒纠正后，离子化的 Ca^{2+} 减少，可发生手足抽搐，应及时静脉注射 10% 葡萄糖酸钙以控制症状。

（4）过快地纠正酸中毒可引起大量的 K^+ 转移至细胞内，引起低钾血症，应注意防治。

（二）代谢性碱中毒

代谢性碱中毒的特征是血浆 HCO_3^- 原发性增高。

1. 病因和机制

血浆中原发性 HCO_3^- 增高，多因 H^+ 经胃或肾丢失所致，也可因 HCO_3^- 摄入过多等原因引起。

（1）H^+ 丢失过多：H^+ 经胃和肾丢失过多，均可造成代谢性碱中毒。

幽门梗阻、高位肠梗阻和胃管引流等原因可导致大量胃液丢失。胃液中含较高浓度的 HCl。胃壁细胞富含碳酸酐酶，可以将 CO_2 和 H_2O 生成 H_2CO_3；H_2CO_3 解离为 H^+ 和 HCO_3^-；H^+ 进入胃腔和血浆中的 Cl^- 形成 HCl；HCO_3^- 被吸收入血和 Na^+ 生成 $NaHCO_3$，再从肠液、胰液、胆汁排入肠腔。当 HCl 进入肠腔后，与肠内 $NaHCO_3$ 中和，生成 H_2CO_3 和 NaCl，H_2CO_3 再生成 CO_2 和 H_2O，而肠黏膜将 Na^+、Cl^-、CO_2 和 H_2O 再吸收入血（即所谓胃肠道循环），这样就不会使血浆中的 $NaHCO_3$ 增多和 Cl^- 减少。当胃液大量丢失使 HCl 减少时，肠腔中的 HCO_3^- 仍不断进入血液，使血浆中 $NaHCO_3$ 增多而出现代谢性碱中毒。胃液丢失也导致 Cl^- 和 K^+ 丢失，引起低氯和低钾血症，能促进代谢性碱中毒。

醛固酮可以促进肾远曲小管和集合管对 Na^+ 和 HCO_3^- 重吸收，增加 K^+ 和 H^+ 排出；因此，醛固酮过多可导致 H^+ 从肾排出增加，HCO_3^- 重吸收增加，引起代谢性碱中毒和低钾血症；主要见于原发性醛固酮增多症和 Bartler 综合征。此外，细胞外液容量急剧减少导致的继发性醛固酮分泌过多症也可导致代谢性碱中毒。糖皮质激素也有类似作用。

（2）碱性物质摄入过多：口服或静脉注射碳酸氢钠超过肾排泌阈值时，会引起碱中毒，在肾功能受损者更易发生。大量应用醋酸盐、乳酸盐或枸橼酸盐等碱性盐，也可致碱中毒。大量输注库存血液时，因其中的柠檬酸盐经代谢生成 HCO_3^-，亦可导致碱中毒。

（3）长期应用利尿剂：呋塞米（速尿）和噻嗪类利尿剂能抑制肾小管髓袢升支对 Cl^- 和 Na^+ 的重吸收，使远曲小管内 Na^+ 浓度增高，导致 $Na^+–H^+$ 和 $Na^+–K^+$ 交换增强，而 Cl^- 则以 NH_4Cl 形式从尿中排泄增多，肾重吸收 HCO_3^- 相应增加，故血浆中 HCO_3^- 增高，发生低氯血症碱中毒。

（4）严重缺钾：血钾严重降低时，细胞每移出 3 个 K^+，便有 2 个 Na^+ 和 1 个 H^+ 进入细胞，使细胞外液中 H^+ 降低。此外，肾小管上皮细胞内 H^+ 也增多，与小管滤液中的 Na^+ 交换，导致 HCO_3^- 重吸收增加，发生代谢性碱中毒和反常性酸性尿。

（5）迅速纠正高碳酸血症：慢性呼吸性酸中毒时，肾代偿性重吸收 $NaHCO_3$ 增多，若迅速改善通气、纠正呼吸性酸中毒，$PaCO_2$ 可迅速降至正常，此时肾的 HCO_3^- 重吸收仍增强，从而引起代谢性碱中毒。

（6）高钙血症：高钙血症时，骨内碱性物质被动员入血，引起代谢性碱中毒。高钙血症还可促进肾小管对 HCO_3^- 重吸收和 H^+ 排泄。

2. 机体的代偿调节

代谢性碱中毒时，受血浆 H^+ 浓度下降的影响，呼吸中枢抑制，呼吸变浅变慢，CO_2 排出减少，使 $PaCO_2$ 升高，HCO_3^-/H_2CO_3 的比值可望接近 20:1 而保持 pH 在正常范围内。肾的代偿使肾小管上皮细胞中的碳酸酐酶和谷氨酰胺酶活性开始降低，使 H^+ 的排泌和 NH_3 的生成减少；另外，$NaHCO_3$ 的重吸收亦减少，经尿排出增多，从而使血 HCO_3^- 减少。

代谢性碱中毒时，氧合血红蛋白解离曲线左移，使氧不易从氧合血红蛋白中释放。此时，尽管患者的血氧含量和氧饱和度均正常，但组织仍然可能存在缺氧。

3. 临床表现

一般无明显症状，有时可有呼吸变浅变慢，或精神神经方面的异常，如嗜睡、精神错乱或谵妄等；可以有低钾血症和脱水的临床表现，严重时可因脑和其他器官的代谢障碍而发生昏迷。

4. 诊断

根据病史可作出初步诊断。进行血气分析可以明确诊断，并可了解代偿情况和碱中毒的严重程度。

若代谢性碱中毒处于代偿期，血 pH 值可基本正常，血浆 HCO_3^- 和 BE（碱剩余）均有一定程度的增高。失代偿时，血 pH 值和 HCO_3^- 明显增高，$PaCO_2$ 正常。

5. 治疗原则

原发疾病应予积极治疗。对胃液丧失所致的代谢性碱中毒，可输注等渗盐水或葡萄糖盐水，既恢复了细胞外液量，又补充了 Cl^-。经过这种治疗即可将轻症低氯性碱中毒纠正。另外，碱中毒时几乎都同时存在低钾血症，故需同时给予氯化钾；补 K^+ 后可纠正细胞内、外离子的异常交换，终止从尿中继续排 H^+，将有利于加速碱中毒的纠正；但应在患者尿量超过 40mL/h 后，开始补 K^+。

治疗严重碱中毒时（血浆 HCO_3^- 为 45～50mmol/L 以上，pH > 7.65），为迅速中和细

胞外液中过多的 HCO_3^-，可应用稀释的盐酸溶液或盐酸精氨酸。$0.1 \sim 0.2mol/L$ 的盐酸用于治疗重症、顽固性代谢性碱中毒是很有效的，也很安全，具体方法为：将 $1mol/L$ 盐酸 $150mL$ 溶入等渗盐水 $850mL$ 或 5% 葡萄糖溶液 $850mL$ 中，（盐酸浓度为 $0.15mol/L$），经中心静脉导管缓慢滴入（$25 \sim 50mL/h$）。盐酸精氨酸在临床上应用较多，既可补充 Cl^-，又可中和过多的 HCO_3^-，常见用法：每日可 $20 \sim 40g$ 加入 5% 或 10% 葡萄糖液 $500 \sim 1000mL$ 中静脉滴注，每 $10g$ 盐酸精氨酸可补充 H^+ 及 Cl^- 各 $48mmol$。在治疗过程中，一般每 $4 \sim 6$ 小时监测血气分析和血电解质。必要时第二日可重复治疗。纠正碱中毒不宜过于迅速，一般也不要求完全纠正。关键是解除病因，代谢性碱中毒就很容易彻底治愈。

（三）呼吸性酸中毒

呼吸性酸中毒的特征是血 $PaCO_2$ 原发性增高。

1. 病因和机制

引起呼吸性酸中毒的病因主要为肺泡通气量降低，使 CO_2 呼出减少。呼吸中枢、周围神经、呼吸肌、胸廓、胸膜腔、肺实质和气道阻塞等疾患均可引起通气不足或通气停止，使 CO_2 在体内潴留，H_2CO_3 浓度加大，$PaCO_2$ 增高，血 pH 降低，导致呼吸性酸中毒。

一般认为，在心搏骤停和复苏过程中，由于组织灌注急剧减少及氧供不足，可引起代谢性酸中毒；但近来的研究表明，主要是呼吸性酸中毒。患者往往出现动脉血碱血症和静脉血酸血症，这是由肺血流减少，CO_2 排出急剧减少，而在静脉血和外周组织聚积所致。

2. 机体的代偿调节

机体对呼吸性酸中毒的代偿可通过血液的缓冲系统，血液中的 H_2CO_3 和 Na_2HPO_4 结合，形成 $NaHCO_3$ 和 NaH_2PO_4，后者从尿中排出，使 H_2CO_3 减少、HCO_3^- 增多。但这种代偿性作用较弱。此外，还可通过肾脏代偿，肾小管上皮细胞中的碳酸酐酶和谷氨酰胺酶活性增高，增加 H^+ 和 NH_3 的生成。H^+ 和 Na^+ 交换，H^+ 与 NH_3 形成 NH_4^+，使 H^+ 的排出增加，$NaHCO_3$ 的重吸收亦增加。但这种代偿过程很慢。总之，机体对呼吸性酸中毒的代偿能力是相当有限的。

3. 临床表现

患者可有胸闷、呼吸困难、躁动不安等，因换气不足导致缺氧，可有头痛、发绀。随酸中毒的加重，可有血压下降、谵妄、昏迷等。脑缺氧可致脑水肿、脑疝，甚至呼吸骤停。

4. 诊断

患者有呼吸功能受影响的病史，又出现上述症状，即应怀疑有呼吸性酸中毒。动脉血气分析显示血 pH 明显下降，$PaCO_2$ 增高，血浆 HCO_3^- 可正常；慢性呼吸性酸中毒时，血 pH 下降不明显，$PaCO_2$ 增高，血浆 HCO_3^- 亦有增高。

5. 治疗原则

机体对呼吸性酸中毒的代偿能力较差，而且常合并存在缺氧，对机体的危害性极大，因此除需尽快治疗原发疾病外，还须采取积极措施改善患者的通气功能。必要时，行气管插管或气管切开术并使用呼吸机辅助通气，能有效地改善机体的通气及换气功能。应注意调整呼吸机的吸入氧浓度、潮气量、呼吸频率和呼吸模式等，保证足够的有效通气量，从而使潴留的 CO_2 排出，并纠正缺氧状态。

引起慢性呼吸性酸中毒的疾病大多很难治愈。针对性地采取控制感染、扩张小支气管、促进排痰等措施，可改善换气功能和减轻酸中毒的程度。

（四）呼吸性碱中毒

呼吸性碱中毒的基本特征是血 $PaCO_2$ 原发性降低。

1. 病因和机制

各种原因引起过度通气，CO_2 排出过多，均可导致 $PaCO_2$ 降低。临床上，引起过度通气的原因很多，例如癔症、忧虑、疼痛、发热、创伤、中枢神经系统疾病、肝功能衰竭、低氧血症及呼吸机辅助通气过度等。

2. 机体的代偿调节

血 $PaCO_2$ 的降低，起初虽可抑制呼吸中枢，使呼吸变浅变慢，CO_2 排出减少，血中 H_2CO_3 代偿性增高；但这种代偿很难维持下去，因这样可引起机体缺氧。肾的代偿作用表现为肾小管上皮细胞分泌 H^+ 减少，以及 HCO_3^- 的重吸收减少，排出增多，使血中 HCO_3^- 降低，HCO_3^-/H_2CO_3 比值接近于正常，尽量维持 pH 在正常范围内。

3. 临床表现

多数患者有呼吸急促的表现。引起呼吸性碱中毒后，患者可有眩晕、手足和口周麻木和针刺感、肌震颤、手足搐搦，以及 Trousseau 征阳性，严重时可昏迷。患者常有心率增快。

4. 诊断

结合病史和临床表现，可作出呼吸性碱中毒的诊断。血气分析显示血 pH 增高，$PaCO_2$ 和 HCO_3^- 下降。危重症患者发生急性呼吸性碱中毒常提示预后不良，或将发生急性呼吸窘迫综合征。

5. 治疗原则

原发疾病应予积极治疗。用纸袋罩住口鼻，增加呼吸道死腔，可减少 CO_2 的呼出，以提高血 $PaCO_2$。吸入含 5% CO_2 的氧气有治疗作用，但这种气体不容易获得，实用价值小。对于癔症病例，也可静脉注射 10% 葡萄糖酸钙，同时给予暗示疗法。如系呼吸机使用不当所造成的通气过度，应调整呼吸频率和潮气量。危重症患者或中枢神经系统病变所致的呼吸急促，可用药物阻断其自主呼吸，由呼吸机进行适当的辅助呼吸。

（五）混合性酸碱平衡紊乱

同时有 2 种或 2 种以上原发性酸碱平衡紊乱存在者，称为混合性酸碱平衡紊乱。诊断的确定必须建立在病因、病史、动脉血气分析和其他实验室资料综合分析的基础上。

1. 相互加重的混合性酸碱平衡紊乱

（1）代谢性酸中毒合并呼吸性酸中毒：两者的同时存在可使酸中毒的程度加重；常见于心肺复苏后或糖尿病酮症酸中毒或肾功能衰竭合并肺部广泛性感染者。

代谢性酸中毒合并呼吸性酸中毒时，HCO_3^- 降低，$PaCO_2$ 升高，两者呈分离性变化（单纯代谢性酸中毒时，HCO_3^- 降低而 $PaCO_2$ 呈代偿性降低），两者并存相互影响代偿反应，两种酸效应使 pH 显著下降，可低于 7.15，$PaCO_2$ 明显升高，但 BE 值正常或呈负值。血 Cl^- 正常或偏高，血 K^+ 升高，尿液呈强酸性。

（2）呼吸性碱中毒合并代谢性碱中毒：见于肝功能衰竭或肾病综合征长期使用噻嗪类利尿剂者，或危重患者接受呼吸机治疗通气过度并用利尿剂或胃管吸引者。呼吸性碱中毒和代谢性碱中毒并存，两种碱效应协同，相互抵消各自的代偿致严重的碱血症。其 pH 明显升高，$PaCO_2$ 降低而 HCO_3^- 明显增高，两者呈相反方向分离性变化（单纯呼吸性碱中毒时，HCO_3^- 应代偿性降低）。其预计 HCO_3^- ＝正常 HCO_3^- ＋△ HCO_3^-（急性呼吸性碱中毒△ HCO_3^- ＝ $0.2 \times$ △ $PaCO_2 \pm 2.5$；慢性呼吸性碱中毒△ HCO_3^- ＝ $0.49 \times$ △ $PaCO_2 \pm 1.72$）。

2. 相互抵消的混合性酸碱平衡紊乱

（1）代谢性酸中毒合并呼吸性碱中毒：见于糖尿病酮症酸中毒或肾功能衰竭合并革兰阴性杆菌脓毒血症伴有通气过度的患者。其 pH 因相互抵消可在正常范围内。当然，两种失调中其中一种明显占优势时，亦可使 pH 发生偏移。HCO_3^- 常显著降低，而 $PaCO_2$ 降低程度远远超过代谢性酸中毒时 $PaCO_2$ 下降的代偿限度，可低于 2kPa（15mmHg）。AG 增大。临床上可用下列公式判断有否合并呼吸性碱中毒：$PaCO_2$ ＝ $1.5 \times HCO_3^-$ ＋ 8 ± 2，如 $PaCO_2$ 实测值小于预计值，则合并有呼吸性碱中毒。

（2）呼吸性酸中毒合并代谢性碱中毒：见于慢性阻塞性肺气肿、慢性肺源性心脏病并发心衰而长期应用利尿剂、糖皮质激素的患者。其 pH 可正常，$PaCO_2$ 增高，HCO_3^- 升高，可有低 K^+、低 Cl^-，AG 正常。其预计 HCO_3^- ＝正常 HCO_3^- ＋△ HCO_3^-（慢性呼吸性酸中毒△ HCO_3^- ＝ $0.38 \times$ △ $PaCO_2 \pm 3.78$）。

（3）代谢性酸中毒合并代谢性碱中毒：见于糖尿病酮症酸中毒或肾功能衰竭碱剂输入过多的患者。血 pH 基本在正常范围内，但可偏低或偏高，$PaCO_2$ 和 HCO_3^- 可正常。

3. 三重性酸碱平衡紊乱

常为呼吸性碱中毒伴代谢性碱中毒的基础上合并高 AG 型代谢性酸中毒；或呼吸性碱中毒伴代谢性酸中毒的基础上因补碱过多而合并代谢性碱中毒；或代谢性酸中毒伴代谢性碱中毒的基础上合并呼吸性酸中毒。血 pH 值取决于三重酸碱平衡紊乱的相对严重性属于何种，AG 的测定有助于诊断，但三重性酸碱平衡紊乱的诊断需根据病因、临床症状及实验室检查等综合分析。

混合性酸碱平衡紊乱的治疗，需先针对其中较严重的一种给予治疗，并需同时治疗原发病及纠正水、电解质的紊乱。

三、评估酸碱平衡的常用指标及意义

1. pH 值

正常为 7.35～7.45。pH 值取决于血液中的碳酸氢盐缓冲对（HCO_3^-/H_2CO_3），其中碳酸氢盐由肾调节，碳酸由肺调节，当其比值为 20：1 时，血 pH 值为 7.40。一般来说，pH 值为 7.35～7.45 可有三种情况：无酸碱平衡、代偿性酸碱平衡或复合性酸碱失衡。

2. 血氧分压（PO_2）

血氧分压为溶解在血浆内的氧所产生的张力。动脉血氧分压（PaO_2）正常值为 95～100mmHg，随着年龄增长而降低，其年龄预计公式为 $PaO_2 = 100mmHg -$ 年龄 $\times 0.33$。PaO_2 测定的主要意义是判断有无缺氧及其程度。PaO_2 降至 60mmHg 以下，机体已至失代偿边缘，也是诊断呼吸衰竭的标准。

混合静脉血氧分压（PvO_2），即肺动脉或右房、右室血的血氧分压；正常为 35～45mmHg。PaO_2 与 PvO_2 之差（Pa_vO_2）反映组织摄取氧的状况，正常为 60mmHg 左右。Pa_vO_2 变小，说明组织摄氧受阻，利用氧能力降低；相反，Pa_vO_2 增大，说明组织需氧增加。

3. 血氧饱和度（SO_2）

是指血红蛋白实际结合的氧量与它能结合的最大氧量的百分比，即血氧含量和血氧容量的百分比。动脉血氧饱和度（SaO_2）正常为 0.95～0.98，静脉血氧饱和度（SvO_2）约为 0.75。机体的 SO_2 受 PO_2、血 pH 值、温度、CO_2 和红细胞内 2，3- 二磷酸甘油酸（2，3-DPG）变化的影响。SaO_2 与 PaO_2 的相关曲线称氧合血红蛋白离解曲线（ODC）。当酸中毒时，氧离曲线右移，红细胞与氧的结合力降低，携氧减少，但释放的氧增加；碱中毒时，氧离曲线左移，红细胞与氧的亲和力增加，携带的氧增加，释放的氧却减少。

4. 二氧化碳分压（PCO_2）

是指物理溶解在血浆中的 CO_2 分子所产生的压力。正常动脉血中的二氧化碳分压（$PaCO_2$）为 35～45mmHg。测定 $PaCO_2$ 的临床意义有：①判断呼吸衰竭的类型，Ⅱ型呼吸衰竭 $PaCO_2$ 必须大于 50mmHg；②判断有无呼吸性酸碱平衡失调，$PaCO_2$ 大于 50mmHg 提示呼吸性酸中毒；③判断代谢性酸碱平衡失调的代偿反应；④判断肺泡通气状态，$PaCO_2$ 升高，提示肺泡通气不足，$PaCO_2$ 降低，提示肺泡通气过度。

5. 二氧化碳结合力（CO_2-CP）

CO_2-CP 主要是指静脉血标本中呈结合状态的 CO_2，反映体内的碱储备量，其临床意义与标准碳酸氢盐（SB）相当，正常值为 22～31mmol/L，平均为 27mmol/L。在代谢性酸碱平衡失调时，它能较及时地反映体内碱储备量的增减变化；但在呼吸性酸碱平衡失调时，CO_2-CP 不能及时反映血中 CO_2 的急剧变化，意义有限。

6. 碳酸氢盐

包括标准碳酸氢盐（SB）和实际碳酸氢盐（AB）。SB 是动脉血在 38℃、$PaCO_2$ 40mmHg、$SaO_2$100% 的条件下，所测得的血浆碳酸氢盐（HCO_3^-）的含量，正常值为

$22 \sim 27$ mmol/L，平均为 24mmol/L。正常人 SB、AB 两者无差异。一般认为，SB 是能准确反映代谢性酸碱平衡的指标，AB 受呼吸性和代谢性双重因素影响。AB 与 SB 的差值，反映呼吸因素对血浆 HCO_3^- 影响程度。呼吸性酸中毒时，受肾代偿调节作用的影响，HCO_3^- 增加，AB ＞ SB；呼吸性碱中毒时，AB ＜ SB；代谢性酸中毒，AB ＝ SB ＜正常值；代谢性碱中毒，AB ＝ SB ＞正常值。

7. 缓冲碱（BB）

BB 是血液中一切具有缓冲作用的碱（负离子）的总和，正常值为 $45 \sim 55$mmol/L，平均为 50mmol/L。BB 是反映代谢性酸碱平衡的指标。代谢性酸中毒时 BB 减少，代谢性碱中毒时 BB 增加。

8. 碱剩余（BE）

BE 是在 38℃、$PaCO_2$ 40 mmHg、$SaO_2$100% 的条件下，血液标本滴定至 pH 7.40 时所需的酸或碱量。需加酸者为正值，说明缓冲碱增加，固定酸减少；需加碱者为负值，说明缓冲碱减少，固定酸增加。由于在测定时排除了呼吸性因素的影响，BE 是判断代谢性酸碱平衡失调的指标之一，由于其操作简便，故有取代 BB 的趋势。BE 的正常范围为 $-3 \sim + 3$mmol/L，BE ＞＋ 3mmol/L 为代谢性碱中毒，BE ＜－ 3mmol/L 为代谢性酸中毒。但在慢性呼吸性酸中毒和碱中毒时，由于肾参与代偿，BE 也可分别升高或降低。

9. 阴离子间隙（AG）

是血浆中未测定的阴离子量与未测定的阳离子量的差值。根据电中性原理，血浆中的阴、阳离子数应相等，并不存在真正的"间隙"，AG 只是一个分析性"间隙"。血浆中主要阳离子为 Na^+，约占全部阳离子的 90%；主要阴离子为 Cl^- 和 HCO_3^-，占全部阴离子的 85%。血浆中还有未测定的阳离子和未测定的阴离子。阴离子间隙（AG）的计算公式如下（单位为 mmol/L）：

$$AG = [Na^+] - ([Cl^-] + [HCO_3^-])$$

AG 是近年评价酸碱平衡的重要指标，其临床意义为：

（1）诊断代谢性酸中毒：若 AG ＞ 16mmol/L，则可能存在代谢性酸中毒。

（2）区别代谢性酸中毒的类型：根据 AG 是否升高，可将代谢性酸中毒分成高 AG 型和正常 AG 型代谢性酸中毒。

（3）有助于诊断混合型酸碱紊乱：在单纯性代谢性酸中毒时，AG 增高值应等于 $[HCO_3^-]$ 下降值，即 △ AG ＝ △ $[HCO_3^-]$；△ AG ＞ △ $[HCO_3^-]$，必有其他碱来源，故可能为代谢性酸中毒合并代谢性碱中毒；由于 AG 的帮助，一些三重酸碱平衡紊乱的诊断也得以成立。

（4）可提供某些疾病的诊断线索：如溴中毒、多发性骨髓瘤等疾患时，AG 应降低。但是，AG 并不是诊断酸中毒的特异性指标，有些并不多见的原因也可引起 AG 值增高，如脱水、应用强酸钠盐、大量输注青霉素钠盐、低镁血症以及碱中毒等。因此，应结合病史、体征及其他实验室检查综合判断。

（冯梦晓、陆远强）

主要参考文献：

[1] Maxwell A P. Diagnosis and management of hyponatraemia: AGREEing the guidelines [J].BMC Med, 2015, 13: 31.

[2] Nagler E V, Vanmassenhove Jill, van der Veer Sabine N, et al. Diagnosis and treatment of hyponatremia: A systematic review of clinical practice guidelines and consensus statements [J].BMC Med, 2014, 12: 1.

[3] Spasovski G, Vanholder R, Allolio Bruno, et al. Clinical practice guideline on diagnosis and treatment of hyponatraemia [J].Nephrol Dial Transplant, 2014, null: i1-i39.

[4] Spasovski G, Vanholder R, Allolio Bruno, et al. Clinical practice guideline on diagnosis and treatment of hyponatraemia [J]. Intensive Care Med, 2014, 40: 320-331.

[5] Spasovski G, Vanholder R, Allolio Bruno, et al. Clinical practice guideline on diagnosis and treatment of hyponatraemia [J].Eur J Endocrinol, 2014, 170: G1-47.

第十六章　机械通气

第一节　机械通气的基础知识

机械通气是临床救治中不可缺少的生命支持手段。呼吸机是一种能够通过增加口腔和肺泡的压力差从而产生气流、提供氧浓度、增加患者的通气量、改善换气功能和降低呼吸做功的呼吸支持设备。呼吸机的使用者必须对呼吸机的基本构造和操作原理有基本的了解，并关注患者与呼吸机的相互作用（即呼吸机如何与患者的呼吸模式相互作用，以及患者的呼吸系统的状况如何影响呼吸机的性能）。

一、呼吸机的基本构成

20 世纪 50 年代和 60 年代开发了用于临床分析的最早的商用呼吸机（例如 Mürch 和 Emerson 术后呼吸机）。现代呼吸机多由电动或气动作为动力，通过微电脑调控通气过程。开关控制主电源（表 16-1）。电控呼吸机（如 LTV1000 呼吸机）电能提供能量操作点击、电磁、电位器、变阻器和微处理器，微处理器控制吸气和呼气、气流和报警系统的定时机制。电源同时可用于操作设备，如风扇、波纹管、螺线管和传感器，以确保患者的压力和气流得到控制。气动呼吸机根据用于控制气流的机制进行分类，分为气动呼吸机和射流呼吸机。大多数气动呼吸机的设计包含电源，以提供计算机控制呼吸机功能，气源（空气和氧气的混合气）为呼吸机功能提供动力，并允许可变的吸入氧浓度（FiO_2）。计算机微处理器需要电力，控制电容器、螺线管和电气开关，以调节吸气和呼气相位，并监测气流。预编程呼吸机模式存储在呼吸机微处理器的只读存储器（ROM）中，可通过安装新的软件程序快速更新。随机存取存储器（RAM）集成在呼吸机的中央处理器中，用于临时存储数据，如压力和流量测量以及气道阻力和顺应性。

表 16-1 呼吸机基本构成

1. 电源或输入电源（电源或气源）
a. 电动呼吸机
b. 气动呼吸机
2. 正压或负压发生器
3. 控制系统和电路
a. 控制呼吸机功能的开环和闭环系统
b. 控制面板
c. 气动回路
4. 输变电系统
a. 容积排量，气动设计
b. 流量控制阀
5. 输出（压力、容积和流量波形）

正压通气和负压通气：通过使用两种不同的方法改变经呼吸压力梯度［气道开口处的压力减去体表压力（Pawo-Pbs）］，可以实现气体进入肺部。呼吸机可以通过改变气道开口处施加的压力或体表周围压力（Pbs）改变经呼吸压力梯度。使用正压呼吸机时，因为呼吸机通过在气道开口处产生正压来建立压力梯度气体流入肺部。相反，负压呼吸机在体表产生一个负压，这个负压传递到胸膜腔，然后传递到肺泡，产生压力差，产生气流。

呼吸机回路：呼吸机内部气动回路。如果呼吸机的内部气路允许气体直接从其气源流向患者，则该机器称为单回路呼吸机。气体源可以是外部压缩气体或内部加压源，例如压缩机。目前制造的大多数 ICU 呼吸机被归类为单回路呼吸机。另一种内部气动回路通风机是双回路通风机。在这些机器中，主要包括动力源，压缩波纹管或"箱包"等机械装置。动力源产生气流，波纹管或箱包中的气体随后流向患者。外部气动回路或患者回路将呼吸机连接到患者的人工气道。该回路的几个基本元件提供正压呼吸，吸气时，呼气阀关闭，气体只能流入患者肺部。在这种情况下，还必须有一个为呼气阀供电的呼气阀充液管。呼气时，呼吸机的气流停止，充气管减压，呼气阀打开，然后患者可以通过呼气口被动呼气。在大多数现有的 ICU 呼吸机中，呼气阀位于呼吸机内部。机械装置，如电磁阀，通常用于控制这些内部的呼气阀。

二、呼吸机的通气过程

1. 触发

呼吸机通气频率可以由呼吸机设定（时间触发），也可由患者自主触发，或两者结合。前者被称为控制通气，后者被称为辅助通气。辅助通气需设置吸气触发灵敏度，目前高档呼吸机均有压力和流量两种触发方式供选择，流量触发通常较压力触发更为敏感。过高灵敏度可引起自动触发（误触发），过低则可使患者的吸气做功增加。因而应根据患者的病情选择适当的灵敏度，一般在 0.5 ～ 2cmH$_2$O 或 3 ～ 5Lpm 进行调节。有些新型无创呼吸机还配有第三种触发装置，称为 auto-track，能通过自动描记呼吸波，结合实时监测到的数据，自动调整触发窗。

2. 呼吸机送气

根据呼吸机在吸气相控制变量不同，将送气方式分为压力控制通气、容量控制通气和双重控制通气。

压力控制通气：吸气时气道压力维持不变，流量和潮气量受顺应性及阻力影响。若仅顺应性降低而阻力不变时，时间点流量降低，但吸气时流量时间积分（即潮气量）基本保持不变。

使用方形流量波的容量控制通气：吸气时，呼吸机以恒定流量输送气体直到达到目标潮气量，气道内压力受顺应性及阻力影响。

双重控制通气可根据单次呼吸内和多次呼吸间的调节分为两大类。单次呼吸内的双重控制通气以早期 Bear1000 呼吸机的容量保障压力支持模式为代表。该模式在由患者自主呼吸触发后，呼吸机以压力支持的方式进行辅助。在达到压力支持切换点时，呼吸机会将当前潮气量和目标潮气量进行比较，若实际潮气量低于目标潮气量，呼吸机则由压力支持通气转为容量控制通气，直至达到目标潮气量。

3. 呼吸切换机制

呼吸机由吸气向呼气的转换可通过时间、压力、容量和流速的变化来实现，即时间切换型、容量切换型、压力切换型和流速切换型，现代呼吸机多同时具备多种切换机制。

（1）时间切换 是指达到预设吸气时间时呼吸机即由吸气转向呼气。当肺或胸廓顺应性降低或气道阻力增高时，吸气峰压增高，此时流速因气道内压力的升高而降低，结果可导致潮气量降低。

（2）容量切换 是指达到预设的潮气量时呼吸机即由吸气转向呼气。大多数情况下，即使胸肺顺应性降低或气道阻力增高，仍能保持潮气量的恒定。

（3）压力切换 是指患者口部或上气道达到预设的压力时呼吸机即由吸气转向呼气。同一水平压力下，当总顺应性降低或气道阻力增高时，可使患者的潮气量降低。

（4）流速切换 是指当流速降低到预设的临界值时呼吸机即由吸气向呼气转换。对于呼气流速受限的患者（如 COPD），由于呼气流速下降缓慢，可导致切换延迟，则需要提高预设的临界值（吸气峰流速的百分比）。

三、机械通气常用模式

呼吸机不同通气模式的原理详见表 16-2。

表 16-2　不同通气模式的原理

通气模式	何时触发吸气	送气目标	何时吸呼切换
容量控制	到达设定的时间	到达设定的流速	达到设定的容量
容量辅助	患者吸气	到达设定的流速	达到设定的容量
压力控制	到达设定的时间	到达设定的压力	达到设定的时间
压力辅助	患者吸气	到达设定的压力	达到设定的时间
压力支持	患者吸气	到达设定的压力	吸气流速降低（患者停止吸气用力）达到阈值（峰流速的百分比）
	患者吸气	持基线压力	流速降低（患者停止吸气用力）

四、机械通气的临床目标

1. 纠正低氧血症：

机械通气通过改善肺泡通气量、增加功能残气量、降低氧耗，可纠正低氧血症。

2. 纠正急性呼吸性酸中毒：

机械通气通过改善肺泡通气量，降低 $PaCO_2$ 在正常范围或者拥有稳定期水平。

3. 缓解呼吸窘迫：

适当的呼吸支持可缓解各种原因引起的呼吸窘迫。

4. 防止或改善肺不张：

正压通气有助于防止肺不张及促进已塌陷的肺泡复张。

5. 防止或改善呼吸肌疲劳。

6. 保证镇静和肌松剂使用的安全性。

7. 减少全身和心肌氧耗。

8. 促进胸壁的稳定：

在胸壁完整性受损的情况下，机械通气可促进胸壁稳定，维持通气和肺膨胀。

五、机械通气的适应证

临床上，机械通气的常见适应证包括：①自主呼吸频率高于正常的 2 倍或低于正常的 1/3；②潮气量低于正常的 1/3；③生理无效腔通气量 / 潮气量＞60%；④肺活量＜10～15mL/kg；⑤ $PaCO_2$＞50mmHg（COPD 患者除外），并且有持续升高的趋势或出现精神症状；⑥动脉血氧分压低于正常的 1/3，或肺泡动脉氧分压差＞50mmHg（吸空气）或＞300mmHg（吸纯氧）；⑦最大吸气负压＜25cmH_2O。

机械通气是生命支持的手段，无禁忌证。对于存在正压通气可能进一步加重的并发症，需要积极处理，如气胸引流、有效血容量不足的液体管理等。

（葛慧青）

第二节　机械通气的常用模式

现代呼吸机几乎都具备以下几个通气模式：A/CV、SIMV、CPAP 和 PSV，PSV 常与 SIMV 或 CPAP 合并使用。新一代的呼吸机还具备了各种新的模式，尽管新的模式只是对原来的基本模式进行了一定的改进，每种模式各有其优势。若不熟悉其专用术语及功能反而会妨碍使用的成功率。临床上选择机械通气模式的原则是改善通气和换气功能，缓解呼吸肌疲劳，同时降低肺损伤，更好地提高人机协调性，促进肺功能恢复。

一、基本通气模式

1. 辅助 / 控制通气（Assist-Continuous Ventilation，A/CV）

是呼吸机最基本的通气模式。辅助通气由患者的自主呼吸触发，为安全起见，呼吸机大多将辅助和控制通气结合在一起，以便在患者无自主呼吸时按备用的支持频率给予通气。既可采用容量控制通气，也可采用压力控制通气。

控制呼吸和辅助呼吸，两者可视病情变化而相互转化。在辅助呼吸情况下，如患者自主呼吸突然消失，呼吸机可立即转为控制呼吸状态给患者通气。一旦患者自主呼吸得到恢复，呼吸机便自动转为辅助呼吸状态，给患者同步送气，从而改善而不是干扰、破坏患者的自主呼吸。

2. 间歇指令通气（IMV）和同步间歇指令通气（SIMV）

两种模式相同之处是在指令通气间歇时，允许自主呼吸存在。SIMV 因提供了吸气触发的同步性，故目前的呼吸机多提供 SIMV 模式。通气方式可为容量控制，也可为压力控制。当设定较高的呼吸频率时，SIMV 就近似 A/CV 的效果；相反，当设定呼吸频率为 0 时，SIMV 就变成自主呼吸的模式。SIMV 可与压力支持（PSV）联合应用，以保留患者自主呼吸，同时避免呼吸肌疲劳，是呼吸机依赖或者困难撤机患者可选择的呼吸支持模式。

3. 持续气道正压通气（Continuous Positive Airway Pressure，CPAP）

实质是始终保持气道正压的自主呼吸模式。由患者自主呼吸触发按需流量阀（Demand-Flow Valve）开放，呼吸机提供满足通气需要的高速气流，流速一般为 120 L/min 以上，且能根据需要增减，同时保持管路内的压力在预设的 CPAP 水平。PEEP 既可笼统指呼气末正压这一功能，也可指呼气末的压力水平。CPAP/PEEP 常用于改善肺的换气功能和提高肺顺应性。但是并非所有的肺部病理变化都能被适当的 PEEP 所改善。对于

ARDS 患者，CPAP/PEEP 的作用机制是提高功能残气量，使血管外肺水重新分布。

4. 压力支持通气（Pressure-Supported Ventilation，PSV）

由患者触发吸气，呼吸机提供吸气辅助，使气道压迅速上升至预设的水平，当吸气流速降低至最大流速的设置百分比或低于所设置的流量时吸气转为呼气。患者本人控制吸气时间以及呼吸频率，随压力支持水平及患者自主呼吸努力程度的不同，每次呼吸的吸气流量和潮气量都不相同。常与 CPAP/PEEP 同时应用，还可以与 SIMV 联合应用作为一种撤机方式。

5. 双水平正压通气（Bilevel Positive-Airway-Pressure，BIPAP）

是指在自主呼吸的吸气相和呼气相分别施加不同压力的通气方式。吸气压（IPAP）主要用于增加肺泡通气、降低呼吸功和促进 CO_2 的排出；呼气压（EPAP）相当于 PEEP，主要增加功能残气量、改善氧合。两个压力均为压力控制，气流速度可变。

二、其他通气模式

1. 压力增强（Pressure Augmentation）

自主呼吸时，单用 PSV/CPAP + PSV 有时无法保证足够的通气量，该模式就是针对此问题而设计的。使用时需额外设定最小的潮气量（Vt）值和备用吸气流速，当患者的潮气量小于预设的最小潮气量时，备用支持气流装置向患者提供气流，直至达到预设的潮气量后停止。但此模式没有对呼吸频率进行备用支持，因此对呼吸中枢驱动力异常的患者仍有窒息的危险。

2. 成比例辅助通气（Proportional Assist Ventilation，PAV）

此模式原理是呼吸机根据预设或测得的气道阻力（Raw）和胸肺弹性阻力（Ers）指标，结合从管路中的压力、流量和容量感受器中反馈的信息，自动调整 PSV 水平。因此能按照患者瞬间吸气努力的大小成比例地提供同步压力辅助，使患者能获得由自身支配的呼吸形式和通气程度，从理论上说这是一种十分具有优势的通气模式，能更好地协调人机关系，减少呼吸功，使机械通气更接近于正常生理呼吸。但实际上还存在以下问题：PAV 需要从 Y 形管处获得压力、流速、容量信息，任何一项信息缺失都可能造成 PSV 水平不当；Raw 和 Ers 的设置或测定不准确亦影响患者舒适度；患者无自主呼吸时，PAV 无法工作；当管路有漏气时，呼吸机以很高的流速送气以补偿漏气，造成存在"脱逸"现象（run-away），使患者感觉不适。

3. 分钟指令通气（Mandatory Minute Volume，MMV）

该功能能保证每分钟通气量，如自主通气量低于设定值，不足部分则由呼吸机自动补给，如自主通气量大于设定值或等于设定值，则呼吸机自动停止气体供给。该模式主要用于撤机过程，对自主呼吸频率不太稳定的患者，不必反复调节呼吸机频率或模式。缺点是当自主呼吸频率过快，潮气量减少，虽达到预设的分钟通气量，但无效呼吸增多，影响撤机的成功。

4. 气道压力释放通气（Airway Pressure Release Ventilation, APRV）

是压力控制间歇指令通气反比通气的一种形式（I：E ≥ 4：1）。APRV 的目的是通过增加平均气道压行肺复张，同时允许患者自主呼吸。该模式具有两个 PEEP 水平：高 PEEP（25 ~ 30cm H_2O，持续 5 ~ 6 秒），低 PEEP（0 ~ 5cm H_2O，持续 0.5 ~ 1 秒）。当使用 APRV 时，氧合通常会得到改善。APRV 模式的临床生理效应和参数设置标准目前仍无定论。

5. 压力调节容量控制通气（Pressure Regulate Volume Control, PRVC）

是一种压力调节容量目标的通气模式。PRVC 模式是由患者触发或时间触发，容量目标、时间切换的压力送气模式。送气过程中，呼吸机监测输送的潮气量（Tidal volume, VT），并比较设置的目标 VT。如果 VT 低于设置值，呼吸机通过几次呼吸逐渐增加压力输出，直到测得的 VT 和目标 VT 大致相等。如果测得的 VT 过高，则送气压力降低以达到目标 VT。一般来说，呼吸机不允许压力增高到超过上限设定值以下 5cm H_2O。例如，如果压力上限为 35cm H_2O，呼吸机需要超过 30cm H_2O 才能输送 500mL 的 VT，则会激活警报，压力输送限制为 30cm H_2O。通常呼吸机首次通气为容量目标通气，并自动计算由此获得的平台压，在随后的 3 次通气中，逐步调整压力水平，达到预设潮气量的 75%，此后根据前一次通气计算出的顺应性，自动调节吸气压力以达到预设的潮气量。

6. 容量支持通气（Volume Support Ventilation, VSV）

其工作方式类似于 PSV，不同之处是可预设目标潮气量。有自主呼吸时，呼吸机自动调整 PSV 水平以保证潮气量；当自主呼吸消失时，自动转为 PRVC。

7. 适应性支持通气（Adaptive Support Ventilation, ASV）和适应性压力通气（Adaptive Pressure Ventilation, APV）

是一种为适应患者通气需求自动调节而设计的闭环通气模式。原理是连续 5 次对患者肺的动态顺应性进行评估，计算并以最低的气道压送气以达到目标潮气量。临床医生根据患者的理想体重和估计的无效腔容积（即 2.2mL/kg 的理想体重）设定目标分钟通气量。计算得出的每分钟通气量表示患者通常需要的总每分钟通气量。临床医生可以根据患者的需要调整目标通气量，即在撤机期间低于 100% 的目标分钟通气量，或在通气需求增加的情况下超过 100%，如败血症。呼吸机提供的最佳呼吸频率通过向患者提供测试呼吸来确定，测试呼吸用于估计患者呼吸系统的呼气时间常数。呼气时间常数与估计的死腔容积和计算的分钟通气量一起用于计算呼吸机提供的最佳呼吸频率。用患者计算的每分钟通气量除以最佳呼吸频率，即可计算出最佳 VT。

8. 压力控制反比通气（Pressure-Controlled Inverse Ratio Ventilation, PC-IRV）

是在压力控制通气时，将吸气时间延长，造成吸呼反比。该模式应用时，多需要使用镇静和肌松。

9. 高频通气（High Frequency Ventilation, HFV）

不同于任何传统的通气模式，利用快速移动的活塞通过气路产生空气运动，允许设置平均气道压水平的振荡。HFV 产生的潮气量依于解剖死腔，较高的平均气道压力维持肺泡腔开放，理论上可以预防 VILI，并最大限度减少常规模式较大的吸气压引起的血流动力学损害，是 NRDS 和 ARDS 可选择的通气方式。

高频通气是以较低的气道压和较高的通气频率（超过正常呼吸频率 4 倍），对患者持续供气，潮气量较小（近似解剖死腔）。呼吸道内压力较低，对回心血流干扰较小，同时有益于降低脑压，患者的自主呼吸不受干扰。由于频率加快，气体流速的振幅增加，从而促进气体分子的弥散，使气体分布比较均匀，肺泡气体交换更为有效。临床上，共有三种技术：高频射流通气（HFJV）、高频震荡（HFO）和高频正压通气（HFPPV）。

10. 分隔肺通气（DLV、ILV）

用双腔插管将两肺分隔开，给予不同形式的通气，称为分隔肺通气。这种方式主要用于两侧肺力学差异较大的患者，如一侧肺有严重肺大疱或肺脓疡患者，而另一侧肺正常的患者，也常用于肺部手术中。

11. 自动导管补偿（Automatic Tube Compensation，ATC）

自动导管补偿是针对人工气道阻力造成患者呼吸负荷增加而设计的功能。输入人工气道类型和型号，通过实时监测患者的吸气流速，按照一定的比例给予送气气流的补偿，补偿的大小与流速的四次方成正比。尽管该功能在吸气相和呼气相均可给予补偿，但有限的临床应用发现呼气相补偿实际意义很小。

（葛慧青）

第三节　呼吸机参数的设置与调节

目前，临床上呼吸机种类众多，但不论何种型号的呼吸机和何种通气模式，均需对吸气触发、吸气控制、吸呼切换等三个关键环节进行参数设置。

一、触发参数设定与调节

此类参数的作用在于决定呼吸机何时向患者送气。按触发信号的来源可分为呼吸机触发和患者触发。

1. 呼吸机触发

一般是指时间触发，参数为呼吸频率（f）。呼吸机按照预设的呼吸频率定时给患者送气。此种触发方式多用于患者自主呼吸较弱或无自主呼吸时，如昏迷状态、全麻术后恢复期等。成人呼吸频率通常设为 12 ～ 20 次 / 分，取决于欲达到的理想每分钟通气量和 $PaCO_2$ 目标值。

2. 患者触发

此种触发方式需要患者存在自主呼吸，触发信号为患者吸气动作导致的管路内流速或压力的变化。这种变化在呼吸机上体现为触发灵敏度（trigger sensitivity），相应的有流速触发灵敏度和压力触发灵敏度，流速触发灵敏度通常设为 3 ～ 5L/min，压力触发灵敏度通常设为 –0.5 ～ –2cmH$_2$O，目前大多采用的是流速触发。

上述两种触发方式可以单独使用，亦可联合应用。相对应于自主呼吸由无到有的过程，触发方式一般是从呼吸机触发向患者触发逐渐过渡的。

二、控制参数的设定与调节

此类参数的作用在于呼吸机怎样按照预设的目标向患者送气。按照控制目标可分为容量控制和压力控制。

1. 容量控制

是指呼吸机以一个预设的潮气量（VT）为目标送气。潮气量目标设置 6 ～ 8mL/kg（理想公斤体重），容量控制还需设置吸气峰流速（Peak flow）、气体的流速波形或吸气时间（Ti）。

吸气峰流速一般情况下以使气流满足患者吸气需求为目标，成人通常设为 40 ～ 80L/min。吸气时间通常设为 0.8 ～ 1.2 秒。流速与送气时间的积分即为潮气量，所以潮气量设定后吸气峰流速与吸气时间只需设定其一。

许多呼吸机还有多种气流模式可供选择，常见的气流模式有减速气流、加速气流、方波气流和正弦波气流。气流模式的选择只适用于容量控制通气模式。容量控制通气时，当潮气量和吸气时间 / 呼气时间一致的情况下，不同的气流模式对患者通气和换气功能及呼吸功的影响相似。方波气流送气为恒定流量，一般用于呼吸力学评估。

2. 压力控制

呼吸机以一个预设的吸气压力（Inspiratory Pressure）为目标送气。此压力目标通常设为 35cmH$_2$O 以下，以达到合适的潮气量且防止肺内压过高。此外，还需要设置吸气触发后达到目标压力所需的时间，这一参数在有些呼吸机上为压力上升时间（Rise time），通常为 0.05 ～ 0.1 秒，在有些呼吸机上为压力上升的斜率（ramp），通常设为 75% 左右，一般以使吸气流速恰好满足患者吸气努力为目标。

三、切换参数的设定与调节

此类参数的作用是决定吸气向呼气转换的时机，可分为时间切换、流速切换两种方式。

1. 时间切换

在呼吸频率确定后，吸呼比（I：E）或吸气时间决定了吸气向呼气切换的时间点。正常人平静呼吸时吸呼比约为 1：2 ～ 1：1.5。机械通气时，吸呼比的设置主要取决于患者疾病的病理生理特点、氧合状态、血流动力学状态对通气的反应以及自主呼吸的水平。

当自主呼吸较强时应尽量采用近似于生理状态的吸呼比，以维持人机协调。完全性控制性通气时，吸呼比可根据病情的需要进行适当的调整。当吸呼比超过 1 : 1 时，即为反比通气。需要注意的是，呼吸机上读取的吸呼比，呼气相包含两次呼吸的间歇时间。

2. 流速切换

是以吸气流速的下降到峰流速的某一百分比值或某一绝对值作为切换信号，呼吸机上一般称为"呼气触发灵敏度"，在一些呼吸机上是可以调节的，通常设为 25% 左右或 3 ~ 5L/min。

四、吸氧浓度（FiO$_2$）的设定与调节

吸入气体氧浓度指呼吸机送入气体中氧气所占的百分比，此参数的调节以维持患者的血氧饱和度正常为目的。FiO$_2$ 在机械通气初始阶段可设置较高以迅速纠正严重缺氧，此后通常设为能维持血氧饱和度＞90% 的最低氧浓度，一般应低于 50% ~ 60%，以防氧中毒。

五、呼气末正压（PEEP）的设定与调节

PEEP 指在呼气末维持气道内压为正压，PEEP 具有较为复杂的生理效应，应用 PEEP 可增加肺泡内压和功能残气量，在整个呼吸周期维持肺泡的开放，使萎陷的肺泡复张，增加肺的顺应性；能对肺水的分布产生有利影响，改善通气／血流比例；还可减少由于内源性呼气末正压（PEEPi）造成的吸气功增加等。应用 PEEP 不当可导致气道压增加；回心血量减少，心排血量降低。对 COPD 患者，PEEP 通常设为 3 ~ 5cmH$_2$O 或者 PEEPi 的 80%。对 ARDS 患者，PEEP 可设为 10 ~ 20cmH$_2$O，PEEP 滴定基于患者肺的可复张性。调节 PEEP 应在严密监测下逐步进行，以避免对患者产生不利的影响。

六、其他特殊的设定

1. 压力支持（PSV）

在自主呼吸的条件下，每次吸气都接受一定程度的压力支持。这是一种辅助通气功能，患者独立控制呼吸频率和吸气时间。患者触发通气，呼吸机在吸气时给患者一定的正压支持以减少患者的吸气做功，有利于患者呼吸肌功能的恢复，是撤离呼吸机的一种支持方式。

2. 叹息功能（SIGH）

此功能是当患者长时间使用机械通气时，使用 SIGH 模式定期对患者进行一次扩肺，此时每 100 次呼吸，机器会自动加 1 次深呼吸，通常每 6 ~ 10 分钟一次（同正常人）。该次通气量是设定潮气量的 1.5 ~ 2 倍，吸气时间是设定吸气时间的 1.5 倍。这样可改善气体交换，防止通气／血流比值失调，防止肺不张。

3. 分钟指令性通气（MMV）

该功能保证每分钟通气量，如果 SPONT 的每分钟通气量低于设定量，不足的气量则

由呼吸机供给。SPONT 的每分钟通气量大于或等于设定量，呼吸机则自动停止供气。该功能比较适用于自主呼吸不稳定的患者。

（葛慧青）

第四节　机械通气的辅助措施

一、气管内吹气（Tracheal Gas Insufflation，TGI）

气管内吹气是一种新的机械通气辅助措施，是指通过放在气管隆突附近的细导管连续或定时向气管内吹入新鲜空气以减少解剖死腔的方法。其主要用来解决小潮气量机械通气时的二氧化碳潴留问题。Kuo 等对 20 例急性呼吸窘迫综合征（ARDS）患者行 TGI，发现 6L/min 的流速吹气时，$PaCO_2$ 下降 $16.7\% \pm 2.7\%$。Nakos 发现，以 $6 \sim 8$L/min 的流速对 7 例急性肺损伤行 TGI 时，在维持 $PaCO_2$ 不变的前提下可使潮气量降低 25%，使气道峰压降低 20%。TGI 的主要弊端：有潜在肺过度充气的危险。

二、部分液体通气（Partial Liquid Ventilation，PLV）

部分液体通气是将一种全氟碳化合物（PFC）注入肺内，以消除肺泡内的汽液界面，降低表面张力，然后连接常规呼吸机进行正压通气的方式，每间隔 $1 \sim 2$ 小时向气道内补充蒸发掉的 PFC。治疗 ARDS 的机制为：由于 100mL PFC 能溶解 53mL 的 O_2，故可改善气体交换；降低表面张力的特性，可改善肺顺应性；抑制肺泡巨噬细胞和中性粒细胞功能，从而减少肺损伤。新生儿部分液体通气治疗预防支气管肺发育不良。没有证据支持在 ALI 或 ARDS 中使用 PLV；一些证据表明，使用 PLV 的不良事件的风险增加。

三、俯卧位通气（Prone Position）

ARDS 患者从仰卧位到俯卧位的改变使气体—组织比沿依赖—非依赖区分布更均匀，肺应力和应变分布更均匀。俯卧位的改变通常伴随着动脉血气的显著改善，这主要是由于改善通气／灌注匹配。氧合的改善和死亡率的降低是实施俯卧位治疗 ARDS 的主要原因。死亡率下降的主要原因是俯卧位通气非重力依赖性肺区的过度扩张减少，重力依赖性肺区的周期性开闭减少。唯一实施俯卧位的绝对禁忌证是不稳定的脊柱骨折。从仰卧位变为俯卧位，需要一个由 $4 \sim 5$ 名护理人员组成的熟练团队，反之亦然。最常见的不良反应是压疮和面部水肿。近年来，俯卧位的应用已扩展到 COVID-19 ARDS 患者的非插管自主呼吸。

（葛慧青）

第五节 机械通气的常用策略

临床上机械通气的主要目的是改善气体交换、增加肺通气容积，降低患者呼吸功。急性呼吸衰竭患者的自主吸气做功往往可达正常时的 4 ～ 6 倍，导致继发的肺损伤或者原有的肺损伤进一步加重（Spontaneous Breath Induced Injury，SILI）。另一方面，当呼吸机参数设置不当时亦会增加患者的呼吸做功，导致呼吸机相关肺损伤（Ventilation-Induced Lung Injury，VILI）以及膈肌功能下降（Ventilatory Induced Diaphragm Dysfunction，VIDD）。合理设置呼吸机参数需要根据不同疾病患者的呼吸力学特征进行设置，以改善人机同步、降低呼吸做功，减少 VILI 和 VIDD 的发生。

一、气流受限患者的通气策略

气流受限患者呼吸衰竭时，其病理生理特点是存在动态肺过度充气。这是由于呼气末气体陷闭在肺泡内，由此产生"内源性 PEEP"（PEEPi）。影响 PEEPi 产生的因素包括呼气气流阻力、呼吸系统顺应性、呼气时间的长短以及呼气开始时肺容量的大小。COPD 和哮喘患者往往已经存在较严重的气流受限，在应用高辅助呼吸频率通气时，由于呼气时间缩短易加重气体陷闭，因此呼气阻力达吸气阻力的数倍。

肺过度充气不但影响膈肌的收缩初速度，还增加吸气做功和呼气做功，是导致呼吸肌疲劳的重要原因。

故对此类患者宜采用较低的呼吸频率，缩短吸气时间以延长呼气时间；采用较小的潮气量，以减轻气体陷闭的程度。消除或减轻气体陷闭，改善吸气触发，可以施加外源性 PEEP。一般认为，施加相当于 80%PEEPi 水平的外源性 PEEP 较为合适，需要避免过高的外源性 PEEP 加重肺过度充气。

二、ALI/ARDS 的通气策略

ARDS 被认为是复杂的肺部病理改变。据报道，死亡率在 30% ～ 70%。与 ARDS 相关的特征性病理生理学发现包括低氧血症、肺血管通透性增加、影像两肺渗出增加、肺重量增加和肺顺应性降低。ARDS 分为两个阶段：早期（前 7 ～ 10 天），以血管通透性、肺水和肺蛋白增加为特征；晚期（10 天后），伴有广泛的肺纤维化。ARDS 肺具不均一性特征，这种不均匀的改变可将肺部分为三个区域，即正常的区域、肺泡塌陷但有可能恢复的区域和肺实变且难以恢复的区域。因病情严重度不同，肺实变范围可达 70% ～ 80%，因此 ARDS 肺的特征是"婴儿肺"或"小肺"。

常规正压通气时，潮气量主要进入肺泡正常的肺区，易造成该部分肺泡的过度膨胀而损伤；是 VALI 的机制之一；同时，局部肺泡在反复开放和塌陷中产生巨大的剪切力，可导致肺泡破裂；反复塌陷与开放交替，对肺泡表面活性物质产生"挤牛奶"样作用，使本已减少的表面活性物质分布更不均匀；对肺泡的机械损伤还可引起炎症反应和加重细菌感染，从而进一步加重损伤。

因此，ARDS 患者机械通气治疗应采用肺保护通气策略，包括小潮气量通气，滴定最佳 PEEP 和俯卧位通气，控制驱动压。其主要目标：①使异位性肺泡均一化，使不张的肺泡重新开放，减少肺内分流；②避免或减轻机械通气相关性肺损伤的发生。

肺保护通气策略采用的具体措施为：

1. 采用小潮气量正压通气，初始可设 6 ～ 8mL/kg（理想公斤体重），根据平台压调整，保持平台压低于 30 ～ 35cmH$_2$O，防治肺泡过度充气；允许存在一定程度的高碳酸血症（PaCO$_2$ 维持在 60 ～ 80mmHg）和呼吸性酸中毒（pH 为 7.25 ～ 7.30），即允许性高碳酸血症。

2. 实施肺复张，评估肺的可复张性并进行 PEEP 滴定，以增加肺均一性并保持呼气末肺泡不塌陷。肺复张策略（Recruitment Strategy），是在一定时间内通过持续增加 PEEP 或逐渐递增 PEEP 等肺复张方法增加肺容积，改善通气不良的肺单位，改善肺泡的均一性。肺复张也可以结合俯卧位通气等方法。此方法的有效性已得到多数学者认可，但安全性尚待进一步观察。患者选择不当以及不合适的肺复张压力，可以增加副反应甚至增加死亡率。肺可复张性的评估非常重要，可以为 PEEP 的滴定提供依据。图 16-1 展示肺保护策略下的通气与常规通气的不同之处。

（葛慧青）

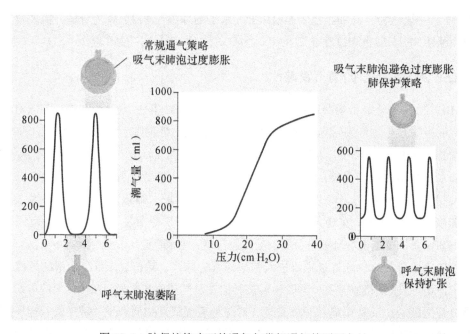

图 16-1　肺保护策略下的通气与常规通气的不同之处

第六节　机械通气的常见并发症

机械通气时可出现一些并发症，通常与人工气道的建立或管理不当、或参数的调节不当、或由于发生机械障碍及护理不当等相关。

一、人工气道相关并发症

（一）气管插管相关的并发症

人工气道是经口、经鼻插入或经气管切开处插入导管所建立的气体通道。临床上常用的人工气道包括口咽管、鼻咽管、气管插管和气管切开。气管插管并发症主要有以下几种。

1. 导管易位

插管过深或固定不佳，均可使导管进入支气管。因右主支气管与气管所成角度较小，插管过深进入右主支气管，可造成左侧肺不张及右侧气胸。

2. 气道损伤

若气囊充气过多、压力太高，压迫气管，气管黏膜缺血坏死，形成溃疡，可造成出血。气管插管应使用低压高容量气囊，气囊压力建议维持在 $25 \sim 30cmH_2O$，以减少气囊对气道的压迫，同时降低微误吸。人工气道导致的气道损伤还易发生于人工气道末端，多由人工气道的位置不合适导致。

3. 人工气道梗阻

人工气道梗阻是人工气道最为严重的临床急症，常威胁患者生命。导致气道梗阻的常见原因包括导管扭曲，气囊疝出而嵌顿导管远端开口，痰栓或异物阻塞管道，管道塌陷，管道远端开口嵌顿于隆突、气管侧壁或支气管。

4. 气道出血

人工气道的患者出现气道出血，特别是大量鲜红色血液从气道涌出时应紧急处理。气道出血的常见原因包括气道抽吸、气道腐蚀等。

（二）气管切开的常见并发症

气管切开是建立人工气道的常用手段之一。气管切开管放置于第二、三气管环之间。气管切开可引起许多并发症，根据并发症出现的时间，可分为早期、后期并发症。气管切开的早期并发症指气管切开24小时内出现的并发症，主要包括以下几种。

1. 出血

出血是最常见的早期并发症。凝血机制障碍的患者，术后出血发生率更高。出血部位可能来自切口、气管壁。气管切开部位过低，如损伤无名动脉，则可引起致命性的大出血。

2. 气胸

气胸是胸腔顶部胸膜受损的表现，胸腔顶部胸膜位置较高者易出现，多见于儿童、肺气肿等慢性阻塞性肺病患者等。

3. 皮下气肿和纵隔气肿

皮下气肿和纵隔气肿是气管切开后较常见的并发症。颈部皮下气肿与气体进入颈部筋膜下疏松结缔组织有关。

气管切开的后期并发症指气管切开 24～48 小时后出现的并发症，发生率高达40%，主要包括以下几种。

1. 切口感染

切口感染是很常见的并发症。由于感染切口的细菌可能是肺部感染的来源，加强局部护理很重要。

2. 气管切开后期出血

气管切开后期出血主要与感染组织腐蚀切口周围血管有关。当切口偏低或无名动脉位置较高时，感染组织腐蚀及管道摩擦易导致无名动脉破裂出血，为致死性的并发症。

3. 气道梗阻

气道梗阻是可能危及生命的严重并发症。气管切开管被黏稠分泌物附着或形成结痂、气囊偏心疝入管道远端等情况下均可发生。

4. 吞咽困难

吞咽困难也是较常见的并发症，与气囊压迫食管或管道对软组织牵拉影响吞咽反射有关。

5. 气管食道瘘

偶见，主要与气囊压迫及低血压引起局部低灌注有关。

6. 气管软化

偶见，见于气管壁长期压迫，气管软骨退行性变、软骨萎缩而失去弹性。

二、正压通气相关的并发症

1. 呼吸机相关肺损伤（Ventilator-Associated Lung Injury，VALI）

呼吸机相关肺损伤是指机械通气对正常肺组织的损伤或使已损伤的肺组织进一步加重。呼吸机相关肺损伤包括气压伤、容积伤、萎陷伤和生物伤。以上不同类型的呼吸机相关肺损伤相互联系、相互影响，不同原因呼吸衰竭患者可产生程度不同的损伤。为了避免和减少呼吸机相关肺损伤的发生，机械通气应避免高潮气量和高平台压，吸气末平台压不超过 30～35cmH$_2$O，以避免气压伤、容积伤，同时设定合适呼气末正压，以预防萎陷伤。

2. 呼吸机相关肺炎（Ventilator-Associated Pneumonia，VAP）

呼吸机相关肺炎是指机械通气 48 小时后发生的院内获得性肺炎。文献报道大约 28%

的机械通气患者发生呼吸机相关肺炎。气管内插管或气管切开导致声门的关闭功能丧失，机械通气患者胃肠内容物反流误吸是发生院内获得性肺炎的主要原因。

3. 氧中毒

氧中毒即长时间吸入高浓度氧导致的肺损伤。FiO_2 越高，肺损伤越重。目前尚无 $FiO_2 \leqslant 50\%$ 引起肺损伤的证据，即 $FiO_2 \leqslant 50\%$ 是安全的。当患者病情严重必须吸高浓度氧时，应避免长时间吸入，尽量不超过 60%。

4. 呼吸机相关的膈肌功能不全

1%～5% 的机械通气患者存在撤机困难。撤机困难的原因很多，其中呼吸机的无力和疲劳是重要的原因之一。呼吸机相关的膈肌功能不全导致撤机困难，延长了机械通气和住院时间。膈肌保护性通气目标使膈肌维持生理状态下的收缩力。对于撤机困难的患者，加强呼吸肌锻炼，以增加肌肉的强度和耐力，有利于提高撤机成功率；同时，加强营养支持可以增强或改善呼吸肌功能。

（葛慧青）

第七节　机械通气的撤离

严格地讲，撤机（weaning）指的是一个逐渐降低呼吸支持的过程。而通常所说的撤机，包括所有使患者从呼吸机上脱离的方法。大多数患者都能顺利地脱离呼吸机，大约 20%～30% 的患者会在初次脱机试验中失败。对于困难撤机的患者而言，用来撤机的时间占整个机械通气时间的 40%，甚至 60%。因此，正确掌握撤机指征，纠正各种影响撤机的因素，选择合适的撤机方法对提高机械通气的成功率具有重要意义。

一、撤机失败的常见原因

影响撤机成功的最常见原因是呼吸肌功能衰竭，其次是氧合功能和患者的精神因素。凡是引起呼吸肌收缩功能与呼吸肌负荷持续失衡的原因，最终都可导致呼吸肌疲劳，而使撤机失败。如肺过度充气时，使膈肌功能障碍，造成呼吸肌力量和耐力下降。营养不良或药物因素也可导致呼吸肌力量和耐力下降。发热、疼痛、紧张等可增加对通气量的需求，而增加呼吸肌负荷，久之可产生呼吸肌疲劳。

由于存在明显氧合障碍的患者多不考虑撤机，故严重的低氧血症不是撤机失败的常见原因，但常伴随出现在撤机失败过程的晚期。精神因素在部分机械通气患者的撤机过程中有着重要的影响，但在此方面的研究较少。

二、预测撤机成功的指标

对临床医务人员而言，提高撤机成功率的关键是选择合适的撤机时机。撤机过晚，可能增加机械通气相关的并发症。过早撤机导致撤机技术失败，则可能增加 VAP 和死亡的风险。

撤机评估的最基本条件是引起呼吸衰竭的原因消除或缓解，患者能维持自主呼吸。全面的临床评估对决定撤机时机必不可少，包括下述的肺生理学指标进行自主呼吸试验（Spontaneous Breathing Trial，SBT）评价，见表 16-3。

表 16-3　预测成功撤机的肺生理学指标及其评价

指标	评价
$PaO_2 \geqslant 60mmHg$，$FiO_2 \leqslant 40\%$	$PaO_2 \leqslant 55mmHg$，$FiO_2 > 40\%$ 时，一般难以撤机
P（A-a）< 350mmHg，$PaO_2/FiO_2 > 200$	阳性预计值 90%，阴性预计值 10%
肺活量 > 10 ~ 15mL/kg	假阳性率 15%，假阴性率 63%
最大吸气负压 < -30cmH$_2$O	常用指标，但实际价值不大
分钟通气量 < 10L/min	阳性预计值 50%，阴性预计值 40%
最大自主通气量 > 2 倍分钟通气量	假阳性率 14%，假阴性率 76%
气道闭合压（P0.1）< 6cmH$_2$O	对 COPD 撤机有指导意义
浅快呼吸指数（f/VT）< 100	阳性预计值 78%，阴性预计值 95%
CROP*	阳性预计值和阴性预计值均为 90%

注：*CROP ＝动态肺顺应性 × 呼吸频率 × 氧分压 / 单位体重，是近年提出的综合性预测指标。

三、各种常用的撤机技术

对于撤机困难的患者，SIMV 和 PSV 是目前最常用的撤机方法。

1. SIMV 撤机时，每次降低辅助呼吸频率 1 ~ 3 次，观察 30 分钟后血气的变化，以判断是否能成功撤机。但此方法容易产生预测的假阳性。而且，即使在辅助呼吸 14 次 / 分情况下，由于按需阀的应答延迟，患者仍有可能存在呼吸负荷过重，而导致呼吸肌疲劳，由此产生预测的假阴性。

2. PSV 撤机时，每次降低 PS 水平 3 ~ 6cmH$_2$O，观察呼吸频率增加的程度，以判断是否能成功撤机。研究发现，一定水平 PS 能克服气管导管和呼吸机环路造成的额外呼吸负荷，若患者在"补偿水平"的 PS 下能耐受自主呼吸，提示患者撤机能成功。"补偿水平"大约为 3 ~ 14 cmH$_2$O，但尚无可靠方法来准确测量不同患者的实际"补偿水平"，因此会影响预测的可靠性。有研究认为，近年来新提出的"导管补偿"能在很大程度上代替

PS 的补偿能力，并提高撤机成功的预测能力。

3. 自主呼吸试验（SBT）方法，通过 T 形管吸氧，一般持续时间 1～3 小时，若患者能耐受，则给予拔管。但对于少数患者，此方法会引起呼吸肌疲劳，而产生预测的假阴性。

4. 困难撤机患者的撤机技术，是每天进行一次 T 形管吸氧的自主呼吸试验，若患者耐受 30～60 分钟自主呼吸，给予拔管；否则，重新给予较高水平的辅助通气。次日上午，再次评估患者，并重复上述步骤。

（葛慧青）

第八节　无创通气技术

无创通气（Non Invasive Ventilation，NIV）是指不经气管插管而增加肺泡通气的一系列方法的总称，常用连接患者与呼吸机的方法有鼻罩、面罩、接口器、鼻囊管、唇封等。广义的无创通气包括体外负压通气、胸壁震荡通气、体外膈肌起搏等。目前我们所说的 NIV 通常是指经鼻罩或面罩进行的正压通气（NIPPV）。

一、无创通气的优点

1. 无需气管插管，可减少镇静剂的用量。
2. 生理性保护机制不受影响，保留了患者讲话和进食的能力。
3. 避免了人工气道带来的局部损伤（如声带损伤）。
4. 保留上气道防御功能，减少下呼吸道感染的机会。

二、无创通气的适应证

无创通气的适应证，如慢阻肺、心源性肺水肿、OSA 都是 IA 类推荐，目前还有以下几种情况疗效比较满意。

1. 阻塞性睡眠呼吸暂停综合征。
2. 用于尚不必施行有创通气的急、慢性呼吸衰竭的治疗，以减少有创通气的应用。
3. 撤离有创通气过程中，可使用有创—无创序贯通气。

20 世纪 90 年代以来，大规模的随机对照临床研究进一步证实了 NIV 的有效性和可依从性，认为 NIV 在各种急性呼吸衰竭的治疗中占有重要位置，正在成为急性呼吸衰竭（特别是 COPD 呼吸衰竭）患者的一线治疗方法。

三、无创通气的主要缺点

1. 要完全替代自主呼吸的效果欠可靠。

2.痰液引流不便。

3.脱离面罩时（如进食）可导致 SpO_2 突然下降。

4.面罩接触部位皮肤受压，严重时可导致破溃或坏死。

5.当压力超过 $25cmH_2O$ 时，可发生"吞气症"。

6.漏气严重时可引起结膜炎。

7.无法获得准确的呼吸力学参数。

四、无创通气的实施条件

无创通气连接的舒适性、密闭性和稳定性，以及患者的耐受性对疗效影响很大。因此，要求患者最好具备以下条件。

1.清醒，能合作。

2.血流动力学稳定。

3.不需要气管插管保护。

4.无影响使用鼻面罩的面部创伤。

5.能耐受鼻面罩。

不同时具备上述五项条件者，宜行有创通气。NIV 还是一种需要较高应用技术的人工通气，在开始应用的 $4 \sim 8$ 小时，需有专门的工作人员负责，才能提高疗效。

五、无创通气改为有创通气的指征

在无创通气过程中，应正确掌握指征和操作，还要正确判断何时终止无创通气改为有创通气，目前尚无预测最终治疗成败的有效指标，可参考以下标准。

1.行无创通气后 2 小时，呼吸困难无缓解，呼吸频率、心率、血气分析指标无改善或恶化。

2.出现呕吐、严重上消化道出血。

3.气道分泌物增多、排痰困难。

4.出现低血压、严重心律失常等循环系统异常表现。

六、无创通气的常见不良反应

如口咽干燥、面罩压迫和鼻梁皮肤损伤、恐惧、胃胀气、误吸、漏气、排痰障碍、睡眠性上气道阻塞等。尽管发生率不高，通常比较轻微，仍应注意观察和及时防治。对患者的教育可以消除恐惧，争取配合，提高依从性。

七、无创通气的发展前景

随着机械通气技术的不断改进和医学模式的转变，家庭无创通气治疗已成为延长慢性呼吸衰竭患者生命和改善生活质量的重要措施之一。

近年来,COPD 患者和阻塞性睡眠呼吸暂停(OSA)综合征患者不能耐受插管 CPAP 时,NIPPV 正成为首选的治疗措施。从减少严重并发症、改善长期预后、降低治疗费用和更加顺从患者的主观意愿等角度出发,家庭无创通气日益受到提倡。实践证明,长期家庭无创治疗能明显改善患者的主观症状,减少呼吸衰竭急性加重的次数,减缓肺心病的发生速度,减少住院率和降低医疗费用。但关于长期家庭无创通气治疗能否改善慢性呼吸衰竭患者的预后尚不明确。

(葛慧青)

第九节　经鼻高流量氧疗

经鼻高流量氧疗(HFNC)是一种新型的氧气支持装置,可替代传统的氧气疗法(COT)。HFNC 包括一个空气 / 氧气混合器,通过主动加热加湿器连接到高流量鼻塞。它允许调节吸入氧气(FiO_2)的分数,而不受流速和气体混合物的影响。HFNC 具有多种生理益处,许多研究表明,在各种临床环境中,HFNC 的舒适度和效果都有所改善。事实上,HFNC 已被证明在低氧性急性呼吸衰竭(ARF)、主要术后护理、免疫功能低下患者、氧合前或支气管镜检查期间可能有用且有效。

一、HFNC 的适应证和禁忌证

HFNC 的适应证:

1. 轻至中度 I 型呼吸衰竭;

2. 高碳酸血症性呼吸衰竭;

3. 插管预氧合;

4. 拔管后序贯支持;

5. 阻塞性睡眠障碍;

6. 急性心功能衰竭。

HFNC 的相对禁忌证:

1. $60mmHg \leqslant PaO_2/FiO_2 < 100mmHg$;

2. 通气功能障碍(pH < 7.30);

3. 矛盾呼吸;

4. 气道保护能力差,有误吸高风险;

5. 血流动力学不稳定,需要用血管活性药物;

6. 面部或上呼吸道手术不能佩戴 HFNC 鼻塞或鼻腔严重阻塞;

7. HFNC 不耐受。

HFNC 的绝对禁忌证：

1. 心跳呼吸骤停，需紧急气管插管行有创机械通气；

2. 自主呼吸微弱、昏迷；

3. $PaO_2/FiO_2 < 60mmHg$；

4. 严重的通气功能障碍（pH < 7.25）。

二、HFNC 的生理学效应

1. 来自空气 / 氧气混合器的气体可达 60 L/min 的总流量。

2. 冲洗解剖死腔中的二氧化碳。

3. PEEP 效应：克服呼气流量的阻力，并产生鼻咽腔正压力，增加肺容积或补充塌陷的肺泡。

4. FiO_2 保持相对恒定：患者的吸气流量和输出流量之间的差异小。

5. 气体一般加热到 37℃并完全湿润，黏液纤毛功能保持良好。

三、HFNC 失败预测指标

使用 HFNC 后如出现以下临床表现或情况，应优先考虑气管插管。

1. 难治性低氧血症，且患者拒绝使用无创通气；

2. 呼吸微弱甚至呼吸骤停；

3. 血流动力学不稳定；

4. 神志状况恶化；

5. 呼吸衰竭未改善或继续恶化，至少含有以下两条，包括呼吸频率 > 40 次 / 分、鼻翼煽动、辅助呼吸肌做功；

6. 气道分泌物大量增加，明显的酸中毒（pH<7.35）。

四、脱离 HFNC 的指征

使用 HFNC 期间应监测患者生命体征，尤其是呼吸频率、每分钟通气量和 SpO_2。当患者原发病控制或呼吸状态改善，呼吸频率 ≤ 25 次 /min 且 SpO_2 ≥ 92%（或血气分析 P/F ≥ 300）并维持稳定 4 ～ 6 小时，可逐渐降低 HFNC 参数直至撤离。

降低 HFNC 参数的方法：交替降低 FiO_2 及气体流量气体流量每次降低 5 ～ 10L/min，FiO_2 每次降低 5% ～ 10%，每调整一次参数后需观察 4 ～ 6 小时后才可再次调整。当气体流量 ≤ 30 L/min 且 FiO_2 ≤ 0.4 时，可考虑撤离 HFNC。

（葛慧青）

参考文献：

[1] Alka Kaushal 1, Conor G McDonnell, Mark W Davies. Partial liquid ventilation for the prevention of mortality and morbidity in paediatric acute lung injury and acute respiratory distress syndrome[J]. Cochrane Database Syst Rev, 2013(2): 28.

[2] Besnier E, Hobeika S, S NS, Lambiotte F, Du Cheyron D, Sauneuf B, et al. High-flow nasal cannula therapy: clinical practice in intensive care units[J]. Annals of Intensive Care, 2019, 9(1):98.

[3] Brochard L, Slutsky A, Pesenti A. Mechanical Ventilation to Minimize Progression of Lung Injury in Acute Respiratory Failure[J]. American Journal of Respiratory and Critical Care Medicine, 2017, 195(4):438-442.

[4] Cairo J M. Pilbeam's Mechanical ventilation physiological and clinical applications[M]. Seventh edition, Elsevier, 2020.

[5] Chiara Sartini, Moreno Tresoldi, Paolo Scarpellini, et al. Respiratory Parameters in Patients With COVID-19 After Using Noninvasive Ventilation in the Prone Position Outside the Intensive Care Unit[J]. JAMA, 2020, 323(22): 2338-2340.

[6] Connor Eichenwald, Kevin Dysart, Huayan Zhang, et al. Neonatal Partial Liquid Ventilation for the Treatment and Prevention of Bronchopulmonary Dysplasia[J]. Neokeviews, 2020; 21(4): e238-e248.

[7] Frat J P, Thille A W, Mercat A, et al. High-flow oxygen through nasal cannula in acute hypoxemic respiratory failure[J]. The New England Journal of Medicine, 2015, 372(23):2185-2196.

[8] Guérin C, Albert R K, Beitler J, et al. Prone position in ARDS patients: why, when, how and for whom[J]. Intensive Care Med, 2020, 46(12): 2385-2396.

[9] Writing Group for the Alveolar Recruitment for Acute Respiratory Distress Syndrome Trial (ART) Investigators. Effect of Lung Recruitment and Titrated Positive End-Expiratory Pressure (PEEP) vs Low PEEP on Mortality in Patients With Acute Respiratory Distress Syndrome: A Randomized Clinical Trial[J]. JAMA, 2017, 318(14): 1335-1345.

[10] Zhu Y, Yin H, Zhang R, et al. High-flow nasal cannula oxygen therapy versus conventional oxygen therapy in patients after planned extubation: a systematic review and meta-analysis[J]. Critical Care (London, England), 2019, 23(1):180.

第十七章　氧气疗法

氧气疗法，简称氧疗，是指吸入高浓度氧气来预防和治疗由各种原因引起的低氧血症。氧气疗法是急危重症救治中常见的治疗方法。在急危重症救治过程中，如心肺复苏（CPR）、急性冠脉综合征、脑卒中和慢性阻塞性肺疾病（chronic obstructive pulmonary disease，COPD）的恶化，通常会给予氧气治疗。大多数医生认为这种干预有可能挽救生命，许多指南也支持常规使用高浓度氧气治疗。随着科学技术和医疗技术的不断革新，氧气疗法也在不断发展，但其存在的潜在危害也逐渐被发现。

氧气疗法犹如一把双刃剑，既可在急危重症的救治过程中发挥积极作用，如治疗指征掌握不当，也可影响患者预后和康复。

一、氧气疗法的适应证

氧气疗法在临床上被广泛应用于存在组织缺氧和低氧血症的患者及急危重患者。氧疗适应证虽然未被准确、严格界定，但在大多数情况下，短期内给予呼吸衰竭患者氧气治疗不会造成伤害。在心肺脑复苏的过程中，给予高浓度、高流量的氧气治疗更是十分关键。高质量的心肺脑复苏需要充足的氧气支持来保障器官的氧耗。如氧供无法满足器官的氧耗，即使幸存，也会遗留严重的中枢神经系统后遗症。高质量的心肺脑复苏，与患者的预后存在显著的相关性。

临床上常见的适应证有以下几方面：

（1）各种原因引起的呼吸窘迫及低氧血症、Ⅰ型/Ⅱ型呼吸衰竭；

（2）心血管疾病、高热、创伤等导致氧耗增加；

（3）各种原因导致的休克；

（4）血氧运输机能障碍等导致氧供减少，如严重贫血、血红蛋白异常；

（5）严重酸碱中毒、水电解质紊乱；

（6）药物和其他毒物中毒，如吗啡、一氧化碳、氰化物中毒等，但百草枯中毒仅推荐于发生低氧血症后给予。

二、氧气疗法的方法

氧气疗法有多种方法，其供给设备种类繁多，一般将氧疗设备分为高流量和低流量氧气输送系统。氧疗设备的选择应建立在防治低氧血症和预防高氧血症的基础上，并综合考虑潜在疾病、需氧量、耐受性、年龄及所处环境等。

1. 单侧和双侧鼻导管或鼻塞吸氧

低流量氧疗系统，适用于低浓度吸氧，是最常用方法。现在普遍使用双侧鼻导管或鼻塞给氧，优点是安全简单，不影响口腔护理及进食；不足之处是吸氧浓度不恒定。吸入氧浓度与吸入氧流量存在一定关系：吸入氧浓度（%）=21%+4%×吸入氧流量，但吸入氧浓度一般低于60%。氧流量一般定为 2～5L/min 时，对应吸入氧浓度为29%～41%。

2. 面罩法吸氧

面罩分为简单面罩、半开放式活瓣简易呼吸器面罩和文丘里射流式面罩。简单面罩是低流量氧疗系统，可提供氧 6～10L/min 的氧流量和40%～60%的氧浓度，适用于中等浓度的氧气治疗。但因其有重复呼吸存在，不适用于有 CO_2 潴留的患者，同时面罩限制患者进食。半开放式活瓣简易呼吸器面罩和文丘里射流式面罩是高流量氧疗系统，其中半开放式活瓣简易呼吸器面罩可使吸入气体和呼出气体完全分开，从而获得更高的吸氧浓度。文丘里射流式面罩是一种特殊设计的供氧面罩，利用氧射流产生的负压，吸入空气以稀释氧气，从而调节氧浓度，将呼出的气体全部冲出，无 CO_2 潴留，因而吸氧浓度恒定，适用于慢性呼吸衰竭患者。

3. 漏斗给氧法和氧帐法

漏斗给氧法是高流量氧疗系统，适用于小儿、昏迷或行气管切开术的患者，将漏斗倒置于患者口鼻上方，适当固定，其优点是对患者无任何刺激，但吸氧浓度低且无法确切估计氧吸入量。患者变换体位时，漏斗位置要适当调整。氧帐法因吸入氧浓度不稳定，方法烦琐，目前较少用。

4. 经鼻高流量氧疗法

高流量氧疗系统，通过无密封的鼻塞导管直接将一定氧浓度的空气和纯氧混合的高流量气体供给患者的一种氧气治疗方式。此外，经鼻高流量氧疗系统还可提供相对一定温度和湿度的气体，可有效保护黏膜纤毛转运系统。经鼻高流量氧疗法具有以下主要优势：①产生 PEEP 效应，②减少鼻咽部解剖死腔，③增加呼气末肺容积，④改善舒适度。经鼻高流量氧疗较普通氧疗具有高效、舒适、安全等特点，现已在临床中广泛应用。

5. 机械呼吸氧疗法

简易呼吸器、麻醉机或呼吸机进行，适用于心肺骤停的复苏、肺水肿、昏迷、病情危重、自主呼吸微弱的患者。常用模式有：COPD 患者可给予间歇式正压给氧；ARDS 患者可给予呼气末正压给氧。

6. 高频通气给氧法

高频通气是一种高频率、低潮气量、开放式的新型通气方式，包括高频正压通气、高频喷射通气和高频振荡通气。国内多采用高频喷射通气，对通气与血流灌注比值失调及弥散障碍的呼吸衰竭疗效显著，以驱动压力 49～147kPa、频率为 60～90 次/min 为宜。

7.高压氧治疗

采用高压氧舱，在氧浓度为 20% ～ 100%、压力为 2 ～ 3atm 的氧舱内吸氧治疗。舱室压力通常保持在 2.5 ～ 3.0atm，治疗持续时间为 45 ～ 300min 不等，具体时间依据治疗指征。急性病治疗可能只需 1 ～ 2 次治疗，而慢性病治疗可能需要 30 次以上疗程。

（1）适应证：

①急救适应证：氰化物或一氧化碳中毒、心肺脑复苏后呼吸循环功能恢复后但中枢性昏迷无明显改善者、气性坏疽、空气栓塞及减压病、急性末梢血循障碍、休克、心肌梗死、脑栓塞、低氧性肺功能障碍、脑梗阻、视网膜动脉栓塞、突发性耳聋和急性脊髓损害等。

②非急性适应证：恶性肿瘤（结合放射与化疗）、有末梢循环障碍的顽固性溃疡、皮肤移植、脑血管障碍、头部外伤、颅脑术后运动障碍、CO 中毒后遗症、脊髓神经疾病、骨髓炎和放射性组织坏死等。

（2）禁忌证：

①绝对禁忌证：未经处理的恶性肿瘤和气胸。

②相对禁忌证：阻塞性肺病、肺部损伤出血或感染、肺气肿、肺大泡自发性气胸、急性上呼吸道或鼻窦感染、幽闭恐惧症、颅内出血、高血压等。然而当患者有严重神经损伤或其他危及生命的情况下，不能因阻塞性肺病等相对禁忌证而延误治疗。怀孕曾被认为是高压氧治疗的禁忌证，但现在被认为是 CO 中毒患者寻求高压氧治疗的适应证。

（3）高压氧治疗的主要副作用：中耳气压伤是最常见的副作用，鼻窦气压伤是第二大并发症，常见于上呼吸道感染或过敏性鼻炎患者。如应用不当可引起氧中毒，肺氧中毒表现为胸闷、咳嗽及可逆性肺功能下降；晶状体氧中毒可表现为可逆性近视；中枢神经系统氧中毒可引起癫痫复发，但比较罕见。

三、氧气疗法的启动和终止时间

何时启用氧疗通常以血氧饱和度（SpO_2）为依据，不同疾病 SpO_2 的阈值范围不同，指南中划定的 SpO_2 阈值范围为：$SpO_2 < 90\% ～ 95\%$。当脑卒中患者 $SpO_2 < 95\%$ 时，启动氧气治疗；而对于急性心肌梗死的患者，无论患者 SpO_2 是多少，如果出现喘气费力，应及时启用氧治。呼吸衰竭患者合并高碳酸血症时，给予最低氧气量治疗并控制 SpO_2 于 88% ～ 92%。

氧疗持续时间依病情而定。一般原发病好转，全身情况良好，目标是 $SpO_2 \geqslant 96\%$，并达到以下指征才可停止氧疗：

1.发绀基本消失。

2.神志清醒，精神状态好。

3.血气分析满意，PaO_2 上升到 8.0 ～ 9.13kPa（60 ～ 70mmHg）以上，并保持稳定。

4.无明显呼吸困难的症状。

5. 循环稳定。

对急性疾病引起的低氧血症，待病情好转后，缺氧已得到纠正，即可终止给氧。对慢性疾病引起的低氧血症，如停止吸氧后呼吸室内空气 30 分钟其 SaO_2 仍在 85% 以上，$PaO_2 > 8kPa$（60mmHg）、$PaCO_2 < 6.67kPa$（50mmHg），意识清楚，呼吸平稳，也可终止吸氧。在完全停止氧疗前，应该间歇吸氧数日。使用呼吸机的患者停止呼吸机辅助呼吸应有脱机训练过程，直到停止呼吸机辅助呼吸，患者在呼吸空气的情况下，呼吸及病情均平稳，方可考虑拔管。

四、氧气疗法中的监测

患者给予氧气疗法后，要进行持续的观察，主要包括以下方面：

1. 观察氧疗后患者的意识、面色、咳嗽及排痰能力、发绀程度、呼吸幅度和节律；检查瞳孔、呼吸音。

2. 对心率、心律、血压、PaO_2 进行监护；反复检测血气分析和电解质；根据 PaO_2 调整吸氧的浓度和方式。

3. 用氧监护仪监测吸入氧浓度。

五、氧气疗法的注意事项

1. 根据患者的不同病情，选择不同的氧疗方式

如 COPD 患者，应给予持续低流量给氧，其氧浓度控制在24% ～ 28%，流量为 1 ～ 2L/min，每天吸氧时间为 1 ～ 5 小时，疗程为 1 ～ 2 周；必要时，可给予间歇式正压给氧。ARDS 患者可给予呼气末正压给氧。

2. 注意呼吸道湿化

气管插管及气管切开时，呼吸道湿化功能丧失，需借助物理方法使吸入气体保持有效湿化。常用的湿化方法有：①气泡湿化：常用于鼻导管氧疗；②喷雾湿化；③加温湿化；④超声湿化；⑤直接滴水：直接从气管切开处少量间断滴水，24 小时滴入量成人为 250ml 以上。

3. 预防交叉感染

所有供氧装置、给氧装置，包括鼻导管、鼻塞、面罩、湿化器等氧疗用品，均应定期消毒，一般专人使用。更换给别的患者应用时，更要严格消毒。

4. 重视基础疾病治疗和全面综合治疗

氧疗只是纠正低氧血症和组织缺氧。只有导致缺氧的基础疾病改善后，低氧血症和组织缺氧才能在根本上得以改善。所以必须针对病因进行治疗，同时采取各种综合性治疗措施。

六、氧气疗法的不良作用

氧疗的不良作用主要是氧中毒。

（一）氧中毒的机制

高浓度氧疗引起的肺损伤，不仅与肺泡氧分压上升有关，也与血氧分压PaO_2过高有关。氧的毒性作用机理：

自由基学说

该学说认为。引起氧对细胞毒性的，不是氧气，而是其还原过程中产生的超氧阴离子自由基、过氧化氢、羧自由基等氧自由基，引起了生物体不良氧化反应，包括细胞膜脂质的过氧化反应，蛋白质巯基的氧化相交联，以及 DNA 和 RNA 交联反应等，从而损伤生物膜、细胞内的酶和线粒体，影响氧化磷酸化的过程，导致三羧酸循环障碍，使细胞呼吸功能丧失。肺部氧中毒的早期病变为毛细血管通透性增加，肺泡壁间质水肿，随后出现毛细血管内皮细胞的破坏和肺泡上皮细胞变性，并逐步发展为 ARDS。

病理形态方面，吸纯氧 24～48 小时后出现渗出性变化，即肺毛细血管内皮形成空泡、变薄，通透性增加，可见间质水肿和中性粒细胞浸润，使呼吸膜增厚。稍后阶段 I 型肺泡上皮脱落。72 小时后渗出被吸收，出现增生性改变，即 II 型肺泡上皮增生，发生细胞内变性和损伤，呼吸膜进一步增厚。一旦增生性病变出现，则不能完全恢复，肺部最后纤维化，留下永久性肺功能障碍。

去氮性肺不张

吸入氧浓度大于 50% 可引起去氮性肺不张，从而出现解剖样分流。机体正常情况下，需要氮气维持肺泡膨胀。当提高吸氧浓度时，通气不良的肺泡存在低氧性肺血管痉挛；当肺泡氧分压升高，其周围痉挛的毛细血管明显扩张，血流增加。肺泡内氮气被置换出，氮气的张力显著减低，此时肺泡内主要是氧气；氧气被迅速吸收，肺泡发生塌陷，从而形成肺不张，导致解剖分流增加。

（二）氧中毒的表现

1. 高氧性肺损害

吸入高分压氧以后发生胸骨后不适或烧灼感、咳嗽、呼吸困难等症状。肺功能检查：肺活量降低，肺顺应性减小。X 线检查：肺纹理增加，类似支气管肺炎样改变。

2. 给氧性呼吸抑制

慢性呼吸衰竭时，因呼吸中枢对 CO_2 反应阈值升高，需靠外周化学感受器对低氧血症的刺激反射性地兴奋呼吸中枢。用氧疗迅速纠正低氧血症后，易引起呼吸抑制和进行性 $PaCO_2$ 升高。对于这种患者要进行辅助呼吸，以保证通气量。

3. 肺不张

呼吸不完全阻塞患者，因通气不良，肺泡内氧气被吸收后靠氮气保持肺泡不萎缩，氧疗后这些肺泡内的氮气为氧所置换，氧又迅速吸收进入血循环，容易致这些肺泡萎缩不张。

4. 氧中毒性眼病变

新生儿，尤其是未成熟儿，吸入 60% 以上的高浓度氧时，有可能引起视网膜血管收缩缺血及眼球晶体后纤维组织增生，进而导致失明。

（三）氧中毒的治疗

氧中毒的治疗尚无有效的治疗方法，以对症支持治疗和预防为主。

1. 氧中毒的程度取决于吸入氧浓度的高低和吸氧时间的长短。麻醉状态下，吸纯氧时间应少于 24 小时。氧疗时，吸入氧浓度应控制在 60% 以下，新生儿应控制在 40% 以下。

2. 选择适当的给氧方式，正确控制给氧浓度和时间。一般从低浓度（ 25% ~ 30% ）开始，根据需要逐步增加，维持所要求的 PaO_2，必要时高浓度氧和低浓度氧交替应用。

3. 一些药物能减轻氧中毒的发生，如镇静剂、麻醉剂、维生素 E、还原型谷胱甘肽、维生素 C 等。

4. 新生儿可以通过监测视网膜血管直径变化来指导吸氧，若血管收缩明显，应及时降低吸入氧浓度。

注意：在心肺复苏过程中，一般不考虑氧中毒的问题。但复苏成功后，在重症监护室的后续治疗中，应警惕氧中毒的防治。

（李冬冬、陆远强）

参考文献：

[1] Arslan A. Hyperbaric oxygen therapy in carbon monoxide poisoning in pregnancy: Maternal and fetal outcome [J]. The American Journal of Emergency Medicine, 2021, 43: 41-45.

[2] Cornet A D, Kooter A J, Peters M J L, et al. Supplemental Oxygen Therapy in Medical Emergencies: More Harm Than Benefit? [J]. Archives of Internal Medicine, 2012, 172(3): 289-290.

[3] Siemieniuk R A C, Chu D K, Kim L H, et al. Oxygen therapy for acutely ill medical patients: a clinical practice guideline [J]. BMJ, 2018, 363: k4169.

第十八章　心肺复苏的组织管理

复苏术是一组抢救人员有组织、有效率、共同努力和协作完成的抢救技术。

复苏的主要目标是：

1. 重建患者自主、有效的循环和呼吸活动；

2. 维持患者在复苏期间生命脏器功能。

本章把有关复苏的知识和技术进行归纳和组织，在此基础上，制订出切实可行、行之有效的具体复苏计划。

一、心搏骤停处理原则

1. 心搏骤停的判断：

（1）如为心搏骤停，立即开始心肺复苏；

（2）采用各种方法和途径寻求帮助。

2. 抢救（组）人员、配备抢救设备和药品的抢救车、除颤仪和心电监护仪及时到位：

（1）将患者安置在硬板（床）上；

（2）进行胸外心脏按压；

（3）经口途径建立通畅的气道；

（4）利用面罩或简易呼吸器给予100%氧气吸入。

3. 抢救小组负责人职责：

（1）对患者作出评估；

（2）指导和监督抢救组成员的抢救工作；

（3）解决抢救中出现的各种问题；

（4）询问与本次心搏骤停有关的病史及其他有关资料。

4. 及时识别心律失常：

（1）监测和记录肢体导联心电图，且不能干扰或中断心肺复苏操作；

（2）做好除颤准备工作。

5. 有适应证时，应及时进行除颤，并正确掌握除颤电能量。

6. 建立静脉通道：

（1）外周静脉：前臂静脉；

（2）中心静脉：颈内静脉、锁骨下静脉或股静脉。

7. 药物应用：

（1）正确选择复苏药物，注意药物剂量；

（2）采用静脉途径，一次注射或持续静脉滴注。

8. 气管插管：

（1）准备吸引器；

（2）气管插管，注意中断心肺复苏时间不得超过 30 秒；

（3）检查气管插管的位置是否合适（听双侧呼吸音）；

（4）机械通气，加压给氧。

9. 在整个复苏过程中不断观察和评估患者对治疗的反应：

（1）按压时，是否扣及大动脉搏动？

（2）机械呼吸是否有效？

（3）是否有自主心律？

（4）自主心搏恢复后是否有自主呼吸？

（5）心搏恢复后测血压；

（6）如对各种抢救措施毫无反应，须作出何时中止复苏的决定。

10. 准确做好复苏过程现场记录。

11. 采集动脉或静脉血标本，进行包括血气分析在内的必要检测，根据检测结果及时调整治疗方案。

12. 维持抢救场所秩序，遣散与抢救无关的人员。

上述 12 条并不代表心肺复苏过程的真正步骤，在实际抢救过程中，许多措施往往是同时进行的。

二、抢救小组

不论复苏在医院内或医院外进行，一个有效率的抢救小组都应由一位组长和几位各司其职的成员组成；组长指导复苏的进行并协调其他成员的活动，每位成员必须完成组长分配或指定的工作。

1. 抢救小组组长的具体职责：

（1）监督和指导抢救小组每个成员的工作；

（2）不断对患者进行观察和评估患者对治疗的反应；

（3）解决复苏过程中出现的各种问题。

心肺复苏的指导者和指挥者必须具备在急诊条件和各种环境下处理问题的能力和业务水平，并且要观察细致、处理果断。如果有高年资医师在场，他（她）应该承担起领导的责任。在医院外进行复苏时，有时组长是护理人员而不是医生，在这种特定的条件下，他（她）有权（职责）指挥整个复苏术。在必要时和有可能时，非医生抢救小组组长必须从基层医疗站的医生那里寻求指导和帮助。

抢救小组组长与其他成员的区别在于，只有他（她）一个人在现场指挥和具体指导复苏过程。这并不排斥其他成员提出意见或建议，有时这些建议对复苏成功极有价值，但复苏过程中的所有决定均应由组长作出。

抢救小组组长必须眼观全局、掌握全程，不要局限于或陷入一些孤立、无关紧要的问题中去。已公认的心肺复苏规则为抢救人员提供了一整套方法，不要在具体的患者身上机械地套用，领导者的任务是将普遍的原则和规则根据具体情况灵活运用。

抢救小组组长的监督作用包括：保证心肺复苏和进一步生命抢救的正确、顺利进行；决定何时开始、何时中止复苏；仔细检查有无自主心搏恢复；必须仔细和持续观察人工呼吸是否有效、胸外心脏按压手法是否正确；一旦发现复苏手法不正确，应及时纠正或更换操作人员；必须保证由于各种原因需要中断复苏操作时，其时间不得超过30秒（观察有无自主呼吸或心搏5秒左右即足够）；必须随时注意气道是否通畅并及时排除故障；同时必须保证复苏人员本身的安全，尤其在除颤过程中的安全。

组长必须对患者进行持续、全面的评价，询问病史、体格检查、了解心脏节律，掌握复苏过程中的病情变化；必须与患者家属或有关人员保持密切联系，尽早如实地告知患者的病情、预后，及将要采取的诊断或治疗措施。当患者对各种抢救措施毫无反应时，如组长是医生，他（她）有权决定何时中止复苏。

组长须及时解决各种问题，包括识别仪器或设备故障，寻找原因并加以排除或纠正错误的使用方法；当治疗效果不满意时，应判断是基础疾病本身所致，还是各种治疗措施本身未能正确执行所致，并予以纠正；寻找导致异常检测结果的各种原因，并进行相应处理，等等。

2. 抢救小组的其他成员

抢救小组其他成员的工作由组长分配；每位成员的具体任务和作用，根据抢救小组成员的多少、本人的业务技术水平和工作能力以及患者的需要而有所不同。一般来说，抢救小组成员应完成的任务和所起的作用包括：

（1）气道管理：人工呼吸、给氧、气管插管、吸出气道分泌物；

（2）胸外心脏按压；

（3）准备并使用心电监护仪和除颤仪；

（4）建立静脉途径，并按医嘱静脉给药；

（5）连接好心电图机，记录心前或肢体导联心电图；

（6）观察和评估患者病情变化；

（7）心律分析；

（8）在医院外条件下，及时与附近基层医疗站的医生取得联系，包括发送心电图图像，以寻求帮助。

抢救小组成员的其他辅助工作还包括：

（1）从急救车（箱）内取出并分送药品或其他抢救用品至所需之处；

（2）协助操作：如气道管理、监护、建立静脉通道；

（3）做好复苏记录，按时间顺序记录抢救过程；注意给药时间；提醒组长何时重复用药，向组长报告血液的检测结果等；

（4）联络工作：包括获取有关病史和复苏情况，通知家属或有关人员，通知上级（更高一级）医生等；

（5）维持医疗抢救场所的秩序。

抢救小组各成员之间应保持密切联系，相互之间都知道别人在干什么，自己应干什么，只有通过全体成员共同努力、相互协调，才能获得最大的复苏成功机会。

在医院内发生心跳骤停进行心肺复苏时，一个普通的求救电话（或其他特定信号）往往会有许多高年资、有经验的医生赶到帮助；在院外有时情况正相反，往往只有1个或2个人可以帮忙。一般来说，一个医疗抢救小组有3～5位成员最为适宜。

3.影响复苏成败的因素，按其重要性依次如下：

（1）对室颤或导致大动脉搏动消失的室性心动过速，尽快除颤。

（2）建立在可靠的气道通畅（最好气管插管）基础上，持续和有效的心肺复苏操作，并提供100%浓度的氧吸入。

（3）足够的剂量、反复静脉应用肾上腺素以维持冠状动脉和大脑血流灌注，当同时有几位训练有素的医生在场时，很多复苏步骤应当同时进行。

（4）在判断患者病情时，第一步是确定心搏骤停是否确实已经发生。当抢救小组到达现场时，如心肺复苏已经开始，则抢救小组组长应暂时中断复苏，以确定大动脉搏动是否消失。如大动脉搏动消失，复苏应重新开始，并对人工呼吸和胸外心脏按压的效果进行评价。抢救小组组长应严格观察人工呼吸时胸廓扩张和回缩的程度以及双侧呼吸音是否存在和对称，胸外心脏按压时能否产生良好的大动脉搏动。

（5）除颤—监护仪应处于良好的工作准备状态，患者的心律必须及时加以鉴别。如心律失常为心室颤动或室性心动过速伴脉搏消失，应立即进行电除颤；如果除颤—监护仪就在手头，可首先除颤后再进行心肺复苏的其他步骤；特别应注意除颤时医务人员的自身安全。

（6）医疗抢救小组组长应全力寻找和确定导致心搏骤停的病因。这些可能的病因包括电解质，尤其钾和钙代谢紊乱、酸中毒、低氧血症、张力性气胸、心脏压塞、低血容量等。如已找到确切病因，立即进行病因治疗。在心电—机械分离的情况下，寻找病因并进行病因治疗尤为重要，否则患者几乎没有存活机会。

（7）组长必须指定谁来进行气管插管，并要求其操作时间不得过长；完成插管后应检查气道是否通畅，双侧呼吸音是否对称；选择建立静脉通路和中心静脉压测定的部位。

（8）组长应时刻保持警惕，随时发现问题并予以解决。如人工呼吸的效果如何；气管插管是否滑入右侧主支气管或向外滑脱；是否有气胸的可能；胸外心脏按压的质量和效果随着时间的延长和疲劳,可能越来越差。

(9)如复苏在医院内进行,可进行动脉血气分析测定。由于在复苏过程中,静脉很快扩张而动脉充盈不足,故采集血标本时极易把静脉血当作动脉血,应加以注意。一旦确定为动脉血,则送检化验动脉血氧分压和二氧化碳分压;如果动脉血氧分压低于100mmHg,则必须保证100%浓度的氧气供给,如果二氧化碳分压大于40mmHg,则必须检查气道是否通畅,双侧呼吸音是否对称;如双侧呼吸音明显不对称,应重新插管;如重新插管后仍不能使双侧呼吸音对称,应警惕气胸的存在;如证实有气胸,应及时穿刺抽气或放置胸腔管闭式引流;如二氧化碳分压增高而双侧呼吸音正常,则应加大潮气量和呼吸机频率,动脉血 pH 不能真正反映静脉血和组织的 pH,但可作为参考,如 pH 明显降低,首先应增加通气以降低动脉血二氧化碳分压,这将纠正动脉、静脉和组织的酸中毒;一般不主张应用碳酸氢钠,除非合并高钾血症和(或)早已存在的酸中毒。

三、有关心肺复苏的组织形式和注意事项

在医院内条件下进行心肺复苏的基本组织形式和要素包括:①加强管理以保证协调;②通信联络;③仪器设备;④复苏记录;⑤人员培训;⑥成员构成。

院前心肺复苏还包括下述各项:①广泛进行群众性的心肺复苏培训;②确定统一的急诊求救信号(电话号码等);③建立有效率的"快速反应(调遣)"中心;④急救医疗队至少有一人训练有素,能完成心肺复苏操作及除颤;⑤高级生命支持医疗队能进行进一步生命支持的各种操作,并将患者安全运送至医院。

(一)组织、管理和协调

1. 在医院内,应成立心肺复苏或复苏委员会,其组成为本院医务人员,根据其训练水平、兴趣和能力,作为心肺复苏所需的学科代表,这些学科包括:急诊科、麻醉科、心血管科、重症监护室、外科、护士、护理员、呼吸治疗科。在情况需要和有条件时,应有儿科和妇产科医务人员参加委员会。所有委员会成员都必须接受心肺复苏和高级生命支持两方面的培训,并经考核取得复苏合格证书。

2. 在进行院外心肺复苏的情况下,通常不具备上述条件;但无论如何,必须委派合格的医务人员来指导或指挥心肺复苏。

3. 复苏委员会或复苏领导者的职责和功能归纳如下:

(1)根据公认的复苏指导方针,加以具体化,制订切实可行的复苏计划,经过讨论批准,书写成文。

(2)建立一套鉴别哪些患者不适用于复苏(不属于复苏对象)的程序,这在医院内条件下尤其需要。

(3)考核参加复苏的有关人员的能力和资格。

(4)制定一个规定,在必要和情况允许时,允许非医生进行某些复苏操作,如气管插

管、电除颤以及静脉途径给药等；对于这些非医生的活动范围和限制，应加以详细解释和说明。

（5）制订、修改、补充、评估基础生命支持和高级生命支持的培训计划，并确保持续性、高质量的培训计划实施。

（6）建立和确保通信联络系统的通畅，使复苏能快速开始并有效进行。

（7）明确分工，指派专人首先对复苏信号做出反应并付诸行动；指派专人负责仪器、设备的运送和供应。

（8）确保各种必要的仪器设备标准化，并明确其放置地点、维修和更新。

（9）认真设计好并不断完善复苏记录。

（10）对各项计划经常性监督其执行情况，讨论并解决执行中出现的问题，对复苏病例进行定期讨论，吸取经验和教训，以确保复苏的高质量。

（二）通信联络

一旦发生心搏骤停，基础生命支持和高级生命支持的各种措施开始实施得越早，恢复自主呼吸和循环功能并得以存活的机会就会越大。因此，无论在医院内部，还是医院外部，在遇到急诊，尤其需要进行心肺复苏的情况下，必须确保通信联络畅通无阻，以便抢救人员、仪器设备能在最短的时间内赶赴现场。

（三）仪器设备

包括药品和复苏记录在内的所有复苏装备通常都应放在急救车（箱）内，其放置位置和方法必须固定，从实际出发，便于运送到位。如果除颤—监护仪是与其他设备分开放置的，就必须派人专门负责转送至抢救现场，以防遗忘。为了使药品在急需时能及时供给，所有药品应集中放置在贴有标签的药盘或箱内，必须经常检查，一旦标签破损或密封包装损坏则随时更换药品，及时补充，保证一定数量。对于野外（医院外）条件，复苏装置则要求轻便、耐用而不易损坏，且要易于安装和固定。但无论院内、院外，对于复苏装备的总要求和原则是相同的。

（四）复苏记录

详细、准确、实时的复苏记录是复苏术的重要组成部分。根据记录，可了解患者对各种抢救措施的反应，从而进一步指导治疗，并预测患者预后。复苏记录是一份宝贵的文献资料，足以证明复苏的质量和平时训练的水平，也可用于讨论学习、总结经验、吸取教训，以便不断提高复苏质量。标准的复苏记录应包括：

1. 患者姓名、性别、年龄、住院号、职业、地址等相关个人资料。

2. 是呼吸骤停还是心脏—呼吸骤停。

3. 心搏骤停发生时间、心肺复苏开始时间、高级生命支持措施开始时间（借此了解心肺复苏开始前心搏骤停的持续时间、基础生命支持和高级生命支持时间、总的复苏时间）。

4. 用药种类、剂量、方法和途径。

5. 整个复苏过程中连续的心电图记录、心脏节律。

6. 电除颤／复律：方法、能量和次数。

7. 自主脉搏情况。

8. 特殊操作和手术。

9. 生命体征及其对各种治疗措施的反应。

10. 复苏结束后患者的状态和安置，即复苏最后结局。

院前心搏骤停处理的检查和评估需在医疗组主任监督下进行，其内容包括以下各项：

1. 与医院内标准和内容都相同的院前急救记录保存系统，院前抢救记录将成为院内复苏记录和患者病历的一部分并保存在病案室。

2. 为了提供治疗上的连续性，应重新审阅所有措施，并向经治医生咨询有关情况。

3. 检查有关急诊求救电话的医生一方的反应能力，涉及整个院内外通信联络是否通畅。

4. 对于那些违背正规治疗方案的个人或机构，通过正常的途径和手续加以纠正或处罚。

（五）培训和考核

所有与患者接触并服务于患者的医生、护士、保健人员都应加以培训，并经考核获得心肺复苏合格证书。日常工作要求具备熟练心肺急诊救治能力的医生、护士或保健人员必须经常接受规范化的培训，以确保其熟练掌握基础生命支持和高级生命支持的各种措施。

（陆远强、何小军）

第十九章　心肺复苏培训准则

　　有效的心肺复苏（CPR）培训是改善心搏骤停患者生存预后的重要因素，其编写小组由具有复苏教育、临床医学（例如儿科、重症监护、急诊医学）、护理、院前护理、卫生服务、教育研究背景的多元化专家团队组成。CPR 培训可为非专业施救者和医务人员传达科学知识和循证内容，提供实践关键技能的机会，最终提高心搏骤停患者生存率。国际复苏联络委员会的复苏生存公式强调了影响生存预后的 3 个基本组成部分：医学科学、复苏培训效果和患者护理期间本地指南实施（图 19-1）。提高 CPR 培训的效果可改善复苏提供者的绩效、加强本地指南实施，从而提高心搏骤停患者生存率。CPR 培训的效果主要取决于复苏培训计划中的教学设计，这决定了如何将教育内容传达给受训者。此外，社会因素及个人因素也将影响 CPR 培训的质量及患者结局。本章节将重点介绍 CPR 培训中的各种教学设计要点及具体的复苏人员注意事项如何影响培训的效果。

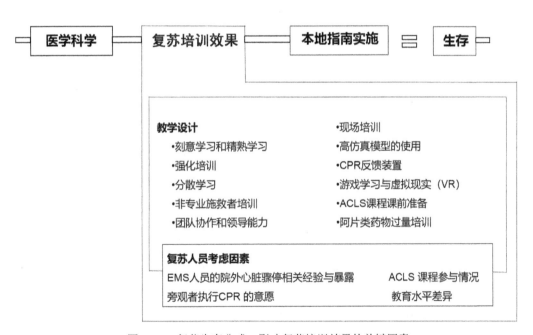

图 19-1　复苏生存公式：影响复苏培训效果的关键因素

一、教学设计

1.刻意学习和精熟学习

刻意学习是为学员设置特定的目标，对其表现给予即时反馈，并留出足够时间反复练习以提升表现。精熟学习是运用刻意学习的培训和测试，使用特定的通过标准，表明学员已熟练掌握所学任务。将刻意学习和精熟学习纳入基础和高级生命支持培训中，可多方面提高学员的技能习得效果。在 5 项技能衰减的研究中，有 4 项研究发现在长达 6 个月的刻意学习和精熟学习后，学员的技能习得效果未见明显下降。

2.强化培训和分散学习

目前，大多数的复苏培训课程采用的是集中学习方法以维持 CPR 技能，即持续数小时或数天的单一培训活动，1 ～ 2 年重复一次。强化培训作为简短而频繁的课程形式，侧重于重复先前集中学习的内容，两种课程形式的整合有助于维持学员 CPR 理论知识和技能。频繁的强化培训（间隔 1 ～ 6 个月）可提高 CPR 技能，然而过于频繁的培训会造成学员流失。另有复苏培训课程使用的是分散学习方法，将培训课程分成多节课进行，每节课持续数分钟至数小时，课程间隔数周至数月，每节课都会介绍新的培训内容，也有可能重复以前课程的内容。因此，为确保所有课程的完成，要求参加分散学习形式的学员参加所有的节次。有研究发现，与集中学习相比，分散学习的课程形式可取得更好的培训效果，且知识衰减现象在分散学习组明显减少。因此，可以考虑使用分散学习方式代替集中学习进行复苏培训。

3.非专业施救者培训

非专业施救者及时有效的 CPR 可提高院外心搏骤停（OHCA）患者 2 ～ 3 倍的生存率，因此增强非专业施救者实施 CPR 的意愿可直接影响患者生存率。对非专业施救者进行复苏培训的主要目标是在 OHCA 发生期间提高旁观者即时 CPR 的比率，增加 AED 的使用率以及促进 EMSS 及时启动。结合 2020 版 AHA 指南，对非专业施救者的培训主要注意以下几点：

（1）4 项研究发现，自主培训和教师主导的课程在提高 CPR 技能方面未显示出明显差异。自主培训可使更广泛的非专业施救者得到 CPR 培训。然而，教师主导的培训在改善按压深度和按压位置、减少按压中断方面稍有优势。因此，指南建议非专业施救者应该接受单独的自主培训，或者结合教师主导的课程培训，提高此类人群实施 CPR 的意愿和能力。

（2）初中和高中阶段的青少年具有较强的学习和回忆能力，应对其开展高质量 的 CPR 培训。

（3）由于未受专业训练或因顾虑人工呼吸传播疾病的可能性，非专业施救者可能不会或不愿做人工呼吸；然而研究表明，行仅胸外心脏按压的 CPR 可提高 OHCA 患者的生存率和神经预后。而且，单纯按压式 CPR 比传统 CPR（按压加呼吸）更易于学习。因此，社区可以考虑对非专业施救者进行成人单纯按压式 CPR 培训替代传统 CPR 培训来提高非专业施救者 CPR 的普及率。

（4）为高危心脏病患者的护理人员和家属有针对性地提供 CPR 培训。

（5）培训期间使用纠正性 CPR 反馈装置有助于提高复苏效果，如按压深度和回弹音频反馈；如果纠正性反馈装置不可用，可以考虑使用听觉指导（例如节拍器、音乐等）来指导 CPR 的学习。

（6）考虑到培训后 CPR 技能会迅速减退，故可能遇到心搏骤停事件的人员应更频繁地接受复苏再培训。

4. 团队协作和领导能力

复苏是一个复杂的过程，依赖多人协作。团队协作和领导能力是有效复苏的重要组成部分。部分研究表明，团队协作和领导能力的培训可对复苏技能具有积极的改善作用，如启动 CPR 的时间和除颤的时间，以及对高级心血管生命支持（ACLS）指南的遵守；而且这种培训基本上不会有潜在的危险。虽然目前表明团队协作和领导能力会影响患者结局的证据有限，但仍建议在 ACLS 培训中加入团队协作和领导能力的培训。

5. 现场培训

现场培训是指在实际的患者救治场景中进行的复苏培训活动，可提供更真实的培训环境，用于培训个人或者卫生服务团队，增强培训效果和改善复苏技能。证据表明，将现场培训整合进其他培训策略中对学习成果（如团队表现和执行关键任务时间）、真实临床环境中的表现（如团队绩效和辨认病情恶化患者）及患者预后（如生存率和神经预后）均有正面的影响。因此，建议对学员实施现场培训与传统培训相结合的教学模式。但现场培训具有一定的潜在风险，包括在临床实际环境中进行培训带来的后勤挑战及混用培训资源和真实临床资源带来的风险，需要警惕。

6. 高仿真模型的使用

高仿真人体模型可模拟不同年龄组（例如新生儿、婴儿、儿童、成人）和不同生理状态（例如外伤、怀孕、心搏骤停）的患者。高仿真模型理论上可以提高学员的沉浸感和参与度，优化培训体验。但由于当时证据尚不充分支持仿真度更高的模型在复苏培训中的益处，而且考虑到购买维护成本和人力资源的问题，2010 版国际指南并未建议其常规使用。但随着新证据的出现，高仿真模型在提高复苏技能方面展现出一定的优势。一项系统评价发现，在培训中使用保真度更高的模型可以提高复苏技能的获取，但对长期技能或理论知识没有影响。另有 2 项 RCT 研究了模型保真度对受训者理论知识和心理活动的影响，结果喜忧参半。但尚没有研究评估人体模型保真度对患者结局的影响。考虑到使用仿真度更高模型的益处，2015 版国际指南鼓励具备基础设施、受训人员和所需资源的培训中心在 ACLS 培训中使用高仿真模型，以整合培训课程中的理论知识和技能。在不具备应用高仿真模型的条件下，也可考虑在 ACLS 培训期间使用低仿真模型。值得注意的是，应该根据场景的需求和学员的培训范围定制相应的人体模型，确保呈现所需的身体特征，最大限度地提高学员的参与度。

7.CPR 反馈装置

既往研究发现，培训期间仅靠视觉评估 CPR 的质量既不可靠也不准确，而反馈装置可以为教师和学员提供客观的 CPR 质量反馈。反馈设备主要分为纠正反馈装置（如按压深度显示）和提示性装备（可提供听觉音调，如节拍器）。8 项研究中有 6 项均表明 CPR 反馈装置可提高培训结束后学员的 CPR 技能。而且纠正性反馈装置可以加强初始培训后 7 天至 3 个月的复苏技能保留。因此，建议培训期间使用 CPR 反馈装置来改善复苏培训效果。关于培训期间 CPR 反馈装置的使用与实际患者结局以及医疗人员的临床执行情况的联系尚须进一步研究。

8.游戏学习与虚拟现实（VR）

游戏学习是指围绕复苏主题，开展学员间的比赛和游戏，包括排行榜和严肃游戏。排行榜的目的主要是增加学员的联系频率。而严肃游戏是围绕"严肃"主题（如复苏）专门设计的游戏（如棋盘游戏、基于计算机的游戏）。VR 技术则是利用计算机界面打造沉浸式环境便于学员互动。一些研究表明，这两种培训模式可提高复苏技能和理论知识掌握度，增强培训后复苏知识的保留。在面向非专业施救者和 / 或医务人员进行基础生命支持或 ACLS 培训时，可以考虑利用游戏化学习方法和 VR 技术。但将这两种模式纳入复苏培训计划的同时需考虑用于购置设备和软件的启动成本。

9.ACLS 课程课前准备

为学员提供课前准备的课程，有利于教师将课堂时间集中在将新获取的理论知识与技能和团队实践相结合，从而提高培训成果。参加 ACLS 课程之前学员做好充分的课前准备，提前完成课前任务或者翻阅相关课程材料，有可能提高学员的培训效果，但对课程的总体通过率没有显著改善作用，未来需要更多的研究检验课前准备对学习成果的影响。

10.阿片类药物过量培训

多项研究发现，对于有目击者的用药过量情况，给予患者纳洛酮比率的提高与面向阿片类药物使用者及其亲友进行针对性复苏培训相关。相关的培训可以提高相关人员管理纳洛酮的意愿和能力、风险意识、辨别药物过量的能力以及启动 EMS 的态度。2020 版国际指南新增了相关建议，非专业施救者应该接受应对阿片类药物过量的培训，包括给予纳洛酮。

二、复苏人员考虑因素

1.EMS 人员的院外心搏骤停（OHCA）相关经验与暴露

EMS 人员适当的院前复苏经验对院外心搏骤停（OHCA）患者的临床结局相当重要。最近的一项系统性综述发现，EMS 系统医疗人员对心搏骤停患者的暴露程度与患者预后正相关，即暴露程度越高，患者自主循环恢复（ROSC）率和生存率越高。调查 EMS 人员的 OHCA 救治相关经验（即工作时间）和暴露情况（即实际救治心搏骤停患者情况）有助于指导培训课程的设计，确保团队成员具备管理心搏骤停患者的能力，提升团队素质。针对性补充培训和人员配备调整策略可维持团队的能力和弥补人员暴露差异。

2. ACLS 课程参与情况

30 多年来，国际复苏联络委员会提供的 ACLS 课程一直是公认的急救人员复苏培训的重要组成部分，其可提供识别和治疗成年危重患者所需的理论知识和技能。该课程主要面向管理成年心搏骤停患者的医疗人员，内容和教学设计根据最新指南内容每 5 年更新一次。相关研究表明，如果复苏团队中有一名或多名团队成员接受过 ACLS 培训，患者预后会更好，包括缩短 ROSC 时间，提高出院生存率和 30 天生存率等。因此，所有可能参与心搏骤停患者救治的医疗人员应参加成人 ACLS 课程或同等水平的培训。

3. 旁观者执行 CPR 的意愿

旁观者及时执行 CPR 可使 OHCA 患者的生存率提高 2～3 倍，但 OHCA 患者得到旁观者及时 CPR 的比率相对较低，因此评估旁观者执行 CPR 的促进因素和阻碍因素，增强其执行 CPR 的意愿，对患者的预后十分必要。一项研究表明，接受过 CPR 培训的旁观者实施 CPR 的可能性是未接受培训者的 3 倍。指南建议应广泛开展 CPR 培训、集中培训和 CPR 认知宣传，推广仅胸外心脏按压的复苏术以提高旁观者 CPR 普及率并改善 OHCA 患者预后。另外，旁观者可能会由于自身情绪方面的障碍（如恐惧、焦虑、缺乏信心、担心受害者继续受伤等）或者对患者身体特征的感知（如呕吐物、患者呼吸中的酒精、肉眼可见的血液等）阻碍 CPR 的执行。旁观者考虑到无法将患者转移到平坦、坚硬的表面也与 CPR 执行率低有关。因此，制订针对性的 CPR 培训计划，尽可能解决以上障碍，以提高旁观者执行 CPR 的意愿十分有必要。

有效的 CPR 培训需要设计稳固的研究以解决重要的知识差距。与临床研究相比，CPR 培训研究具有其独特的局限性。虽然指南涵盖了一些较新的培训策略，例如 VR 和游戏学习，但应持续关注基本课程结构，例如分散学习、强化培训、刻意学习和反馈等。因此，应继续推动 CPR 培训，提高培训效率，进而改善心搏骤停患者的结局。

（冯梦晓、陆远强）

参考文献：

[1] Anderson R, Sebaldt A, Lin Y, et al. Optimal training frequency for acquisition and retention of high-quality CPR skills: A randomized trial [J].Resuscitation, 2019, 135: 153-161.

[2] Beskind D L, Stolz U, Thiede R, et al. Viewing an ultra-brief chest compression only video improves some measures of bystander CPR performance and responsiveness at a

mass gathering event [J].Resuscitation, 2017, 118: 96-100.

[3] Bhanji F, Finn J C, Lockey A, et al. Part 8: Education, Implementation, and Teams: 2015 International Consensus on Cardiopulmonary Resuscitation and Emergency Cardiovascular Care Science With Treatment Recommendations [J]. Circulation, 2015, 132: S242-S268.

[4] Cheng A, Nadkarni V M, Mancini M B, et al. Resuscitation Education Science: Educational Strategies to Improve Outcomes From Cardiac Arrest: A Scientific Statement From the American Heart Association [J]. Circulation, 2018, 138: e82-e122.

[5] Cheng A, Magid D J, Auerbach M, et al. Part 6: Resuscitation Education Science: 2020 American Heart Association Guidelines for Cardiopulmonary Resuscitation and Emergency Cardiovascular Care [J].Circulation, 2020, 142: S551-S579.

[6] Cordero L, Hart B J, Hardin R, et al. Deliberate practice improves pediatric residents' skills and team behaviors during simulated neonatal resuscitation [J].Clin Pediatr (Phila), 2013, 52: 747-752.

[7] Diederich E, Lineberry M, Blomquist M, et al. Balancing Deliberate Practice and Reflection: A Randomized Comparison Trial of Instructional Designs for Simulation-Based Training in Cardiopulmonary Resuscitation Skills [J].Simul Healthc, 2019, 14: 175-181.

[8] Greif R, Bhanji F, Bigham B L, et al. Education, Implementation, and Teams: 2020 International Consensus on Cardiopulmonary Resuscitation and Emergency Cardiovascular Care Science With Treatment Recommendations [J].Circulation, 2020, 142: S222-S283.

[9] Leary M, McGovern S K, Chaudhary Z, et al. Comparing bystander response to a sudden cardiac arrest using a virtual reality CPR training mobile app versus a standard CPR training mobile app [J]. Resuscitation, 2019, 139: 167-173.

[10] Lin Y, Cheng A, Grant V J, et al. Improving CPR quality with distributed practice and real-time feedback in pediatric healthcare providers - A randomized controlled trial [J]. Resuscitation, 2018, 130: 6-12.

[11] Merchant R M, Topjian A A, Panchal A R, et al. Part 1: Executive Summary: 2020 American Heart Association Guidelines for Cardiopulmonary Resuscitation and Emergency Cardiovascular Care [J].Circulation, 2020, 142: S337-S357.

[12] Nacca N, Holliday J, Ko P Y. Randomized trial of a novel ACLS teaching tool: Does it improve student performance?[J]. West J Emerg Med, 2014, 15: 913-918.

[13] Naim M Y, Burke R V, McNally B F, et al. Association of Bystander Cardiopulmonary Resuscitation With Overall and Neurologically Favorable Survival After Pediatric Out-of-Hospital Cardiac Arrest in the United States: A Report From the Cardiac

Arrest Registry to Enhance Survival Surveillance Registry [J]. JAMA Pediatr, 2017, 171: 133-141.

[14] Nishiyama C, Sato R, Baba M, et al. Actual resuscitation actions after the training of chest compression-only CPR and AED use among new university students [J]. Resuscitation, 2019, 141: 63-68.

[15] Nolan J P, Maconochie I, Soar J, et al. Executive Summary: 2020 International Consensus on Cardiopulmonary Resuscitation and Emergency Cardiovascular Care Science With Treatment Recommendations [J].Circulation, 2020, 142: S2-S27.

[16] Otero-Agra M, Barcala-Furelos R, Besada-Saavedra I, et al. Let the kids play: Gamification as a CPR training methodology in secondary school students. A quasi-experimental manikin simulation study [J]. Emerg Med J, 2019, 36: 653-659.

[17] Panchal A R, Bobrow B J, Spaite D W, et al. Chest compression-only cardiopulmonary resuscitation performed by lay rescuers for adult out-of-hospital cardiac arrest due to non-cardiac aetiologies [J].Resuscitation, 2013, 84: 435-439.

[18] Patocka C, Cheng A, Sibbald M, et al. A randomized education trial of spaced versus massed instruction to improve acquisition and retention of paediatric resuscitation skills in emergency medical service (EMS) providers [J].Resuscitation, 2019, 141: 73-80.

[19] Søreide E, Morrison L, Hillman K, et al. The formula for survival in resuscitation [J].Resuscitation, 2013, 84: 1487-1493.

[20] Theilen U, Leonard P, Jones P, et al. Regular in situ simulation training of paediatric medical emergency team improves hospital response to deteriorating patients [J]. Resuscitation, 2013, 84: 218-222.

[21] Zhou X-L, Wang J, Jin X-Q, et al. Quality retention of chest compression after repetitive practices with or without feedback devices: A randomized manikin study [J].Am J Emerg Med, 2020, 38: 73-78.

附录　ACLS 流程图

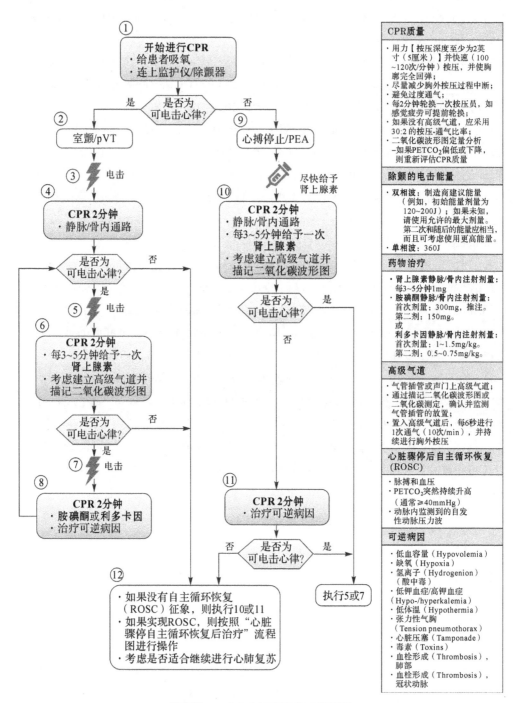

流程图1　成人心搏骤停治疗流程图

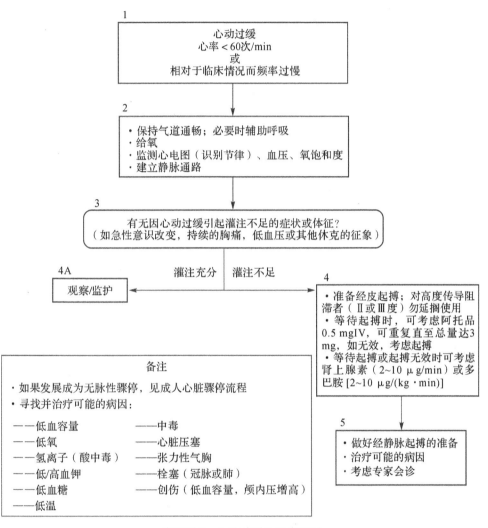

流程图 2　心动过缓治疗流程图

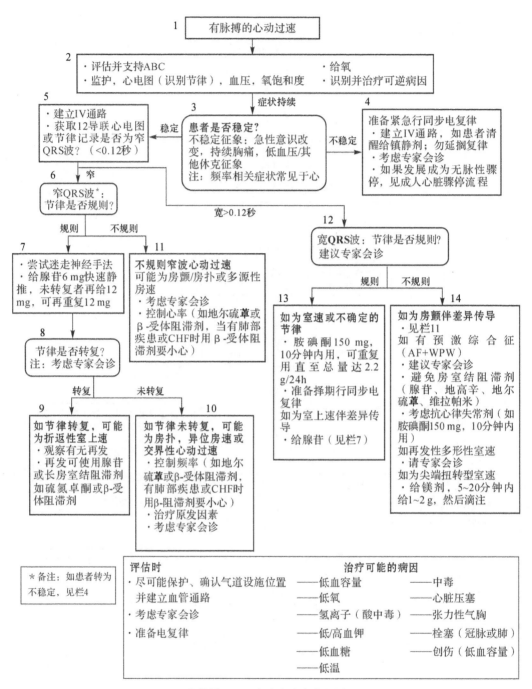

流程图3　心动过速治疗流程图

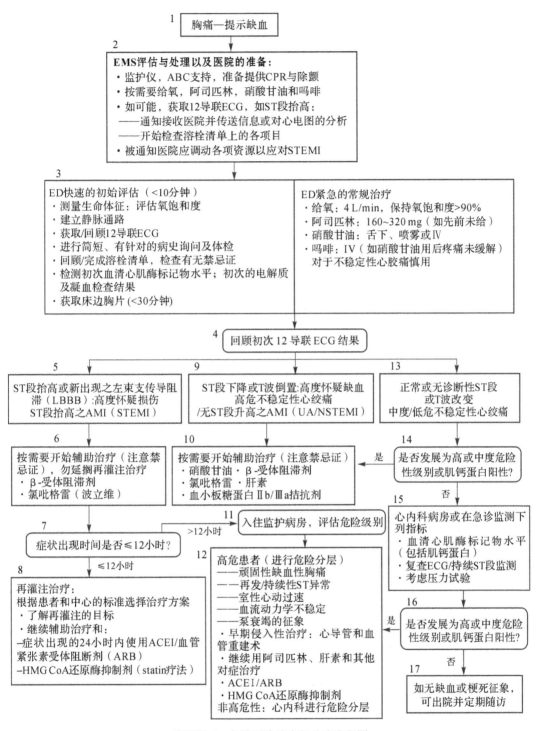

流程图4　急性冠脉综合征治疗流程图

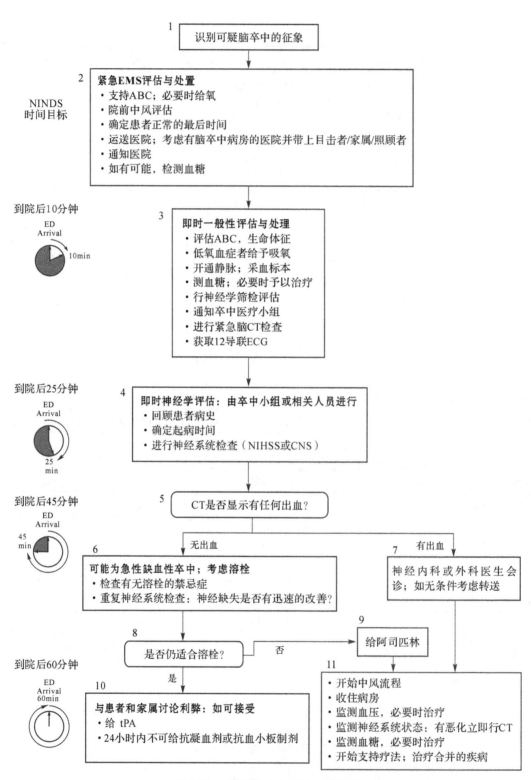

1 识别可疑脑卒中的征象

NINDS
时间目标

2 紧急EMS评估与处置
- 支持ABC；必要时给氧
- 院前中风评估
- 确定患者正常的最后时间
- 运送医院；考虑有脑卒中病房的医院并带上目击者/家属/照顾者
- 通知医院
- 如有可能，检测血糖

到院后10分钟
ED Arrival
10min

3 即时一般性评估与处理
- 评估ABC，生命体征
- 低氧血症者给予吸氧
- 开通静脉；采血标本
- 测血糖；必要时予以治疗
- 行神经学筛检评估
- 通知卒中医疗小组
- 进行紧急脑CT检查
- 获取12导联ECG

到院后25分钟
ED Arrival
25 min

4 即时神经学评估：由卒中小组或相关人员进行
- 回顾患者病史
- 确定起病时间
- 进行神经系统检查（NIHSS或CNS）

到院后45分钟
ED Arrival
45 min

5 CT是否显示有任何出血？

无出血

6 可能为急性缺血性卒中；考虑溶栓
- 检查有无溶栓的禁忌症
- 重复神经系统检查：神经缺失是否有迅速的改善？

有出血

7 神经内科或外科医生会诊；如无条件考虑转送

8 是否仍适合溶栓？

否

9 给阿司匹林

是

到院后60分钟
ED Arrival
60min

10 与患者和家属讨论利弊：如可接受
- 给 tPA
- 24小时内不可给抗凝血剂或抗血小板制剂

11
- 开始中风流程
- 收住病房
- 监测血压，必要时治疗
- 监测神经系统状态：有恶化立即行CT
- 监测血糖，必要时治疗
- 开始支持疗法；治疗合并的疾病

流程图5　疑似脑卒中的处理流程图

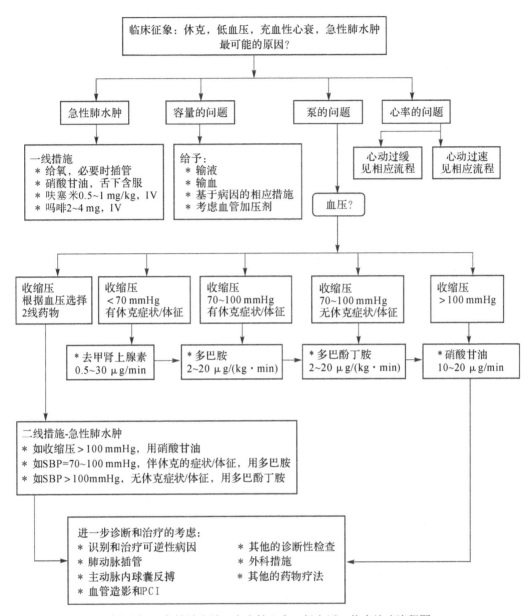

流程图 6　急性肺水肿、充血性心衰、低血压、休克治疗流程图

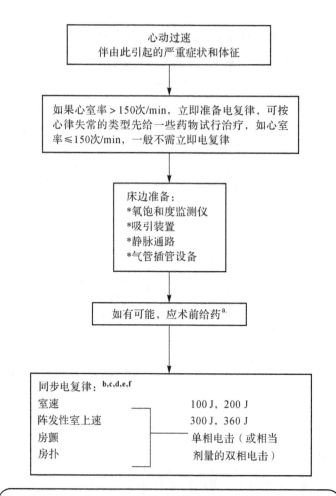

注：
a. 有效的治疗方案应当包括镇静剂，包括或不包括麻醉类镇痛剂（如地西泮，咪唑安定，巴比妥类，氯胺酮，芬太尼，吗啡，派替啶等）。许多专家建议应让麻醉科人员到场。
b. 单相和双相电击都是可接受的（前提是有书面资料显示双相电击的能量相当于临床电击成功的单相剂量）。
c. 每次复律后仍可能需再次同步复律。
d. 如果同步复律被延搁而临床情况紧急，可立即行非同步电击。
e. 治疗多形性室速（形态和节律不规则）类似室颤：见成人心搏骤停流程。
f. 阵发性室上性心动过速和房扑常使用低能量（始于单相波的50 J）就可能有效。

流程图7　电复律治疗流程图

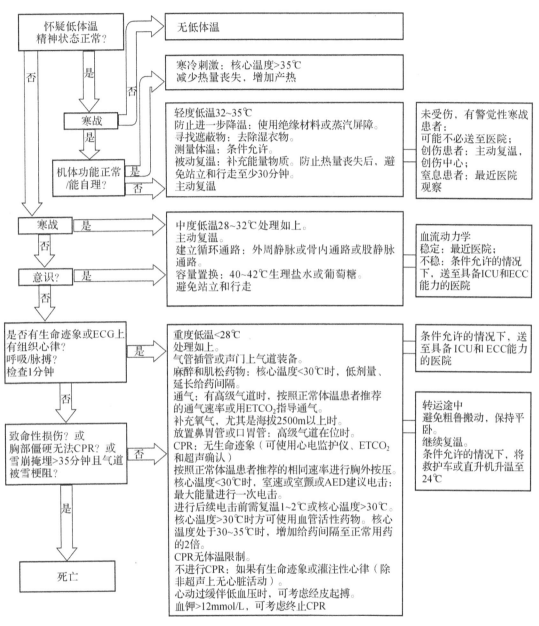

流程图 8　低体温评估与治疗流程图